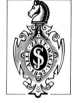

Marianne Zimmer-Brossy

Lehrbuch der röntgendiagnostischen Einstelltechnik

Überarbeitet und herausgegeben von
Susanne Bošnjaković-Büscher

Unter Mitarbeit von
Brigitte Bast und Christa Riegler-Cipin

Vierte, neubearbeitete Auflage
mit 293 Abbildungen in 779 Einzeldarstellungen

Springer-Verlag
Berlin Heidelberg New York
London Paris Tokyo
Hong Kong Barcelona
Budapest

Marianne Zimmer-Brossy
Avenue des Vanils 15, CH-1700 Fribourg

Dr. med. Susanne Bošnjaković-Büscher
Radiologische Abteilung, Städtisches Krankenhaus
Arthur-Gruber-Straße 70, W-7032 Sindelfingen, BRD

Brigitte Bast
Radiologisches Institut im Zentrum Radiologie
des Katharinenhospitals der Stadt Stuttgart
Kriegsbergstraße 60, W-7000 Stuttgart, BRD

Christa Riegler-Cipin
Radiologische Abteilung, Städtisches Krankenhaus
Arthur-Gruber-Straße 70, W-7032 Sindelfingen, BRD

ISBN 3-540-54544-1 4. Auflage Springer-Verlag Berlin Heidelberg New York

ISBN 3-540-10184-5 3. Auflage Springer-Verlag Berlin Heidelberg New York
ISBN 0-387-10184-5 3rd edition Springer-Verlag New York Heidelberg Berlin

Die Deutsche Bibliothek – CIP-Einheitsaufnahme
Lehrbuch der röntgendiagnostischen Einstelltechnik / Marianne Zimmer-Brossy. – 4., neubearb. Aufl. / überarb. und hrsg. von Susanne Bošnjaković-Büscher. Unter Mitarb. von B. Bast und Ch. Riegler-Cipin. – Berlin ; Heidelberg ; New York ; London ; Paris ; Tokyo ; Hong Kong ; Barcelona ; Budapest : Springer, 1992
3. Aufl. u.d.T.: Zimmer, Emil A.: Lehrbuch der röntgendiagnostischen Einstelltechnik
ISBN 3-540-54544-1
NE: Zimmer-Brossy, Marianne; Bošnjaković-Büscher, Susanne [Bearb.]

Dieses Werk ist urheberrechtlich geschützt. Die dadurch begründeten Rechte, insbesondere die der Übersetzung, des Nachdrucks, des Vortrags, der Entnahme von Abbildungen und Tabellen, der Funksendung, der Mikroverfilmung oder der Vervielfältigung auf anderen Wegen und der Speicherung in Datenverarbeitungsanlagen, bleiben, auch bei nur auszugsweiser Verwertung, vorbehalten. Eine Vervielfältigung dieses Werkes oder von Teilen dieses Werkes ist auch im Einzelfall nur in den Grenzen der gesetzlichen Bestimmungen des Urheberrechtsgesetzes der Bundesrepublik Deutschland vom 9. September 1965 in der jeweils geltenden Fassung zulässig. Sie ist grundsätzlich vergütungspflichtig. Zuwiderhandlungen unterliegen den Strafbestimmungen des Urheberrechtsgesetzes.

© Springer-Verlag Berlin Heidelberg 1962, 1974, 1982, 1992
Printed in Germany

Die Wiedergabe von Gebrauchsnamen, Handelsnamen, Warenbezeichnungen usw. in diesem Werk berechtigt auch ohne besondere Kennzeichnung nicht zu der Annahme, daß solche Namen im Sinne der Warenzeichen- und Markenschutz-Gesetzgebung als frei zu betrachten wären und daher von jedermann benutzt werden dürften.
Produkthaftung: Für Angaben über Dosierungsanweisungen und Applikationsformen kann vom Verlag keine Gewähr übernommen werden. Derartige Angaben müssen vom jeweiligen Anwender im Einzelfall anhand anderer Literaturstellen auf ihre Richtigkeit überprüft werden.

Gesamtherstellung: Konrad Triltsch, Graphischer Betrieb, Würzburg
21/3130-543210 – Gedruckt auf säurefreiem Papier

Vorwort

Der Bitte von Frau Marianne Zimmer-Brossy, das Lehrbuch der röntgendiagnostischen Einstelltechnik zu überarbeiten, ohne seinen Charakter und seine Schwerpunkte aufzugeben, bin ich gerne nachgekommen. Das Ergebnis liegt nun vor: eine Aktualisierung und Neubearbeitung mit über 400 neuen Bildern, die den heutigen technischen Möglichkeiten und Qualitätsanforderungen entsprechen.
Die Einstellungen und Qualitätsmerkmale für die Standard- und Spezialaufnahmen in der Skelettdiagnostik werden weiterhin ausführlich beschrieben und mit Aufnahmen belegt. Neu sind praktische Hinweise für die Röntgendiagnostik bei Notfällen. Die Röntgenverordnung (RöV) und Maßnahmen, die der Qualitätssicherung dienen, wurden vermehrt berücksichtigt.
Spezielle röntgendiagnostische Methoden und invasive Techniken wie Arthrographien, Arteriographien, Venographien, Myelographien sowie die interventionelle Radiologie werden gründlich dargestellt. Natürlich sind auch die neuen bildgebenden Verfahren wie Computertomographie, Ultraschall und Kernspintomographie sowie die digitale Lumineszenzradiographie aufgenommen.
Das umfangreiche Kapitel *Einstelltechnik* haben Brigitte Bast, MTRA, Radiologisches Institut, Katharinenhospital Stuttgart, und Christa Riegler-Cipin, Leitende MTRA, Radiologische Abteilung, Städtisches Krankenhaus Sindelfingen, bearbeitet. Frau Riegler-Cipin hat außerdem zum Inhalt und zur Gestaltung des physikalisch-technischen Teils maßgeblich beigetragen. Die Fotografien zur Einstelltechnik wurden von Klaus Heblich, Dipl. Biol., Universität Tübingen, mit viel Geschick hergestellt. Für die Erstellung des Manuskripts danke ich meiner Sekretärin Doris Deutsch.
Mein Dank gilt auch allen, die mir bei der Bearbeitung geholfen haben. Dies gilt besonders Frau I. Eberhardt, Leiterin der MTRA-Schule, Katharinenhospital Stuttgart, Dr. Ing. M. Pfeiler, Firma Siemens, und Dr. med. habil. K. Seitz, Böblingen. Herrn Prof. Dr. med. V. Taenzer, Berlin, und Herrn Dr. rer. nat. U. Speck, Firma Schering, danke ich für die Unter-

stützung bei der Bearbeitung des Kapitels über Röntgenkontrastmittel. Tabellen zur Vorbeugung und Behandlung von Kontrastmittelzwischenfällen werden mit Genehmigung von Dr. R. Weiske, Radiologische Abteilung, Kreiskrankenhaus Leonberg und der Firma Byk Gulden abgedruckt. Zum aktuellen Thema „Wie gefährlich sind Röntgenstrahlen?" hat Dr. rer. nat. S. Schmid, St. Vincentius-Krankenhaus Karlsruhe, Stellung genommen.

Schließlich danke ich Herrn B. Lewerich und Frau Dr. U. Heilmann, Springer-Verlag, für ihre Unterstützung bei der umfangreichen Überarbeitung des Buches. Möge das Lehrbuch auch weiterhin allen, die sich mit Röntgentechnik und/oder -diagnostik beschäftigen, ein guter Helfer bei der täglichen Arbeit und Leitfaden in der Aus- und Weiterbildung sein.

Sindelfingen, im April 1992   S. Bošnjaković-Büscher

Inhaltsverzeichnis

1	**Allgemeiner Teil**	1
1.1	Der Beruf des/der medizinisch-technischen Röntgenassistent/in (MTRA)	1
1.2	Wie gefährlich sind Röntgenstrahlen? (Dr. S. Schmid)	2
1.3	Die Röntgenabteilung	4
1.3.1	Der Patient	4
1.3.2	Empfang und Wartezimmer	5
1.3.3	Untersuchungsraum und Röntgenuntersuchung	6
1.3.4	Zubehör im Röntgenraum	7
1.4	Röntgenverordnung (RöV)	8
1.5	Physikalische Grundlagen der Röntgentechnik	11
1.5.1	Schwächung von Röntgenstrahlen	11
1.5.2	Abstandsquadratgesetz	15
1.5.3	Direkte Röntgenvergrößerung	17
1.5.4	Kontaktaufnahme und Nahdistanzaufnahme	17
1.6	Faktoren, die die Röntgenbildqualität bestimmen	17
1.6.1	Spannung = Strahlenqualität	20
1.6.2	Röhrenstrom = Strahlenquantität	23
1.7	Belichtungsautomatik	26
1.8	Film-Folien-Systeme	27
1.8.1	Verstärkungsfolien	27
1.8.2	Röntgenfilme	32
1.9	Filmentwicklung	36
1.10	Röntgenfilmbetrachtungsgeräte	39
1.11	Reproduzierbarkeit – Identifikation	39
1.12	Röntgenologische Standardprojektionen	40
1.13	Richtungs- und Lagebezeichnung	43
2	**Skelettdiagnostik**	45
2.1	Hand und Handwurzel	45
2.2	Unter- und Oberarm	75
2.3	Schultergelenk	92
2.4	Schultergürtel	109
2.5	Brustkorb	124
2.6	Schädel	129
2.7	Zähne	196
2.8	Wirbelsäule	214
2.9	Becken, Hüftgelenk und Oberschenkel	257

2.10	Oberschenkel, Kniegelenk und Unterschenkel	288
2.11	Sprunggelenk und Fuß	320

3	**Innere Organe**	354
3.1	Thoraxorgane	354
3.2	Halsweichteile	370
3.3	Bauchraum (Abdomen)	373
3.4	Gastrointestinaltrakt (Speiseröhre, Magen und Dünndarm)	380
3.5	Dickdarm (Kolon)	389
3.6	Gallenblase und Gallenwege	397
3.7	Harnableitende Organe	407

4	**Spezielle röntgendiagnostische Methoden**	413
4.1	Röntgendiagnostik der weiblichen (und männlichen) Brust	413
4.2	Weichteil- und Knochendiagnostik an Händen und Füßen in Weichstrahltechnik	422
4.3	Röntgendiagnostik der Gelenke	424
4.4	Disko- oder Nukleographie	436
4.5	Bronchographie	437
4.6	Röntgendiagnostik des Urogenitalsystems	441
4.7	Röntgendiagnostik von Gängen, Höhlen und Fisteln	448
4.8	Röntgendiagnostik der Arterien (Arteriographie)	454
4.9	Röntgendiagnostik der Venen (Veno- oder Phlebographie)	478
4.10	Röntgendiagnostik der Lymphgefäße und -knoten	485
4.11	Röntgendiagnostik des Rückenmarks (Myelographie)	489

5	**Interventionelle Radiologie**	494

6	**Spezielle bildgebende Verfahren**	498
6.1	Tomographie	498
6.2	Computertomographie (CT)	502
6.3	Digitale Radiographie	506
6.4	Ultraschalldiagnostik	508
6.5	Kernspintomographie (KST)	513

7	**Röntgenkontrastmittel**	517

Anhang	526
Literaturverzeichnis	529
Sachverzeichnis	530

Verzeichnis der Einstellungen

Skelett

Hand- und Handwurzel (Einstellung 1–19)

1	Hand, dorsovolar	49
2	Hand, schräg in „Zitherstellung"	50
3	Hand, seitlich	51
4	Daumen, dorsovolar	52
5	Daumen und 1. Mittelhandknochen, volodorsal	54
6	Daumen und 1. Mittelhandknochen, seitlich	55
7	Streßaufnahmen des Daumengrundgelenks	56
8	Streßaufnahme der Daumensattelgelenke	57
9	Finger 2–5, dorsovolar	58
10	Finger 2, seitlich, ulnoradial, Finger 3, 4 und 5 seitlich radioulnar	60
11	Handwurzel, dorsovolar	62
12	Handwurzel, seitlich	63
13	Spezialaufnahmen des Kahnbeins	65
14	Weitere Spezialeinstellungen des Kahnbeins	66
15	Handwurzel, schräg, dorsovolar = Dreieckbein (Os triquetrum)	67
16	Handwurzel, schräg, volodorsal = Erbsenbein (Os pisiforme)	68
17	Handwurzel, axial (Karpaltunnel)	70
18	Handgelenk, dorsovolar	73
19	Handgelenk, seitlich	74

Unter- und Oberarm (Einstellung 20–30)

20	Unterarm, ventrodorsal	76
21	Unterarm, seitlich	77
22	Ellenbogengelenk, ventrodorsal	79
23	Ellenbogengelenk, seitlich	81
24	Ellenbogen, axial, bei aufliegendem Oberarm (Olekranonaufnahme)	82
25	Ellenbogen, axial, bei aufliegendem Unterarm (Sulcus ulnaris-Aufnahme)	84
26	Radiusköpfchen, schräg, mediolateral	86
27	Processus coronoideus der Ulna, schräg, lateromedial	87
28	Oberarm, ventrodorsal	88
29	Oberarm, seitlich, mediolateral	89
30	Oberarm, seitlich, lateromedial (nach Janker)	91

Schultergelenk (Einstellung 31–39)

31	Schultergelenk, ventrodorsal, stehend	93
32	Schultergelenk, „Schwedenstatus"	95
33	Schultergelenk, axial, liegend	98
34	Schultergelenk, axial, sitzend	100
35	Schultergelenk und Oberarm, transthorakal, stehend ...	101
36	Schultergelenk, transskapular (Y-Aufnahme)	102
37	Schulter, tangential, Bizepssehnenkanal	104
38	Schultergelenk, Nachweis eines Hill-Sachs-Defekts	105
39	Schultergelenk, Nachweis einer Bankart-Läsion (Bernageau-Aufnahme)	107

Schultergürtel (Einstellung 40–48)

40	Schlüsselbein (Clavicula), dorsoventral	110
41	Schlüsselbein, axial, sog. Tangentialaufnahme	111
42	Schultereckgelenk (Akromioklavikulargelenk), ventrodorsal	113
43	Schultereckgelenk (Akromioklavikulargelenk), Streßaufnahme	115
44	Schulterblatt (Scapula), ventrodorsal	116
45	Schulterblatt (Scapula), axial	118
46	Burstbein (Sternum), dorsoventral	120
47	Brustbein (Sternum), seitlich	121
48	Brustbein-Schlüsselbein-Gelenke (Sternoklavikulargelenke), dorsoventral	122

Brustkorb (Einstellung 49–51)

49	Rippen (Hemithorax), dorsoventral: vordere Rippenabschnitte	124
50	Rippen, ventrodorsal, hintere Rippenabschnitte	126
51	Rippen, schräg	127

Schädel (Einstellung 52–79)

52	Schädel, seitlich	132
53	Profilaufnahme des Hypophysensattels (Sella turcica) ...	135
54	Profilaufnahme des Gesichtsschädels	137
55	Schädel, okzipitofrontal, in Bauchlage oder sitzend	139
56	Schädel, okzipitonasal: Gesichtsschädel („Waters' view")	142
57	Schädel, okzipitomental: Überkippte Aufnahme nach Titterington	145
58	Orbita, Vergleichs- oder Brillenaufnahme	147
59	Hinterhaupt, bregmatiko-okzipital	148
60	Schädel, axial, submentobregmatikal	151
61	Schädel, überkippt, nach Welin, sitzend	155
62	Schädel, axial, mit hängendem Kopf, liegend	157
63	Schädel, axial, bregmatiko-(vertiko-)submental	159

64	Schädel, axial, mit intrabukkalem Film, Siebbeinaufnahme	160
65	Felsenbein, Aufnahme nach Stenvers	161
66	Felsenbein, Aufnahme nach Mayer	167
67	Felsenbein- und Warzenfortsatz, Aufnahme nach Schüller	170
68	Felsenbein, Aufnahme nach Chaussé III	172
69	Pyramiden- oder Felsenbein, Vergleichsaufnahme nach Altschul-Uffenorde	175
70	Sehnervenkanal, Aufnahme nach Rhese-Goalwin	176
71	Nasenbein, seitlich	178
72	Fremdkörperlokalisation im Auge	180
73	Jochbogen, submentobregmatikal („Henkeltopfaufnahme")	184
74	Jochbogen, Aufnahme nach Zimmer, durch den geöffneten Mund	185
75	Kiefergelenk, Kontaktaufnahme nach Parma	188
76	Kiefergelenk, modifizierte Aufnahme nach Schüller-Runström II	190
77	Kiefergelenk, dorsoventral, Vergleichsaufnahme nach Clementschitsch	191
78	Unterkiefer, schräg, isolierte Unterkieferaufnahme	192
79	Kinn, axial (mit Bißfilm), Mundbodenaufnahme	194

Zähne (Einstellung 80–87)

80	Mahlzähne des Oberkiefers (obere Molaren) 8 7 6| |6 7 8	206
81	Backenzähne des Oberkiefers (Prämolaren) 5 4| |4 5	207
82	Eckzahn des Oberkiefers (Caninus) 3| |3 (isolierte Darstellung)	208
83	Schneidezähne des Oberkiefers (Incisivi) 2 1| |1 2	209
84	Mahlzähne des Unterkiefers (Molaren) 8̄ 7̄ 6̄| |6̄ 7̄ 8̄	210
85	Backenzähne des Unterkiefers (Prämolaren) 5̄ 4̄| |4̄ 5̄ ...	211
86	Eckzahn des Unterkiefers (Caninus) 3̄| |3̄ (isolierte Darstellung)	212
87	Schneidezähne des Unterkiefers (Incisivi) 2̄ 1̄| |1̄ 2̄	213

Wirbelsäule (Einstellung 88–106)

88	Halswirbelsäule ventrodorsal	216
89	Halswirbelsäule, sitzend, seitlich	219
90	Atlas und Axis, ventrodorsal, transbukkal	222
91	Halswirbelsäule, schräg	225
92	Hals-Brustwirbelsäulen-Übergang, seitlich, „Wasserskifahrer"	228
93	Hals-Brustwirbelsäulen-Übergang, seitlich, bei hängenden Schultern	230
94	Hals-Brustwirbelsäulen-Übergang, schräg (in der Stellung eines Fechters)	231
95	Brustwirbelsäule, ventrodorsal (liegend oder stehend) ...	232
96	Brustwirbelsäule, seitlich	234
97	Brustwirbelsäule, schräg, 45° = Kostotransversalgelenke	237

98	Brustwirbelsäule, schräg, 75° = Zwischenwirbelgelenke	238
99	Lendenwirbelsäule, ventrodorsal	239
100	Lendenwirbelsäule, ventrodorsal, in Steinschnittlage	243
101	Lumbosakraler Übergang, ventrodorsal, liegend nach Barsoni	245
102	Lendenwirbelsäule, seitlich, liegend	246
103	Lendenwirbelsäule, schräg, liegend	250
104	Kreuzbein, ventrodorsal, liegend	252
105	Steißbein, ventrodorsal, liegend	254
106	Kreuz- und Steißbein, seitlich	255

Becken, Hüftgelenk und Oberschenkel (Einstellung 107–125)

107	Beckenübersicht, ventrodorsal, liegend	258
108	Beckenübersicht, stehend	260
109	Becken, axial, sitzend	262
110	Symphyse, dorsoventral, stehend	264
111	Symphyse, axial, kraniokaudal	265
112	Kreuz-Darmbein-Gelenk (Sakroiliakalgelenk), ventrodorsal	266
113	Kreuz-Darmbein-Gelenk (Sakroiliakalgelenk), schräg	268
114	Hüftgelenk, ventrodorsal	269
115	Schenkelhals, seitlich, kaudokranial (Sven Johansson)	271
116	Schenkelhals, seitlich, kraniokaudal mit Sattelkassette	273
117	Hüftgelenk, axial nach Lauenstein	274
118	Hüftgelenk, schräg, Foramen-obturatum-Aufnahme	275
119	Hüftgelenk, schräg, Ala-Aufnahme	277
120	Hüftgelenk, schräg, „Faux-Profil" (Falsch-Profil-Aufnahme)	278
121	Hüftgelenke, seitlich, 90° Beugung, 45° Abduktion (nach Imhäuser)	279
122	Hüftgelenke zur Bestimmung des Antetorsionswinkels (nach Rippstein)	280
123	Hüftgelenk nach Schneider	281
124	Hüftgelenk, Funktionsaufnahmen in Ab- und Adduktion	284
125	Beckenübersicht beim Säugling und Kleinkind	286

Oberschenkel, Kniegelenk und Unterschenkel
(Einstellung 126–145)

126	Oberschenkel mit Hüftgelenk, ventrodorsal	290
127	Oberschenkel mit Hüftgelenk, seitlich	291
128	Oberschenkel mit Kniegelenk, ventrodorsal	293
129	Oberschenkel mit Kniegelenk, seitlich	294
130	Kniegelenk, ventrodorsal	295
131	Kniegelenk, seitlich	297
132	Kniegelenk, ventrodorsal, stehend	299
133	Kniegelenk, 45° Innenrotation und 45° Außenrotation	301
134	Kniegelenk, ventrodorsal, nach Frik (Tunnelaufnahme)	302
135	Streßaufnahme des Kniegelenks, ventrodorsal	304

136	Streßaufnahme des Kniegelenks, seitlich	305
137	Kniescheibe (Patella), dorsoventral	307
138	Kniescheibe (Patella), axial, kaudokranial (in Bauchlage)	308
139	Kniescheibe (Patella), axial, kaudokranial	310
140	Kniescheibe (Patella), dorsoventral nach Kuchendorf . . .	312
141	Wadenbein-(Fibula-)kopf, schräg	314
142	Unterschenkel mit Kniegelenk, ventrodorsal	315
143	Unterschenkel mit Kniegelenk, seitlich	316
144	Unterschenkel mit Sprunggelenk, ventrodorsal	317
145	Unterschenkel mit Sprunggelenk, seitlich	319

Sprunggelenk und Fuß (Einstellung 146–168)

146	Oberes Sprunggelenk (talokrurales Gelenk), ventrodorsal	322
147	Oberes Sprunggelenk, seitlich	324
148	Sprunggelenk, schräg, in Innenrotation und Außenrotation	325
149	Oberes Sprunggelenk, schräg, zur Darstellung des Außenknöchels	327
150	Streßaufnahme des oberen Sprunggelenks, ventrodorsal .	328
151	Streßaufnahme des oberen Sprunggelenks, seitlich	330
152	Orthoradiographie: Aufnahme zur Beinlängenbestimmung, liegend	331
153	Ganzaufnahme des Fußes (Doppelaufnahme), dorsoplantar, stehend	334
154	Fuß, seitlich, liegend	335
155	Fuß, seitlich, stehend (Einbeinstand)	337
156	Fuß, dorsoplantar, bei Säugling und Kleinkind	338
157	Fuß, seitlich, bei Säugling oder Kleinkind	339
158	Fersenbein (Calcaneus), seitlich	340
159	Fersenbein (Calcaneus), axial, stehend	342
160	Fersenbein (Calcaneus), axial, liegend	343
161	Mittel- und Vorfuß, dorsoplantar	344
162	Mittel- und Vorfuß, plantodorsal	345
163	Fuß, schräg, lateromedial	346
164	Zehen, dorsoplantar	347
165	Zehen, schräg, mediolateral, plantodorsal	349
166	Großzehe, dorsoplantar	350
167	Großzehe, seitlich	351
168	Vorfuß, tangential (Darstellung der Sesambeine der Großzehe)	352

Innere Organe

Thoraxorgane (Einstellung 169–176)

169	Thorax, p.-a., im Stehen, Herz-Lungen-Aufnahme	356
170	Thorax, seitlich, im Stehen	359
171	Thorax, bei Säuglingen und Kleinkindern	361

172 Thorax, schräg, im ersten schrägen Durchmesser
(Fechterstellung, 60°) 362
173 Thorax, schräg, im zweiten schrägen Durchmesser
(Boxerstellung, 45°) 364
174 Thorax, in Seitenlage mit horizontalem Strahlengang ... 366
175 Lungenspitzen, a.-p.; Lordoseaufnahme nach Castellani . 367
176 Thorax, im Liegen; „Behelfsaufnahme"
oder „Bettaufnahme" 369

Halsweichteile (Einstellung 177)

177 Halsweichteile 370

Bauchraum (Abdomen) (Einstellung 178–181)

178 Abdomen in Rückenlage, vertikaler Strahlengang
(Nierenleeraufnahme) 374
179 Abdomen, in Linksseitenlage, horizontaler Strahlengang 374
180 Abdomenübersicht im Stehen, dorsoventral 376
181 „Schwangerschaftsaufnahme" 378

Gastrointestinaltrakt (Speiseröhre, Magen und Dünndarm)
(Einstellung 182–184)

182 Speiseröhre, Magen, Zwölffingerdarm
(Doppelkontrastmethode) 382
183 Ösophagus, Magen, Dünndarm
(wasserlösliches, jodhaltiges Kontrastmittel) 385
184 Dünndarm (Doppelkontrastuntersuchung mit Sonde) ... 385

Dickdarm (Kolon) (Einstellung 185–189)

185 Dickdarm (Doppelkontrastmethode nach Welin) 390
186 Monokontrastverfahren (Kolonkontrasteinlauf) 394
187 Dickdarm
(wasserlösliches, jodhaltiges Röntgenkontrastmittel) ... 394
188 Dickdarm, über Anus praeter (künstlicher Darmausgang) 395
189 Defäkographie (Funktionsuntersuchung des Enddarms) . 396

Gallenblase und Gallenwege (Einstellung 190–195)

190 Gallenblase-Leeraufnahme 398
191 Orale Cholezystographie 400
192 i.v.- oder Infusionscholangio- und Cholezystographie ... 401
193 Intraoperative Cholangiographie 404
194 Postoperative Cholangiographie über T-Drainage 404
195 Endoskopisch-retrograde Cholangiopankreatikographie
(ERCP) 405

Harnableitende Organe (Einstellung 196)

196 Urographie 408

Spezielle röntgendiagnostische Methoden

Röntgendiagnostik der weiblichen (und männlichen) Brust
(Einstellung 197–201)

197 Mammographie (Röntgenuntersuchung der Mamma
   in Weichstrahltechnik) 414
198 Aufnahme der Axilla und der vorderen Achselfalte 416
199 Galaktographie
   (Füllung der Milchgänge mit Röntgenkontrastmittel) ... 417
200 Pneumozystographie der Mamma 419
201 Xeromammographie 420

Röntgendiagnostik der Gelenke (Einstellung 202–209)

202 Arthrographie des Kiefergelenks 425
203 Arthrographie des Schultergelenks 426
204 Arthrographie des Ellenbogengelenks 429
205 Arthrographie des Handgelenks 429
206 Arthrographie des Hüftgelenks 430
207 Arthrographie des Kniegelenks 431
208 Arthrographie des oberen Sprunggelenks 433
209 Arthrographie der kleinen Gelenke 435

Disko- oder Nukleographie (Einstellung 210)

210 Darstellung des Bandscheibenkerns 436

Bronchographie (Einstellung 211)

211 Bronchographie (Darstellung des Bronchialbaums
   mit Röntgenkontrastmittel) 437

Röntgendiagnostik des Urogenitalsystems (Einstellung 212–216)

212 Retrograde Pyelographie 441
213 Retrograde Miktionszystourethrographie 442
214 Retrograde Urethrographie 443
215 Vasovesikulographie 444
216 Hysterosalpingographie 445

Röntgendiagnostik von Gängen, Höhlen und Fisteln
(Einstellung 217–221)

217 Sialographie 448
218 Dakryozystographie oder Nasolakrimographie 449
219 Sinusographie
     (Füllung der Kieferhöhle mit Röntgenkontrastmittel) ... 450
220 Fistulographie
     (Fisteldarstellung mit Röntgenkontrastmittel) 451
221 Peritoneographie (Darstellung der Bauchhöhle
     mit Röntgenkontrastmittel) 452

Röntgendiagnostik der Arterien (Arteriographie)
(Einstellung 222–236)

222 Übersichtsarterio-(angio)graphie 462
223 Translumbale Aortographie 463
224 Dextrokardiographie 464
225 Pulmonalarteriographie 464
226 Lävokardiographie 465
227 Koronarangiographie 465
228 Zerebrale Angiographie 467
229 Selektive Nierenangiographie 470
230 Angiographie einer transplantierten Niere 471
231 Angiographie der Viszeralarterien (Eingeweidearterien) . 472
232 Angiographie der Becken- und Bein-Arterien 474
233 Angiographie der oberen Extremitäten 476
234 Angiographie arteriovenöser Kurzschlüsse (a.-v.-Shunts) 476
235 Bronchialarteriographie 477
236 Pharmakoangiographie 477

Röntgendiagnostik der Venen (Veno- oder Phlebographie)
(Einstellung 237–240)

237 Aszendierende Phlebographie des Beins
     (direkte Phlebographie) 479
238 Beckenphlebographie und untere Kavographie 482
239 Schulter-Arm-Phlebographie und obere Kavographie
     (direkte Phlebographie) 483
240 Selektive retrograde (Organ-)Phlebographie 484

Röntgendiagnostik der Lymphgefäße und -knoten
(Einstellung 241)

241 Lymphangioadenographie 485

Röntgendiagnostik des Rückenmarks (Myelographie)
(Einstellung 242–245)

242 Lumbale Myelographie 489
243 Aszendierende Panmyelographie 491
244 Zervikale Myelographie 492
245 Gasmeylographie 493

Interventionelle Radiologie (Einstellung 246–252)

246 Perkutane transluminale Angioplastie (PTA) 494
247 Embolisation
    [Verschluß eines Gefäßes (künstliche Embolie)] 495
248 Selektive Thrombolyse (Auflösung eines Gefäßthrombus) 495
249 Perkutane transhepatische Cholangiographie (PTC)
    und Drainage (PTCD) 496
250 Perkutane Nephrostomie
    (Anlage einer Nierenfistel durch die Haut) 497
251 Abszeßdrainage 497
252 Perkutane Nukleotomie
    (Absaugung von Bandscheibenmaterial) 497

1 Allgemeiner Teil

1.1 Der Beruf des/der medizinisch-technischen Röntgenassistenten/in (MTRA)

Berufliche Eignung

Die medizinisch-technische Röntgenassistentin und der medizinisch-technische Röntgenassistent (MTRA) haben einen interessanten, abwechslungsreichen und verantwortungsvollen Beruf. Im Umgang mit Patienten sind Hilfsbereitschaft, Einfühlungsvermögen und Anpassungsfähigkeit, aber auch Geduld, Zurückhaltung und Verschwiegenheit erforderlich.
Voraussetzung für die Anwendung von Röntgenstrahlen sind Kenntnisse in Physik und Chemie. Technisches Verständnis und manuelles Geschick werden erwartet. Gewissenhaftigkeit in der Anwendung der Röntgenstrahlen und in der Einhaltung der Strahlenschutzvorschriften sind unentbehrlich.
Als Vorteile im Beruf erweisen sich eine gute Schulbildung, Fremdsprachenkenntnisse und Kenntnisse im Schreibmaschineschreiben, in der Buchführung und schließlich in der elektronischen Datenverarbeitung.
Wie in jedem medizinischen Beruf muß ein/eine MTRA mit Krankenpflege und im Umgang mit Schwerverletzten und Schwerkranken, mit Erste-Hilfe-Maßnahmen, Hygiene und Sauberkeit sowie Instrumentenpflege vertraut sein. Ein gesunder Menschenverstand und ein klares, rasches Denken, vor allem in Notfallsituationen gehören dazu.
MTRAs stehen wie Ärzte, Rechtsanwälte und Geistliche unter der Schweigepflicht. Ärzte und nichtärztliches Personal, die ein Geheimnis offenbaren, das ihnen infolge ihres Berufs anvertraut worden ist und das sie in dessen Ausübung wahrgenommen haben, werden bestraft. Die Verletzung des Berufsgeheimnisses ist auch nach Beendigung der Berufsausübung oder des Studiums strafbar. Man hat über alles, was man in der Berufsausübung erfährt oder beobachtet, nicht nur über das medizinische, sondern auch über die persönlichen Verhältnisse eines Patienten gegenüber Bekannten und Verwandten zu schweigen.

Auszug aus dem Deutschen Strafgesetzbuch (StGB)

§ 203, Abs. 1: Wer unbefugt ein fremdes Geheimnis, namentlich ein zum persönlichen Lebensbereich gehörendes Geheimnis oder ein Betriebs- und Geschäftsgeheimnis, offenbart, das ihm als
1. Arzt, Zahnarzt, Tierarzt, Apotheker oder Angehöriger eines anderen Heilberufes, der für die Berufsausübung oder die Führung der Berufsbezeichnung eine staatlich geregelte Ausbildung erfordert,
2. Berufspsychologen mit staatlich anerkannter wissenschaftlicher Abschlußprüfung,
3. Rechtsanwalt usw.
anvertraut worden oder sonst bekanntgeworden ist, wird mit Freiheitsstrafe bis zu 1 Jahr oder Geldstrafe bestraft.

§ 203 Abs. 3: Den in Abs. 1 Genannten stehen ihre berufsmäßig tätigen Gehilfen und die Personen gleich, die bei ihnen zur Vorbereitung auf den Beruf tätig sind.

§ 203 Abs. 4: Die Absätze 1–3 sind auch anzuwenden, wenn der Täter das fremde Geheimnis nach dem Tode des Betroffenen unbefugt offenbart.

Der Patient kann allerdings den Arzt und andere von der Schweigepflicht entbinden.

1.2 Wie gefährlich sind Röntgenstrahlen?[1]

Durch die unterschiedliche Strahlenabsorption der Gewebe entstehen sog. natürliche Kontraste, die im Röntgenbild als Schwärzungsunterschiede wiedergegeben werden. Diese Absorption wird im Rahmen der diagnostischen Radiologie zur Bilderzeugung und damit zur Diagnosefindung genutzt.

Ionisierende Strahlen – zu denen auch die Röntgenstrahlen gehören – sind grundsätzlich schädlich für den Menschen. Sie können sowohl körperliche (somatische) Schäden als auch Schäden an den Keimzellen (genetische Schäden) hervorrufen.

Gleichwohl ist der Nutzen der Röntgendiagnostik in der Medizin unbestritten, sofern die Anwendung der Röntgenstrahlung aus medizinischer Sicht geboten erscheint und mit fachlicher Kompetenz erfolgt.

Es ist Aufgabe des Strahlenschutzes, durch geeignete Schutzmaßnahmen dafür zu sorgen, daß das mit der Anwendung von Röntgenstrahlen verbundene Strahlenrisiko so gering wie möglich bleibt. Aus diesem Grunde unterliegen eine Röntgenabteilung und die dort Beschäftigten – beruflich strahlenexponierten Personen – einer besonderen Gesetzgebung: der Verordnung über den Schutz vor Schäden durch Röntgenstrahlen (Röntgenverordnung, RöV). In dieser Verordnung sind Regeln für den Betrieb von Röntgeneinrichtungen, Schutzmaßnahmen für den Patienten und das Personal und Grundsätze für die Durchführung der Untersuchungen verankert.

Methoden modernster Technik bei der Erzeugung und Anwendung von Röntgenstrahlen auf den Menschen haben dazu geführt, daß die Strahlenbelastung des Patienten und des Röntgenpersonals in den letzten Jahrzehnten erheblich reduziert wurde. Gesetzlich festgelegte Maßnahmen der Qualitätssicherung, d.h. regelmäßige Überprüfung und Wartung der Röntgenanlagen und der filmverarbeitenden Systeme, sorgen dafür, daß ein hohes Niveau der Sicherheitstechnik und des Strahlenschutzes erhalten bleibt. Eine sinnvolle bauliche Gestaltung der Arbeitsplätze und ein durchdachter organisatorischer Ablauf des Untersuchungsbetriebs dienen vor allen Dingen der Sicherheit der Mitarbeiter.

Das Röntgenpersonal wird regelmäßig durch einen Strahlenschutzbeauftragten über Arbeitsmethoden, mögliche Gefahren und anzuwendende Schutzmaßnahmen, wie zum Beispiel das Tragen von Röntgenschürzen, belehrt. Ein hierfür besonders qualifizierter ermächtigter Arzt führt jährlich eine Strahlenschutzuntersuchung durch.

Unter Anwendung aller Schutzmaßnahmen ist in einer modernen Röntgenabteilung eine Strahlengefährdung für das Personal in aller Regel ausgeschlossen.

Die zu Beginn des Jahrhunderts aufgetretenen schweren gesundheitlichen Schäden, die bei den Pionieren nach Anwendung der Röntgenstrahlen entstanden sind, belasten trotzdem die Diskussion um die medizinische Strahlenanwendung. Als Gründe für diese Schäden gelten die damals vergleichsweise primitive Technik der Untersuchungsgeräte und das Fehlen jeglicher Strahlenschutzmaßnahmen aus völliger Unkenntnis der möglichen Gefahren der „neuen" Strahlen.

In jüngster Zeit erzeugen in der Öffentlichkeit Berichte über Strahlenschäden aus Unfällen in der Kernenergie Unsicherheit und Angst. Diese Art der Strahlung und die Höhe der Strahlenbelastung können jedoch mit der kontrollierten medizinischen Anwendung von Röntgenstrahlen nach den Regeln der Wissenschaft und Technik nicht verglichen werden. Aus diesem Grund ist das, aus einem Unfall für die Bevölkerung in der Umgebung einer kerntechnischen Anlage resultierende Strahlenrisiko, ganz andersartig zu bewerten.

Die Wirkung der Röntgenstrahlung auf den Organismus hängt von der übertragenen Strahlendosis und der Art des betroffenen

---

[1] Von Herrn Dr. Dipl.-Phys. S. Schmid, Radiologische Klinik, St. Vincentius Krankenhäuser, Karlsruhe.

Gewebes ab. Die Einheit für die Äquivalentdosis im Strahlenschutz ist das Sievert. Um diese Größe anschaulich zu machen, kann man auf den Wert der jährlichen natürlichen Strahlenbelastung aus dem Boden, der Umgebung (Gebäude) und dem Kosmos zurückgreifen: Die natürliche Belastung liegt in der BR Deutschland im Jahresmittel bei 2,4 Millisievert (mSv). Je nach Wohnort und Lebensgewohnheit schwankt der Wert von 1–5 mSv.

Die beruflich strahlenexponierten Personen unterliegen der gesetzlich vorgeschriebenen Personendosisüberwachung, d.h. sie tragen während ihrer Arbeit ein amtliches Filmdosimeter, mit dem die tatsächliche Strahlenbelastung ermittelt wird. Die Ergebnisse der Auswertung der Filmdosimeter über viele Jahrzehnte zeigt, daß bei 50% der beruflich strahlenexponierten Personen keine nachweisbare Dosis auftritt. Dennoch wird im statistischen Mittel die mehr hypothetische jährliche Dosisbelastung aus beruflicher Strahlenexposition in der Medizin mit 1 mSv angegeben. Etwas vereinfacht bedeutet das, daß die Strahlenbelastung der Röntgenassistenten/innen in der Schwankungsbreite der natürlichen Strahlenbelastung liegt.

Die Wirkung derartig kleiner Strahlendosen, ist zum Teil statistischer Natur, d.h. Strahlenfolgen werden in einem großen Kollektiv nach dem Zufallsprinzip hervorgerufen. Jede Abschätzung der Strahlenfolgen ist mit einer beträchtlichen Unsicherheit versehen. Eine mögliche somatische Strahlenwirkung ist das Auftreten maligner Tumoren. In der BRD stirbt jeder fünfte an Krebs, d.h. das Risiko an Krebs zu sterben beträgt 20%. Durch die berufliche Strahlenexposition würde sich das vorhandene Risiko, an Krebs zu sterben, um 0,4% erhöhen. Dieses zusätzliche Risiko durch Strahlenwirkungen ist noch geringer als die äußerst geringe Wahrscheinlichkeit, einen tödlichen Unfall zu erleiden.

Die besondere Sensibilität des ungeborenen Lebens gegenüber Strahlung ist bekannt. Bei vorschriftsmäßiger Anwendung des Strahlenschutzes in Röntgenabteilungen kann eine schwangere Radiologieassistentin weiterhin Röntgenaufnahmen anfertigen, d.h. ihrem Beruf nachgehen, ohne das werdende Leben zu gefährden.

Schließlich eine Bemerkung zur Strahlenwirkung auf die Keimzellen, dem genetischen Risiko. Aus allen bekannten Untersuchungen gibt es bislang keine Erkenntnisse über durch Strahlung hervorgerufene, vererbbare Wirkungen am Menschen, nicht einmal bei den Atombombenopfern in Japan. Eine Zunahme von Erbschädigungen bei Kindern von Radiologen konnte niemals nachgewiesen werden.

Das Strahlenrisiko wird demnach häufig aus Unwissenheit überschätzt. Dies zeigt sich vor allem dann, wenn das Strahlenrisiko mit anderen Risiken des täglichen Lebens verglichen wird. Das Gefährdungspotential durch liebgewonnene Gewohnheiten wie das Rauchen und der Genuß von Alkohol oder die sportliche Betätigung in der Freizeit ist um ein Vielfaches höher als durch die berufliche Strahlenexposition.

Der/die Röntgenassistent/in arbeitet weitgehend selbständig und eigenverantwortlich in Zusammenarbeit mit dem Arzt. Die geistig anspruchsvolle Tätigkeit erfordert viel Engagement und ist niemals eintönig. Der Beruf des/der MTRA verbindet menschliche Kontakte bei der Durchführung von Untersuchungen und manuelle Fähigkeiten beim Umgang mit komplexer Technik. Das berufliche Risiko liegt dabei nicht höher als das bei einer gewerblichen Tätigkeit.

Empfohlene Literatur

Fritz-Niggli H (1988) Strahlengefährdung/Strahlenschutz. Huber, Bern

Göbel B (1980) Umweltrisiko 80. Symposium Homburg/Saar 1980. Thieme, Stuttgart

Kaul A (1989) Strahlendosis und Strahlenrisiko: Begrenzung auf das Annehmbare. Dtsch Ärztebl 86, 2541

1.3 Die Röntgenabteilung

1.3.1 Der Patient

Wie in jeder Arztpraxis gilt auch in einer röntgendiagnostischen Abteilung die ganze Aufmerksamkeit und Zuwendung dem kranken und hilfesuchenden Patienten. So gehören ein angemessener Ton und freundlicher Umgang mit dem Patienten zum wichtigsten in der Tätigkeit eines Arztes und des nichtärztlichen Personals, sei es Pflegepersonal oder medizinisch-technisches Assistenzpersonal. Die erste Berührung mit der Röntgenabteilung, die Eindrücke und Erlebnisse prägen sich dem Patienten ein. Der Patient beurteilt die Abteilung nicht nach gut zentrierten Röntgenaufnahmen, sondern danach wie er behandelt und betreut wird. Das nötige Verständnis und das richtige Einfühlungsvermögen für die psychische Situation, in der sich der Patient beim Arzt befindet, sind dem Berufsanfänger nicht angeboren. Anleitung durch berufserfahrenes Personal und der Besuch geeigneter Fortbildungs- und Schulungskurse sind daher unerläßlich. In ein Röntgeninstitut kommen viele Menschen, die alle unterschiedlich auf Sie wirken und unterschiedlich auftreten. Ob ein Patient z. B. sympathisch oder unsympathisch auf Sie wirkt, das hängt teilweise vom Patienten, aber auch von Ihnen selbst ab. Es sollen hier einige Möglichkeiten angesprochen werden, wie uns Patienten erscheinen können.

Der dankbare Patient tritt freundlich und bescheiden auf, befolgt, was man von ihm wünscht und ist dankbar für jede Mühe, die man sich seinetwegen macht. Er weiß seine Dankbarkeit auch in Worte zu kleiden.

Der wortkarge, dankbare Patient ist nicht weniger dankbar, findet die Worte aber nicht so leicht.

Der wortkarge, mürrische Patient hadert evtl. mit seinem Schicksal, ist unzufrieden wegen seiner Krankheit und den damit verbundenen Unannehmlichkeiten, z. B. der Anfertigung einer Röntgenaufnahme und wirkt in seiner Art oft verletzend, evtl. ohne sich dessen bewußt zu sein. Vielleicht drückt der Patient sich so aus, weil er mit seiner Situation nicht zurechtkommt. Es kann sein, daß dieser Patient, wenn er mit dem rechten Wort zur rechten Zeit angesprochen wird und mit Freundlichkeit, aber dennoch dezidiert behandelt wird, beim Verlassen des Instituts eine andere Miene macht und vielleicht seine Einstellung ändert.

Verängstigte Menschen bedürfen besonders liebevoller Betreuung. In diese Kategorie fallen meistens Kinder. Sie sollten Kindern gegenüber zwar bestimmt auftreten, ihnen aber vor jeder Handlung erklären, was Sie tun und wie das vor sich geht. Ein Einheitsrezept für den Umgang mit Kindern gibt es nicht, hier ist viel Geduld und Erfahrung nötig.

Der nervöse und verängstigte Patient beobachtet evtl. argwöhnisch genau jede Bewegung, jeden Blick, jedes Wort und bezieht alles auf sich. Er versucht evtl. durch geschickte, vielleicht auch überrumpelnde Fragestellung von dem Röntgenpersonal etwas über sein Leiden zu erfahren. Es ist möglich, daß sich dieser Patient so verhält, weil er befürchtet, eine Krebserkrankung zu haben. Der Umgang mit diesen Patienten ist sehr schwierig.

Der gesprächige, evtl. geschwätzige Patient interessiert sich schon nach dem 2. Satz für die persönlichen und privaten Angelegenheiten der Angestellten. Er sollte nicht durch barsche Antworten verletzt werden. Es sollte versucht werden, die Debatte stets zu beherrschen, sachlich zu bleiben und sich nicht von der Arbeit ablenken zu lassen. Es ist jedoch auch angebracht, den Patienten darauf hinzuweisen, daß er nun nicht reden dürfe, weil die technisch schwierige Röntgenaufnahme große Konzentration verlange.

Schließlich sei auf den Umgang mit alten Leuten hingewiesen. Die Zahl der alten Menschen nimmt zu. Im Umgang mit ihnen ist höchste Umsicht geboten. Sie sollten daran denken, daß es sich um Ihren Vater oder Ihre Mutter handeln könnte und nicht vergessen, daß Sie vielleicht selbst einmal alt und pflegebedürftig werden könnten. Der alte Mensch hat häufig Mühe sich einzuordnen, um so mehr, wenn er plötzlich krank wird, in eine fremde Umgebung kommt und mit unpersönlicher Technologie konfrontiert wird. Ein Röntgenapparat ist stets etwas Fremdes und Bedrohliches. Sie sollten ihm deshalb den Weg zur Röntgenuntersuchung durch ein betont persönliches, freundliches Benehmen erleichtern, die Umgangsformen müssen jedoch korrekt und respektvoll bleiben. Es soll kein Patient – so alt und so gebrechlich er auch sein mag – auf sein Alter „gestoßen" werden, durch wohlgemeinte, jedoch für alte Menschen mit einem unangenehmen Beigeschmack aufgefaßte Ausdrücke, die er nicht hören will, wie „Opa" oder ähnliches. Er will auch nicht per „Du" angesprochen werden.

Das im Krankenhaus tätige Personal sollte die Kühle und Sterilität, die viele Krankenhäuser an sich haben und das unpersönliche eines Untersuchungsapparats wenigstens durch menschliche Wärme und Einfühlungsvermögen ausgleichen. Sie sollten bei alten Menschen besonders darauf achten, ob sie Ihre Hilfe benötigen und ihnen dann beim Aus- und Anziehen, über eine Türschwelle, auf die Trittleiter oder den Hocker am Durchleuchtungsgerät helfen. Besonders bei den sog. fernbedienbaren Röntgengeräten ist die Mithilfe des Personals wichtig: Dem evtl. verängstigten Patienten muß erklärt werden, daß, trotz Fernsteuerung, Arzt und MTRAs hilfsbereit in der Nähe sind.

Privatgespräche mit Kollegen/innen vor Patienten sollten vermieden werden. Der Patient empfindet dies in der Regel als unhöflich. Im Hörbereich des Patienten sollten Bemerkungen wie: „Der Magen sitzt in der Kabine", „die Gallenblase kann sich anziehen und gehen" oder ähnliches vermieden werden.

Es mag nur eine Äußerlichkeit sein, aber das gepflegte Erscheinungsbild des Personals ist für den Patienten nicht ohne Bedeutung.

1.3.2 Empfang und Wartezimmer

Um einen reibungslosen Untersuchungsablauf mit kurzen Wartezeiten zu gewährleisten, ist eine gute Organisation Voraussetzung.

Das Personal ist hier sehr gefordert, und in Abteilungen mit vielen stationären und ambulanten Patienten sind Konfrontationen, häufig mit dem Personal anderer Abteilungen, nicht auszuschließen. Trotzdem soll jedem Patienten, Stationspersonal und allen „Fragenden" stets freundlich und auskunftsbereit begegnet werden, dies gilt insbesondere für den Patienten, der sich fragend und hilfesuchend in einer neuen Umgebung bewegt. Der Patient soll das Gefühl haben, daß er willkommen ist.

Vor der Röntgenuntersuchung sind von jedem Patienten die Personalien aufzunehmen: Name, Vorname, Geburtsdatum, Wohnort und Kostenträger, bei Kindern auch Name des versicherten Elternteils. Wichtig ist auch die Telefonnummer, falls eine Terminänderung erforderlich ist. Die Röntgenverordnung § 28 verpflichtet zur sog. „Strahlenanamnese", d.h. der Patient muß nach entsprechenden vorausgegangenen röntgenologischen oder nuklearmedizinischen Untersuchungen befragt werden. Ein Röntgennachweisheft (Röntgenpaß des Patienten) erleichtert die Befragung. Vor der Durchführung einer Röntgenuntersuchung muß zumindest nach dem Röntgennachweisheft gefragt werden. Eine Verpflichtung zur Führung des Röntgenpasses besteht jedoch nicht. Wird jedoch vom Patienten ein Paß vorgelegt, so müssen die nachfolgenden Röntgenuntersuchungen eingetragen werden. Alles geschieht in höflicher Form. Kein Dienst- oder Kommandoton!

Die Wartezeit wird dem Patienten in einem hellen, freundlichen, aufgeräumten und sauberen, gelüfteten und wohl temperierten Wartezimmer mit Lektüre und möglichst bequemer Sitzgelegenheit verkürzt. Sitz- und Spielgelegenheiten für Kinder sollten vorhanden sein.

Bei unvorhergesehen langer Wartezeit wird

dem Patienten der wahre Grund mitgeteilt und um sein Verständnis gebeten.

Schwerverletzten und Verletzten wird man sofort mit Rat und Tat beistehen. Wichtig ist gezieltes Vorgehen und den Patienten um Mithilfe zu bitten, damit die weitere Untersuchung in seinem eigenen Interesse rasch durchgeführt werden kann. Verletzte werden auf einer Unfalliege oder im Rollstuhl möglichst umgehend in einen Röntgenraum gefahren. Bei schweren Verletzungen muß ein Arzt geholt werden.

1.3.3 Untersuchungsraum und Röntgenuntersuchung

Der Patient wird erst unmittelbar vor der Untersuchung in die Kabine gerufen oder geführt. Das Wartezimmer ist zum Warten da und die Kabinen zum Aus- und Ankleiden! Das Warten in der engen, halbdunklen Kabine ist für den entkleideten Patienten unangenehm. Leider kommt es immer wieder vor, daß Patienten in der Kabine vergessen werden, oder die im angrenzenden Untersuchungsraum geführten Arzt-Patienten-Gespräche und die Untersuchung miterleben müssen. Der/die aufmerksame Assistent/in begleitet ältere, geh- und sehbehinderte Patienten in die Kabine und fragt, ob er/sie beim Aus- und Ankleiden behilflich sein kann.

Schwerkranke und Schwerverletzte, die direkt in die Röntgenabteilung eingeliefert werden, werden vordringlich untersucht. Patienten mit Schulter-Arm-Verletzungen müssen vorsichtig ausgekleidet werden: zuerst die gesunde unverletzte Seite von Kleidern befreien, dann das Hemd oder den Pullover bis zum Hals aufrollen und über den gebeugten Kopf nach vorne abstreifen. Beim Ankleiden beginnt man mit der verletzten Seite, dann folgt die gesunde Seite. Beim Auskleiden der Hose geht man entsprechend vor. Sie wird weit heruntergestülpt, dann zunächst am gesunden Bein weggezogen und äußerst vorsichtig am kranken Bein. Bei schwerverletzten Patienten werden die Kleidungsstücke aufgeschnitten. Dabei ist Sorge zu tragen, daß der Patient so gelagert wird, daß ihm wenig Schmerzen und wenig Anstrengung zugemutet werden. Bei Erbrechen und schweren Blutungen aus Mund und Nase müssen die Patienten in Seitenlage gebracht werden, damit sie nicht Erbrochenes oder Blut aspirieren.

Der/die Röntgenassistent/in muß sich die Zeit nehmen, dem Patienten zu erläutern, was für eine Untersuchung durchgeführt wird, wie die Untersuchung abläuft, evtl. auch wie lange die Untersuchung dauert. Damit Frauen nicht mit entblößtem Oberkörper dem Arzt oder dem/der Assistent/in im Untersuchungsraum entgegentreten müssen, erhalten die Patientinnen ein praxis- oder krankenhauseigenes Hemd.

Der Untersuchungsraum muß sauber, aufgeräumt und belüftet sein. Es dürfen keine gebrauchten oder gar verschmutzten Gegenstände herumliegen. Der Patient soll den Eindruck haben, daß man ihn erwartet und er nicht die nächste „Nummer" ist. In den abgedunkelten Röntgenuntersuchungsräumen können sich ältere Patienten (ohne Brille und ohne Gehstock) oft schlecht orientieren und sind daher für Hilfe dankbar.

Langes Liegen auf einem harten Untersuchungstisch kann durch eine saubere weiche Unterlage und Kissen, ggf. noch durch eine Decke, erleichtert werden. Im Untersuchungsraum muß alles vorhanden sein, was gewöhnlich und in Ausnahmefällen für die Untersuchung benötigt wird. Es macht einen schlechten Eindruck auf den Patienten, wenn der/die Assistent/in zu Beginn der Untersuchung fortläuft, um verschiedenes zu holen.

Damit der Patient keinen Schrecken bekommt, wird darauf hingewiesen, daß sich, z.B. die Röntgenröhre über dem Patienten oder der Untersuchungstisch zusammen mit dem Patienten, während der Untersuchung bewegt. Der Patient sollte möglichst nur kurz allein im Röntgenraum gelassen werden. Schwerverletzte oder verwirrte Patienten, Unruhige, Bewußtlose oder Patienten mit starkem Erbrechen dürfen nicht ohne Aufsicht bleiben.

Kinder haben in dunklen Räumen Angst und lassen sich gerne an die Hand nehmen oder tragen. Durch ein Glockenspiel, einen Teddybär oder ein besonderes Bild an der Wand können sie abgelenkt werden. Bei der Untersuchung kann die Anwesenheit eines begleitenden Elternteils auf das Kind beruhigend wirken. Der/die einfühlsame Assistent/in soll dem Kind in angemessenen Worten erklären, was gemacht wird, und daß die Untersuchung nicht schmerzhaft ist und selbst der Stich mit einer Injektionsnadel rasch vorbei ist. Wird dem Kind eine kleine Belohnung in Aussicht gestellt, muß das Versprechen eingehalten werden. Untersuchungen bei Kindern verlangen ein besonderes Einfühlungsvermögen, viel Zeit und Geduld. Dies sollte auch bei der Terminplanung von Untersuchungen bei Kindern berücksichtigt werden. Für Wartezeiten haben Kinder kein Verständnis!

Muß eine mißlungene Aufnahme wiederholt werden, sollte der/die Röntgenassistent/in dem Patienten den wahren Grund für die Notwendigkeit einer Wiederholung der Untersuchung angeben. Wenn es das Verschulden der/des Assistenten/in ist, sollte er/sie dies eingestehen. Das Personal macht sich unglaubwürdig, wenn es immer dem Patienten die Schuld zuschiebt, z. B. mit der Bemerkung, er habe die Röntgenaufnahme „verwackelt" oder „veratmet". Da sich der Patient in der Regel ernsthaft bemüht, bei der Untersuchung alles richtig zu machen, schätzt er sein Fehlverhalten oder das des/der MTRA richtig ein und möchte nicht für „dumm verkauft" werden. Natürlich sind Wiederholungsaufnahmen aus strahlenhygienischen Gründen möglichst zu vermeiden.

Sind die Röntgenaufnahmen fertig oder die Röntgenuntersuchungen vom Arzt abgeschlossen, so ist das Interesse des Patienten am Ergebnis der Untersuchung verständlich. Das nichtärztliche Personal ist jedoch zu einer Auskunft über das Resultat nicht berechtigt; es gehört auch nicht zu seinem Aufgabenbereich. Das Personal sollte keine Andeutungen mit Worten oder Mienenspiel machen. Untersuchungsergebnisse teilt ausschließlich der untersuchende oder der behandelnde Arzt mit.

Die Röntgenbilder bleiben Eigentum des Arztes oder der Abteilung. Sie werden nur in begründeten Fällen dem Patienten ausgehändigt oder dem behandelnden Arzt, Gutachter und krankenhausähnlichen Institutionen übergeben.

Abschließend wird der Patient freundlich verabschiedet und zur Türe begleitet. Damit wird der sympathische Eindruck, den der Patient vom Institut erhalten hat, noch verstärkt.

1.3.4 Zubehör im Röntgenraum

Außer dem erforderlichen Strahlenschutzzubehör (s. S. 10) gehören zum Rüstzeug einer Röntgenuntersuchung verschieden große Bleigummiabdeckungen für Kassetten oder Bleigummiabdeckungen für den Patienten, um Überbelichtungen durch Streustrahlen an den Körperkonturen zu vermeiden. Weitere unerläßliche Hilfsmittel sind: Bleibuchstaben zur Seitenbezeichnung, Zahlen und Schriftzeichen zur Aufbelichtung auf die Filme. Für jede Röntgenuntersuchung soll eine angemessene Anzahl an Kassetten mit geeigneten Film-Folien-Systemen bereitstehen. Verschieden große und unterschiedlich geformte Lagerungshilfen aus Schaumstoff und Holz; Bänder und Sandsäckchen zum Fixieren, Reismehlsäckchen zum Dickenausgleich und ein Kompressionsband dürfen nicht fehlen. Zum Rüstzeug gehören auch spezielle Lagerungs- und Fixierungshilfen für Säuglinge (z. B. Babixhülle) und Kleinkinder, sowie technische Geräte für gehaltene Aufnahmen und Gewichte für Belastungsaufnahmen. Auf weiteres spezielles Zubehör wird bei den entsprechenden Untersuchungen eingegangen.

Für den Patienten steht am Untersuchungstisch eine Trittleiter oder ein Schemel. Abwaschbare, strahlendurchlässige Schaumstoffunterlagen und Tücher aus Stoff oder Papier sowie Kopfkissen liegen für den Untersuchungstisch bereit. Der Patient erhält gegebenenfalls ein Abdecktuch, eine Decke oder ein Hemd. Eine Rolle unter den Knien erleichtert das ruhige Liegen. Das Zubehör muß pfleglich behandelt, mit geeigneten Desinfektionsmitteln gereinigt und täglich auf Vollständigkeit und Funktionsfähigkeit überprüft werden.

In Unfallröntgenräumen sind Sauerstoff- und Absaugeinrichtung wichtig.

Außer den *Notfallmedikamenten* (s. S. 526) sollen ein Blutdruckmeßgerät, Stauschlauch, Schere und Pinzette, Einmalhandschuhe und Hautdesinfektionslösungen, Tupfer und sterile Kompressen, Einmalspritzen und Kanülen einschließlich Verweilkanüle, Infusionen (Volumenersatz), Infusionsständer und Klebestreifen vorhanden sein.

Je nach Funktion des Röntgenraums können häufig benötigte Medikamente (z. B. Spasmolytikum oder Antihistaminikum) im Röntgenraum aufbewahrt werden. Für die übrigen wenigen in einer Röntgenabteilung erforderlichen Medikamente sollte ein sicherer Aufbewahrungsort bestimmt werden. Röntgenkontrastmittel werden dunkel gelagert. Medikamente, die dem Betäubungsmittelgesetz unterliegen, müssen unter Verschluß gehalten werden.

1.4 Röntgenverordnung (RöV)

Die Röntgenverordnung wurde *zum Schutz vor Schäden durch Röntgenstrahlen* geschaffen.

Die derzeit gültige Fassung stammt vom 8. 1. 1987 mit Änderungen vom 18. 5. 1989:

Die Röntgenverordnung *und* die Unfallverhütungsvorschrift der Berufsgenossenschaft müssen in jedem Röntgeninstitut ausliegen. Jeder mit Röntgenstrahlen Beschäftigte hat somit Gelegenheit, sich über die Bestimmungen zu informieren. Zur RöV gibt es Kommentare und Ausführungsbestimmungen.

Einige wesentliche Punkte zur RöV seien hier genannt:

1. Alle Räume, in denen Röntgeneinrichtungen betrieben werden, sind gekennzeichnet. In der unmittelbaren Umgebung jeder Röntgenröhre entsteht für den Augenblick der Röntgenstrahlenerzeugung ein Kontrollbereich. Dieser ist abgegrenzt und gekennzeichnet (§ 19 RöV). („Abgrenzen" bedeutet nicht „mit einer Schutzwand oder Mauer etc. umschließen").

Die Ausdehnung der Kontrollbereiche ist durch Messung der Ortsdosen während des Betriebs bestimmt worden. Grenzen der Kontrollbereiche sind mögliche Jahresdosen von mehr als 15 mSv für jemand, der sich ein Jahr lang während jeder Einschaltung in diesem Kontrollbereich (ohne Schutzkleidung) befinden würde.

Personen unter 18 Jahren dürfen im Kontrollbereich nicht tätig werden, es sei denn, die zuständige Behörde gestattet, daß sich Personen im Alter zwischen 16 und 18 Jahren unter ständiger Aufsicht und Anleitung eines Fachkundigen zum Zwecke der Ausbildung aufhalten.

Schwangere Frauen dürfen sich im Kontrollbereich nicht aufhalten (das gilt natürlich nicht für Patientinnen, die untersucht werden).

Der Kreis der Personen, die mit oder ohne Aufsicht Röntgenstrahlen anwenden dürfen, wird in § 23 näher bestimmt.

2. Die Röntgenverordnung unterscheidet „beruflich strahlenexponierte" und „andere" Personen.

a) Beruflich strahlenexponierte Personen:

Personen, die bei ihrer Berufsausübung mehr als $^1/_{10}$ der Grenzwerte nach der Tabelle Spalte 2 erhalten können. Es werden unterschieden:

beruflich strahlenexponierte Personen der Kategorie A:
Personen, die mehr als $^3/_{10}$ der Grenzwerte nach Tabelle Spalte 2 erhalten können;
beruflich strahlenexponierte Personen der Kategorie B:
Personen, die mehr als $^1/_{10}$ bis $^3/_{10}$ der Grenzwerte nach Tabelle Spalte 2 erhalten können.
Die Körperdosen dürfen die Werte nach Tabelle Spalte 2 oder 3 nicht überschreiten. In 3 Monaten dürfen sie höchstens die Hälfte der Jahreswerte betragen.
Personen unter 18 Jahren dürfen höchstens $^1/_{10}$ der Werte in Spalte 2 erreichen. Bei gebärfähigen Frauen darf die über ein Monat kumulierte Dosis an der Gebärmutter 5 mSv nicht überschreiten.

b) Nicht beruflich strahlenexponierte „andere" Personen, die sich nur gelegentlich im Kontrollbereich aufhalten (z. B. Pflegepersonen) dürfen im Jahr max. $^1/_{10}$ der Werte der Tabelle Spalte 2 erhalten.

c) Bei allen anderen Personen, die sich nicht im Kontrollbereich und im betrieblichen Überwachungsbereich aufhalten, darf die Ganzkörperdosis im Kalenderjahr 1,5 mSv nicht überschreiten (§ 32 Abs. 2 RöV). Es handelt sich also um Personen, die weder gewöhnlich noch gelegentlich Zutritt zum Kontrollbereich oder Überwachungsbereich haben. Diese Personen brauchen nicht überwacht und untersucht zu werden. Die Einhaltung der Jahreshöchstdosen dieser Personen, die in anderen Räumen als den Röntgenräumen oder in den Räumen außerhalb der Kontrollbereiche tätig sind, ist durch bauliche Strahlenschutzmaßnahmen gewährleistet.

3. Bei allen Personen, die sich im Kontrollbereich aufhalten, wird die aufgenommene Strahlendosis mit Dosimetern gemessen, sofern nicht die zuständige Behörde Ausnahmen zuläßt (§ 35 RöV).

4. Alle Personen, die sich beruflich in einem Kontrollbereich aufhalten oder Röntgenstrahlen anwenden, werden in halbjährlichen Abständen belehrt (§ 36 RöV).

Werte der Körperdosen für beruflich strahlenexponierte Personen

Tabelle

Körperdosis	Werte der Körperdosis für beruflich strahlenexponierte Personen im Kalenderjahr der	
	Kategorie A	Kategorie B
1	2	3
Effektive Dosis	50 mSv	15 mSv
1. Teilkörperdosis: Keimdrüsen, Gebärmutter, rotes Knochenmark	50 mSv	15 mSv
2. Teilkörperdosis: Alle Organe und Gewebe, soweit nicht unter 1., 3. und 4. genannt	150 mSv	45 mSv
3. Teilkörperdosis: Schilddrüse, Knochenoberfläche, Haut, soweit nicht unter 4. genannt	300 mSv	90 mSv
4. Teilkörperdosis: Hände, Unterarme, Füße, Unterschenkel, Knöchel, einschl. der dazugehörigen Haut	500 mSv	150 mSv

Die Körperdosis des strahlenexponierten Personals wird mit Hilfe der Filmdosimetrie ermittelt. Die Filmdosimeter werden unter der Strahlenschutzkleidung getragen und von zentralen Überwachungsstellen ausgewertet. Mit dieser Methode lassen sich nicht nur die Strahlendosis, sondern auch die Strahlenqualität (weiche, harte Strahlen) ermitteln.

Auf einem Stab- oder Füllhalterdosimeter (kleine Ionisationskammer mit Elektrometer) kann die Strahlendosis direkt abgelesen werden. Stabdosimeter sind zur Überwachung nicht strahlenexponierter Personen (Pflegepersonal oder Angehörige,

die einen Patienten während der Röntgenaufnahme halten), die sich gelegentlich im Kontrollraum aufhalten, geeignet.
Das Stabdosimeter wird ebenfalls unter der Strahlenschutzkleidung getragen und muß vor und nach der Röntgenuntersuchung abgelesen werden. Die Ergebnisse werden protokolliert.

5. Beruflich strahlenexponierte Personen der Kategorie A, also Ärzte, Röntgenassistenten/innen, die sich gewöhnlich im Kontrollbereich aufhalten, müssen nach § 37 RöV jährlich von einem dazu von der Behörde ermächtigten Arzt untersucht werden.

6. Gemäß §§ 23–28 muß bei jeder Anwendung von Röntgenstrahlen auf den Menschen mit Sorgfalt vorgegangen und müssen die besonderen Schutzmaßnahmen für Keimdrüsen, Leibesfrucht, Kleinkinder und Säuglinge beachtet werden.
Auf sorgfältige Einblendung bei allen Röntgenuntersuchungen, nicht nur im Kindesalter, Abdeckung der Gonaden im Kindes-, zeugungs- und gebärfähigen Alter ist unbedingt zu achten.

Merke: Jede Einblendung vermindert das Flächendosisprodukt und damit die Knochenmarkdosis!

Der Aufenthalt im Kontrollbereich ist auf das erforderliche Mindestmaß an Zeit zu beschränken und die Einschaltzeit des Röntgenstrahlers so kurz wie möglich zu halten. Ist der Aufenthalt im Kontrollraum unumgänglich, sollte ein möglichst großer Abstand zum Strahler eingehalten werden.

Merke: Da die Intensität der Strahlung bekanntlich mit dem Quadrat der Entfernung abnimmt, ist *Abstand* der *beste Strahlenschutz!*

7. Über alle Röntgenuntersuchungen und Behandlungen müssen Aufzeichnungen angefertigt werden, aus denen später die dem Patienten applizierte Strahlendosis berechnet oder annäherungsweise abgeschätzt werden kann.
Gemäß § 28 RöV muß auf Wunsch des Patienten ein Röntgenpaß ausgestellt werden.

8. Die Verantwortung für die Sicherheit der Röntgeneinrichtung und die Einhaltung der Bestimmungen hat der Strahlenschutzverantwortliche. Er kann einen Strahlenschutzbeauftragten benennen. Der Strahlenschutzbeauftragte muß die erforderliche Fachkunde besitzen (§ 13 RöV).

Strahlenschutzkleidung

Im Kontrollbereich ist unbedingt Schutzkleidung zu tragen. Die Strahlenschutzkleidung für beruflich strahlenexponiertes Personal, Strahlenschutzkleidung und Abdeckungen für Patienten sind in den Ausführungsbestimmungen nach DIN-Norm 6813 zum § 15 RöV geregelt: Danach müssen beruflich strahlenexponierte Personen im Kontrollbereich Strahlenschutzschürzen evtl. auch Strahlenschutzhandschuhe mit einem Bleigleichwert von 0,25 mm tragen. Strahlenschutzschürzen schützen vor Sekundär- (Streu)strahlung! Sie sind kein ausreichender Schutz vor direkter (Primär-)Strahlung. Das strahlenexponierte Personal sollte sich niemals leichtsinnig im direkten Strahlenkegel aufhalten (z. B. um einen Patienten zu stützen oder eine Kassette zu halten). Kinder sollen möglichst nicht vom strahlenexponierten Personal der Röntgenabteilung gehalten werden, allenfalls von Angehörigen, die mit einer Strahlenschutzschürze ausgerüstet werden. Nicht zulässig ist, daß der kleine Patient auf dem Schoß der Eltern sitzt und der Elternteil direkter Strahlung ausgesetzt wird.
Für Patienten werden Strahlenschutz-Patientenschürzen, Gonadenschürzen, Patientenschutzschilde zum Schutz vor Streustrahlen mit einem Bleigleichwert von 0,4–0,55 mm gefordert. Zum Schutz vor direkter Strahlung ist zur Gonadenabdeckung (Ho-

den- und Ovarienschutz) ein Bleigleichwert von mindestens 1 mm Vorschrift.

Qualitätssicherung und Konstanzprüfung

§ 16 RöV befaßt sich mit der Qualitätssicherung bei Röntgeneinrichtungen zur Untersuchung am Menschen.
In DIN 6868 sind der Anwendungsbereich und die Durchführungsbestimmungen für die Qualitäts- und Konstanzprüfung beschrieben.

1. Bei Röntgeneinrichtungen zur Untersuchung von Menschen ist *vor der Inbetriebnahme* und *nach jeder Änderung* des Betriebs, *welche die Bildqualität beeinflußt*, eine *Abnahmeprüfung* durch den Hersteller oder Lieferanten durchzuführen. Das Ergebnis der Abnahmeprüfung ist aufzuzeichnen; zu den Aufzeichnungen gehören auch die Aufnahmen der Prüfkörper.

2. Nach erfolgter Abnahmeprüfung und einer *Sachverständigenprüfung* muß in regelmäßigen Abständen, mindestens jedoch *monatlich*, eine *Konstanzprüfung* mit Hilfe eines Prüfkörpers vom Anwender durchgeführt werden. Die Ergebnisse der Konstanzprüfung sind aufzuzeichnen; zu den Aufzeichnungen gehören auch die Aufnahmen des Prüfkörpers. Mit der Konstanzprüfung soll festgestellt werden, ob die Bildqualität den Angaben in der letzten Aufzeichnung der Abnahmeprüfung noch entspricht. Ist die erforderliche Bildqualität nicht mehr gegeben, ist unverzüglich die Ursache zu ermitteln und zu beseitigen.
Die Prüfkörperaufnahmen geben Aufschluß über den Kontrast, die optische Dichte, die Einblendung und die Zentrierung des Nutzstrahlenbündels. Außerdem werden die Dosisleistung und bei der Durchleuchtung noch die Auflösung erfaßt.

3. Die Röntgenaufnahmen und die Aufzeichnungen sind einer von der zuständigen Behörde bestimmten ärztlichen oder zahnärztlichen Stelle zugänglich zu machen. Diese Stelle hat die Aufgabe, dem Strahlenschutzverantwortlichen und dem Arzt Vorschläge zur Verringerung der Strahlenexposition zu machen.

4. Die Aufzeichnungen der Abnahmeprüfung sind 10 Jahre und der Konstanzprüfung 2 Jahre aufzubewahren und der zuständigen Behörde auf Verlangen vorzulegen.
Zur Sicherung der Bildqualität in röntgendiagnostischen Betrieben werden *arbeitstägliche Qualitätskontrollen* in der *Filmverarbeitung* gefordert: Mit Hilfe eines *Sensitometers* (Stufenkeil), der auf einen Röntgenfilm aufbelichtet wird und einem *Densitometer*, das der Messung der optischen Dichte dient, werden Empfindlichkeit, Kontrast und Grundschleier ermittelt und auf einem Formblatt festgehalten. Werden die Toleranzgrenzen überschritten, müssen die Ursachen ermittelt und beseitigt werden.
Sinn und Zweck der Konstanzprüfung und Qualitätskontrolle ist die Strahlenexposition für Patient und Personal zu reduzieren und gleichzeitig die Bildqualität zu erhöhen bzw. auf hohem Niveau konstant zu halten.

1.5 Physikalische Grundlagen der Röntgentechnik

Diese Aufstellung soll weder ein physikalisches noch ein aufnahmetechnisches Kapitel sein, sondern nur Röntgenassistentin und Röntgenassistent an einige Grundregeln erinnern, die auch über das Examen hinaus ihre Bedeutung für die Praxis behalten.

1.5.1 Schwächung von Röntgenstrahlen

Röntgen selbst hat bereits klargestellt, daß die *Schwächung* von Röntgenstrahlen in der Materie einerseits auf *Absorption*, andererseits auf *Streuung* beruht.
Röntgenstrahlen entsprechen einer Mischung von harten bis weichen Strahlen. Greifen wir aus dieser Mischung nur ein Bündel von Röntgenstrahlen einer genau

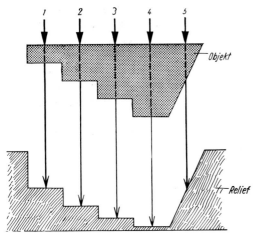

1.1 Das Strahlungsrelief zeigt unterschiedliche „Stufenhöhe" gegenüber der gleichmäßigen Treppe des Objekts bei Durchtritt von Röntgenstrahlung 1–5, da die monochromatische Strahlung jeweils nur um den gleichen Bruchteil geschwächt wird

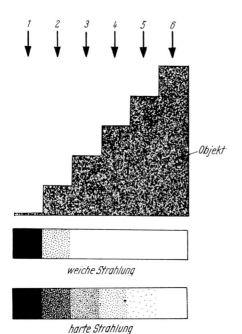

1.2 Beschickt man ein Objekt mit (monochromatischer) Röntgenstrahlung (1–6), so wird ein weiches Strahlenbündel einen starken Kontrast geben, da es nur Strahl 1 und 2 gelingt durchzudringen. Ein hartes Strahlenbündel dringt bis 5 durch, ergibt feinere Nuancen, aber ein kontrastärmeres Bild

festgesetzten Wellenlänge (monochromatische Strahlung) heraus und durchdringen damit ein Objekt, so werden die Röntgenstrahlen geschwächt, und zwar bei einer dikken Schicht stark, bei einer dünnen wenig. Die Schwächung von Röntgenstrahlen steht also in Abhängigkeit von der Dicke eines Objekts.

Die Schwächung der Röntgenstrahlen steht jedoch nicht in einer einfachen Proportionalität zur Objektdicke, wie aus Abb. 1.1 hervorgeht. Während in dieser Abbildung die Stufen 1–4 des Objekts alle gleich hoch sind, sind die Stufen des resultierenden Reliefs (Strahlenprofil) unterschiedlich in ihrer Höhe. Von 1 nach 2 ist die Stufe höher als von 3 nach 4. Die Höhe der Stufe nimmt zwar kontinuierlich ab, je dicker das Objekt wird, aber die Schwächung beträgt von Stufe zu Stufe stets nur den gleichen für die Strahlung charakteristischen Bruchteil.

Würde also z. B. die Höhe der 1. Stufe 16 Einheiten und der charakteristische Bruchteil ¼ betragen, so beträgt die Höhe der 2. Stufe noch 4 Einheiten, die der 3. Stufe 1 Einheit, der 4. Stufe ¼ Einheit.

Röntgenstrahlen werden also beim Durchgang durch Materie geschwächt.

Harte Röntgenstrahlen (hohe Spannung [kV]) werden weniger, weiche (niedrige Spannung) ungleich mehr geschwächt. Der resultierende Strahlenkontrast des sog. Strahlenreliefs ist somit verschieden (Abb. 1.2).

Röntgenstrahlen werden beim Durchgang durch Materie um so mehr geschwächt, je höher das Atomgewicht des durchstrahlten Objekts ist. Besteht ein Objekt aus verschiedenen Substanzen, nebeneinandergereiht und alle gleich dick, so werden die Röntgenstrahlen im Gebiet von Substanzen großer Dichte, oder hoher Ordnungszahl, stärker geschwächt als bei Substanzen geringer Ordnungszahl und geringer Dichte[1] (Abb. 1.3), z. B. von Blei stärker als von Silber, von Sil-

---

[1] Ordnungszahl und Dichte sind zwar beides Schwächungsfaktoren, haben aber nichts miteinander zu tun.

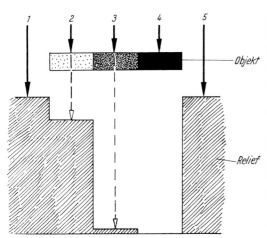

1.3 Die Röntgenstrahlen 1–5 ergeben bei gleich dicken, aber verschieden dichten Objekten ein stark unterschiedliches Strahlenrelief, z. B. Strahl 2 bei Aluminium, 3 bei Eisen, 4 bei Blei, 1 und 5 bei Luft

tiert als bei der Anwendung harter Strahlung. Der Kontrastunterschied ist bei harter Strahlung stets sehr gering; entsprechend erscheint auf dem Röntgenbild alles mehr oder weniger grau in grau. Bei weicher Strahlung ist der Kontrast viel ausgeprägter, so daß man, um ein schönes kontrastreiches Röntgenbild zu erhalten, nicht mit harter Strahlung arbeiten darf, sondern gerade nur so harte Strahlen verwenden soll, daß wirklich alle Körperteile von Röntgenstrahlen durchdrungen werden.

Weiche Strahlung wird vom Objekt stark absorbiert (vernichtet), harte Strahlung dagegen stark gestreut. Die Streuung ist im Verhältnis zur Absorption aber auch um so höher, je geringer die oben erwähnte Dichte der schwächenden Substanz ist. Aluminium oder Weichteilgewebe streuen stark. Wie sich die Streuung auswirkt, demonstriert Abb. 1.4.

Im Gegensatz zu dem ebenfalls sich geradlinig ausbreitenden Lichtstrahl durchdringen die Röntgenstrahlen das Untersuchungsobjekt entsprechend den erwähnten Gesetzmäßigkeiten mehr oder weniger stark und ergeben mehr oder weniger starke Kontraste auf einem Röntgenfilm. Diesen Strahlungskontrast kann man bildmäßig als Strahlenrelief festhalten (Abb. 1.5). Das gleiche Objekt kann sich, abhängig von seiner Stellung im Raum durchaus verschieden im Relief und in der Kontrasttiefe, also der Film-

ber stärker als von Kupfer, von Kupfer stärker als von Eisen, von Eisen stärker als von Aluminium, von Aluminium stärker als von Sauerstoff. Röntgenstrahlen werden, z. B. von Barium und von Jod, relativ stark geschwächt. Knochen schwächen stärker als Weichteile.

Bei der Durchstrahlung verschieden dichter Materien entsteht auf dem Bild ein Strahlenkontrast, der sich – um dies nochmals hervorzuheben – bei Verwendung weicher Röntgenstrahlung ganz anders dokumen-

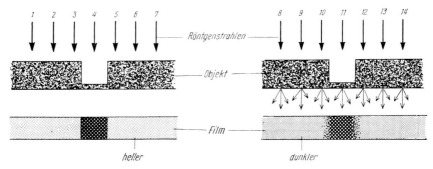

1.4 Weiche Röntgenstrahlen (1–7) werden stark absorbiert, das Bild wird kontrastreich. Harte Röntgenstrahlen (8–14) werden stark gestreut. Der Bildkontrast ist dementsprechend schwach. Die Schattengrenze der stark geschwärzten Stelle in Filmmitte ist wegen der Streustrahlung nicht so scharf wie bei der Verwendung weicher Strahlung

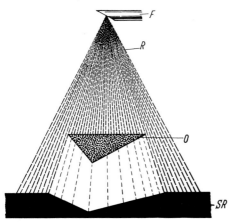

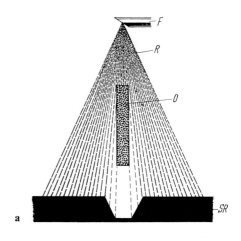

1.5 Vom Brennfleck (F) ausgehendes Röntgenstrahlenbündel (R) und durch die Objektform (O) hervorgerufenes Strahlenrelief (SR)

a

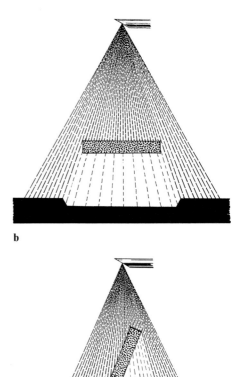

b

c

schwärzung, abbilden. Abb. 1.6 a–c zeigt das Strahlenrelief eines Metallstabs, das je nach dessen Stellung verschieden ausfällt. Es sei auch an die Projektionsstudie von Stieve erinnert, der bildlich demonstrierte, daß man von einem kegelförmigen, von einem zylindrischen Objekt und ebenso von einem Ball bei geeigneter Projektion röntgenologisch ein absolut gleiches Bild erzielen kann.

Ein runder Körper bildet sich nur bei Zentralprojektion rund ab (Abb. 1.7 a), bei schräg auffallendem Strahlenbündel dagegen, verzeichnet, oval (Abb. 1.7 b). Daraus ist abzuleiten, daß zur richtigen Projektion der Zentralstrahl (der Mittelstrahl des Strahlenbündels) durch die Objektmitte gehen und senkrecht auf den Film auffallen muß. Er trifft damit auch, was praktisch ebenso wichtig ist, senkrecht auf das Raster. Folglich sind Patienten, bei welchen eine Untersuchung in Schrägprojektion vorzunehmen ist, prinzipiell schräg zu lagern, und nur in Ausnahmefällen soll der Zentralstrahl durch Kippen der Röntgenröhre schräg einfallen.

Merke: Der Zentralstrahl muß stets senkrecht auf den Film auftreffen, von vereinzelten Ausnahmen abgesehen.

1.6 a–c Strahlenrelief (SR) eines Metallstabs (O) bei verschiedenen Stellungen in dem vom Brennfleck (F) ausgehenden Röntgenstrahlenbündel (R). Tiefe und Randzone der Reliefmulde entsprechen der Stellung des Stabs

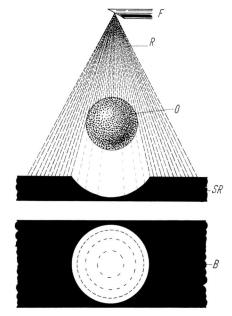
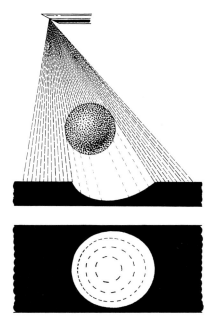

1.7 a, b Abbildung einer Kugel (*O*) in dem vom Brennfleck (*F*) ausgehenden Röntgenstrahlenbündel (*R*) als Strahlenrelief (*SR*) bzw. auf einem Röntgenbild (*B*). **a** Der Zentralstrahl fällt senkrecht auf den Film und bildet die Kugel kreisrund ab. **b** In Schrägprojektion wird die Kugel oval abgebildet

1.5.2 Abstandsquadratgesetz

Für die Röntgenfotografie ist das Abstandsquadratgesetz von fundamentaler Bedeutung. Die Intensität der Strahlung und damit ihre bildgebende Wirkung nimmt, genau wie bei Lichtstrahlen, mit dem Quadrat der Entfernung ab, d. h. eine Aufnahme in 2 m Entfernung (Fokus-Film) benötigt nicht nur die doppelte Belichtung gegenüber der Aufnahme in 1 m Abstand, weil der FFA (Fokus-Film-Abstand) doppelt so groß ist, sondern eine 4fache Belichtungszeit (nämlich $2^2 = 2 \cdot 2 = 4$).

Viele Fehlbelichtungen resultieren daraus, daß statt einer vorgeschriebenen Distanz, z. B. von 1 m, ein leicht veränderter Abstand von, z. B. 140 cm genommen wurde: Dies reicht aber bereits nicht mehr zur guten Belichtung des Films aus. Eine graphische Darstellung der Ergebnisse des Abstandsquadratgesetzes kann dies veranschaulichen (Abb. 1.8 und 1.9).

Der Fokus-Film-Abstand (FFA) muß genau beachtet werden. In der Regel werden Röntgenaufnahmen mit einem FFA von 1 m angefertigt. Eine Ausnahme sind Lungenaufnahmen mit einem FFA von mindestens 150 cm, besser 2 m und Herzfernaufnahmen mit 3 m Distanz (Teleaufnahme).

Wird aus irgendeinem Grund eine andere Distanz gewählt, kann man sich am Belichtungspunktesystem (BLP) orientieren 1 BLP ist der Logarithmus aus der Belichtung (I·t); 1 BLP = 0,1 log (I · t); s. auch „Belichtungspunktesystem":

FFA:	0,50	0,55	0,65	0,70	0,80	0,90	1,00 m,
BLP:	−6	−5	−4	−3	−2	−1	±0

FFA:	1,00	1,10	1,25	1,40	1,60	1,80	2,00 m.
BLP:	±0	+1	+2	+3	+4	+5	+6

Eine Erhöhung oder Verringerung des FFA um 10 cm bedeutet 1 Belichtungspunkt

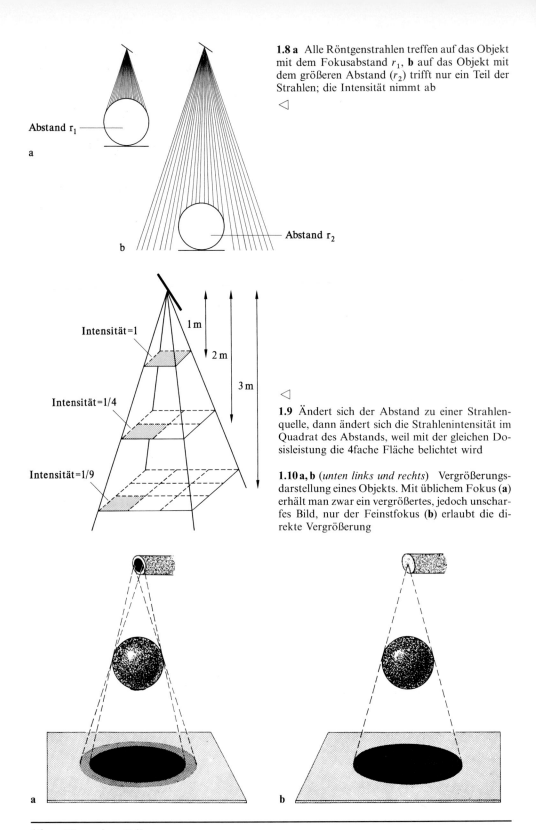

1.8 a Alle Röntgenstrahlen treffen auf das Objekt mit dem Fokusabstand r_1, **b** auf das Objekt mit dem größeren Abstand (r_2) trifft nur ein Teil der Strahlen; die Intensität nimmt ab

1.9 Ändert sich der Abstand zu einer Strahlenquelle, dann ändert sich die Strahlenintensität im Quadrat des Abstands, weil mit der gleichen Dosisleistung die 4fache Fläche belichtet wird

1.10 a, b (*unten links und rechts*) Vergrößerungsdarstellung eines Objekts. Mit üblichem Fokus (**a**) erhält man zwar ein vergrößertes, jedoch unscharfes Bild, nur der Feinstfokus (**b**) erlaubt die direkte Vergrößerung

(BLP) mehr bzw. weniger. Eine Verdoppelung bzw. eine Halbierung des FFA muß mit 6 BLP korrigiert werden.

1.5.3 Direkte Röntgenvergrößerung

Je kleiner der Fokus der Röntgenröhre ist, um so günstiger wird die Verhältniszahl des Schärfeindex. Es gibt Feinstfokusröhren mit einer fast punktförmigen Strahlenquelle und einem Schärfeindex von rund 2:1.
Ein 0,3-mm-Fokus gestattet, alles, was innerhalb der filmnahen Hälfte des FFA liegt, scharf abzubilden. Er erlaubt dementsprechend auch, ein Objekt, das üblicherweise dem Film angelagert aufgenommen werden muß, vom Film wegzurücken, bis zur Mitte zwischen Fokus und Film: Dabei wird es nicht nur scharf gezeichnet dargestellt, sondern auch auf das Doppelte vergrößert (Abb. 1.10 und 1.11). Bei Verwendung des Feinstfokus sind lange Belichtungszeiten erforderlich.
Es gibt heute Feinstfokusröhren mit 0,05 mm Kantenlänge, die Anwendung in der Vergrößerungsangio- und -mammographie finden. Es darf nicht übersehen werden, daß eine übertriebene Vergrößerung zu unscharfen Bildern führt. Die Abhängigkeit des Schärfeindex von der Brennfleckgröße hat Anlaß zu anderen Aufnahmetechniken gegeben.

1.5.4 Kontaktaufnahme und Nahdistanzaufnahme

Das Prinzip der *Kontaktaufnahme* ist aus Abb. 1.12 zu entnehmen.
Die Kontaktaufnahme ist wegen der hohen Strahlenbelastung der Haut nicht mehr zulässig. Sie wurde, z. B. bei Aufnahmen des Kiefergelenks und des Brustbeins, angewandt.
Bei der *Nahdistanzaufnahme* wird im Gegensatz zur Kontaktaufnahme ein möglichst kleiner Fokus benutzt (z. B. 0,3 mm), um eine gute Detailerkennbarkeit und eine scharfe Abbildung zu ermöglichen. Der FFA ist bei filmnaher Lagerung des aufzunehmenden Objekts nicht so klein wie bei der Kontaktaufnahme. Dadurch werden sowohl filmnahe als auch filmferne Objektdetails noch gut beurteilbar abgebildet. Durch die unterschiedlichen Vergrößerungsfaktoren von filmnahen und filmfernen Elementen erleichtert die Nahdistanzaufnahme bei der Wiedergabe komplizierter, sich vielfach überlagernder Strukturen oft die Zuordnung und Lokalisation.

1.6 Faktoren, die die Röntgenbildqualität bestimmen

Überbelichtete, zu dunkle Aufnahmen, ebenso wie unterbelichtete, zu helle Aufnahmen, stellen eine diagnostische Fehlerquelle dar und müssen wiederholt werden.
Folgende Komponenten bestimmen die Aufnahmequalität:

1. Die *Spannung* (kV) – verantwortlich für die *Strahlenqualität*.
2. Das Produkt aus Belichtungszeit (s) und Röhrenstrom (mA) – *mAs-Produkt* – verantwortlich für die *Strahlenquantität*.
3. Der *Abstand* des *Films* vom *Fokus* (Fokus-Film-Abstand = FFA) und des Objekts zum Film (FOA) (s. „Abstandsquadratgesetz", S. 15).

Neben diesen 3 Hauptkomponenten spielen noch andere Faktoren eine Rolle:

– Art des Röntgengeräts und der Röhre (Anodenart und Fokusgröße),
– Netzspannungsabfall im Gerät,
– Blenden, Raster, Tubusse und Filter,
– Film-Folien-Kombination,
– Filmverarbeitung,
– Dicke des Patienten.

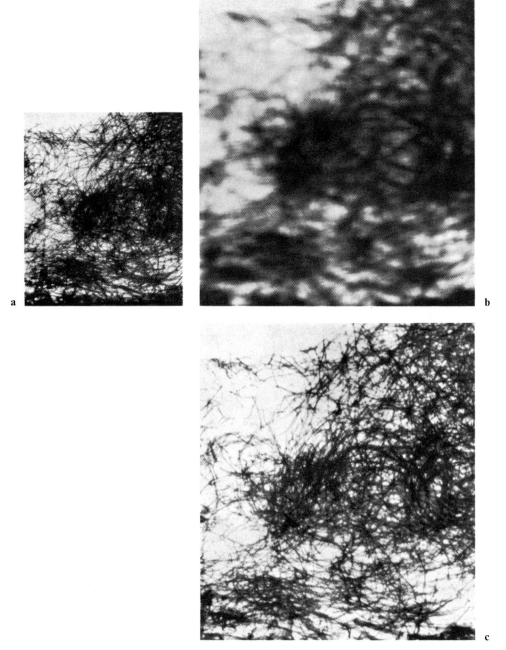

1.11a–c Röntgen-Vergrößerungsstudie. **a** Die Stahlwolle wurde bei großem FFA und filmnah aufgenommen. **b** Die Stahlwolle lag in der Mitte zwischen Fokus und Film, wurde aber mit großem Fokus aufgenommen. **c** Die Anordnung (**b**) wurde beibehalten, es kam aber ein Feinstfokus zur Verwendung, wodurch eine Vergrößerung auf das Doppelte (wie bei **b**), jedoch bei hoher Bildschärfe resultiert

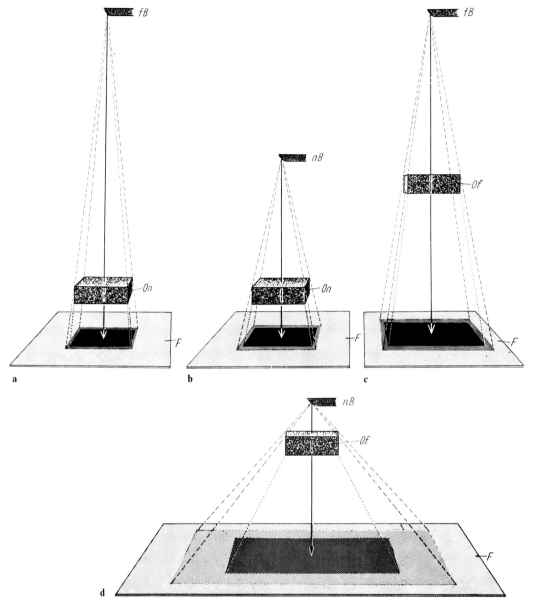

1.12 a–d Prinzip einer Kontaktaufnahme **a, b.** Ein filmnahes Objekt (*On*), das sich innerhalb der Schärfegrenze (↓) befindet, ergibt auf dem Röntgenfilm (*F*) ein kontrastreiches und relativ scharfes Bild sowohl bei filmfernem Brennfleck (*fB*) wie in **a**, als auch bei filmnahem Brennfleck (*nB*) wie in **b**. **c** Ein filmfernes Objekt (*Of*) ergibt bei filmfernem Brennfleck (*fB*) ein vergrößertes und unscharfes Bild, und bei film- und damit objektnahem Brennfleck (*nB*) sogar ein überaus stark vergrößertes, sehr kontrastarmes, damit kaum sichtbares, verwaschen unscharfes Bild (**d**), also keine reale Abbildung mehr.

Aus **a–d** geht also hervor, daß bei kleinem FFA, wenn also der Brennfleck ganz nahe an das Objekt herangebracht wird (Kontaktaufnahme), nur unmittelbar filmnahe Bezirke bildlich dargestellt werden (**b**) im Gegensatz zu filmfernen (**d**)

Faktoren, die die Röntgenbildqualität bestimmen

1.6.1 Spannung = Strahlenqualität

Die Spannung ist maßgebend für die Strahlenqualität. Sie ist auf dem Schalttisch an einer kV-Skala direkt einzustellen oder mittels sog. Spannungsstufen (z. B. von 1–8) zu regulieren.

Mit der Spannung regelt man die Härte der Röntgenstrahlen, d.h. ihre Fähigkeit ein Objekt zu durchdringen (Abb. 1.13 a, b).

Weiche Strahlen erhält man mit niedriger Spannung; hohe Spannung bewirkt harte Strahlen:

- Weiche Strahlen: niedrige Spannung = wenig durchdringend.
- Harte Strahlen: hohe Spannung = stark durchdringend.

Die Ausdrücke ,,weich" und ,,hart" werden jedoch auch in bezug auf die Filmgradation angewendet, wobei Röntgenbilder mit einer flachen Gradation (geringer Kontrast) als ,,weich" und solche mit einer steilen Gradation (starker Kontrast) als ,,hart" bezeichnet werden. Demnach beziehen sich die Ausdrücke im ersten Fall auf eine radiographi-

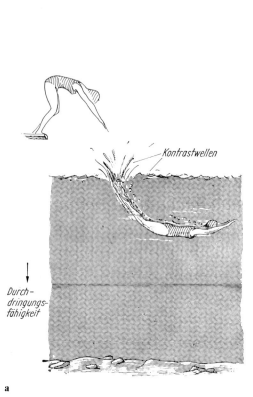
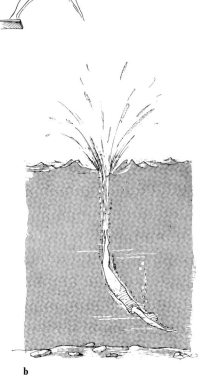

1.13 a, b Beispiel für die Durchdringungsfähigkeit von Röntgenstrahlen bei niedriger und bei hoher Spannung. **a** Eine Springerin, die vom niederen Sprungbrett (= niedere Spannung = niedrige kV-Zahl) aus startet, vermag das Wasser nicht bis zum Grunde zu durchdringen, ähnlich wie weiche Röntgenstrahlen, die bei niedriger Spannung ein Objekt überhaupt nicht mehr zu durchdringen vermögen, sondern restlos absorbiert werden. **b** Die gleiche Springerin vom hohen Sprungbrett aus (= hohe Spannung = hohe kV-Zahl) taucht tief ein, durchdringt das Wasser bis zum Grunde, also ähnlich wie harte Röntgenstrahlen bei hoher Spannung einen Körper zu durchdringen vermögen

sche Technik, während im zweiten Fall eine Filmeigenschaft bezeichnet wird.

Aus dieser Erläuterung geht hervor, daß die Wörter „hart" bzw. „weich" hier 3 verschiedene Eigenarten bezeichnen können:

1. harte, bzw. weiche Strahlung = kV = Spannung,
2. harte, bzw. weiche Belichtung = mAs-Änderung,
3. kontrastreiche, bzw. kontrastarme Aufnahme.

Um Mißverständnisse zu vermeiden, sollen die Begriffe „weich" und „hart" für die Bezeichnung einer Aufnahmequalität nicht benutzt werden.

Der Spannungsbereich wird in 3 Stufen unterteilt: von 40–60 kV spricht man vom unteren Spannungsbereich, von 60–90 kV vom mittleren; der obere Spannungsbereich erstreckt sich von 90–150 kV, wobei man ab 110 kV von Hartstrahltechnik spricht.

Bei weichen Röntgenstrahlen überwiegt die Absorption und bei harten die Streuung. Die weichen Strahlen werden vom Gewebe stark absorbiert, d. h. geschwächt oder gänzlich „geschluckt". In einem mäßig dicken Körper verschwinden sie durch Absorption großteils, und nur wenigen harten gelingt es, den ganzen Körper zu durchdringen, d. h. die Bildqualität ist unbefriedigend.

Weiche Röntgenstrahlen können somit nur zur Aufnahme dünner Körperteile herangezogen werden (z. B. Gliedmaßenaufnahmen).

Der menschliche Körper setzt sich bekanntlich aus verschieden dichter Materie zusammen, wovon wir nur die Weichteile und die Knochen in Betracht ziehen wollen. Die Weichteile, sei es Fett, sei es Muskulatur haben ein relativ niedriges Molekulargewicht, sind also gut strahlendurchlässig. Die Knochen dagegen, mit ihrem höheren Molekulargewicht, lassen Röntgenstrahlen bedeutend schlechter durch, sie absorbieren diese stärker.

Weiche Strahlen werden, wie erwähnt, leicht absorbiert; sie kommen aber durch die Weichteile noch gut hindurch und schwärzen den Film. Im Knochen werden sie stark absorbiert, so daß ein beträchtlicher Teil Strahlung den Film überhaupt nicht mehr erreicht.

Eine Spannungserhöhung, d. h. die Aufhärtung von Röntgenstrahlen, führt dazu, daß Weichteile und Knochen durchdrungen werden, so daß der Film an allen Stellen geschwärzt wird. Die weniger stark strahlenabsorbierenden Weichteile lassen dabei viele Strahlen durch, die den Film entsprechend tiefer schwärzen, so daß die Weichteile relativ dunkel auf dem Film erscheinen, im Gegensatz zu den strahlenabsorbierenden Knochen, die verhältnismäßig hell erscheinen. Ein Bild, das mit relativ weichen Strahlen aufgenommen wurde, erscheint deshalb reich an Kontrasten, weist also alle Übergänge von dunkel bis hell auf.

Harte Röntgenstrahlen, wie wir sie durch Spannungssteigerung erzielen, haben eine stärkere Durchdringungsfähigkeit, d. h. sie durchdringen auch ein dickes Objekt (Abb. 1.13 b).

Von harten Strahlen werden Weichteile und Knochen durchdrungen, so daß der Film in allen Bereichen geschwärzt wird. Weichteile wie Knochen kommen grau in grau zur Abbildung, die Weichteile natürlich eine Nuance dunkler, die Knochen etwas heller.

Harte Röntgenstrahlen ergeben also ein kontrastärmeres Bild gegenüber der kontrastreichen Aufnahme mit weichen Strahlen.

Harte Strahlen werden, wie schon besprochen, mehr gestreut. Dies wirkt sich auf dem Film bildverschleiernd aus, damit wird die Hell-Dunkel-Differenz, die ohnedies schon relativ bescheiden ist, noch geringer.

Die Streuung harter Strahlen ist bei einem dicken Objekt besonders intensiv, so daß die resultierende Bildverschleierung stark stört.

Wir sind also bei dicken Objekten einerseits gezwungen, mit harten Strahlen (hoher Spannung) zu arbeiten, um überhaupt ein Bild zu erhalten, andererseits müssen wir dabei in Kauf nehmen, daß dieses nicht nur kontrastarm, sondern auch durch die große

Streustrahlung verschleiert, „grau in grau" wird.
Man wendet deshalb verschiedene Mittel zur Eliminierung und Verminderung von Streustrahlen an: Kompression des Objekts, Blenden, Raster, vor allem bewegte Raster und Vorderblenden, Tubusse, Doppelschlitzblenden. Um ein kontrastreiches, gut belichtetes Röntgenbild zu erhalten, ist es notwendig, die Spannung dem Objekt soweit anzupassen, daß eine ausreichende Durchdringung bei möglichst geringer Streustrahlenbildung erreicht wird.
Kurz gesagt: *Die Spannung soll so niedrig wie möglich und so hoch wie nötig sein.*

Hartstrahltechnik

Die wesentlichen Vorteile dieser Technik liegen in der Verminderung der Strahlenbelastung (Schwangerschaftsaufnahmen), in der Verringerung der Bewegungsunschärfe (durch kurze Schaltzeiten) und im Verwischen der Absorptionsunterschiede bezüglich der Ordnungszahl der Materie, nicht aber der Dichte. Dichteunterschiede bleiben auch bei harten Strahlen in ihrer Auswirkung auf die (optische Dichte) Schwärzung eines Films erhalten. Man kann also sagen, daß bei Anwendung der Hartstrahltechnik der Schwächungskontrast – beruhend auf der unterschiedlichen Ordnungszahl von Einzelelementen der Organe – zurücktritt gegenüber dem Kontrast, der sich aus verschiedener Dichte und Dicke eines Organs ergibt.
Bei der Thoraxaufnahme z.B. schwächen die Rippen die Strahlung nicht mehr so sehr – treten in den Hintergrund, sie sind sozusagen „überstrahlt" und überlagern nicht die Lungenstruktur. Die Dichteunterschiede zwischen Lungengewebe (1,01 g/cm^3) und Luft (0,0013 g/cm^3) bleiben erhalten. Dadurch sind die Lungenstruktur und kleine pathologische Veränderungen gut darstellbar. Ein weiterer Vorteil liegt in der kurzen Belichtungszeit: Je kürzer die Belichtungszeit, desto weniger wirken sich willkürliche und unwillkürliche Bewegungsabläufe auf die Bildqualität aus.
Zusätzlich kann wegen der hohen Spannung, zumindest für die a.-p./p.-a. Lungenaufnahme, der kleinste Fokus ausgewählt werden, was zu einer höheren Detailerkennbarkeit und zur Darstellung auch kleinster wichtiger Bilddetails führt; Qualitätsanforderung: rundliche (0,7–1 mm) und streifige (0,3 mm) Strukturen müssen erkennbar sein.
Außerdem wird die Strahlenbelastung bei exakter Organeinblendung für den Patienten gering gehalten, da nur absorbierte Strahlung biologische Wirksamkeit zeigt. Durch Verwendung einer geeigneten Film-Folien-Kombination (EK 200) lassen sich die Vorteile der Hartstrahltechnik noch verstärken – besonders in bezug auf die Strahlenhygiene (Strahlenschutz).
Der Hauptnachteil der Hartstrahltechnik liegt in der größeren Streuung der Strahlen im Verhältnis zur Absorption. Den Streustrahlen versucht man mit Hartstrahlrastern mit einem hohen Schachtverhältnis (Lamellenhöhe:Lamellenabstand) entgegenzuwirken. Exakte Einblendung unterstützt auch hier die Niedrighaltung von Streustrahlen genauso wie die Kompression dicker Objekte.

Weichstrahltechnik

Aus den zuvor besprochenen Fakten wird klar, daß für die Untersuchung der Weichteile (z.B. Mamma, Weichteile der oberen oder unteren Extremitäten) die Weichstrahltechnik geeignet ist. Das Kontrastoptimum liegt bei 25–35 kV.
Die Weichstrahltechnik ist bei allen Veränderungen zu empfehlen, die mit Verkalkungen einhergehen, z.B. der Muskeln (Myositis ossificans), der Gefäße, bei parasitären Erkrankungen, Hämangiomen, Verkalkungen in der Gelenkkapsel (Calcinosis localisata), Kalkdepots bei Milchtrinkern, zur Fremdkörperlokalisation und zur Frühdiagnostik rheumatischer Erkrankungen.

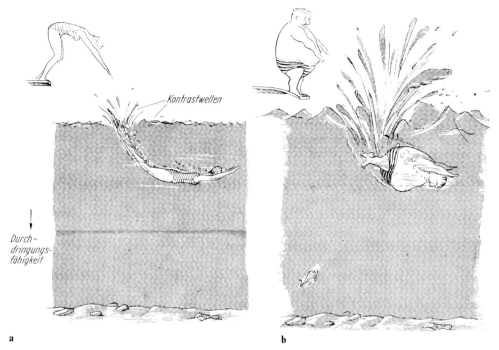

1.14a, b Beispiel für den hervorgerufenen Bildkontrast bei geringem und bei großem mAs-Produkt

Sie eignet sich auch gut zur Erfassung von Aufhellungen in den Weichteilen, z. B. bei Fettgeschwülsten (Lipomen), Oedemen und Gaseinschlüssen bei Gangrän und Blutergüssen.

1.6.2 Röhrenstrom = Strahlenquantität

Die Quantität der Röntgenstrahlen hängt von der Belichtung ab. Die Belichtung wird errechnet aus dem Produkt: Milliampère (mA) · Zeit in Sekunden (s) (=mAs-Produkt). Maßgebend für die Belichtung sind:

1. die Strahlenmenge (in mA, als Maß der Stromstärke) und
2. die Dauer (s) ihrer Verwendung.

Das mAs-Produkt beeinflußt weitgehend die Bildgüte, d. h. den Kontrast. Weitere Komponenten, die den Bildkontrast beeinflussen, s. S. 26 ff.
Eine wichtige Teilkomponente für die Belichtung und damit die Kontrastgebung ist die Stromstärke = „Strahlenmenge" in mA, wie sich dies durch folgenden amüsanten Vergleich zeigen läßt (Abb. 1.14a, b):
Ein mageres Individuum löst, vom Sprungbrett in das Wasser springend, nur flache Wogen aus. Der „Bonvivant" dagegen, von gleicher Sprungbretthöhe aus startend, löst mächtige Wellen aus. Die Masse des Springers entspricht dabei der höheren oder geringeren Stromstärke (mA), die zu einem schlechteren oder besseren Kontrast (analog den kleineren oder größeren Wogen) führt. Die andere wichtige Teilkomponente für die Belichtung ist die Zeit. Über die Wechselbeziehungen zwischen der Stromstärke und der Zeit orientiert schematisch Abb. 1.15.
Die resultierenden Sandhaufen sind dann gleich groß, wenn man den Trichter mit engem Hals lange offen läßt, jenen mit weitem Hals nur kurz. Für unseren Fall heißt das: geringe Stromstärke · lange Zeit = hohe Stromstärke · kurze Zeit.
Im mAs-Produkt können wir also den einen Faktor (mA) z. B. vergrößern und den ande-

ren Faktor umgekehrt proportional verkleinern, und umgekehrt, und erhalten ein gleiches Bildergebnis. Mit anderen Worten: Eine hohe Stromstärke (mA), kurzzeitig angewandt, führt zum gleichen mAs-Produkt wie eine niedrige Stromstärke langzeitig angewandt.

An einem praktischen Zahlenbeispiel erläutert: 300 mA während 1 s ergibt 300 mA · 1 s = 300 mAs, das gleiche erhält man aber auch, wenn man 100 mA während 3 s nimmt: 100 mA · 3 s = 300 mAs. Es würden auch 50 mA in 6 s wiederum zum gleichen Produkt führen.

Theoretisch könnte man also mit einer enorm hohen Stromstärke arbeiten, um viel Kontrast zu erhalten, bei extrem kurzer Zeit, um kein unscharfes Bild hervorzurufen. Die

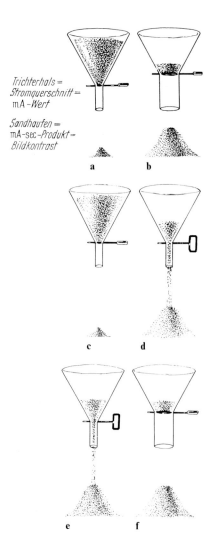

◁ **1.15 a–f** Wechselbeziehungen beim mAs-Produkt. **a, b** Beispiel für eine Belichtung bei gleichlanger Zeit. In gleicher Zeit, z. B. in 1 s fließt durch den dünnen Trichterhals (= Stromleiter = mA) weniger durch (**a**) als durch den Trichterhals mit großem Querschnitt (= hohe Stromstärke) (**b**). Der resultierende Bildkontrast, als Sandhaufen dargestellt, ist im ersten Fall (**a**) klein, im letzteren groß (**b**), bei **a** ist das mAs-Produkt klein, bei **b** ist es groß. Die gleiche Belichtungszeit bei verschieden hoher mA-Zahl ergibt ein ungleiches mAs-Produkt, dementsprechend wenig oder viel Bildkontrast.

Bei gleichbleibender Belichtungszeit kann der Bildkontrast (mAs-Produkt) durch Erhöhung oder Erniedrigung der Stromstärke reguliert werden.

c, d Beispiel für eine Belichtung mit gleichbleibender Stromstärke. Der Trichterhals in **c** und **d** ist gleich groß und läßt die gleich große Menge Sand pro Zeiteinheit durch. Öffnet man den Hahn am Trichter während einer Sekunde, so resultiert ein kleiner Sandhaufen (**c**), öffnet man ihn mehrere Sekunden, so entsteht ein großer Sandhaufen (**d**). Bei gleicher Stromstärke (Querschnitt des Trichterhalses) und kurzer Belichtungszeit entsteht weniger (**c**), bei langer Belichtungszeit ein größerer (**d**) Bildkontrast; bei **c** ist das mAs-Produkt klein, bei **d** groß.

Bei gleicher Stromstärke kann der Bildkontrast (mAs-Produkt) durch Änderung der Belichtungszeit reguliert werden. **e, f** Beispiel für die Wechselbeziehung Belichtungszeit und Stromstärke bei gleichem mAs-Produkt. Einen gleich großen Sandhaufen (= ein gleiches mAs-Produkt = ein gleich großer Bildkontrast) erhält man bei einem Trichter mit engem Hals (geringe Stromstärke), wenn der Stromdurchfluß, in Sekunden gemessen, lang anhält (**e**), ebenso aber auch bei einem Trichter mit weitem Hals (große Stromstärke), wenn der Stromdurchfluß in Sekunden entsprechend kurzzeitig (**f**) gehalten wird.

Lange Belichtungszeit bei geriner Stromstärke ergibt das gleiche mAs-Produkt, also einen gleichen Bildkontrast wie kurze Belichtungszeit bei hoher Stromstärke

Geräte- und Röhrenbelastbarkeit bezüglich der Stromstärke schränkt diese Entscheidungsfreiheit ein. Deshalb müssen beide Faktoren in eine zweckmäßige Relation gebracht werden, wobei vorwiegend auf die Spannungskorrektur geachtet werden muß. Eine Spannungserhöhung potenziert die Stromstärke.

Soll nun aber eher die Stromstärke oder die Zeit verändert werden? In der Praxis ist der Zeitfaktor oft wichtig: Manche Aufnahmen müssen mit möglichst kurzer Belichtungszeit gemacht werden (z. B. Lungen- und Magenaufnahmen bei unruhigen Kindern), bei anderen Aufnahmen müssen lange Expositionszeiten gewählt werden (z. B. a.-p. Halswirbelsäule mit bewegtem Unterkiefer). Bei vielen Röntgengeräten läßt sich die Zeit frei wählen.

Es gibt auch Röntgenapparate, bei welchen man vollständig freie Wahl hat, bezüglich der Stromstärke, der Belichtungszeit und der Spannung. Sie sind für Geübte ideal. Zum Schutz vor Überlastung des Röntgengeräts ist eine Blockierung eingebaut, die mit einem akustischen oder optischen Signal verbunden ist.

Bei vielen Röntgengeräten kann man die Stromstärke nur innerhalb bestimmter Grenzen in sog. mA-Gruppen regulieren, z. B. 100, 200, 400 mA. Am einfachsten zu bedienen sind die vollautomatischen Röntgengeräte, bei welchen ein Belichtungsautomat zwischen Patient und Film geschaltet ist, der auf Röntgenstrahlen anspricht und bei Erreichen der notwendigen Schwärzung den Strom automatisch abschaltet.

Zusammenfassend ist folgendes festzuhalten:
Das mAs-Produkt ist besonders wichtig für die Bildgüte und den Kontrast- und Schwärzungsumfang, es ist also mitverantwortlich für ein „schönes" Bild, wobei die Schwärzungskurve des Röntgenfilms nicht vergessen werden darf.
Was passiert, wenn dieses mAs-Produkt unter- oder überschritten wird? Zu geringe Stromstärke ergibt Unterbelichtung und, wie zu geringe Spannung, ein flaues kontrastarmes Bild.
Zu große Stromstärke, ebenso wie zu hohe Spannung führt zur Überbelichtung, zu einem grauen und dunklen Bild.
Um die Ursache einer Überbelichtung festzustellen, betrachtet man die Stellen, an welchen die Strahlen durch Blei oder stark konstrastierende Stoffe absorbiert wurden (z. B. hinter Buchstaben, Zahnplomben, an den Rändern hinter der Bleiabdeckung). Wenn diese Zonen nicht rein weiß sind, sondern einen grauen Unterton aufweisen, so ist dies das Zeichen, daß das Blei oder das Metall von Strahlen durchdrungen wurde, was nur aufgrund erhöhter bzw. zu hoher Spannung möglich ist und nicht wegen eines zu hohen mAs-Produkts. Es gibt auch noch die Möglichkeit, daß die Kassette irrtümlich im Untersuchungsraum verblieb und durch Streustrahlen belichtet wurde.

Änderung der Spannung

Für die Praxis gilt, daß im mittleren Spannungsbereich eine Erhöhung um 10 kV das mAs-Produkt annähernd halbiert.
Eine Verringerung um 10 kV bedingt knapp eine Verdoppelung des mAs-Produkts.

Änderung des mAs-Produkts

Eine Erhöhung des mAs-Produkts auf das Doppelte, wird im mittleren Spannungsbereich durch Herabsetzung der Spannung um 10 kV kompensiert.
Eine Erniedrigung des mAs-Produkts auf die Hälfte gleicht man durch Erhöhung der Spannung um 10 kV aus.
Ältere fahrbare Röntgengeräte haben nur eine Schaltuhr zum Einstellen der Belichtungszeit. Die Belichtungszeiten lassen sich festlegen, indem man 3 Handaufnahmen mit jeweils verschiedener Belichtungszeit anfertigt. Wird dabei eine gute Belichtungszeit auf einer Aufnahme gefunden, so geben wir dieser Expositionszeit den Wert 1. Dieser

Wert ist dann Grund- und Ausgangswert für die Umrechnung für alle weiteren Aufnahmen, indem die bei dieser Handaufnahme festgestellte Zeit multipliziert wird:

- mit 3 für Fuß- und Ellenbogenaufnahmen,
- mit 8 für Knieaufnahmen,
- mit 10 für Schulter- und Lungenaufnahmen,
- mit 20 für Abdomenaufnahmen,
- mit 22 für Kopfaufnahmen,
- mit 24 für Hüftaufnahmen.

Im übrigen liefern die Röntgenapparatehersteller Belichtungstabellen mit, deren Studium jedem/r MTRA empfohlen wird.

1.7 Belichtungsautomatik

Mit Hilfe eines Dosismeßgeräts wird die auf dem Röntgenfilm auftreffende Strahlenmenge gemessen. Nach Erreichen einer genau definierten Strahlenmenge (Dosis), die für die richtige Schwärzung einer Aufnahme notwendig ist, schaltet der Generator automatisch ab.

Auf jeder Röntgenaufnahme gibt es einen *bildwichtigen* Bereich. Diese Zone bezeichnet man als *Dominante*. Das Dosismeßgerät (Meßfeld) ermittelt die mittlere Schwärzung für die Dominante.

Beispiel

Die *Dominante* einer *Lungenübersichtsaufnahme a.-p./p.-a.* liegt im oberen Abschnitt der rechten und linken Lunge. Also werden die äußeren Meßfelder angewählt.
Die *Dominante* einer *Wirbelsäulenaufnahme a.-p./p.-a.* liegt in der Mitte des Bilds, also wird das *mittlere Meßfeld* angewählt. Das Meßfeld muß also der Lage der Dominanten angepaßt werden. Dazu hat sich eine 3-Felder-Meßanordnung bewährt. Die Bezeichnung der Meßfelder ist: L M R (links, Mitte, rechts). Die Meßfelder können einzeln oder miteinander kombiniert zur Messung verwendet werden. Die Meßfelder sind auf der Platte des Universalrasteraufnahmestativs markiert. Am Rasterblendentisch sind solche Markierungen nicht möglich, da das Aufnahmesystem bei den jeweiligen Aufnahmen seine Lage verändert. Man verwendet daher eine Einstellhilfe: vor das Lichtvisier werden Plexiglasscheiben mit aufgezeichneten Meßfeldmarkierungen geschoben, die sich als Schablone auf das Objekt projizieren. Bei verschiedenen Fokus-Film-Abständen müssen unterschiedlich große Schablonen eingesetzt werden.

Das Meßorgan eines Belichtungsautomaten berücksichtigt alle auf die Belichtungsdosis einflußnehmenden Faktoren zwischen Fokus und Dominante. Das sind: Fokus-Film-Abstand (FFA), Patientendicke, Strahlenhärte, Art und Schachtverhältnis des Rasters. Diese Faktoren werden bei der automatischen Bestimmung der Schaltzeit berücksichtigt. Veränderliche Einflüsse, die erst hinter dem Meßorgan wirksam werden wie, z.B. Empfindlichkeitsschwankungen der Röntgenfilme, unterschiedliche Verstärkungsfaktoren der Folien, unterschiedliche Filmentwicklungsbedingungen, kann der Belichtungsautomat jedoch nicht berücksichtigen.

Für die praktische Anwendung eines Belichtungsautomaten müssen daher folgende Regeln beachtet werden:

- Die Folien müssen immer denselben Verstärkungsfaktor haben.
- Die Empfindlichkeit der Röntgenfilme muß immer gleich sein.
- die Kassetten müssen von der gleichen Sorte sein.
- Die Filmentwicklungsbedingungen müssen konstant sein.
- Die Meßkammer muß hinter der bildwichtigsten Stelle liegen.
  Sie darf nicht von ungeschwächter Strahlung getroffen werden, sie darf aber auch nicht durch Einblendung oder sonstige Abschirmung des Nutzstrahlenbündels beeinträchtigt werden.

– Der Streustrahlenanteil muß so gering wie möglich gehalten werden, da Streustrahlung sich auf das Meßorgan eines Belichtungsautomaten auswirkt.

Die Vorteile eines Belichtungsautomaten sind:

Der Röntgenfilm wird optimal geschwärzt. Die Bildqualität ist bei möglichst kurzer Belichtungszeit optimal, die Dosisbelastung des Patienten minimal.

Fehlermöglichkeiten bei der Anwendung einer Belichtungsautomatik

– Bei sehr dicken Objekten, z. B. für die seitliche Aufnahme der Lendenwirbelsäule eines korpulenten Patienten, muß eine entsprechend hohe Spannung gewählt werden, sonst reicht infolge hoher Strahlenabsorption die Dosisleistung an der Meßkammer nicht aus, um den Generator abzuschalten. Die Überbelastungsautomatik des Generators beendet dann die Belichtung und die Aufnahme ist unterbelichtet.

– Die zu kleine Einblendung in das Meßfeld führt zu überbelichteten Aufnahmen.

– Ist das Objekt kleiner als die Meßkammer, entstehen unterbelichtete Aufnahmen, weil die Meßkammer von ungeschwächter Strahlung getroffen wird und die Belichtungsautomatik zu früh abschaltet.

– Wenn das Meßfeld ungeeignet ist, so führt das zu Unter- oder Überbelichtung relevanter Bildabschnitte, liegt es z. B. über einem kontrastmittelgefüllten Darmabschnitt oder über Metallteilen (Hüftprothesen), so entstehen überbelichtete Aufnahmen.

– Feuchter Gips bewirkt überbelichtete Aufnahmen. Aufnahmen mit feuchtem Gips dürfen deshalb nicht mit Belichtungsautomatik gemacht werden.

– Auswahl des falschen Hilfsgeräts kann zur Überbelichtung führen, wenn z. B. die Röntgenröhre auf das Wandstativ gerichtet

ist, aber die Meßfelder am Untersuchungstisch angewählt werden.

– Bewegte Objekte (willkürliche Bewegungen) können die Meßgenauigkeit beeinträchtigen.

– Durch verkehrt eingelegte Kassette entstehen unterbelichtete Aufnahmen.

1.8 Film-Folien-Systeme

1.8.1 Verstärkungsfolien

Verstärkungsfolien bestehen aus fluoreszierenden Substanzen, z. B. Kalziumwolframatkristallen ($CaWo_4$) oder Seltenen Erden (SE). Röntgenstrahlen, die auf eine Fluoreszenzschicht treffen, bringen den Leuchtstoff zum leuchten. Dies von der Folie ausgesandte Licht schwärzt den Film. Kalziumwolframatfolien emittieren blau-violettes Licht. Röntgenfilme sind daher blaulichtempfindlich.

Bei der Anwendung von Verstärkungsfolien wird der Film zu 95% durch das Fluoreszenzlicht, der Kaliziumwolframatfolie, und nur zu 5% durch Röntgenstrahlung geschwärzt.

Um eine optimale Filmschwärzung zu erzielen, werden 2 Folien benutzt. Eine befindet sich vor und eine hinter dem Film. Die Folien müssen dem Film fest und plan anliegen.

Aufbau einer Folie (Abb. 1.16)

Folien bestehen aus Pappe- oder Kunststoffplatten, die einseitig mit Leuchtstoffen beschichtet sind. Die Leuchtschicht wird zusammen mit einem Bindemittel (Gelatine oder Kunststofflack) auf den Träger aufgebracht. Die Belegungsdichte beträgt je nach Folienart $10-150$ mg/cm^2. Eine sehr dünne Lackschicht schützt die Leuchtschicht vor Nässe und Verunreinigungen.

Der Vorteil und Sinn der Verstärkungsfolien liegt in der *Einsparung von Strahlendosis =*

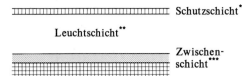

1.16 Schematischer Aufbau der Verstärkungsfolie. *Zellulose oder Kunstharz, **Kalziumwolframat oder Lanthanide, ***Reflexionsschicht oder Absorptionsschicht (Pigmentschicht oder Farbschicht)

aktiver Strahlenschutz. Mit einer Universalfolie wird die Dosis um das 16–25fache im Vergleich zu folienlosen Filmen reduziert. Folienlose Filme sind wegen der damit verbundenen hohen Strahlenbelastung nicht mehr zulässig (Ausnahme: Zahnfilme). Allerdings entsteht durch die Anwendung von Folien eine größere *Bildunschärfe*. Eine Verstärkungsfolie wird durch ihren Verstärkungsfaktor und ihre Unschärfe charakterisiert.

Verstärkungsfaktor von Folien

Der *relative Verstärkungsfaktor* gibt an, wieviel mal mehr oder weniger ein Film mit einer bestimmten Folie im Vergleich zu einer Bezugsfolie belichtet werden muß, um die gleiche Schwärzung zu erzielen. Bezugsfolie ist die Universalfolie, deren Verstärkungsfaktor aus praktischen Gründen = 1 gesetzt wird. In der Praxis wird anstelle des relativen Verstärkungsfaktors oft der Belichtungsfaktor angegeben, der die Umrechnung in Belichtungszeiten erleichtert. Der Belichtungsfaktor (BF) ist der Kehrwert des Verstärkungsfaktors (VF).

$$BF = \frac{1}{VF}.$$

Es gibt hochverstärkende Folien, die höher verstärken als die Universalfolie, sowie feinzeichnende Folien, die weniger stark verstärken. Der relative Verstärkungsfaktor einer Folie ist abhängig von der Art des Leuchtstoffes, von der Dicke der Leuchtschicht und von der Belegungsdichte des Leuchtstoffes.

Unschärfe der Verstärkungsfolien

Die folienbedingte Unschärfe ist abhängig von:
1. Größe der Folienkristalle,
2. Schichtdicke der Folie.

Zu 1. Die $CaWo_4$-*Kristalle einer Folie* sind größer als die Silberbromidkörner des Films, was von vornherein einen gewissen Informationsverlust bedeutet.

Zu 2. Mit zunehmender *Schichtdicke* steigt der Verstärkungsfaktor an, aber die Unschärfe nimmt zu, denn die Lichtstrahlen, die schräg aus der Folie austreten, verursachen Bildunschärfe. Der Anteil der schräg austretenden Lichtstrahlen nimmt mit steigender Schichtdicke zu. Außerdem werden Röntgenstrahlen in $CaWO_4$-Folien bei hoher Spannung stärker gestreut. Deshalb sollen für Thoraxaufnahmen mit Hartstrahltechnik feinzeichnende Folien verwendet werden.

Folientypen

1. Universalfolien

Sie besitzen einen relativen Verstärkungsfaktor von 1. Sie kommen in der Magen-Darm-Diagnostik und für Röntgenaufnahmen der Brust- und Lendenwirbelsäule, des Beckens und der proximalen Extremitäten zur Anwendung.

2. Fein- und feinstzeichnende Folien

Sie zeichnen sich durch eine hohe Zeichenschärfe aus. Dies bedeutet jedoch mehr Dosis und längere Belichtungszeiten. Der relative Verstärkungsfaktor beträg ca. 0,5. Verwendung finden die feinzeichnenden Folien bei Aufnahmen des Schädels, der distalen Extremitäten und in der Thoraxdiagnostik.

3. Hochverstärkende Folien

Diese Folien erlauben eine Reduzierung der Strahlendosis und eine Verkürzung der Belichtungszeit, aber die Zeichenschärfe nimmt ab. Sie kommen in der Serienaufnahmetechnik bei Angiographien oder bei Aufnahmen von bewegten Organen (z. B. Magen-Darm-Trakt), für Schwangerschaftsaufnahmen oder sehr dicke Objekte zur Anwendung. Der relative Verstärkungsfaktor beträgt 2.

4. Ausgleichs- und Verlaufsfolien

Diese Folien besitzen hoch-, mittel- und geringverstärkende Zonen nebeneinander. Die Abschnitte sind den topographischen Gegebenheiten der Aufnahmeobjekte angepaßt, so daß sich Objekte mit starken Dichte- und Dickeunterschieden optimal darstellen (z. B. LWS seitlich, BWS a.-p., Schädel seitlich). Sie sind so gekennzeichnet, daß + eine größere und − eine geringere Verstärkung anzeigen (Abb. 1.17 und 1.18; Tabelle 1.1).

Leucht- oder fluoreszierende Substanzen

1. Kaliziumwolframat ($CaWO_4$), welches ein blau-violettes Licht emittiert. Kalziumwolframat ist der älteste Leuchtstoff für Verstärkungsfolien.
2. Seltene Erden (SE). Die Lumineszenzfähigkeit der Seltenen Erden (SE) ist schon lange bekannt. Die SE-Elemente werden als Lanthanide bezeichnet. Die häufigsten Lanthanide sind:
   - Lanthan (emittiert blaues Licht),
   - Gadolinium (emittiert grünes Licht),
   - Europium,
   - Terbium,
   - Yttrium.

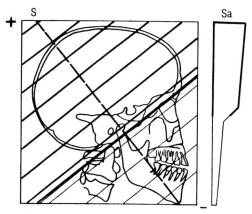

1.17 Ausgleichsspezialfolie für den seitlichen Schädel. (Aus Laubenberger 1990)

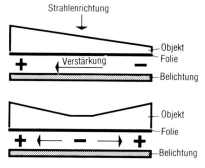

1.18 Ausgleichsfolien. (Aus Laubenberger 1990)

Tabelle 1.1. Aufnahmebeispiele von Verlauffolien

Aufnahme-objekt	Folien-typ	Abbildung von:
LWS seitlich	−/+	Gesamte LWS bis zum Steißbein
BWS a. p.	−/+	Obere bis untere BWS
BWS seitlich	+/−/+	Übergangszonen von der BWS zur HWS und LWS

Für die grünes Licht aussendenden Folien sind grünlichtempfindliche Röntgenfilme (orthochromatisch) erforderlich. Die Dunkelkammerbeleuchtung muß angepaßt werden.

Folien aus Seltenen Erden zeichnen sich im Vergleich zu $CaWO_4$-Folien durch einen hohen Wirkungsgrad bei der Umwandlung von Röntgenstrahlen in sichtbares Licht und durch eine hohe Absorption der Röntgenstrahlen aus. Die Anwendung von SE-Folien erlaubt eine Dosissenkung von ca. 50% im Vergleich mit $CaWO_4$-Folien. Dies bedeutet kurze Belichtungszeiten (Voraussetzung sind leistungsfähige Generatoren, die sehr kurze Belichtungszeiten ermöglichen) und geringe Bewegungsunschärfe.

Vorteile der SE-Folien im Vergleich mit $CaWO_4$-Folien:

– Verbesserung der Bildqualität bei gleicher Aufnahmedosis oder
– Verminderung der Aufnahmedosis bei gleicher Bildqualität.

Aus Gründen des Strahlenschutzes sind daher SE-Folien zu empfehlen.

Mit zunehmendem Verstärkungsfaktor der SE-Folien erkennt man eine vermehrte Körnigkeit auf dem Film (Quantenrauschen).

Folienfehler und Folienpflege

Das Folienlicht kann im Gegensatz zu Röntgenstrahlen undurchsichtiges Material nicht durchdringen. Jeder Fremdkörper zwischen Folie und Film, z.B. Staub und Schmutz, absorbiert das Folienlicht und verhindert die Belichtung des Films. Der Film bleibt an diesen Stellen hell, d.h. unbelichtet. Mechanische Beschädigungen der Folie bewirken ebenfalls eine unvollständige Filmbelichtung und können zur Fehldeutung eines Röntgenbilds führen. Folien sind empfindliche Systeme, die sorgfältiger Pflege bedürfen und mindestens 4wöchig überprüft und gereinigt werden sollen. Die Reinigung geschieht am besten mit lauwarmem Wasser. Anschließend sollte eine Behandlung mit einem Antistatikum erfolgen, um elektrostatische Entladungen zu verhindern.

Empfindlichkeitsklassen (EK) der SE-Verstärkungsfolien

Als Bezugssystem wird eine $CaWO_4$-Universalfolie mit einem Universalröntgenfilm bei einer Belichtung mit 70 kV mit einer Empfindlichkeit von 100 zugrundegelegt.
EK = Empfindlichkeitsklasse = Systemempfindlichkeit

EK 800 (höchstverstärkende Folie):
Verminderte Detailerkennbarkeit, extreme Dosisreduzierung. Sehr kurze Schaltzeiten.

Anwendung:
Schwangerschaftsaufnahmen, sehr dicke Objekte, Pädiatrie.

EK 400 (hochverstärkende Folie):
Dosissparende Standardfolie mit noch guter Detailerkennbarkeit.

Anwendung:
Kontrastmitteluntersuchungen des Magen-Darm-Trakts. Angiographien im Abdominalbereich.

EK 200 (Universalfolie):
Standardfolie mit hoher Detailerkennbarkeit.

Anwendung:
Kontrastmitteluntersuchung des Magen-Darm-Trakts, der Gallenblase und -wege, der Nieren und harnableitenden Wege, Abdomenübersicht, körpernahe Extremitäten, Wirbelsäule, Becken. Thoraxaufnahmen.

EK 50 (Feinfolie):
Sehr hohe Detailerkennbarkeit.
Geringe Streustrahlenempfindlichkeit.

Anwendung:
Schädelaufnahmen (insbesondere Detailaufnahmen). Körperferne Extremitäten.

Ein Beispiel soll den Dosisbedarf und die Bildqualität an einem Schädelphantom in Abhängigkeit vom Film-Folien-System aufzeigen (Abb. 1.19a und b; Tabelle 1.2).

Tabelle 1.2. Vergleich zwischen feinzeichnender CaWO$_4$-Folie und höchstverstärkender SE-Folie

	Feinzeichnende CaWO$_4$-Folie (EK 80)	Höchstverstärkende SE-Folie (EK 800)
Handelsname Film	Curix Fin Curix RP 1	Curix MR 800 Curix RP 1
FFA [cm]	100	100
Fokusgröße [mm]	0,6	0,6
Aufnahmespannung [kV]	60	60
mAs-Produkt [mAs]	640	40
Belichtungszeit [ms]	2388	138

Aus den aufnahmetechnischen Daten ergibt sich ein Unterschied von 12 Belichtungspunkten. Im mittleren Spannungsbereich von 60–90 kV bedeutet dies eine 4fache Belichtung.

Belichtungspunktesystem

Mit einem Belichtungspunktesystem (BLP) lassen sich erforderliche Korrekturen im kV- oder mAs-Bereich leicht berechnen (Tabelle 1.3). Das Belichtungspunktesystem leitet sich aus der Belichtung ab. Unter Belichtung (BL) versteht man das Produkt aus Strahlenintensität (I) und Wirkungszeit der Strahlung (t): $BL = I \cdot t$.
Um die Anwendung dieses Zahlenergebnisses praktikabel zu machen, werden die Zahlen logarithmiert (bei graphischer Darstellung wird z. B. aus einer Exponentialkurve eine gerade Linie). $1 \text{ BLP} = 0,1 \log (I \cdot t)$.

Aus dem BLP-System geht hervor, daß eine Verdoppelung bzw. eine Halbierung der mAs $\pm$ 3 BLP bedeutet. Im mittleren Spannungsbereich (60–90 kV) bedeutet eine Differenz von 10 kV 3 BLP. Im niedrigen Spannungsbereich liegen zwischen 50 und 60 kV 5 BLP und zwischen 40 und 50 kV bereits 6 BLP. Eine Erhöhung der Spannung von 90 auf 100 kV ergibt nur noch eine Differenz von 2 BLP und zwischen 100–135 kV liegt nur noch 1 BLP. 1 BLP liegt (bei nicht sensibilisierten Filmen) im Toleranzbereich.
Auch die *Patientendicke* läßt sich mit dem Belichtungspunktesystem kalkulieren:

$+1$ cm $= +1$ BLP, -1 cm $= -1$ BLP.

Eine Ausnahme stellt der Thorax dar: Hier entsprechen $\pm 1,5$ cm $= \pm 1$ BLP.
Auf die Belichtungspunkte im Zusammenhang mit der Änderung des Fokus-Film-Abstands wurde bereits im Kap. „Abstandsquadratgesetz" (s. S. 15) eingegangen.
Der Einfluß der *Folien* auf die Belichtung läßt sich berechnen:

Empfindlichkeitsklasse 100 (Universalfolie)	$= \pm 0$ BLP
Empfindlichkeitsklasse 50 (feinzeichnende Folie)	$= +3$ BLP
Empfindlichkeitsklasse 200 (Standardfolie)	$= -3$ BLP
Empfindlichkeitsklasse 400 (hochverstärkende Folie)	$= -6$ BLP
Empfindlichkeitsklasse 800 (höchstverstärkende Folie)	$= -9$ BLP

Tabelle 1.3. Belichtungspunktesystem. Jede Stufe im kV- und mAs-Bereich bedeutet 1 Belichtungspunkt (BLP)

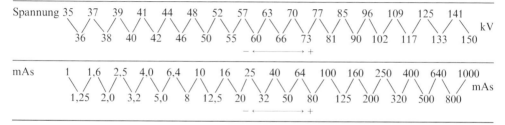

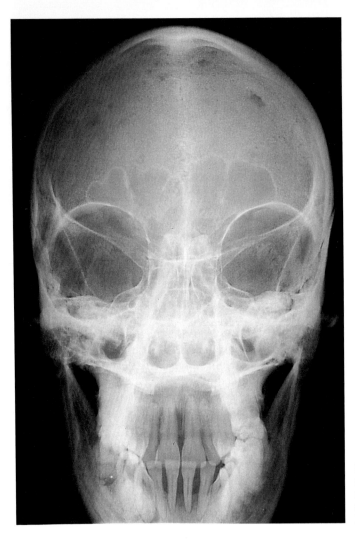

1.19a, b Schädelphantom.
a Aufnahme mit feinzeichnender Folie: hohe Detailerkennbarkeit und scharfe Konturen. b s. S. 33

Ein folienloser Film benötigt +14 BLP im Vergleich mit einem Folienfilm der Empfindlichkeitsklasse 100.

Eine starke *Feldeinblendung* muß mit bis zu +4 BLP im Spannungs- und/oder mAs-Bereich korrigiert werden.

Ein *trockener Gipsverband* benötigt +3 bis +5 BLP und ein *nasser Gipsverband* +5 bis +7 BLP.

Eine Röntgenaufnahme ohne Raster wird im Vergleich zu einer Röntgenaufnahme mit Raster (hohe Selektivität, z. B. Pb 12/40) mit −6 BLP belichtet.

1.8.2 Röntgenfilme

Der typische Röntgenfilm ist beidseitig mit einer lichtempfindlichen Emulsion beschichtet und befindet sich lichtgeschützt in der Röntgenfilmkassette in *engem Kontakt* mit der Verstärkungsvorder- und -rückfolie. (Ein mangelhafter Film-Folien-Kontakt mit einem Abstand von nur 0,08 mm zwischen Folie und Film erhöht die Unschärfe einer feinzeichnenden Folie auf die Unschärfe einer Universalfolie.) Ein Röntgenfilm besteht aus 1 Schichtträger, 2 Haftschichten, 2 Emulsions- und 2 Schutzschichten.

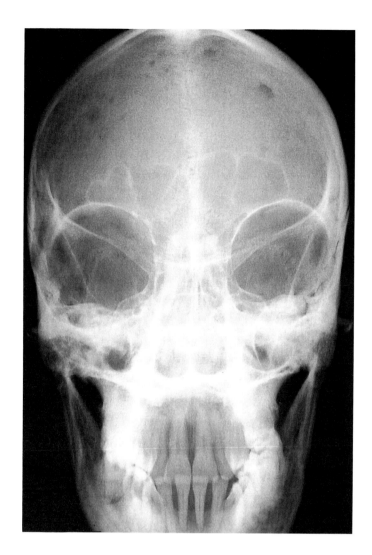

1.19b Aufnahme mit höchstverstärkender Folie: Unschärfe durch Quantenrauschen

Schichtträger

Der Schichtträger besteht aus Polyester. Die Dicke des Schichtträgers beträgt 0,1–0,2 mm. Filme mit dieser Trägerschicht sind schwer entflammbar und werden daher Sicherheitsfilme („safety-film") genannt. Ohne Farbzusatz der Trägerschicht entstehen Klarsichtfilme. Bei Blaufilmen („blue-base-film") wird die Trägerschicht blau eingefärbt.

Haftschicht

Die Haftschicht befindet sich zwischen Schichtträger und Emulsionsschicht und verbindet beide Schichten haltbar miteinander. Ihre Dicke beträgt 0,001 mm. Sie besteht aus Gelatine oder Kunststoff.

Emulsionsschicht

Die strahlen- bzw. lichtempfindliche Emulsionsschicht besteht aus einer Dispersion von Silberhalogensalzen (AgBr). Die Silberbromidkristalle haben einen Durchmesser von 0,2–1,5 μm (Mikrometer) und sind nach dem Zufallsprinzip in der Gelatine verteilt. Die Emulsion aus Gelatine und Silberhalogenkörnern wird doppelseitig auf den Film aufgegossen. Die Schichtdicke beträgt bei Folienfilmen 5–10 μm, bei folienlosen Filmen 15–35 μm. Durch die doppelseitige Beschichtung des Schichtträgers erzielt man eine doppelte Empfindlichkeit. Aus diesem Grunde werden bei den beidseitig beschichteten Filmen auch zwei Folien verwendet. Außerdem lassen sich Entwicklungs-, Fixier- und Trocknungsvorgänge im Vergleich mit einseitig, aber doppelt so dick beschichteten Filmen beschleunigen.

Einseitig beschichtete Filme (Schirmbildfilme, Bildverstärkerkamerafilme und Kinematographiefilme) besitzen an der Rückseite des Schichtträgers eine besondere Rückschicht, die das Aufrollen des Films auf der Emulsionsseite und die Reflexion von Licht verhindern.

Schutzschicht

Die Schutzschicht besteht aus gehärteter Gelatine und schützt den Film vor mechanischen Einwirkungen.

Filmeigenschaften

Ein Röntgenfilm hat vielfältige, in der Röntgenaufnahmetechnik und bei der Verarbeitung in der Dunkelkammer an ihn gestellte Anforderungen zu erfüllen:

1. Hohe Empfindlichkeit gegenüber dem Fluoreszenzlicht der Verstärkungsfolie oder der Röntgenstrahlung bei folienlosen Filmen.
2. Hoher Kontrast, um kleine Unterschiede im Strahlenbild durch möglichst große Schwärzungsunterschiede auf der Röntgenaufnahme wiederzugeben.
3. Klarheit, d.h. geringer Entwicklungsschleier.
4. Dunkelkammersicherheit, d.h. geringe Empfindlichkeit gegen Dunkelkammerbeleuchtung.
5. Geringe Empfindlichkeit gegenüber mechanischer Beanspruchung.
6. Hoher Schmelzpunkt der Emulsion und ausreichende Widerstandsfähigkeit gegen hohe Temperaturen beim Filmentwicklungs- und Filmtrockenvorgang.
7. Kurze Fixier- und Wässerungszeit.
8. Rasche Trocknung.
9. Hohe Haltbarkeit (Lagerung des unbelichteten Films).
10. Fehlerfreie Beschaffenheit.
11. Die ausgeführten Eigenschaften sollen für verschiedene Emulsionsnummern und Lieferungen konstant sein.

Empfindlichkeit, Schwärzung

Allgemein versteht man unter *Empfindlichkeit* irgendeines beliebigen Systems das *Verhältnis* von *Wirkung* zu ihrer *Ursache*. Beim *Röntgenfilm* ist die *Ursache* die *Röntgenstrahlung* und die *Wirkung* die *Filmschwärzung*.

Die *Empfindlichkeit* des Röntgenfilms ist der reziproke Wert (Kehrwert) der zur Erzielung einer bestimmten Schwärzung notwendigen Belichtung.

Die *Schwärzung (S)* eines Röntgenfilms sagt etwas über die Lichtdurchlässigkeit aus und ist definiert als der dekadische Logarithmus der Opazität (Undurchsichtigkeit). Die *Opazität* ist das Verhältnis (Quotient) aus einfallender (I_0) und aus- bzw. hindurchtretender (I) Lichtintensität.

Der Kehrwert der Opazität wird als *Transparenz* bezeichnet. Es ergibt sich mit Hilfe der beiden letzten Definitionen für die Schwärzung (S) folgende Gleichung (s. auch Tabelle 1.4):

$$S = \lg \frac{I_0}{I} \quad \text{(dimensionslos)}.$$

Tabelle 1.4. Zusammenhänge zwischen Schwärzung, Transparenz und Opazität

Schwärzung	Transparenz	Opazität
1	1/10	10
2	1/100	100
3	1/1000	1000

Beispiel

Von einer Lichtquelle fällt eine bestimmte Lichtstrahlmenge I_0 auf ein Meßgerät. Diese Lichtintensität erzeugt auf der Skala des Meßgeräts einen Ausschlag von 1.
Wird ein Film dazwischengehalten, so daß die Lichtmenge, die das Meßgerät trifft, nur noch 1/10 der ursprünglichen Menge (Intensität) beträgt, errechnet sich eine Schwärzung (S) von 1. Wird 1/100 des Lichts durchgelassen, ergibt sich eine Schwärzung von 2.

Schwärzungskurve und Gradation

Belichtung =
    Strahlenintensität · Belichtungsdauer.
Werden auf der Abszisse eines Koordinatensystems die Belichtungen, und auf der Ordinate die entsprechenden Filmschwärzungen aufgetragen, entsteht eine S-förmige Schwärzungskurve (Abb. 1.20).
Die Kurve fängt deshalb nicht bei 0 an, weil jeder Film einen „Grundschleier" (hervorgerufen durch das Trägermaterial des Films und durch unbestrahlte, aber doch entwickelte Silberkörner) hat.
Die Schwärzung des Grundschleiers besitzt einen Wert bis *0,3* Schwärzungseinheiten.
Der Grundschleier ist ein Helligkeitsdämpfer, d. h. wenn man einen unbelichteten Film entwickelt und ihn vor einen Schaukasten hängt, tritt nur die Hälfte der Strahlung des Schaukastens durch den Film hindurch.

Merke: Ein Grundschleier von 0,3 führt zu einem Helligkeitsverlust von 50%!

Beginnt man bei 0 und steigert die Belichtung, so ergibt sich eine erste Schwärzung, die den Grundschleier übersteigt. Diesen Belichtungswert nennt man *Schwellenwert*.
Nach flachem Anstieg geht die Kurve dann in den *entscheidenden geradlinigen (linearen) Teil* über.
Im *geradlinigen Teil* der Kurve liegt der *Bereich der richtigen Belichtung*. Hier besteht ein linearer Zusammenhang zwischen dem Logarithmus der Belichtung und der Schwärzung! Man bezeichnet die Steigung der Schwärzungskurve als *Gradation*! Die *maximale Steigung* der Kurve bezeichnet man als *Gamma-Wert* (γ).
Die *mittlere Gradation* ergibt sich aus der *Steigung* einer *Geraden*, die durch zwei definierte Punkte der Kurve geht. Der erste ist der Punkt der Kurve, dessen Schwärzung *0,25 Schwärzungseinheiten über* dem Grundschleier liegt, der zweite Punkt liegt bei Röntgenaufnahmen *1,25 Schwärzungseinheiten über* dem Grundschleier!
Wenn $\gamma = 1$ ist, wird das Aufnahmeobjekt im geradlinigen Anteil der Schwärzungskurve helligkeitsgetreu wiedergegeben. Für den Fall, daß $\gamma > 1$ ist, wird gegenüber dem Objekt eine *Kontraststeigerung* erreicht. Bei Röntgenfilmen ist im Interesse einer möglichst kontrastreichen Wiedergabe geringer Schwärzungsunterschiede ein *hoher γ-Wert*

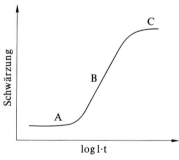

1.20 Schwärzungskurve eines Röntgenfilms; *A* Bereich, bei dem auch ohne Belichtung bereits eine gewisse Schwärzung, die als Grundschleier bezeichnet wird, besteht, *B* linearer Teil der Kurve, für die Belichtung entscheidend, *C* Schulter, Bereich maximaler Schwärzung. (Aus Felix u. Ramm 1980)

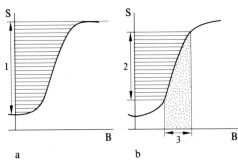
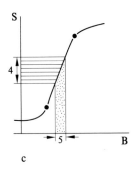

1.21 a–c Bildwiedergabefaktoren. **a** Gesamtschwärzungsumfang (einschließlich Über- und Unterbelichtung) (*1*). **b** Ausnutzbarer Schwärzungsumfang (*2*) und dazugehöriger Belichtungsbereich (*3*). **c** Objektschwärzungsumfang (*4*) und dazugehöriger Objektbelichtungsbereich (*5*). *S* Schwärzungsbereich, *B* Belichtungsbereich. (Aus Laubenberger 1990)

oder anders ausgedrückt, eine *steile Gradation* wünschenswert! ($\gamma = 1$ bedeutet einen Steigungswinkel von 45°). Bei Röntgenfilmen liegt der Steigungswinkel zwischen 68 und 76°, was einer Gradation von 2,5–4,0 entspricht.

Der letzte Bereich der Schwärzungskurve wird auch Schulter genannt. Es ist der Bereich der *Überbelichtung*!

Bildwiedergabefaktoren (Abb. 1.21)

1. Der *Gesamtschwärzungsumfang* ergibt sich aus der Differenz zwischen den maximalen und minimalen Schwärzungswerten eines Röntgenfilms.
2. Der *ausnutzbare Schwärzungsumfang* ergibt sich aus dem oberen und unteren Endpunkt des geradlinigen Anteils der Kurve.
3. Der *Objektschwärungsumfang* ist definiert als die Differenz der maximalen und minimalen Schwärzung, mit der ein *Detail* abgebildet werden kann.
4. Der *Belichtungsbereich* entspricht dem linearen (geradlinigen) Anteil der Schwärzungskurve.
5. Der *Objektbereich* ist definiert durch den maximalen und minimalen Belichtungswert (Dosiswert) eines abzubildenden Objekts.

1.9 Filmentwicklung

Das durch Lichteinwirkung hervorgerufene, unsichtbare Bild muß durch den Prozeß der photographischen Entwicklung sichtbar gemacht werden. Entwickeln heißt Sichtbarmachen des durch die Belichtung erzeugten, noch verborgenen (latenten) Bilds.

Die Filmentwicklung umfaßt folgende Schritte:

1. Entwicklung = Reduktion des Silberhalogenids zu metallischem Silber in einem Entwicklerbad,
2. Zwischenwässerung,
3. Fixiervorgang,
4. Schlußwässerung,
5. Trocknung.

Es handelt sich hierbei um einen „nassen" Entwicklungsvorgang. Durch die Aufquellung der Emulsionsschicht in den photographischen Bädern wird die Einwirkung der Chemikalien ermöglicht und auch beschleunigt.

Entwickler

Entwickler sind chemische Lösungen, die aus Reduktionsmitteln (eigentliche Entwicklersubstanz), Beschleuniger, Konservierungsmittel und Antischleiermittel bestehen. Die Entwicklersubstanzen, z. B. Hydrochi-

non und Phenidon, reduzieren die belichteten Silberhalogenidkristalle in metallisches Silber. Unbelichtete Silberhalogenidkristalle reagieren nicht mit der Entwicklersubstanz.
Beschleunigungsmittel (z. B. Kaliumkarbonat, Natriumkarbonat) sind anorganische Verbindungen, die in wäßriger Lösung alkalisch wirken. Sie verstärken das Quellen der Gelatine und binden abgespaltetes Brom.
Als Konservierungsmittel dienen Oxidationshemmer, die die vorzeitige Oxidation des Entwicklers durch den Sauerstoff aus der Luft verhindern.
Antischleier- oder Verzögerungsmittel (Kaliumbromid) verhindern die weitere Entwicklung von unbelichteten Silberbromidkörnchen und wirken der Schleierbildung entgegen. Die für die Filmentwicklung verbrauchte Entwicklerlösung wird durch Regeneratorlösung (konzentrierte Entwicklerlösung ohne Kaliumbromid) ersetzt.
Für jeden Entwickler wird eine Verarbeitungstemperatur angegeben, bei der die besten fotografischen Ergebnisse erzielt werden. Eine Überschreitung dieser Temperatur erhöht die Empfindlichkeitsausnutzung nur unwesentlich aber der Grundschleier steigt deutlich an und verschlechtert die Bildqualität. Ein Absinken der Temperatur führt auch zu einer Kontrastminderung und zu einem Verlust der Filmempfindlichkeit. Der Grundschleier sinkt nur unwesentlich.

Zwischenwässerung

Die Zwischenwässerung dient der Herauslösung von Entwicklersubstanz aus der Emulsion. Damit wird der Entwicklungsprozeß gestoppt. Außerdem wird mit der Zwischenwässerung verhindert, daß alkalischer Entwickler ins Fixierbad verschleppt wird und das Fixierbad neutralisiert.

Fixierbad

Das Fixierbad hat die Aufgabe, das unbelichtete, im Wasser unlösliche Silberbromid in ein leicht lösliches Salz umzuwandeln, das mit Wasser aus der Emulsion herausgewaschen wird. Damit wird die Aufnahme haltbar gemacht; sie verändert sich nicht mehr.
Das Fixier- bzw. Klärmittel (Natrium- oder Ammoniumthiosulfat) löst die unbelichteten Silberhalogenidkristalle aus der Emulsion.
Stabilisierungsmittel (Natriumsulfit) verhindert die Zersetzung der Fixierchemikalien und hilft das Bild zu klären (durchsichtig zu machen).
Härter (Aluminiumsalze) vermindern das Aufquellen der Emulsion und bewirken eine Härtung der Gelatine, so daß der Film widerstandsfähig wird.
Organische Säuren (z. B. Essigsäure) als Stabilisatoren neutralisieren die alkalische Entwicklerlösung, die möglicherweise noch mit dem Film übertragen wurde.
Die Fixiergeschwindigkeit nimmt mit steigender Temperatur des Fixierbads zu. Für die Ausfixierung ist eine ausreichende Temperatur erforderlich.
Die verbrauchten Entwickler- und Fixierlösungen müssen entsorgt werden, da sie Substanzen enthalten, die zu empfindlichen Störungen des biologischen Abwasserreinigungsprozesses in Kläranlagen führen. Außerdem soll aus der Fixierlösung das Silber zurückgewonnen werden.

Schlußwässerung

Mit der Schlußwässerung – im fließenden Wasser – werden alle in der Emulsion enthaltenen Chemikalien ausgewaschen.

Trocknung

Mit der Trocknung der Filme ist die Filmentwicklung abgeschlossen.

Fehler in der Filmbearbeitung

Die automatische Filmentwicklung in der Entwicklungsmaschine mit angeschlossenem Mixer zur automatischen Bereitung von Entwicklungs- und Regeneratorlösungen hat die Filmbearbeitung enorm vereinfacht. Trotzdem können *Filmbearbeitungsfehler* auftreten, die die Bildqualität beeinträchtigen:

- Zu hohe Entwicklertemperatur oder zu lange Entwicklungszeiten erhöhen den Grundschleier des Films.
- Zu niedrige Entwicklertemperaturen oder zu kurze Entwicklungszeit vermindern den Bildkontrast.
- Überregenerierung der Entwicklerlösung bewirkt eine Erhöhung des Schleiers und eine Verringerung des Kontrasts.
- Eine Unterregenerierung führt zu einer Verminderung der Schwärzung und des Kontrasts mit deutlichem Gelbschleier.
- Die Überregenerierung der Fixierlösung hat keinen Einfluß auf die Bildqualität, bereitet aber unnötige Kosten einschließlich Entsorgung der Chemikalien.
- Eine Unterregenerierung der Fixierlösung beeinträchtigt die Haltbarkeit der Röntgenbilder (Gelbschleier).
- Gerät Entwickler in die Fixierlösung, treten sog. Buntschleier (mit metallischem Schimmer) auf dem Film auf.
- Fingerabdrücke durch feuchte oder eingefettete Hände hinterlassen Spuren auf dem Film. Fingernägel und Knicke verursachen Artefakte durch Verletzung der Emulsion.
- Schließlich sei darauf hingewiesen, daß eine Überschreitung der Lagerungsfrist oder unsachgemäße Lagerung der Filme bei zu hoher Temperatur und Luftfeuchtigkeit die Bildqualität durch erhöhten Grundschleier oder Bakterienfraß in der Filmemulsion beeinträchtigen.

Der Sicherung der Bildqualität dient die täglich durchzuführende Qualitätskontrolle nach § 16 RöV (s. S. 11).

Dunkelkammer

Eine der wichtigsten Aufgaben in der Dunkelkammer ist darauf zu achten, daß Entwickler- und Fixiertank niemals leer werden. Die Folgen wären eine defekte Entwicklungsmaschine und hohe Reparaturkosten. Werden Entwickler und Fixierbad frisch angesetzt, soll dies mit Sorgfalt geschehen. Die Tanks sind zu reinigen bevor frische Lösungen angesetzt werden.

Die Gebrauchsanweisungen auf den Packungen müssen eingehalten werden. Es empfiehlt sich zwei Tankrührer, einen für den Entwickler und einen anderen für das Fixierbad zu verwenden. Verschüttete Lösungen sind sofort aufzuwischen, sonst können sich durch die Verdunstung chemische Substanzen an Film- und Folienoberflächen niederschlagen und Fehler auf den Röntgenbildern verursachen.

Abends sollte das Wasser aus dem Wässerungstank abgelassen werden, um der Algenbildung entgegenzuwirken. Das Rollengestell aus der Wässerung muß von Zeit zu Zeit einer gründlichen Reinigung durch Bürsten unterzogen werden. An der Einschubwalze ist eine derartige Säuberung aber unbedingt zu vermeiden, da elektrostatische Entladungen die Folge wären.

Die Dunkelkammer selbst sowie das Zubehör und die Einrichtung müssen sauber gehalten und sollen nur für ihren eigentlichen Zweck verwendet werden.

Die Dunkelkammerbeleuchtung soll die Dunkelkammer indirekt ausleuchten, aber den Film während der notwendigen Bearbeitungszeit nicht schwärzen. Diese Voraussetzungen werden von Natriumdampflampen, die ein gelb-oranges Licht abgeben, erfüllt. Für die Bearbeitung von orthochromatischen (grünempfindlichen) Filmen müssen geeignete Filter verwendet werden, so daß ein rotes Licht entsteht. Filme, die zu lange der Dunkelkammerbeleuchtung ausgesetzt sind, werden geschwärzt oder nachbelichtet. Daher soll in der Dunkelkammer ein Film nach dem anderen der Kassette entnommen und in die Entwicklungsmaschine gegeben und nicht in der Dunkelkammer „gestapelt" werden.

1.10 Röntgenfilmbetrachtungsgeräte

Um den Informationsgehalt eines Röntgenbilds voll ausschöpfen zu können, sind große Bildbetrachtungsgeräte mit ausreichender Helligkeit und gleichmäßiger Ausleuchtung der Betrachtungsfläche erforderlich. Die Leuchtdichte des Röntgenschaukastens muß ca. 2000 cd/m^2 (cd = candela = Einheit der Lichtstärke) betragen. An Irisleuchten lassen sich Helligkeit und Blendendurchmesser regulieren, so daß auch dunkle Bildabschnitte ausgeleuchtet werden können. Außerdem ist für die Befundung der Röntgenbilder eine Einblendung der Betrachtungsfläche auf Filmformatgröße oder einen Filmausschnitt durch Jalousien oder Masken erforderlich.

1.11 Reproduzierbarkeit – Identifikation

Eine Röntgenuntersuchung eines Skelettabschnitts besteht aus mindestens zwei Aufnahmen, die in zwei senkrecht zueinanderstehenden Ebenen angefertigt werden. Standardaufnahmen können durch Spezialprojektionen ergänzt werden. Eine einzelne Spezialaufnahme ist für die Diagnostik meist nicht ausreichend. Die röntgenologischen Standardprojektionen und die standardisierten Spezialaufnahmen gewährleisten *reproduzierbare Aufnahmen*. Die Reproduzierbarkeit gilt jedoch nicht nur für die Projektion (Einstelltechnik), sondern auch für die technischen Daten (Aufnahmetechnik). Das bedeutet in der Praxis, daß die/der MTRA sich frühere Aufnahmen vor der Röntgenuntersuchung ansieht und bei guter Bildqualität bezüglich des Schwärzungskontrasts die protokollierten Belichtungsdaten übernimmt (Voraussetzung sind Röntgengeräte gleicher Leistung), bzw. bei schlechten Aufnahmen entsprechende Korrekturen vornimmt.

Bei Skelettaufnahmen von Kindern können Vergleichsaufnahmen der Gegenseite erforderlich sein, wenn es darum geht, Wachstumsstörungen, Lage und Formveränderungen von Epiphysen (gelenknahe Knochenkerne), Epiphysenfugen (Wachstumsfugen) und Apophysen (Knochenkerne an Sehnenansätzen) oder Apophysenfugen nach einem Unfall festzustellen (Abb. 1.22).

Organe und Skelettabschnitte müssen mit einer *Seitenbezeichnung* versehen werden. Der Buchstabe zur Seitenbezeichnung wird in der Regel an die Außenseite des zu bezeichnenden Organ- oder Skelettabschnitts so auf den Film gelegt, daß die Basis des Buchstabens fußwärts zeigt (also nicht auf dem Kopf steht). Die Aufbelichtung erfolgt mit Röntgenstrahlen. Der Buchstabe wird leserlich angebracht, wenn der Patient mit dem Rücken zum Film sitzt und spiegelbildlich, wenn sich die Vorderseite des Patienten filmnahe befindet. Bei seitlichen Aufnahmen ist die filmanliegende Körperseite bezeichnet.

Die *Identifikation*, die Name, Vorname und Geburtsdatum des Patienten, Herstellungsort (z.B. Krankenhaus, Röntgenpraxis) und Datum der Röntgenaufnahme enthält, wird mit Hilfe eines Aufbelichtungsgeräts oder handschriftlich mit einem dokumentenechten Filzschreiber so angebracht, daß sie bei der üblichen Betrachtung des Röntgenbilds leserlich, also nicht spiegelverkehrt ist und keine Röntgenbildabschnitte verdeckt. Außerdem werden wie bereits oben erwähnt, die Seitenbezeichnung oder andere Zusatzbezeichnungen (z. B. im Stehen, im Liegen, nach Miktion usw.) aufbelichtet. Für Zusatzbezeichnungen sind entsprechende Aufkleber im Handel erhältlich. Bei Kontrastmitteluntersuchungen müssen Art, Menge und die Art der Verabreichung (z. B. i.v.) auf dem Film vermerkt werden.

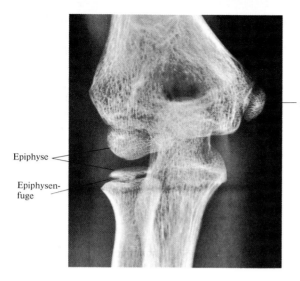

1.22 Ellbogengelenk eines 8jährigen mit Knochenkernen (Epiphyse, Apophyse) und Wachstumsfugen

1.12 Röntgenologische Standardprojektionen

Die Nomenklatur für die Einstelltechnik orientiert sich an der Richtung des Zentralstrahls (Mittelstrahl des Röntgenstrahlenbündels) durch den menschlichen Körper.

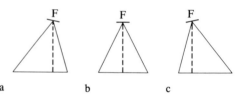

1.23 a–c Der Senkrechtstrahl (unterbrochene Linie) ist das Lot von der Strahlenquelle auf den Film. Durch Verkippung des Strahlenbündels zur Projektionsebene übernimmt jeweils ein anderer Strahl die Position des Senkrechtstrahls. **b** Der Senkrechtstahl entspricht dem Zentralstrahl; F Fokus

Zentralstrahl

Der *Zentralstrahl* entspricht dem Mittelstrahl (Achse) des Strahlenbündels. In der Einstelltechnik ist der Punkt benannt, auf den der Zentralstrahl auf den Körper (Fußpunkt des Zentralstrahls) auftrifft.

Senkrechtstrahl

Der Senkrechtstrahl ist der senkrecht = im Lot = im Winkel von 90° auf den Film treffende Röntgenstrahl. Häufig entspricht der Senkrechtstrahl dem Zentralstrahl (Abb. 1.23). Bei folgender Situation übernimmt der Senkrechtstrahl die Funktion des Zentralstrahls: Für die Röntgenaufnahme des Unterarms mit Handgelenk wird der Zentralstrahl auf die Mitte des Unterarms gerichtet. Infolgedessen stellen sich die Gelenkflächen nicht planparallel dar und der Handgelenkspalt ist nicht einsehbar. Zentriert man aber auf das Handgelenk und kippt dann die Röhre soweit in Richtung Unterarm, bis das Filmformat ausgeleuchtet ist, nimmt der Senkrechtstrahl in bezug auf das Handgelenk die Funktion des Zentralstrahls ein; das Gelenk wird orthograd getroffen, d.h. es ist einsehbar.

Strahlengang

Mit *Strahlengang* wird die Richtung und ggf. der Einfallwinkel benannt, in dem der Zentralstrahl den Körper durchdringt und auf den Film trifft.

- *a.-p. (anterior-posterior)*; der Zentralstrahl fällt von vorne (anterior oder ventral, Venter = Bauch) ein und tritt hinten (posterior oder dorsal, Dorsum = Rücken) aus und trifft dann auf den Film auf.
- *p.-a. (posterior-anterior)* bedeutet, daß der Zentralstrahl hinten (posterior = dorsal) am Menschen eintritt und vorne (anterior = ventral) austritt. Strenggenommen muß es statt p.-a. – d.-v. (dorsoventral) heißen.
- Bei Handaufnahmen bedeutet *d.-v.* = *dorsovolar* (Dorsum = Rücken, Vola = Innenfläche der Hand = Hohlhand).
- Am Fuß spricht man von *d.-p.* = *dorsoplantar* (Planta = Fußsohle). Der mißverständliche Ausdruck „sagittal" statt a.-p. bzw. p.-a. sollte nicht benutzt werden, ebenso wenig der Ausdruck frontal oder auch transversal für eine seitliche Aufnahme.
- Würde man den Körper in zwei gleiche Hälften (eine rechte und eine linke) zerlegen, so entspräche dies einem Schnitt durch die *Medianebene* (Abb. 1.24). *Medial* ist alles was zur Mitte, zur Medianebene hin liegt, *lateral* alles was zur Seite hin liegt.
- *Medianebene* (auch als mediane Sagittalebene bezeichnet) teilt den menschlichen Körper in zwei symmetrische Hälften. *Sagittalebene* = laterale Sagittalebene = parallel zur medianen Sagittalebene. Eine Röntgenaufnahme der Median- oder Sagittalebene bedeutet ein *Profilbild* = seitliche Aufnahme. Es gibt von links nach rechts, s.-d. (sinistrodextrale) oder von rechts nach links, d.-s. (dextrosinistrale) Aufnahmen (dexter = rechts, sinister = links).
- *Frontalebene* = senkrecht zur Sagittalebene, Aufnahme von vorne oder hinten.
- Von einem axialen Bild, einem Bild in der Transversalebene = Horizontalebene, spricht man, wenn die Strahlengangrichtung mit der Längsachse des Körpers zusammenfällt. Eine axiale Schädelaufnahme, z. B. wird vom Mundboden zum

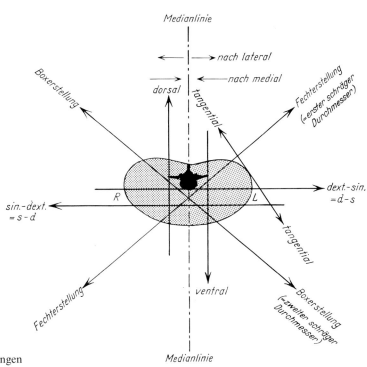

1.24 Strahlengangrichtungen

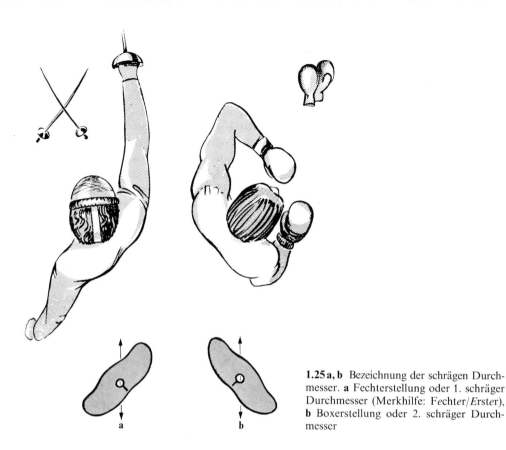

1.25 a, b Bezeichnung der schrägen Durchmesser. **a** Fechterstellung oder 1. schräger Durchmesser (Merkhilfe: F*ech*t*er*/*Er*st*er*), **b** Boxerstellung oder 2. schräger Durchmesser

Schädeldach bzw. umgekehrt zentriert. Auch die computertomographischen Schnittbilder stellen axiale Schnittebenen dar.
- Bei Schrägaufnahmen werden solche im ersten und im zweiten schrägen Durchmesser unterschieden; Ausdrücke, die oft verwechselt werden, je nachdem, ob der Patient mit der Brust oder mit dem Rücken am Film liegt. Aus diesem Grunde ist es einfacher, statt vom ersten schrägen Durchmesser von Fechterstellung zu sprechen, und statt vom zweiten schrägen Durchmesser von Boxerstellung. Aus dem angloamerikanischen stammt die Bezeichnung RAO („right-anterior-oblique") für den ersten schrägen Durchmesser oder Fechterstellung (rechte Schulter vorne) und LAO („left-anterior-oblique") für den zweiten schrägen Durchmesser oder Boxerstellung (linke Schulter vorne).

Abbildung 1.25 soll dies veranschaulichen und auch zeigen, daß es bei Fechterstellung völlig egal ist, ob der Film an die rechte Schulter vorne oder an die linke Schulter hinten angelehnt wird. Jedesmal werden die Strahlen den Körper im ersten schrägen Durchmesser (ob von rechts vorne nach links hinten oder von links hinten nach rechts vorne) traversieren.
- Unter *tangentialer Aufnahme* versteht man eine Aufnahme, bei der der Zentralstrahl die Hautstelle des Körpers nur so streift, wie die Tangente an einem Kreisbogen liegt. Dadurch, daß die Körperoberfläche gerundet ist, kann jeder Punkt der Oberfläche randständig getroffen werden.
- Eine transbukkale Aufnahme (z. B. des Atlas) wird durch den offenen Mund vorgenommen.

– Einige Aufnahmen müssen genauer bezeichnet werden, wenn es verschiedene Möglichkeiten bei der gleichen Strahlengangrichtung durch den Körper gibt. Bei einer Aufnahme des Schädels im dorsoventralen Strahlengang kann man diese, z. B. in okzipitofrontaler (Os occipitale = Hinterhauptsbein, Os frontale = Stirnbein) oder okzipitonasaler (Os nasale = Nasenbein) Richtung vornehmen. Diese genauere Bezeichnung für bestimmte Aufnahmearten verdrängt den allgemeiner gehaltenen Ausdruck dorsoventral. Die besprochenen Strahlengangrichtungen sind in Abb. 1.24 festgehalten.

1.13 Richtungs- und Lagebezeichnung

Die Bezeichnungen sind verschieden, je nachdem ob sie Kopf (Cranium = Schädel) oder Körperstamm (Corpus) oder Gliedmaßen (Extremitäten) betreffen.
Die Vorderfläche des Körperstamms nennen wir ventral (Bauchseite); sie entspricht auch der Volarseite (Beugeseite) der Arme und der Hände und der Fazialseite (Gesichtsseite) des Kopfs.
Die Rückseite ist die Dorsalseite (Dorsum = Rücken), an Arm und Hand gleichbedeutend mit Streckseite, am Bein jedoch mit der Beugeseite; am Kopf mit dem Okziput (Hinterhaupt).
Am Bein wird statt medial tibial und statt lateral fibular gesagt, am Arm statt medial ulnar und statt lateral radial (Handfläche schaut „anatomisch" nach vorne).
Statt kopfwärts wird auch kranial (Cranium), statt fußwärts kaudal (Cauda = Schwanz) gesagt.
Herzwärts gelegene Teile werden als proximal, nach der Peripherie, also extremitätenwärts, gelegene als distal bezeichnet. Eine Stelle, die oberhalb einer anderen liegt, trägt die Vorsilbe supra-, die unterhalb infra- bzw. sub-.
Beugt man sich, so vollzieht man eine Flexion, streckt man sich nach hinten, eine Extension.
Bei der Wirbelsäule sprechen wir bei einer Buckelbildung von Kyphose, bei einem hohlen Kreuz von Lordose, bei einer seitlichen Krümmung von Skoliose.
Die Hand kann man in verschiedenen Richtungen bewegen und drehen. Legt man die Handfläche flach auf den Tisch und winkelt das Handgelenk dann stark kleinfingerwärts ab, so ist dies eine Abduktion, daumenwärts dagegen eine Adduktion. Führt man mit der Hand eine Drehbewegung aus, so daß die Handfläche nach oben schaut (wie ein Suppenlöffel) so spricht man von Supination. Dreht man sie in der Gegenrichtung, so daß der Handrücken nach oben schaut, also in der Art, wie man eine Brotschnitte hält, so spricht man von Pronation. Dreht man das Bein so, daß die Großzehe nach innen schaut, so handelt es sich um eine *Innenrotation*, dreht man den Fuß nach außen, so spricht man von Außenrotation.
Unter Varusstellung, z. B. beim Knie, ist ein O-Bein zu verstehen, im Gegensatz zur Valgusstellung (X-Bein).
Bei einem Röhrenknochen wird der Schaft als Diaphyse, das Ende als Epiphyse bezeichnet. Zwischen beiden wird die Übergangszone Metaphyse benannt. Die Epiphyse beim Kind wird als Knochenkern angelegt, der später an der Knorpelfuge (Epiphysenfuge) mit dem Knochen verschmilzt. Die Knorpelseite der Epiphyse sieht man im Röntgenbild nicht, da Knorpel (also auch Menisken im Knie) keinen Schatten geben. Ein gelenkbildender Knochenkern heißt Epiphyse. Ein Knochenkern am Sehnenansatz heißt Apophyse (Abb. 1.22). Ein Knochen gliedert sich in einen weitmaschigen Innenraum (Spongiosa) und in die harte Randzone (Kortikalis oder Kompakta), die von der Knochenhaut (Periost) überdeckt wird.
Ein kleiner überzähliger Knochen ist ein Akzessorium, in die Sehne eingelagert, wird er als Sesambein bezeichnet.
Ein Knochenfortsatz ist ein Prozessus, ein Höcker ist ein Tuber, ein kleiner ein Tuber-

culum. Man bezeichnet einen kugelförmigen Knochenteil als Caput, einen kleinen kugelförmigen Knochenteil als Capitulum, und einen rollenförmigen Knochenteil als Trochlea.

Die lateinische Bezeichnung für eine Entzündung endet auf -itis, eine degenerative Erkrankung auf -osis. Statt von Krebs spricht man von Karzinom (Ca.) oder Malignom.

2 Skelettdiagnostik

Die Besprechung der einzelnen Röntgeneinstellungen folgt der angegebenen anatomisch-topographischen Reihenfolge (Abb. 2.1 a, b).
Von den oberen Extremitäten und dem Brustkorb zum Schädel, von der Hals-, Brust-, Lendenwirbelsäule und dem Becken zu den unteren Extremitäten, dann zu den inneren Organen und Spezialuntersuchungen.
Neben den Standardaufnahmen werden Spezialaufnahmen angeführt. Es ist jeweils die rechte Körperseite abgebildet. Die Einstellung wird systematisch abgehandelt.

Titel der Einstellung

Anatomische Vorbesprechung
Indikationen
Aufnahmetechnik
Einstelltechnik
– Vorbereitung des Patienten
– Lagerung des Patienten
– Zentrierung
  • Zentralstrahl
  • Strahlengang
Merkmale einer technisch fehlerfreien Aufnahme
Anmerkung
Die Einstellungen werden durch Fotografien verdeutlicht. Ein Röntgenbild erläutert das Einstellergebnis.

Zeichenerklärung

⊙ = Fußpunkt des Zentralstrahls auf der Haut des Patienten bei senkrecht einfallendem Zentralstrahl.

⌀ = Fußpunkt des Zentralstrahls auf der Haut des Patienten bei schräg einfallendem Zentralstrahl.

↙ = Strahlengang.

2.1 Hand und Handwurzel

Allgemeine *Strahlenschutzmaßnahmen* bei Röntgenaufnahmen der oberen Extremitäten:
Der Patient sitzt immer *seitlich* am Untersuchungstisch zum Schutz vor direkter Strahlung und trägt eine Strahlenschutzschürze zum Schutz vor Streustrahlen. Der Kopf wird zur Gegenseite gedreht zum Schutz der Augenlinse, denn sie ist sehr strahlenempfindlich.

Anatomische Vorbesprechung (Abb. 2.2)

An der Hand unterscheidet man die Handwurzel (Carpus) mit den kleinen Handwurzelknochen (Ossa carpi), die Mittelhand mit den Mittelhandknochen (Ossa metacarpalia) und die Finger (Phalanges).
Die Finger haben 3 Glieder (Phalanx proximalis, Phalanx media und Phalanx distalis) und 3 Gelenke (Artikulationen), nämlich das Grund- (Metakarpophalangealgelenk), das Mittel- und das Endgelenk (*p*roximales und *d*istales *Inter*phalangealgelenk = PIP und DIP). Der Daumen bildet eine Ausnahme, da er nur aus 2 Gliedern, nämlich Phalanx proximalis und Phalanx distalis, besteht. Der erste Mittelhandknochen (Os metacarpale I) darf nicht irrtümlich als Daumengrundglied angesehen werden.
Die Grund- und Mittelglieder werden unterteilt in Basis, Schaft und Köpfchen (Capitu-

lum), beim Endglied heißt das Köpfchen Nagelkranz (Tuberositas unguicularis).
Die langen Mittelhandknochen (Ossa metacarpalia) werden ebenfalls unterteilt in Basis, Schaft und Köpfchen.
Die Gelenke zwischen der Handwurzel (Carpus) und der Mittelhand (Metacarpus) werden als Karpometakarpalgelenke bezeichnet.
Am Daumengrundgelenk findet man meist zwei erbsgroße Sesambeine.
Die Handwurzel (Carpus) setzt sich aus 8 Knochen zusammen, die in zwei Reihen angeordnet sind. In der distalen (fingerwärts) liegenden Reihe grenzen großes Vieleckbein (Os trapezium = Os multiangulum majus) und kleines Vieleckbein (Os trapezoideum = Os multangulum minus) an den ersten Mittelhandknochen (Os metacarpale I). Es folgen das Köpfchenbein (Os capitatum) und das Hakenbein (Os hamatum) mit einem hakenförmigen Fortsatz (Hamulus).
In der proximalen Reihe (armwärts) liegen von medial nach lateral das Kahnbein (Os scaphoideum = Os naviculare), das Mondbein (Os lunatum), das Dreieckbein (Os triquetrum) und vor diesem volar das Erbsenbein (Os pisiforme). Das Os pisiforme ist ein Sesambein. Die proximale Reihe der Handwurzelknochen (Carpalia) grenzt an die Speiche (Radius) auf der Seite des Daumens und an die Elle (Ulna) auf der Kleinfingerseite. (Merkvers für die Handwurzelknochen von radial nach ulnar, an der proximalen Reihe beginnend: Ein *Schifflein* fuhr im *Mondenschein dreieckig* um das *Erbsenbein*. *Vieleck* groß und *Vieleck* klein, der *Kopf* der muß beim *Haken* sein.)
Alle Hand- und Unterarmaufnahmen werden zum Schutz des Patienten so eingestellt, daß weder Oberschenkel noch Gonaden des Patienten im Strahlengang liegen! Deshalb sollte der Patient auf dem Untersuchungstisch liegen oder seitlich *neben* dem Untersuchungstisch sitzen.

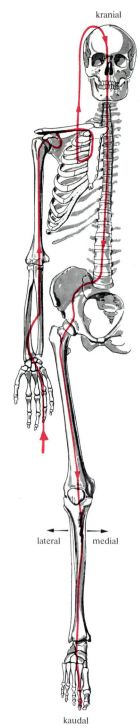

2.1a Legende s. S. 47

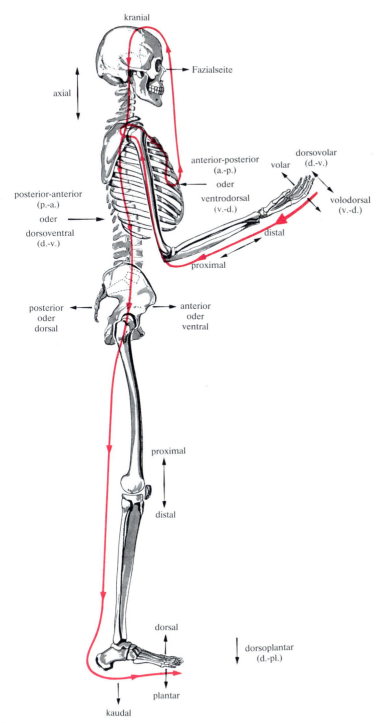

2.1 a, b Schema der Richtungs- und Lagebezeichnungen am menschlichen Körper und Reihenfolge der Besprechung der einzelnen Aufnahmemethoden für die verschiedenen Körperabschnitte (*rote Pfeile*)

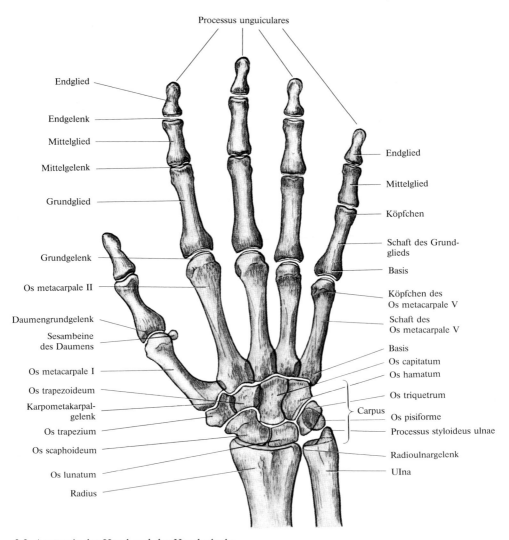

2.2 Anatomie der Hand und des Handgelenks

Einstellung 1　Hand, dorsovolar

Indikationen

Frakturen, Luxationen, Verlaufskontrollen nach Frakturen, Arthrosen, Entzündungen, Tumoren.

Aufnahmetechnik

Filmformat: 18/24 cm, hoch.
Film-Folien-Kombination:
Empfindlichkeitsklasse (EK) (50)–100,
bei Kindern und im Gips: EK 200–400.
Freie Belichtung.
FFA: 100 cm.
Fokusgröße: 0,3–0,6 mm.
Aufnahmedaten: 40–50 kV, 10 mAs.

Einstelltechnik

Vorbereitung des Patienten

Schmuck entfernen. Gonadenschutz anlegen.

Lagerung des Patienten (Abb. 2.3a)

Patient liegt auf oder sitzt neben dem Untersuchungstisch. Der Unterarm liegt bequem auf dem Tisch. Die Handfläche wird flach auf die Filmkassette gelagert. Finger und Daumen sind leicht gespreizt. Das Grundgelenk des 3. Fingers (Mittelfinger) liegt in Kassettenmitte. Der Unterarm wird mit einem Sandsack fixiert. Finger evtl. mit Reismehlsäckchen abdecken zum Ausgleich des Dickeunterschieds von Fingern und Mittelhand.

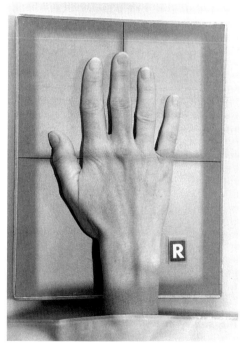

2.3a

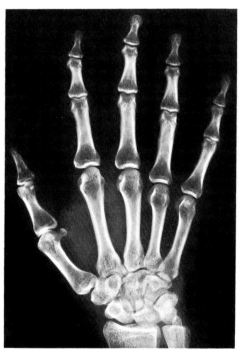

2.3b

Zentrierung

Zentralstrahl: senkrecht auf Mittelfingergrundgelenk und Kassettenmitte.

Strahlengang: dorsovolar.
Einblenden auf Objekt. Seitenbezeichnung.

Merkmale einer technisch fehlerfreien Aufnahme (Abb. 2.3 b)

Die ganze Hand einschließlich der Fingerkuppen muß gut dargestellt sein. Die Fingergelenke müssen einsehbar sein.

Anmerkung

Zur Früherkennung der Osteoporose, der renalen Osteopathie sowie der primär-chronischen Polyarthritis wird die Röntgenuntersuchung der Hand in Weichstrahltechnik empfohlen (s. S. 422). Bei Kindern kann zur Beurteilung der Knochenkerne eine Vergleichsaufnahme der Gegenseite angezeigt sein.

Einstellung 2 Hand, schräg in „Zitherstellung"

Indikationen

Als Ergänzung (2. Ebene-Aufnahme) zur Aufnahme „Hand, dorsovolar". Zur seitlichen Betrachtung der Finger- und Mittelhandknochen.

Aufnahmetechnik

Filmformat: 18/24 cm, hoch.
Film-Folien-Kombination:
Empfindlichkeitsklasse (EK) (50)–100,
bei Kindern: EK 200–400.
Freie Belichtung.
FFA: 100 cm.
Fokusgröße: 0,3–0,6 mm.
Aufnahmedaten: 40–50 kV, –10 mAs.

Einstelltechnik

Vorbereitung des Patienten

Schmuck entfernen. Gonadenschutz anlegen.

Lagerung des Patienten (Abb. 2.4 a)

Patient liegt auf oder sitzt neben dem Untersuchungstisch. Hand und Unterarm liegen auf dem Untersuchungstisch. Die Hand wird radial (daumenseitig) leicht angehoben. Daumen und Zeigefinger auf ein Keilkissen gestützt und die Finger 2–5 in seitlicher Lage fächerförmig (Zitherstellung) angeordnet. Die Fingergrundgelenke liegen etwa auf Kassettenmitte. Fixierung des Unterarmes mit einem Sandsack.

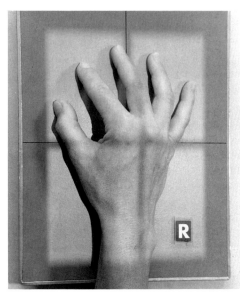

2.4 a

Zentrierung

Zentralstrahl: senkrecht auf die Köpfchen des 2. und 3. Mittelhandknochens (Ossa metacarpalia II–III) auf Kassettenmitte.
Strahlengang: dorsovolar.
Einblenden auf Objekt. Seitenbezeichnung.

Merkmale einer technisch fehlerfreien Aufnahme (Abb. 2.4b)

Die Mittelhandknochen und die Fingergelenke müssen trotz der Schrägstellung möglichst seitlich projiziert sein, wobei je nach Fragestellung die Finger leicht gebeugt oder gestreckt aufgenommen werden.

Bei chronischer Polyarthritis (cP) wird die sog. *Ballspieleraufnahme nach Norgaard* empfohlen: Beide Handrücken liegen auf dem Tisch und werden daumenseitig angehoben.

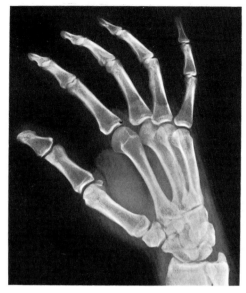

2.4b

Einstellung 3   Hand, seitlich

Indikationen

Stellungskontrollen bei Metakarpalfrakturen, Fremdkörperlokalisation. 2. Ebene-Aufnahme zur Aufnahme „Hand, dorsovolar".

Aufnahmetechnik

Filmformat: 18/24 cm, hoch.
Film-Folien-Kombination:
Empfindlichkeitsklasse (EK) (50)–100, bei Kindern: EK 200–400.
Freie Belichtung. FFA: 100 cm.
Fokusgröße: 0,3–0,6 mm.
Aufnahmedaten: 45–55 kV, 13 mAs.

Einstelltechnik

Vorbereitung des Patienten

Schmuck ablegen. Gonadenschutz anlegen.

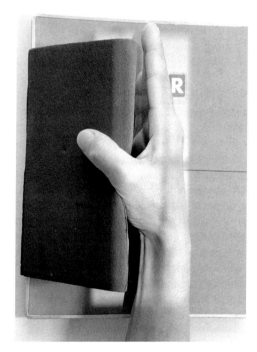

2.5a ▷

Lagerung des Patienten (Abb. 2.5a)

Patient sitzt seitlich am Untersuchungstisch. Der Unterarm liegt bequem auf dem Tisch. Die Hand wird mit der Außen- oder Kleinfingerseite streng seitlich auf die Kassette gelegt. Die Finger 2–5 sind gestreckt und liegen senkrecht übereinander. Der Daumen wird volarwärts abgespreizt und auf ein Keilkissen gestützt. Das 5. Fingergrundgelenk liegt auf Kassettenmitte. Der Unterarm wird mit einem Sandsack fixiert.

Zentrierung

Zentralstrahl: senkrecht auf Grundgelenk des 2. Fingers und auf Filmmitte.

Strahlengang: radioulnar.
Einblenden auf Objekt. Seitenbezeichnung.

Merkmale einer technisch fehlerfreien Aufnahme (Abb. 2.5b)

Die Mittelhandknochen II–V sowie die Phalangen des 2.–5. Fingers sind deckungsgleich abgebildet.

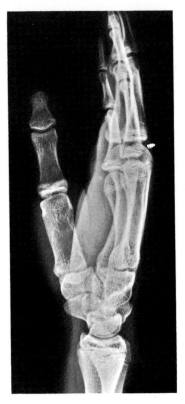

2.5b

Einstellung 4   Daumen, dorsovolar

Anatomische Vorbesprechung (Abb. 2.6a)

Der Daumen besteht aus dem Grundglied (Phalanx proximalis) und dem Endglied (Phalanx distalis). Der erste Mittelhandknochen (Os metacarpale I) und das Daumengrundglied (Phalanx proximalis) bilden das Daumengrundgelenk (Metakarpophalangealgelenk). Das Karpometakarpalgelenk (Daumensattelgelenk) wird durch den ersten Mittelhandknochen (Os metacarpale I) und das große Vieleckbein (Os trapezium = Multangulum majus) gebildet. Daneben liegt das kleine Vieleckbein (Os trapezoideum = Multangulum minus).

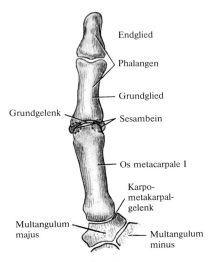

2.6a Anatomie des Daumens

Indikationen

Frakturen, Luxationen. Eine typische Verletzung bei Skifahrern ist die ulnare Bandverletzung und/oder der knöcherne Ausriß an der Basis des Daumengrundglieds. S. S. 56.

Aufnahmetechnik

Filmformat: 13/18 cm, hoch.
Film-Folien-Kombination:
Empfindlichkeitsklasse (EK) (50)–100,
bei Kindern und im Gips: EK 200–400.
Freie Belichtung.
FFA: 100 cm.
Fokusgröße: 0,3–0,6 mm.
Aufnahmedaten: 40–50 kV, 8 mAs.

Einstelltechnik

Vorbereitung des Patienten

Gonadenschutz anlegen.

Lagerung des Patienten (Abb. 2.6 b)

Patient liegt auf oder sitzt seitlich am Untersuchungstisch. Der Daumen wird abgespreizt und flach mit der volaren Seite auf die Kassette gelegt. Die Kassette soll dabei etwas erhöht auf dem Aufnahmetisch liegen, z. B. auf einem Holzklotz, so daß die übrigen Finger die Unterlage umfassen können. Handgelenk und Unterarm werden mit Sandsäcken fixiert.

Zentrierung

Zentralstrahl: senkrecht auf Daumengrundglied und Filmmitte.

Strahlengang: dorsovolar.
Einblenden auf Objekt. Seitenbezeichnung.

Merkmale einer technisch fehlerfreien Aufnahme (Abb. 2.6 c)

Daumengrund- und -endglied sollen *vollständig* und scharf abgebildet und die Gelenke einsehbar sein.

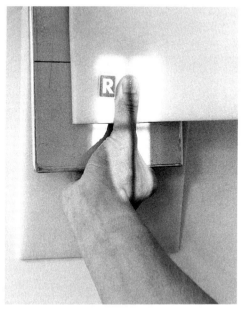

2.6 b

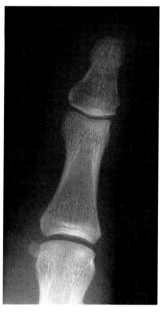

2.6 c

Einstellung 5 Daumen und 1. Mittelhandknochen, volodorsal

Indikationen

Frakturen und Luxationen, insbesondere Luxationsfrakturen am Daumensattelgelenk (Bennett-Fraktur). S. S. 57.

Aufnahmetechnik

Filmformat: 13/18 cm, hoch.
Film-Folien-Kombination:
Empfindlichkeitsklasse (EK) (50)–100,
bei Kindern und im Gips: EK 200–400.
Freie Belichtung.
FFA: 100 cm.
Fokusgröße: 0,3–0,6 mm.
Aufnahmedaten: 40–45 kV, 8 mAs.

Einstelltechnik

Vorbereitung des Patienten

Gonadenschutz anlegen.

Lagerung des Patienten (Abb. 2.7 a)

Patient liegt auf oder sitzt seitlich am Untersuchungstisch. Die Hand des Patienten wird soweit nach innen gedreht, daß der Daumen mit der dorsalen Seite auf der Kassette liegt. Rückseite der Hand falls notwendig mit Sandsäcken abstützen. Unterarm und Handgelenk mit einem Sandsack fixieren.

Zentrierung

Zentralstrahl: senkrecht auf Daumengrundgelenk und Kassettenmitte.

Strahlengang: volodorsal.
Einblenden auf Objekt. Seitenbezeichnung.

Merkmale einer technisch fehlerfreien Aufnahme (Abb. 2.7 b)

Der erste Mittelhandknochen (Os metacarpale I), Daumengrund- und Daumenendglied sowie die angrenzenden Handwurzelknochen, großes Vieleckbein (Os trapezium) und kleines Vieleckbein (Os trapezoideum) sollen vollständig und scharf abgebildet sein.

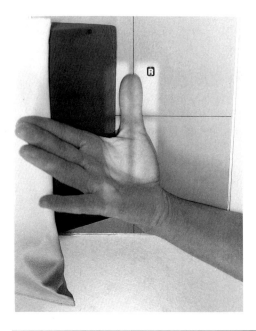
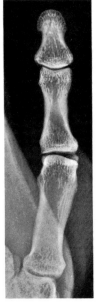

2.7 a, b

Einstellung 6 Daumen und 1. Mittelhandknochen, seitlich

Indikationen

2. Ebene-Aufnahme zur dorsovolaren oder volodorsalen Aufnahme.

Aufnahmetechnik

Filmformat: 13/18 cm oder 18/24 cm, hoch.
Film-Folien-Kombination:
Empfindlichkeitsklasse (EK) (50)–100,
bei Kindern und im Gips: EK 200–400.
Freie Belichtung.
FFA: 100 cm.
Fokusgröße: 0,3–0,6 mm.
Aufnahmedaten: 40–50 kV, 8 mAs.

Einstelltechnik

Vorbereitung des Patienten

Gonadenschutz anlegen.

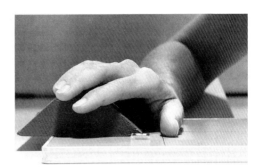

Lagerung des Patienten (Abb. 2.8 a, b)

Patient liegt auf oder sitzt seitlich am Untersuchungstisch. Unterarm wird bequem auf den Untersuchungstisch gelagert. Daumen mit der lateralen (radialen) Seite gestreckt auf Kassette legen, Daumengrundgelenk auf Kassettenmitte. Finger 2–5 kleinfingerwärts (ulnar) abbiegen und leicht mit einem Keilkissen anheben. Unterarm mit Sandsack fixieren.

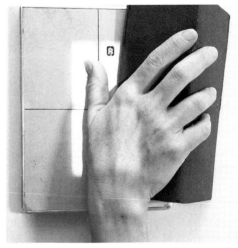

△ 2.8 a, b

Zentrierung

Zentralstrahl: senkrecht auf das Daumengrundgelenk und Kassettenmitte.

Strahlengang: ulnoradial.
Einblenden auf Objekt. Seitenbezeichnung.

Merkmale einer technisch fehlerfreien Aufnahme (Abb. 2.8 c)

1. Mittelhandknochen (Os metacarpale I), Daumengrund- und Daumenendglied sowie das Handwurzel-Mittelhand-Gelenk (Karpometakarpalgelenk) sollen überlagerungsfrei abgebildet sein.

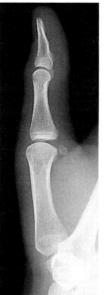

2.8 c

Einstellung 7 Streßaufnahmen des Daumengrundgelenks

Indikationen

Bandverletzungen. Die ulnare Seitenbandverletzung am Daumengrundgelenk ist z. B. eine typische Skifahrerverletzung.

Aufnahmetechnik

Filmformat: 13/18 cm oder 18/24 cm, 2geteilt, quer.
Film-Folien-Kombination:
Empfindlichkeitsklasse (EK) (50)–100, bei Kindern: EK 200.
Freie Belichtung.
FFA: 100 cm.
Fokusgröße: 0,3–0,6 mm.
Aufnahmedaten: 40–50 kV, 8 mAs.

Einstelltechnik

Vorbereitung des Patienten

Schmuck entfernen. Gonadenschutz anlegen.

Lagerung des Patienten (Abb. 2.9 a)

Patient sitzt seitlich am Untersuchungstisch. Unterarm und ulnare Handkante liegen bequem auf dem Untersuchungstisch. Der gegenübersitzende Untersucher hält den abgespreizten Daumen so über der Kassette, daß das Daumengrundglied mit der volaren Seite parallel zur Kassette ausgerichtet ist. Der Untersucher übt mit einer Hand nach dem 3-Punkte-Prinzip Druck auf den 1. Mittelhandknochen nach ulnar und auf das Daumenendgelenk nach radial aus und hält mit der anderen Hand die Hand oder den Unterarm des Patienten fest.
Der Untersucher trägt Strahlenschutzhandschuhe und Bleigummischürze.

Zentrierung

Zentralstrahl: senkrecht auf Daumengrundgelenk und Kassettenmitte.

Strahlengang: dorsovolar.
Einblenden auf Objekt. Seitenbezeichnung.

Merkmale einer technisch fehlerfreien Aufnahme (Abb. 2.9 b)

Das Daumengrundgelenk muß exakt dorsovolar dargestellt sein.

Anmerkung

Wenn kein Untersucher zur Verfügung steht, der das Daumengrundgelenk hält, hilft man sich damit, daß der Patient beide Daumen gleichzeitig gegen den Untersuchungstisch oder ein fixiertes, für diese Zwecke zugeschnittenes Brett preßt. Die Methode ist

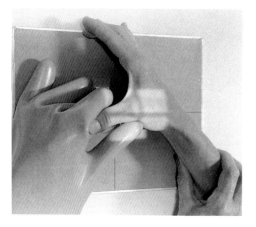
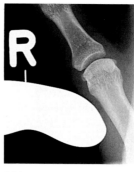

2.9 b

◁ 2.9 a

nicht sehr zuverlässig, da der Patient bei Schmerzen nicht ausreichend drückt.

Eine andere Methode besteht darin, daß der Patient beide Daumen in eine 10 cm lange, an beiden Enden offene Plastikspritze steckt (Abb. 2.9c). Die Daumen müssen in exakt dorsovolarer Stellung bis zur Mitte der Grundphalanx in der Halterung stecken. Der Patient drückt die Daumen kräftig von sich weg und übt so einen radialen Druck auf das Daumengrundgelenk zur Überprüfung der Festigkeit des ulnaren Seitenbands aus.

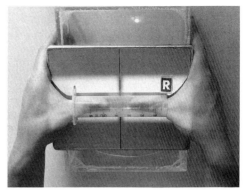

2.9c

Einstellung 8   Streßaufnahme der Daumensattelgelenke

Indikationen

Instabilität. Subluxation. Kleine knöcherne Ausrisse aus der Basis des 1. Mittelhandknochens.

Aufnahmetechnik

Filmformat: 13/18 cm oder 18/24 cm, quer.
Film-Folien-Kombination:
Empfindlichkeitsklasse (EK) 200.
Freie Belichtung.
FFA: 100 cm.
Fokusgröße: 0,3–0,6 mm.
Aufnahmedaten: ca. 40 kV, 8 mAs.

Einstelltechnik

Vorbereitung des Patienten

Schmuck entfernen. Gonadenschutz anlegen.

Lagerung des Patienten (Abb. 2.10a)

Patient sitzt seitlich am Untersuchungstisch. Beide Hände liegen mit der Handinnenfläche auf der Kassette. Die Daumen werden in Kassettenmitte seitlich gegeneinander gepreßt.

Zentrierung

Zentralstrahl: senkrecht auf Kassettenmitte zwischen die beiden Daumensattelgelenke.

Strahlengang: dorsovolar.

Eng Einblenden auf Objekt. Seitenbezeichnung. Aufnahme als „Streßaufnahme" kennzeichnen.

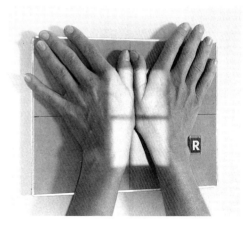

2.10a

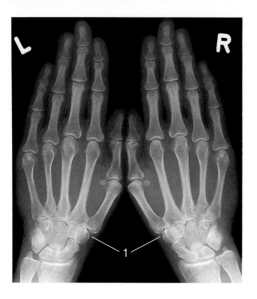

Merkmale einer technisch fehlerfreien Aufnahme (Abb. 2.10 b)

Seitenvergleichbare Darstellung der Daumensattelgelenke (Karpometakarpalgelenk I).

◁ **2.10 b** (*1* Daumensattelgelenk)

Einstellung 9 Finger 2–5, dorsovolar

Indikationen

Frakturen und Luxationen. Degenerative und entzündliche Gelenkveränderungen. Tumoren.

Aufnahmetechnik

Filmformat: 13/18 cm oder 18/24 cm, 2geteilt, hoch.
Film-Folien-Kombination: Empfindlichkeitsklasse (EK) (50)–100, bei Kindern und im Gips: EK 200–400.
Freie Belichtung.
FFA: 100 cm.
Fokusgröße: 0,3–0,6 mm.
Aufnahmedaten: 40–50 kV, 6,4 mAs.

Einstelltechnik

Vorbereitung des Patienten

Schmuck entfernen. Gonadenschutz anlegen.

Lagerung des Patienten (Abb. 2.11 a–d)

Patient liegt auf oder sitzt seitlich am Untersuchungstisch. Unterarm liegt bequem auf dem Untersuchungstisch. Finger 2–5 mit der Volarseite flach und gestreckt auf die Kassette legen, so daß sich das Mittelgelenk des zu untersuchenden Fingers auf Kassettenmitte befindet. Übrige Finger abspreizen. Handgelenk und Unterarm mit Sandsäcken fixieren.

Zentrierung

Zentralstrahl: senkrecht auf Fingermittelgelenk und Kassettenmitte.

Strahlengang: dorsovolar.

Auf Objekt einblenden. Seitenbezeichnung.

Merkmale einer technisch fehlerfreien Aufnahme (Abb. 2.11 e–h)

Exakt dorsovolare Einstellung der Phalangen mit überlagerungsfreier Darstellung der Fingergelenke. Scharfe Abbildung des Nagelkranzes und erkennbare Weichteile.

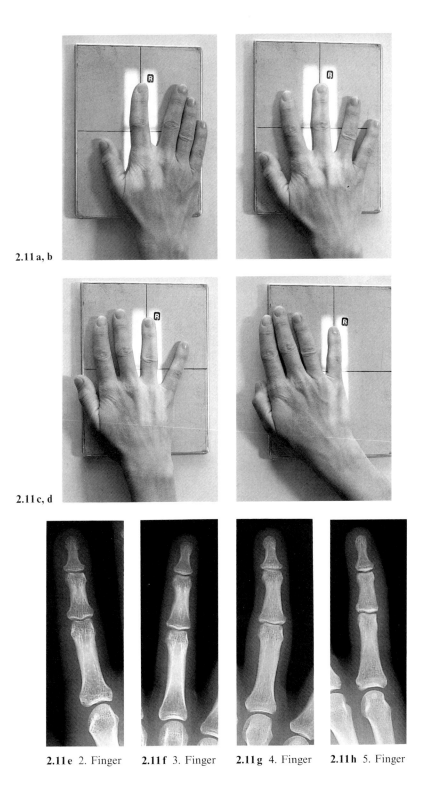

2.11 a, b

2.11 c, d

2.11 e 2. Finger **2.11 f** 3. Finger **2.11 g** 4. Finger **2.11 h** 5. Finger

Einstellung 9   Finger 2–5, dorsovolar   59

Einstellung 10   Finger 2, seitlich, ulnoradial, Finger 3, 4 und 5 seitlich radioulnar

Indikationen

Frakturen und Luxationen. Tumoren, entzündliche und degenerative Gelenkveränderungen.

Aufnahmetechnik

Filmformat: 13/18 cm, hoch.
Film-Folien-Kombination:
Empfindlichkeitsklasse (EK) (50)–100,
bei Kindern und Gips: EK 200–400.
Freie Belichtung.
FFA: 100 cm.
Fokusgröße: 0,3–0,6 mm.
Aufnahmedaten: 40–50 kV, 6,4 mAs.

Einstelltechnik

Vorbereitung des Patienten

Schmuck entfernen. Gonadenschutz anlegen.

Lagerung des Patienten (Abb. 2.12 a–d)

Patient sitzt seitlich am Untersuchungstisch. Unterarm und Hand liegen für die Aufnahmen des 2. Fingers mit der radialen Seite (daumenseitig) für den 3., 4. und 5. Finger mit der ulnaren Seite (kleinfingerseitig) auf dem Untersuchungstisch.
Für die seitliche Aufnahme des 2. Fingers wird dieser gestreckt auf Kassettenmitte gelegt, der Daumen abgespreizt und die übrigen Finger zur Faust geschlossen.
Für die seitliche Aufnahme des 3. Fingers werden die übrigen Finger ebenfalls zur Faust geschlossen. Der 3. Finger muß mit einem Polster unterlagert werden, damit er sich parallel zur Kassette befindet.
Für die seitliche Aufnahme des 4. Fingers wird der 5. Finger gebeugt und vom Daumen in der Beugestellung gehalten. Der 4. Finger liegt gestreckt und unterpolstert auf der Kassette. Der 2. und 3. Finger werden nach dorsal abgespreizt.

Für die seitliche Aufnahme des 5. Fingers werden die übrigen Finger einschließlich des Daumens gebeugt und unterpolstert.

Zentrierung

Zentralstrahl: senkrecht auf Fingermittelgelenk und Kassettenmitte.

Strahlengang: ulnoradial für Finger 2, radioulnar für Finger 3, 4 und 5.
Einblenden auf Objekt. Seitenbezeichnung.

Merkmale einer technisch fehlerfreien Aufnahme (Abb. 2.12 e–h)

Exakt seitliche Einstellung der Fingerglieder mit überlagerungsfreier Darstellung der Gelenke einschließlich des Grundgelenks. Die überlagerungsfreie Darstellung des 4. und 5. Fingergrundgelenks gelingt aus anatomischen Gründen kaum.

Anmerkung

Die willkürliche Streckung eines Fingers und die Beugung der übrigen Finger ist oft schwierig, so daß eine Fixierung mit Hilfe der anderen Hand oder eines Hilfsmittels (z. B. Spatel) vorgenommen werden muß. Der zu untersuchende Finger sollte nicht passiv in Streckstellung fixiert werden, da so Strecksehnenverletzungen, die mit einer Beugestellung im betroffenen Gelenk einhergehen, röntgenologisch nicht erkennbar sind.

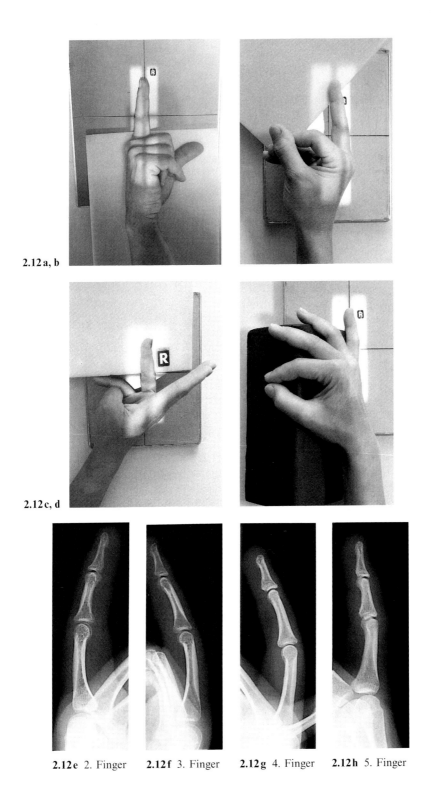

2.12 e 2. Finger   **2.12 f** 3. Finger   **2.12 g** 4. Finger   **2.12 h** 5. Finger

Einstellung 10   Finger 2, seitlich, ulnoradial, Finger 3, 4 und 5 seitlich radioulnar

Einstellung 11 Handwurzel, dorsovolar

Anatomie: Abb. 2.13 a.

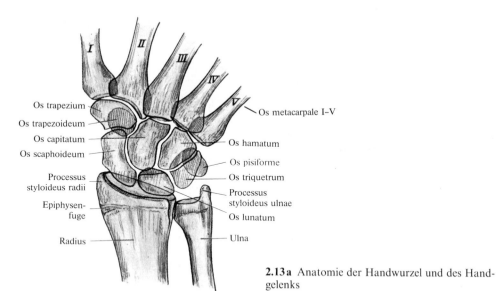

2.13a Anatomie der Handwurzel und des Handgelenks

Indikationen

Frakturen und Luxationen der Handwurzelknochen und der distalen Unterarmknochen. Lunatummalazie und Kahnbeinfrakturen.

Aufnahmetechnik

Filmformat: 13/18 cm oder 18/24 cm, 2geteilt, hoch.
Film-Folien-Kombination:
Empfindlichkeitsklasse (EK) (50)–100, bei Kindern und im Gips: EK 200–400.
Freie Belichtung.
FFA: 100 cm.
Fokusgröße: 0,3–0,6 mm.
Aufnahmedaten: 40–50 kV, 20 mAs.

Einstelltechnik

Vorbereitung des Patienten

Schmuck entfernen. Arm entkleiden. Gonadenschutz anlegen.

Lagerung des Patienten (Abb. 2.13 b)

Der Patient liegt auf oder sitzt neben dem Untersuchungstisch. Der Unterarm liegt flach auf dem Tisch, die Hand mit der volaren Seite auf der Kassette. Der 2.–5. Finger werden im End- und Mittelgelenk leicht gebeugt. Der Daumen liegt seitlich auf der Kassette.

Zentrierung

Zentralstrahl: senkrecht auf das Mondbein (Os lunatum) und Kassettenmitte.

Strahlengang: dorsovolar.
Auf Handwurzelknochen einblenden. Seitenbezeichnung.

Merkmale einer technisch fehlerfreien Aufnahme (Abb. 2.13 c)

Scharfe Darstellung der Handwurzelknochen einschließlich distaler Unterarm und proximaler Abschnitt der Mittelhandknochen.

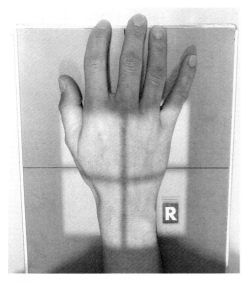

2.13b

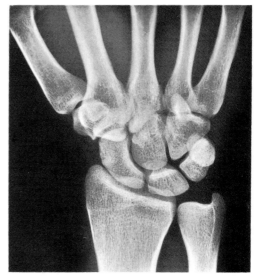

2.13c

Anmerkung

Bei Verdacht auf Fissuren können Aufnahmen bei gleichbleibender Lagerung des Objekts jedoch mit geringer Änderung der Einfallsrichtung des Zentralstrahls:

1. Leicht schräg von distal,
2. leicht schräg von proximal,
3. leicht schräg von radial,
4. leicht schräg von ulnar, weiterhelfen.

Bei Kindern ist zur Beurteilung der Knochenkerne und des Skelettalters gelegentlich eine Vergleichsaufnahme der Gegenseite erforderlich.

Einstellung 12 Handwurzel, seitlich

Indikationen

2. Ebene-Aufnahme zur dorsovolaren Aufnahme.

Aufnahmetechnik

Filmformat: 13/18 cm oder 18/24 cm, hoch.
Film-Folien-Kombination:
Empfindlichkeitsklasse (EK) (50)–100,
bei Kindern und im Gips: EK 200–400.
Freie Belichtung.
FFA: 100 cm.
Fokusgröße: 0,3–0,6 mm.
Aufnahmedaten: 40–50 kV, 20 mAs.

Einstelltechnik

Vorbereitung des Patienten

Schmuck entfernen. Arm entkleiden. Gonadenschutz anlegen.

Lagerung des Patienten (Abb. 2.14a)

Patient liegt auf oder sitzt neben dem Untersuchungstisch. Der Unterarm liegt so auf dem Tisch, daß das Handgelenk mit der ulnaren Seite (Kleinfingerseite) auf der Kassette ruht. Daumen und Finger sind gestreckt, Handgelenk (radiokarpales Gelenk)

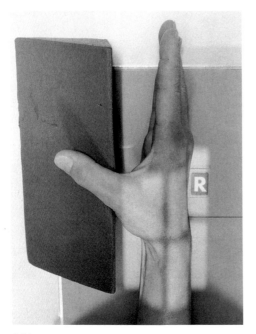

2.14 a

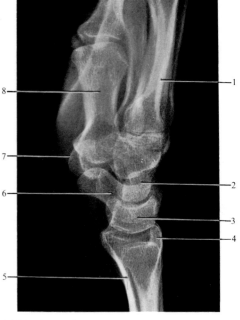

2.14 b *Hinweisbezeichnungen:*

1 Ossa metacarpalia II–V
2 Os capitatum
3 Os lunatum
4 Processus styloideus ulnae
5 Radius
6 Os scaphoideum
7 Os trapezium
8 Os metacarpale I

liegt auf Kassettenmitte. Handgelenk seitlich, d. h. nicht nach volar, abkippen. Bei Verdacht auf Radiusfraktur wird der distale Unterarm auf Kassettenmitte gelegt. Unterarm sowie Finger und Daumen mit Sandsäcken fixieren.

Zentrierung

Zentralstrahl: senkrecht auf Handgelenk (radiokarpaler Gelenkspalt) und Kassettenmitte.

Strahlengang: radioulnar.
Einblenden auf Objekt. Seitenbezeichnung.

Merkmale einer technisch fehlerfreien Aufnahme (Abb. 2.14 b)

Radius und Ulna sollen deckungsgleich zur Darstellung kommen.

Anmerkungen

Bei Verdacht auf Subluxation des Mondbeins (Os lunatum) wird die seitliche Aufnahme bei Flexion (Beugung) oder Retroflexion (Überstreckung) der Hand angefertigt.

Einstellung 13 Spezialaufnahmen des Kahnbeins

Indikationen

Frakturen des Kahnbeins (Os scaphoideum oder Os naviculare manu = Kahnbein der Hand im Gegensatz zum Os naviculare pedis am Fuß).

Aufnahmetechnik

Filmformat: 13/18 cm.
Film-Folien-Kombination:
Empfindlichkeitsklasse (EK) (50)–100.
Freie Belichtung.
FFA: 100 cm.
Fokusgröße: 0,3–0,6 mm.
Aufnahmedaten: 40–50 kV, 16 mAs.

Einstelltechnik

Vorbereitung des Patienten

Hand und Unterarm von Kleidung und Schmuck freimachen. Gonadenschutz anlegen.

Lagerung des Patienten (Abb. 2.15a)

Patient sitzt seitlich am Untersuchungstisch. Der Unterarm liegt flach auf dem Tisch und das Handgelenk mit der volaren Seite auf der Kassette. 2.–5. Finger werden stark im End- und Mittelgelenk gebeugt und die Hand kräftig ulnar (kleinfingerwärts) abduziert. Der Daumen liegt seitlich auf der Kassette. Handwurzel bzw. Kahnbein in Filmmitte; Unterarm mit Sandsäcken fixieren.

Zentrierung

Zentralstrahl: senkrecht auf Kahnbein und Kassette.

Strahlengang: dorsovolar.
Sehr eng auf Objekt einblenden. Seitenbezeichnung.

Merkmale einer technisch fehlerfreien Aufnahme (Abb. 2.15b)

Das Kahnbein (→) stellt sich scharf konturiert, langgestreckt und weitgehend überlagerungsfrei dar.

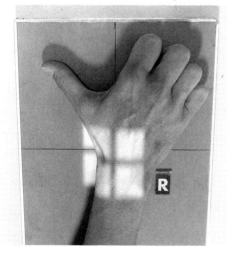

2.15a

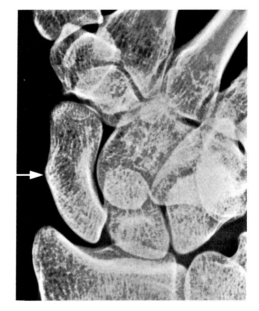

2.15b ▷

Einstellung 14 Weitere Spezialeinstellungen des Kahnbeins

Indikationen

Die Spezialeinstellungen sind zum Nachweis versteckter Frakturen am Kahnbein erforderlich. Nicht diagnostizierte Kahnbeinfrakturen haben Pseudarthrosenbildungen (Falschgelenkbildung durch ausbleibende Knochenbruchheilung) und Beschwerden zur Folge.

Aufnahmetechnik

Filmformat: 18/24 cm, 2geteilt oder 4geteilt, quer.
Film-Folien-Kombination:
Empfindlichkeitsklasse (EK) (50) –100.
Freie Belichtung.
FFA: 100 cm.
Fokusgröße: 0,3–0,6 mm.
Aufnahmedaten: 40–50 kV, 16 mAs.

Einstelltechnik

Vorbereitung des Patienten

Handgelenk und Hand von Schmuck und Kleidung befreien. Gonadenschutz anlegen.

Lagerung des Patienten (Abb. 2.16a, b)

Patient sitzt seitlich am Untersuchungstisch. Der Unterarm liegt flach auf dem Tisch. Das Handgelenk befindet sich mit der volaren Seite (Hohlhand) auf der Kassette. Finger 2–5 bilden eine lockere Faust. Das Handgelenk wird bei leichter ulnarer Abduktion radial um 20° (Schreibfederhaltung, Abb. 2.16a) und für die nächste Aufnahme um 40° angehoben. Für die 3. und 4. Aufnahme wird das Handgelenk ulnar (kleinfingerseitig) um 20° und um 40° (Abb. 2.16b) angehoben. Lagerungshilfen durch Keilkissen.

Zentrierung

Zentralstrahl: senkrecht auf das Kahnbein und auf die Kassette.

Strahlengang: dorsovolar.
Auf Objekt einblenden. Übrige Kassette mit Bleigummi abdecken. Seitenbezeichnung.

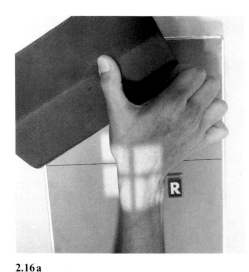

2.16 a

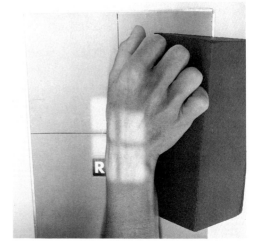

2.16 b

2.16 a–f Os scaphoideum. c–f s. S. 67

Merkmale einer technisch fehlerfreien Aufnahme (Abb. 2.16c–f)

Scharfe, weitgehend überlagerungsfreie Darstellung des Kahnbeins und der angrenzenden Handwurzelknochen in unterschiedlichen Projektionen.

Anmerkung

Die Vielzahl der empfohlenen Kahnbeinaufnahmen belegt die Notwendigkeit eines sicheren Nachweises oder Ausschlusses einer Kahnbeinfraktur. Die konventionelle Tomographie oder die Computertomographie werden zur weiteren Diagnostik eingesetzt. Durchleuchtungsgezielte Aufnahmen mit einem Feinstfokus (0,3 mm), feinzeichnender Folie (SE 50–100) und Vergrößerungstechnik (vergrößerter Objekt-Film-Abstand) helfen Kahnbeinfrakturen nachzuweisen oder auszuschließen.

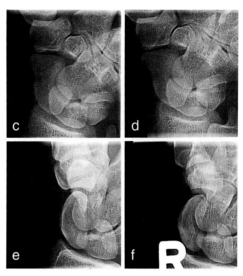

2.16 (c–f Os scaphoideum-Quartett) **c** 20° radial angehoben, **d** 40° radial angehoben, **e** 20° ulnar angehoben, **f** 40° ulnar angehoben

---

Einstellung 15 Handwurzel, schräg, dorsovolar = Dreieckbein (Os triquetrum)

Indikationen

Spezialaufnahme des Dreieckbeins bei knöchernen Ausrissen aus dessen Dorsalseite.

Aufnahmetechnik

Filmformat: 13/18 cm, hoch.
Film-Folien-Kombination:
Empfindlichkeitsklasse (EK) 50–100,
bei Kindern und im Gips: EK 200.
Freie Belichtung.
FFA: 100 cm.
Fokusgröße: 0,3–0,6 mm.
Aufnahmedaten: 40–50 kV, 20 mAs.

Einstelltechnik

Vorbereitung des Patienten

Unterarm und Hand von Kleidung und Schmuck befreien. Gonadenschutz anlegen.

Lagerung des Patienten (Abb. 2.17a)

Patient sitzt am Untersuchungstisch. Hand und Unterarm liegen bequem mit der volaren Seite auf dem Tisch, die Finger sind gestreckt. Hand und Handgelenk werden radial (daumenseitig) um 45° angehoben und mit einem Keilkissen unterstützt. Das Dreieckbein liegt in Kassettenmitte, so daß seine Dorsalseite tangential getroffen wird. Unterarm mit einem Sandsack fixieren.

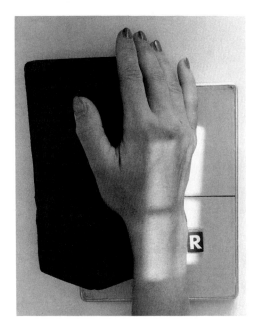
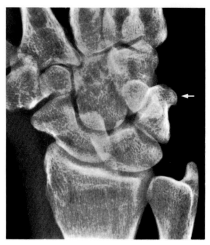

2.17 b

◁ 2.17 a

Zentrierung

Zentralstrahl: senkrecht auf Dreieckbein und Kassettenmitte.

Strahlengang: dorsovolar, das Dreieckbein tangential streifend.
Einblenden auf Objekt. Seitenbezeichnung.

Merkmale einer technisch fehlerfreien Aufnahme (Abb. 2.17 b)

Überlagerungsfreie Darstellung der dorsalen Fläche des Os triquetrum (→).

Einstellung 16   Handwurzel, schräg, volodorsal = Erbsenbein (Os pisiforme)

Indikationen

Isolierte Fraktur, degenerative oder entzündliche Veränderungen am Erbsenbein.

Aufnahmetechnik

Filmformat: 13/18 cm, hoch.
Film-Folien-Kombination:
Empfindlichkeitsklasse (EK) (50)–100.
Freie Belichtung.
FFA: 100 cm.

Fokusgröße: 0,3–0,6 mm.
Aufnahmedaten: 40–50 kV, 20 mAs.

Einstelltechnik

Vorbereitung des Patienten

Unterarm und Hand von Kleidung und Schmuck freimachen. Gonadenschutz anlegen.

Lagerung des Patienten (Abb. 2.18 a, b)

Patient sitzt seitlich am Untersuchungstisch. Unterarm und Hand liegen ulnar (kleinfingerseitig) auf dem Tisch. Finger und Daumen sind gestreckt. Hand und Handgelenk werden 30° nach dorsal gekippt und mit Keilkissen unterpolstert. Das Erbsenbein befindet sich auf Kassettenmitte. Fixierung des Unterarms mit Sandsäcken.

Zentrierung

Zentralstrahl: senkrecht auf das Erbsenbein und Kassettenmitte.

Strahlengang: volodorsal.
Einblenden auf Objekt. Seitenbezeichnung.

Merkmale einer technisch fehlerfreien Aufnahme (Abb. 2.18 c)

Das Erbsenbein stellt sich überlagerungsfrei dar (→).

Anmerkung

Die volodorsale Aufnahme eignet sich auch als 2. Ebene-Aufnahme zur überlagerungsfreien Darstellung des 5. Mittelhandknochens.

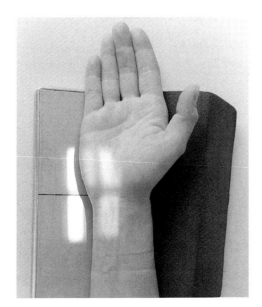

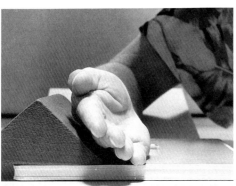

2.18 a, b

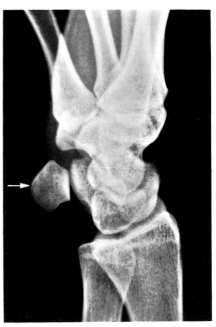

2.18 c

Einstellung 16   Handwurzel, schräg, volodorsal = Erbsenbein (Os pisiforme)

Einstellung 17 Handwurzel, axial (Karpaltunnel)

Anatomische Vorbesprechung (Abb. 2.19)

Die Skizze zeigt die Handwurzelknochen bei einer axialen Aufnahme der Handwurzel zur Darstellung des Karpaltunnels (Handwurzelbogen für den Durchtritt von Sehnen und Nerven).

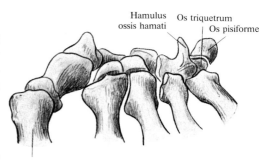

2.19

Indikationen

Verletzungen, Nervenschädigungen und entzündliche Erkrankungen, vor allem der Beugesehnen. Spezialaufnahme des Erbsenbeins (Os pisiforme) und des Hakens (Hamulus) am Hakenbein (Os hamatum).

Aufnahmetechnik

Filmformat: 13/18 cm, hoch.
Film-Folien-Kombination:
Empfindlichkeitsklasse (EK) 100.
Freie Belichtung.
FFA: 100 cm.
Fokusgröße: 0,3–0,6 mm.
Aufnahmedaten: 40–50 kV, 25 mAs.

Einstelltechnik

Vorbereitung des Patienten

Unterarm und Hand von Kleidung und Schmuck freimachen. Gonadenschutz anlegen.

Die Aufnahme des Karpaltunnels axial kann in 2 Positionen durchgeführt werden.

1. Sitzend

Lagerung des Patienten (Abb. 2.20a, b)

Patient sitzt am Untersuchungstisch. Der Unterarm liegt flach mit der Volarseite auf dem Tisch, die Hand wird stark (ca. 80° zur Tischebene) nach dorsal abgewinkelt, wobei der Patient mit der anderen Hand oder mit einem Kompressionsband die Finger nach hinten zieht. Distale Handwurzelreihe in Kassettenmitte.

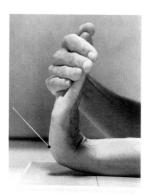

2.20a

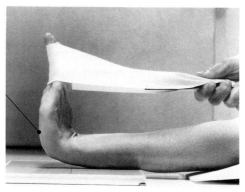

2.20b

Zentrierung

Zentralstrahl: ca. 45° tangential auf den Handwurzelbogen und auf Kassettenmitte.

Strahlengang: von distal nach proximal. Bei ungenügender Überstreckung im Handgelenk muß der Winkel des Zentralstrahls zur Tischplatte kleiner als 45° sein.
Einblenden auf Objekt. Seitenbezeichnung.

2. Stehend

Lagerung des Patienten (Abb. 2.20c)

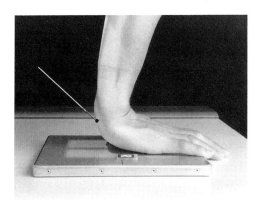

2.20c

Der Patient steht am Untersuchungstisch und stützt die Handinnenfläche auf die Kassette. Die Fingerspitzen umklammern den Unterrand der Kassette und der Unterarm steht senkrecht zur Hand.

Zentrierung

Zentralstrahl: tangential auf die Handwurzel, wobei die Röhre in einem Winkel von 45° zur Vertikalen gekippt wird.

Strahlengang: von proximal nach distal.
Einblenden auf Objekt. Seitenbezeichnung.

Merkmale einer technisch fehlerfreien Aufnahme (Abb. 2.20d)

U-förmige Darstellung des Karpaltunnes. Überlagerungsfreie Darstellung des Os pisiforme, des Hamulus ossis hamati und des Daumensattelgelenks.

2.20d *Hinweisbezeichnungen:*
1 Erbsenbein (Os pisiforme)
2 Hakenfortsatz am Hakenbein (Hamulus ossis hamati)
3 Kahnbein (Os scaphoideum)
4 Großes Vieleckbein (Os trapezium)
5 Daumensattelgelenk (Karpometakarpalgelenk I)

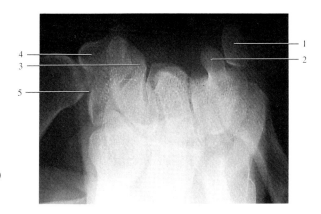

Anmerkung

Die axiale Darstellung der *Dorsalseite der Handwurzel* wird dadurch erzielt (vgl. Abb. 2.20e), daß die Rückhand auf der Kassette aufliegt und der Unterarm senkrecht steht. Der Zentralstrahl fällt im Winkel von 45° tangential auf die Rückseite der Handwurzelknochen.

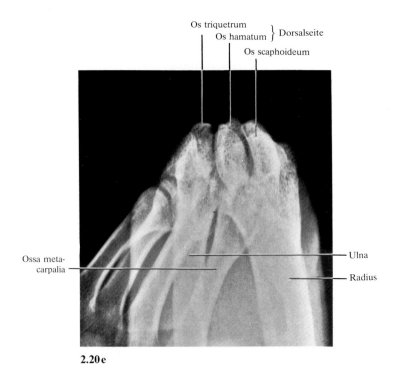

2.20e

Einstellung 18 Handgelenk, dorsovolar

Indikationen

Frakturen der handgelenknahen Unterarmknochen (Radius und Ulna).

Aufnahmetechnik

Filmformat: 13/18 cm oder 18/24 cm, 2geteilt, hoch.
Film-Folien-Kombination:
Empfindlichkeitsklasse (EK) 100,
bei Kindern und im Gips: EK 200–400.
Freie Belichtung.
FFA: 100 cm.
Fokusgröße: 0,3–0,6 mm.
Aufnahmedaten: 40–50 kV, 20 mAs.

Einstelltechnik

Vorbereitung des Patienten

Unterarm und Handgelenk von Kleidung und Schmuck freimachen. Gonadenschutz anlegen.

Lagerung des Patienten (Abb. 2.21 a)

Der Patient sitzt neben dem Untersuchungstisch. Der Unterarm liegt flach auf dem Tisch, das Handgelenk mit der volaren Seite auf der Kassette. Finger und Daumen sind gestreckt.

Zentrierung

Zentralstrahl: senkrecht auf Handgelenk und Kassettenmitte.

Strahlengang: dorsovolar.
Einblenden auf Objekt. Seitenbezeichnung.

Merkmale einer technisch fehlerfreien Aufnahme (Abb. 2.21 b)

Überlagerungsfreie Darstellung des Handgelenks (radiokarpales Gelenk). Die Knochenstrukturen und -konturen sind gut beurteilbar.

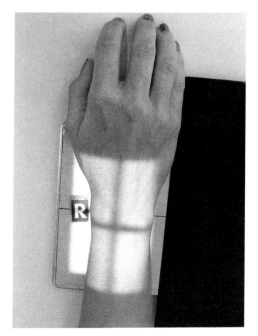

2.21 a

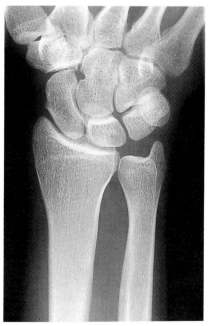

2.21 b

Einstellung 19 Handgelenk, seitlich

Indikationen

2. Ebene-Aufnahme zur dorsovolaren Aufnahme.

Aufnahmetechnik

Filmformat: 13/18 cm oder 18/24 cm, 2geteilt, hoch.
Film-Folien-Kombination:
Empfindlichkeitsklasse (EK) 100,
bei Kindern und im Gips: EK 200–400.
Freie Belichtung.
FFA: 100 cm.
Fokusgröße: 0,3–0,6 mm.
Aufnahmedaten: 40–50 kV, 20 mAs.

Einstelltechnik

Vorbereitung des Patienten

Handgelenk und Unterarm von Kleidung und Schmuck freimachen. Gonadenschutz anlegen.

Lagerung des Patienten (Abb. 2.22 a)

Der Patient sitzt neben dem Untersuchungstisch. Der Unterarm liegt seitlich auf dem Tisch, so daß das Handgelenk mit der ulnaren (Kleinfinger-)Seite der Kassette aufliegt. Daumen und Finger strecken. Handgelenk senkrecht zur Unterlage auf die Kassettenmitte legen, so daß Elle (Ulna) und Speiche (Radius) übereinander liegen. Unterarm mit Sandsack fixieren.

Zentrierung

Zentralstrahl: senkrecht, auf Handgelenk und Kassettenmitte.

Strahlengang: radioulnar.
Einblenden auf Objekt. Seitenbezeichnung.

Merkmale einer technisch fehlerfreien Aufnahme (Abb. 2.22 b)

Rein seitliche Darstellung des Handgelenks mit deckungsgleicher Projektion von distaler Elle und Speiche.

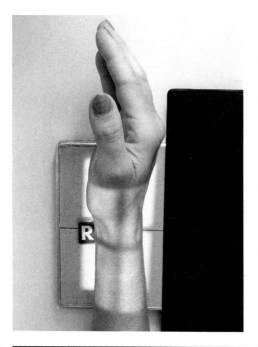
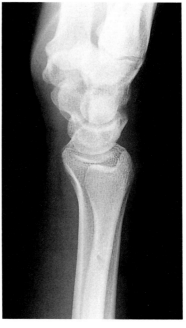

2.22 a, b

2.2 Unter- und Oberarm

Anatomische Vorbesprechung (Abb. 2.23)

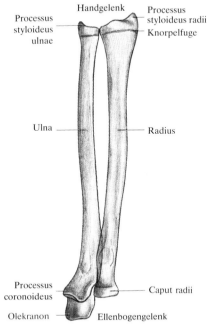

2.23

Der Unterarm besteht aus 2 Knochen: Speiche (Radius) und Elle (Ulna).
Die Speiche ist distal (handwärts) breit und bildet mit den Handwurzelknochen das Handgelenk (Radiokarpalgelenk). Proximal (ellenbogenwärts) befindet sich das zierliche Köpfchen (Caput radii). Die Elle weist dagegen distal ein schmales Ende auf und proximal den vorderen Fortsatz (Processus coronoideus) und den großen hinteren Fortsatz, den Ellenbogen (Olecranon).

Das Ellenbogengelenk ist ein Winkel- oder Scharniergelenk. Es besteht funktionell aus 3 Gelenken, die aus 3 miteinander artikulierenden Knochen gebildet werden: das Radiusköpfchen (Caput radii), der sattelförmig ausgebildete proximale Ulnaabschnitt und der gelenkbildende Teil des Oberarmknochens (Condylus humeri).
Die Gelenkfläche des flachen Radiusköpfchens ist so gestaltet, daß sie Drehbewegungen, einerseits gegenüber der Elle – radioulnares Gelenk –, andererseits gegenüber dem Oberarmknochen – radio-humerales Gelenk – erlaubt. Dank des radioulnaren Gelenks kann man die Hand in Supination (Innenfläche der Hand nach oben) und in Pronation (Handrücken nach oben) drehen. Das Radiusköpfchen artikuliert am Oberarm mit dem Capitulum humeri.
Das halbmondförmige proximale Ende der Elle (Olecranon) umgreift die rollenförmige Gelenkfläche des Oberarmknochens (Trochlea humeri) = humeroulnares Gelenk.
Oberhalb der Gelenkrolle des Oberarms befinden sich medial und lateral höckerartige Auswüchse. Sie werden als Epicondylus ulnaris oder medialis und Epicondylus radialis oder lateralis bezeichnet.
Bei starker Streckung des Arms findet das Olekranon Platz in der Fossa olecrani, die dorsalseitig zwischen den beiden Epikondylen des Humerus liegt. An den gelenkbildenden Abschnitt des Oberarmknochens schließt sich der Humerusschaft an. Am proximalen Ende des Oberarms befindet sich der Oberarmkopf (Caput humeri) (s. S. 89).

Einstellung 20   Unterarm, ventrodorsal

Indikationen

Frakturen und Luxationen. Entzündliche und tumoröse Knochenerkrankungen.

Aufnahmetechnik

Filmformat: 24/30 cm, 2geteilt, hoch.
Film-Folien-Kombination:
Empfindlichkeitsklasse (EK) 100,
bei Kindern und im Gips: EK 200–400.
Freie Belichtung. FFA: 100 cm.
Fokusgröße: 0,6 mm.
Aufnahmedaten: ca. 45 kV, 16 mAs.

Einstelltechnik

Vorbereitung des Patienten

Unterarm von Kleidung und Schmuck freimachen. Gonadenschutz anlegen.

Lagerung des Patienten (Abb. 2.24a)

Patient sitzt neben oder liegt auf dem Untersuchungstisch. Der Unterarm wird mit gestrecktem Ellbogengelenk mit der Dorsalseite flach und bequem auf die Kassette gelagert. Damit Unterarm und Oberarm beim sitzenden Patienten in einer Ebene liegen, muß entweder der Patient tief sitzen oder der Untersuchungstisch angehoben werden bzw. die Kassette mit Hilfe von Holzklötzen höher gelagert werden. Mitte des Unterarms auf Kassettenmitte legen. Fixierung mit Kompressionsband über der Ellenbeuge und Sandsäcken auf der Hand.

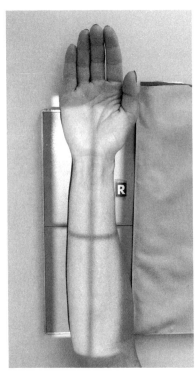

2.24a

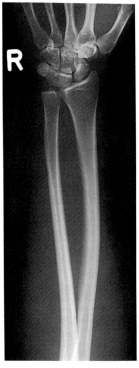

2.24b

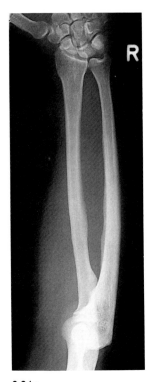

2.24c

Zentrierung

Zentralstrahl: senkrecht auf Unterarm- und Kassettenmitte.

Strahlengang: ventrodorsal.
Einblenden auf Objekt. Zweite Hälfte der Kassette mit Bleigummi abdecken. Seitenbezeichnung.

Merkmale einer technisch fehlerfreien Aufnahme (Abb. 2.24 b)

Überlagerungsfreie parallele Darstellung beider Unterarmknochen und mindestens eines Gelenks (Handgelenk oder Ellenbogengelenk).

Anmerkung

Häufige Fehleinstellung: Unterarm in Pronation (Handfläche auf Kassette). In dieser Position kreuzen sich die Unterarmknochen ellenbogennahe (Abb. 2.24c).
Projektionsbedingt stellt sich das Handgelenk auf der Standardaufnahme des Unterarms nicht überlagerungsfrei dar: Eine orthograde Darstellung des Handgelenks erreicht man auf der Unterarmaufnahme dadurch, daß auf das Handgelenk zentriert, und dann die Röhre unterarmwärts gekippt wird. Dadurch wird der Senkrechtstrahl zum Zentralstrahl (s. S. 40).

Einstellung 21 Unterarm, seitlich

Indikationen

2. Ebene-Aufnahme zur ventrodorsalen Aufnahme.

Aufnahmetechnik

Filmformat: 24/30 cm, 2geteilt, hoch.
Film-Folien-Kombination:
Empfindlichkeitsklasse (EK) 100,
bei Kindern und im Gips: EK 200–400.
Freie Belichtung.
FFA: 100 cm.
Fokusgröße: 0,6 mm.
Aufnahmedaten: 45–50 kV, 16 mAs.

Einstelltechnik

Vorbereitung des Patienten

Unterarm von Kleidung und Schmuck freimachen. Gonadenschutz anlegen.

Lagerung des Patienten (Abb. 2.25 a)

Patient sitzt neben dem Untersuchungstisch. Ober- und Unterarm liegen in einer Ebene auf dem Tisch. Der Arm wird im Ellenbogen 90° gebeugt. Der Unterarm liegt seitlich (Daumen nach oben) auf der Kassette. Daumen und Finger sind gestreckt. Unterarmmitte auf Kassettenmitte. Fixierung mit Kompressionsband über dem Ellenbogen.

Zentrierung

Zentralstrahl: senkrecht auf Unterarm- und Kassettenmitte.

Strahlengang: radioulnar.
Einblenden auf Objekt. Seitenbezeichnung.

Merkmale einer technisch fehlerfreien Aufnahme (Abb. 2.25 b)

Elle und Speiche überlagern sich weitgehend. Handgelenk oder Ellenbogengelenk sind seitlich abgebildet.

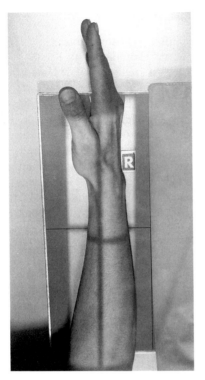
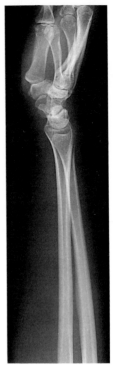

2.25 a, b

Anmerkung

Eine orthograde Darstellung des Handgelenks wird dadurch erzielt, daß auf das Handgelenk zentriert wird, dann eine Röhrenkippung in Richtung auf den Unterarm erfolgt, so daß der Senkrechtstrahl zum Zentralstrahl wird (s. auch ventrodorsale Aufnahme).

Einstellung 22 Ellenbogengelenk, ventrodorsal

Anatomie: Abb. 2.26. Text s. S. 75.

Indikationen

Frakturen und Luxationen im Ellenbogengelenk. Typische Frakturen: suprakondyläre und perkondyläre Oberarmfrakturen. Abrisse oder Ausrisse an den Oberarmepikondylen. Entzündliche (Tennisarm) und tumoröse Erkrankungen.

Aufnahmetechnik

Filmformat: 13/18 cm oder 18/24 cm, 2geteilt, hoch.
Film-Folien-Kombination:
Empfindlichkeitsklasse (EK) 100,
bei Kindern und im Gips: EK 200–400.
Freie Belichtung.
FFA: 100 cm.
Fokusgröße: 0,6 mm.
Aufnahmedaten: 45–55 kV, 15 mAs.

Einstelltechnik

Vorbereitung des Patienten

Unterarm und Ellenbogengelenk von Schmuck und Kleidung freimachen. Gonadenschutz anlegen.

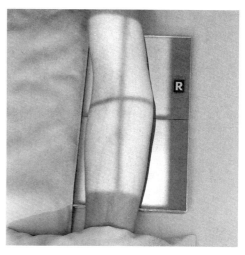

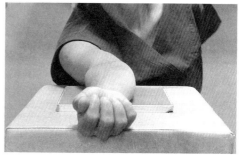

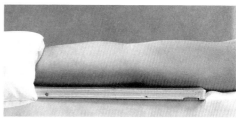

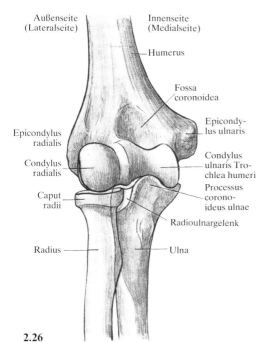

2.26

2.27 a–c

Lagerung des Patienten (Abb. 2.27 a–c)

Patient sitzt neben dem Untersuchungstisch. Das Ellenbogengelenk liegt mit gestrecktem Unterarm – Handfläche nach oben – auf der Kassette. Damit Oberarm, Ellenbogen und Unterarm in einer Ebene sind, muß der Ellenbogen auf einen Holzklotz oder ähnliches gelagert werden. Hand und Finger strecken. Fixierung mit Kompressionsverband über den Oberarm und Sandsäcken auf dem Unterarm.

Zentrierung

Zentralstrahl: senkrecht auf Ellenbogengelenkmitte (Beugeseite) und Kassettenmitte.
Strahlengang: ventrodorsal.
Einblenden auf Objekt. Seitenbezeichnung.

Merkmale einer technisch fehlerfreien Aufnahme (Abb. 2.27 d)

Orthograde Darstellung des Gelenkspalts. Gute Transparenz des Oberarmkondylus, so daß auch das Olekranon beurteilt werden kann.

Anmerkung

Ober- und Unterarm müssen gestreckt in einer Ebene liegen (Abb. 2.27 a–c). Abb. 2.27 e, f zeigen eine falsche Stellung des Ober- bzw. Unterarms, die nur bei einer Streckhemmung gestattet ist. Im Falle einer Streckungshemmung wird die Aufnahme nicht nur in „Mittelstellung" sondern je eine Aufnahme mit Flachlagerung des Unterarms (Abb. 2.27 e) und eine Aufnahme mit Flachlagerung des Oberarms (Abb. 2.27 f) angefertigt.
Bei Kindern und Jugendlichen kann in Zweifelsfällen zur Beurteilung der Knochenkerne eine Vergleichsaufnahme der Gegenseite erforderlich sein.

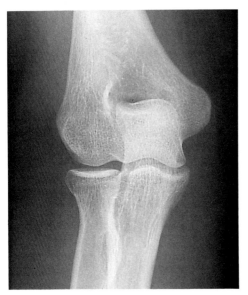

2.27 d

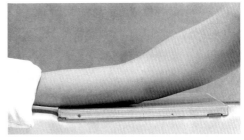

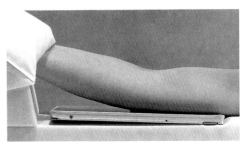

2.27 e, f

Einstellung 23 Ellenbogengelenk, seitlich

Anatomie: Abb. 2.28.

Indikationen

2. Ebene-Aufnahme zur ventrodorsalen Aufnahme.

Aufnahmetechnik

Filmformat: 13/18 cm oder 18/24 cm, hoch.
Film-Folien-Kombination:
Empfindlichkeitsklasse (EK) 100,
bei Kindern und im Gips: EK 200–400.
Freie Belichtung.
FFA: 100 cm.
Fokusgröße: 0,6 mm.
Aufnahmedaten: 45–50 kV, 16 mAs.

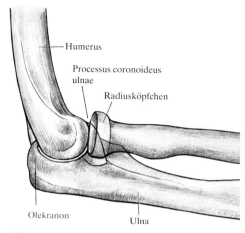

2.28

Einstelltechnik

Vorbereitung des Patienten

Ober- und Unterarm von Schmuck und Kleidung freimachen. Gonadenschutz anlegen

Lagerung des Patienten (Abb. 2.29 a, b)

Patient sitzt am Untersuchungstisch. Ober- und Unterarm durch Holzklötze auf Schultergelenkhöhe anheben. Ellenbogengelenk rechtwinklig beugen und mit ulnarer Seite (kleinfingerseitig) auf Kassettenmitte legen. Handgelenk liegt seitlich auf der Unterlage mit nach oben gerichtetem Daumen. Fixierung mit Sandsack über dem Unterarm.

Zentrierung

Zentralstrahl: senkrecht auf Ellenbogengelenk und Kassettenmitte.

Strahlengang: radioulnar.
Einblenden auf Objekt. Seitenbezeichnung.

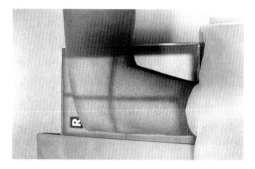
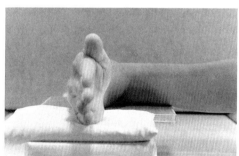

2.29 a, b

Merkmale einer technisch fehlerfreie Aufnahme (Abb. 2.29 c)

Überlagerungsfreie Darstellung des humeroulnaren Gelenks. Die Oberarmkondylen projizieren sich exakt aufeinander. Gute Darstellung des Radiusköpfchens.

Anmerkung

Fehleinstellungen: Hand in Pronation statt streng seitlich (Abb. 2.29 d). Oberarm schräg herabhängend statt horizontal liegend (Abb. 2.29 e).
Bei Verdacht auf freien Gelenkkörper führt die Tomographie weiter. Bei Kindern evtl. Vergleichsaufnahme der Gegenseite anfertigen.

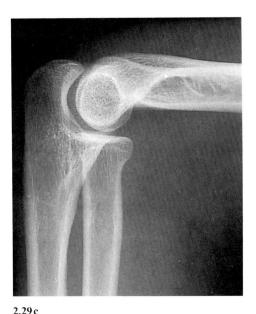

2.29 c

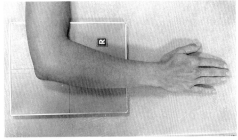

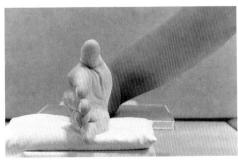

2.29 d, e Fehleinstellungen

Einstellung 24   Ellenbogen, axial, bei aufliegendem Oberarm (Olekranonaufnahme)

Die axiale Aufnahme des Ellenbogens kann in zwei unterschiedlichen Armpositionen und Strahlengangrichtungen angefertigt werden, die trotz sehr ähnlicher Einstellung verschiedene Bildergebnisse liefern. Die Einstellung richtet sich nach der klinischen Fragestellung.

Anatomische Vorbesprechung

Zwischen der Gelenkrolle für das Olekranon (Trochlea humeri) und ulnarem (medialem) Gelenkhöcker (Epicondylus ulnaris = medialis) verläuft die Rinne für den N. ulnaris (Sulcus nervi ulnaris), der bei Kondylenbrüchen verletzt werden kann.

Indikationen

Olekranonverletzungen. Läsionen des N. ulnaris nach Verletzungen. Epikondylitis („Tennisarm").

Aufnahmetechnik

Filmformat: 13/18 cm, hoch.
Film-Folien-Kombination:
Empfindlichkeitsklasse (EK) 100.
Freie Belichtung.
FFA: 100 cm.
Fokusgröße: 0,6 mm.
Aufnahmedaten: 45–55 kV, 16 mAs.

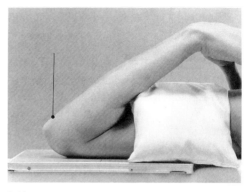

2.30 a

Einstelltechnik

Vorbereitung des Patienten

Ober- und Unterarm von Kleidung und Schmuck freimachen. Gonadenschutz anlegen.

Lagerung des Patienten (Abb. 2.30 a)

Patient sitzt am Untersuchungstisch. Rückseite des Oberarms durch Unterlegen von Holzklötzen auf Schulterhöhe anheben. Der Unterarm wird maximal gebeugt (die Finger berühren die eigene Schulter). Ellenbogengelenk auf Kassettenmitte. Fixierung mit Sandsack über Oberarm.

Zentrierung

Zentralstrahl: senkrecht auf Ellenbogengelenk und Kassettenmitte.

Strahlengang: axial.
Einblenden auf Objekt. Seitenbezeichnung.

Merkmale einer technisch fehlerfreien Aufnahme (Abb. 2.30 b)

Gute Darstellung von Olekranon, Trochlea und Capitulum humeri sowie des radialen und ulnaren Epikondylus. Die Unterarmknochen projizieren sich auf den Oberarmknochen.

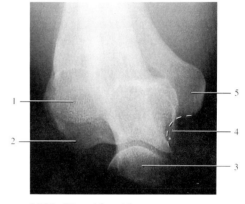

2.30 b *Hinweisbezeichnungen:*
1 Caput radii (Radiusköpfchen)
2 Epicondylus lateralis (radialis) humeri
3 Olecranon
4 Sulcus ulnaris
5 Epicondylus medialis (ulnaris) humeri

Einstellung 25   Ellenbogen, axial, bei aufliegendem Unterarm (Sulcus ulnaris-Aufnahme)

Indikationen

Darstellung des Sulcus nervi ulnaris, der bei dieser Einstellung gut abgebildet wird. Beurteilung der Oberarmhöcker bei Epikondylitis.

Aufnahmetechnik

Filmformat: 13/18 cm, hoch.
Film-Folien-Kombination:
Empfindlichkeitsklasse (EK) 100.
Freie Belichtung.
FFA: 100 cm.
Fokusgröße: 0,6 mm.
Aufnahmedaten: 45–55 kV, 16 mAs.

Einstelltechnik

Vorbereitung des Patienten

Ober- und Unterarm von Kleidung und Schmuck freimachen. Gonadenschutz anlegen.

Lagerung des Patienten (Abb. 2.31 a, b)

Patient sitzt seitlich am Untersuchungstisch. Die Rückseite des Unterarms und der Hand liegen auf dem Untersuchungstisch. Die Handinnenfläche ist nach oben gerichtet. Der Ellenbogen wird so weit wie möglich angewinkelt (Oberkörper nach vorn beugen). Ellenbogengelenk auf Kassettenmitte. Fixierung mit Kompressionsband über dem Unterarm.

Zentrierung

Zentralstrahl: senkrecht auf Ellenbogengelenk und Kassettenmitte.

Strahlengang: axial.
Einblenden auf Objekt. Seitenbezeichnung.

Merkmale einer technisch fehlerfreien Aufnahme (Abb. 2.31 c)

Gute Darstellung des ulnaren (medialen) und radialen (lateralen) Epikondylus sowie der an der Rückseite des Oberarms gelegenen Rinne für den N. ulnaris. Den Sulcus nervi ulnaris erkennt man neben dem stark vorspringenden Epicondylus ulnaris (medialis). Nur ein Teil des Olekranon ist – tangential getroffen – dargestellt.

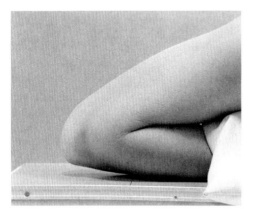

2.31 a

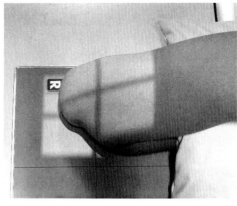

2.31 b

Anmerkung

Besonders gut läßt sich der Sulcus nervi ulnaris durch Verschiebung der Röntgenröhre nach lateral und Kippung um 10° gegenüber der Vertikalen darstellen (Zentralstrahl auf das Ellenbogengelenk). Mit dieser Aufnahme kommt der Epicondylus ulnaris (medialis) am übersichtlichsten zur Darstellung (Abb. 2.31 d). Außerdem erhält man eine gute Abbildung des humeroradialen Gelenks mit Radiusköpfchen.

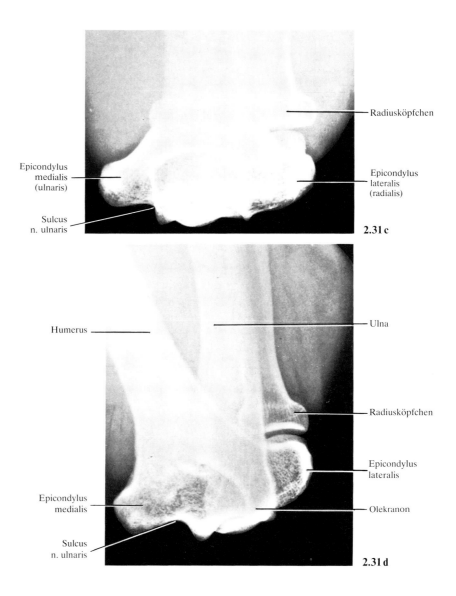

Einstellung 26 Radiusköpfchen, schräg, mediolateral

Anatomie: Abb. 2.32.

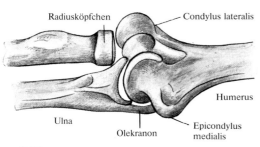

2.32

Indikationen

Frakturen des Radiusköpfchens, die die Drehbewegungen des Unterarms (Pronation und Supination) einschränken. Typische Frakturen sind: Meißelfraktur des Radiusköpfchens und Radiushalsfraktur.

Aufnahmetechnik

Filmformat: 13/18 cm, hoch.
Film-Folien-Kombination:
Empfindlichkeitsklasse (EK) 100.
Freie Belichtung.
FFA: 100 cm.
Fokusgröße: 0,6 mm.
Aufnahmedaten: 45–50 kV, 16 mAs.

Einstelltechnik

Vorbereitung des Patienten

Unter- und Oberarm von Kleidung und Schmuck freimachen. Gonadenschutz anlegen.

Lagerung des Patienten (Abb. 2.33 a)

Patient sitzt am Untersuchungstisch. Ober- und Unterarm liegen gestreckt in Supination (Handfläche nach oben) auf dem Untersuchungstisch. Ellenbogengelenk evtl. leicht beugen („en couvette") und Unterarm mit Sandsäcken stützen. Fixierung mit Kompressionsband über dem Handgelenk.

Zentrierung

Zentralstrahl: auf Radiusköpfchen bzw. Mitte der Ellenbeuge und Kassettenmitte.

Strahlengang: mediolateral im Winkel von 45° zur Tischebene.
Einblenden auf Objekt. Seitenbezeichnung.

Merkmale einer technisch fehlerfreien Aufnahme (Abb. 2.33 b)

Überlagerungsfreie Darstellung des Radiusköpfchens.

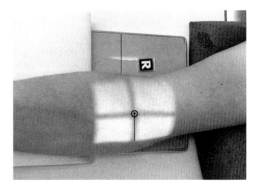

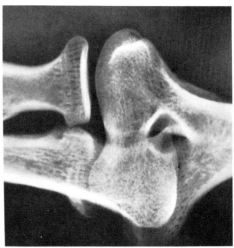

2.33 a, b

Einstellung 27 Processus coronoideus der Ulna, schräg, lateromedial

Anatomie: Abb. 2.34

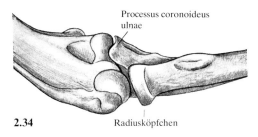

2.34

Processus coronoideus ulnae

Radiusköpfchen

Indikationen

Fraktur des Processus coronoideus.

Aufnahmetechnik

Filmformat: 13/18 cm, quer.
Film-Folien-Kombination:
Empfindlichkeitsklasse (EK) 100.
Freie Belichtung.
FFA: 100 cm.
Fokusgröße: 0,6 mm.
Aufnahmedaten: 45–50 kV, 16 mAs.

Einstelltechnik

Vorbereitung des Patienten

Ober- und Unterarm von Schmuck und Kleidung freimachen. Gonadenschutz anlegen.

Lagerung des Patienten (Abb. 2.35a)

Patient sitzt neben dem Untersuchungstisch. Ober- und Unterarm liegen gestreckt in Supination (Handfläche nach oben) auf dem Untersuchungstisch. Das Ellenbogengelenk liegt auf Kassettenmitte, lateral (daumenseitig) mit Keilkissen leicht angehoben und Hand durch Sandsack leicht abgestützt. Fixierung mit Kompressionsband über der Hand und dem Oberarm.

Zentrierung

Zentralstrahl: auf Processus coronoideus bzw. in Ellenbeuge und Kassettenmitte.

Strahlengang: 45°-Winkel von lateral nach medial.
Einblenden auf Objekt. Seitenbezeichnung.

Merkmale einer technisch fehlerfreien Aufnahme (Abb. 2.35b)

Überlagerungsfreie Darstellung des Processus coronoideus.

Anmerkung

Zur Vermeidung einer verzerrten und vergrößerten Aufnahme des Ellenbogengelenks kann man den gestreckten Arm im Schultergelenk 45° einwärts drehen lassen und die Aufnahme ohne Röhrenkippung anfertigen.

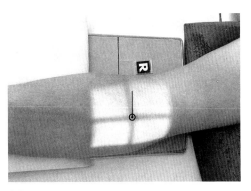

2.35a

2.35b ▽

Condylus lateralis   Processus coronoideus ulnae

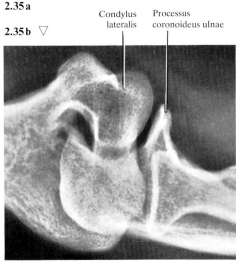

Einstellung 28 Oberarm, ventrodorsal

Indikationen

Oberarmfrakturen, Knochen- und Weichteilprozesse.

Aufnahmetechnik

Filmformat: 18/43 cm, 15/40 cm oder 20/40 cm, hoch.
Film-Folien-Kombination:
Empfindlichkeitsklasse (EK) (100)–200, bei Kindern und im Gips: EK 400.
Freie Belichtung oder Rastertechnik. Bei Belichtungsautomatik mittleres Meßfeld.
FFA: 100 cm.
Fokusgröße: 1,2 mm.
Aufnahmedaten: ca. 60 kV,
20 mAs (EK 100):
Expositionszeit bei Rastertechnik:
< 100 ms.

Einstelltechnik

Vorbereitung des Patienten

Ober- und Unterarm von Kleidung und Schmuck freimachen. Gonadenschutz anlegen.

Lagerung des Patienten (Abb. 2.36a)

Patient befindet sich in Rückenlage auf dem Untersuchungstisch. Oberarm, Unterarm und Hand liegen in Supination (Handfläche nach oben), gestreckt und leicht vom Körper abgespreizt auf der Kassette. Oberarm auf Kassettenmitte. Fixierung mit Sandsack über dem Handgelenk.
Oder: Patient steht mit dem Rücken am Rasterwandstativ, Oberarm leicht abgespreizt, Hand in Supination (Handfläche nach

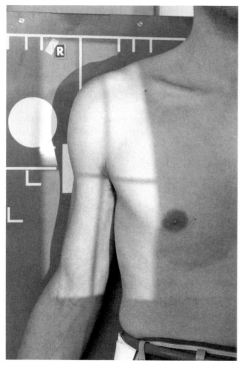

2.36 a

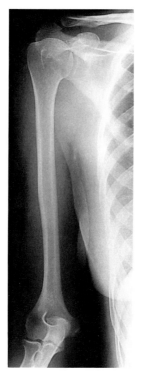

2.36 b

vorn). Oberarm auf Kassettenmitte. Der Kopf soll zur Gegenseite gedreht werden (Strahlenschutz der Augenlinse).

Zentrierung

Zentralstrahl: senkrecht auf Oberarm- und Kassettenmitte.

Strahlengang: ventrodorsal.
Einblenden auf Objekt. Seitenbezeichnung.
Aufnahme in Atemstillstand.

Merkmale einer technisch fehlerfreien Aufnahme (Abb. 2.36 b)

Überlagerungsfreie Darstellung des Oberarmknochens (Humerus) mit Schulter- und Ellenbogengelenk. Wichtig ist die freie Darstellung des Oberarmkopfs und -halses mit Tuberculum majus, das als kleiner Höcker lateral am Oberamkopf erkennbar ist.

Einstellung 29 Oberarm, seitlich, mediolateral

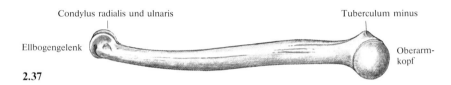

2.37

Anatomie: Abb. 2.37

Indikationen

2. Ebene-Aufnahme zur ventrodorsalen Aufnahme.

Aufnahmetechnik

Filmformat: 18/43 cm, 15/40 cm, 20/40 cm, hoch.
Film-Folien-Kombination:
Empfindlichkeitsklasse (EK) (100)–200, bei Kindern und im Gips: EK 400.
Freie Belichtung oder Rastertechnik. Bei Belichtungsautomatik mittleres Meßfeld.
FFA: 100 cm.
Fokusgröße: 1,2 mm.
Aufnahmedaten: ca. 60 kV,
20 mAs (EK 100).
Expositionszeit bei Rastertechnik:
< 100 ms.

Einstelltechnik

Vorbereitung des Patienten

Ober- und Unterarm von Kleidung und Schmuck freimachen. Gonadenschutz anlegen.

Lagerung des Patienten

Patient befindet sich in Rückenlage auf dem Untersuchungstisch. Der Oberarm wird 90° zur Körperlängsachse abgespreizt und mit der Streckseite auf einen Holzklotz gelagert (damit der Oberarm bei angestellter Kassette in Filmmitte abgebildet wird). Unterarm und Hand in Supination (Handfläche nach oben). Ellenbogengelenk wenig gebeugt und mit einem Keil abgestützt. Die Kassette wird an der radialen Seite des Oberarms angestellt und mit Sandsäcken fixiert.

Oder (Abb. 2.38a): Patient steht am Rasterwandstativ. Der Oberarm wird rechtwinklig abduziert und im Ellenbogengelenk ebenfalls rechtwinklig gebeugt; die Hand steht in Supination. (Eine Halterung am Stativ erleichtert die Armstellung.) Der Kopf ist zur Gegenseite gedreht.

Zentrierung

Zentralstrahl: horizontal und senkrecht auf Oberarm- und Kassettenmitte.

Strahlengang: mediolateral.
Einblenden auf Objekt. Seitenbezeichnung. Aufnahme in Atemstillstand.

Merkmale einer technisch fehlerfreien Aufnahme (Abb. 2.38b)

Gute Darstellung des Oberarmknochens mit Weichteilen. Mindestens ein Gelenk muß mitabgebildet sein. Auf einer korrekt seitlichen Aufnahme des Oberarms ist auch das Ellenbogengelenk exakt seitlich getroffen.

Anmerkung

Eine 2. Ebene-Aufnahme des Oberarms erzielt man auch mit einer *transthorakalen Aufnahme* (s. S. 101), z. B. zur Stellungskontrolle einer Oberarmfraktur.

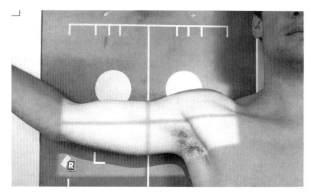

2.38 a

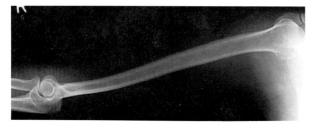

2.38 b

Einstellung 30 Oberarm, seitlich, lateromedial (nach Janker)

Indikationen

2. Ebene-Aufnahme zur ventrodorsalen Aufnahme.

Aufnahmetechnik

Filmformat: 18/43 cm, 15/40 cm, 20/40 cm, hoch
Film-Folien-Kombination:
Empfindlichkeitsklasse (EK) 100–200, bei Kindern und im Gips EK 400.
Freie Belichtung.
FFA: 100 cm.
Fokusgröße: 1,2 mm.
Aufnahmedaten: ca. 60 kV,
20 mAs (EK 100).

Einstelltechnik

Vorbereitung des Patienten

Oberkörper von Kleidung und Schmuck freimachen. Gonadenschutz seitlich anlegen.

Lagerung des Patienten (Abb. 2.39)

Patient liegt in Rückenlage auf dem Untersuchungstisch. Oberarm und Schulter erhöht lagern und unterpolstern. Unterarm in Supination (Handfläche nach oben). Kassette zwischen lateraler Thoraxwand und Oberarm aufstellen, soweit wie möglich in die Achsel schieben.

Zentrierung

Zentralstrahl: senkrecht auf Oberarm- und Kassettenmitte.

Strahlengang: horizontal und latero-medial Einblendung auf Objekt. Seitenbezeichnung. Aufnahme in Atemstillstand.

Merkmale einer technisch fehlerfreien Aufnahme (s. Abb. 2.38 b)

Gute Darstellung des Oberarmknochens mit exakt seitlich getroffenem Ellenbogengelenk.

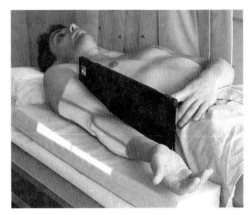

2.39

2.3 Schultergelenk

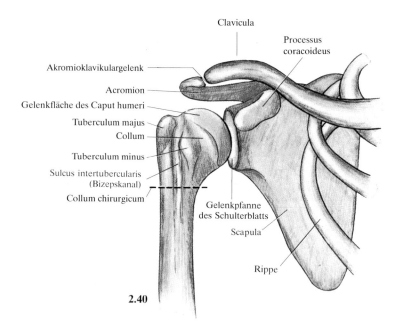

2.40

Anatomische Vorbesprechung (Abb. 2.40)

Das *Schultergelenk* (Humeroglenoidalgelenk) ist als Kugelgelenk angelegt, wobei ein Mißverhältnis zwischen dem großen Kopf und der kleinen Pfanne besteht. Die Stabilität des Schultergelenks ist durch Muskeln und Sehnen (Rotatorenmanschette) gewährleistet. Das Schultergelenk bildet mit dem Akromioklavikulargelenk und dem Sternoklavikulargelenk eine funktionelle Einheit.

Das proximale Ende des Oberarmschafts (Humerus) weist lateral einen großen Höcker (Tuberculum majus) und vorne einen kleinen Höcker (Tuberculum minus) auf.

Die dazwischen liegende Rinne (Sulcus intertubercularis) nimmt die Sehne des M. biceps brachii auf. Der Übergang zur knorpelüberzogenen Halbkugel des Humeruskopfs (Caput humeri) wird durch einen zirkulären Einschnitt, den Hals (Collum anatomicum) markiert. Der Humeruskopf bricht meistens am Übergang vom Schaft zum Kopfgebiet (subkapitale Oberarmfraktur), also distal vom Tuberculum majus und minus (Collum chirurgicum). Der Humeruskopf artikuliert mit der Schulterpfanne (Fossa glenoidalis). Das knöcherne Dach des Schultergelenks wird von einem Fortsatz des Schulterblatts = Schulterhöhe (Acromion) und dem Schlüsselbein (Clavicula) gebildet.

Einstellung 31 Schultergelenk, ventrodorsal, stehend

Die Röntgenuntersuchung der Schulter (Humeroglenoidalgelenk und Akromioklavikulargelenk) besteht aus wenigstens zwei Aufnahmen in unterschiedlicher Projektion, je nach Fragestellung.

Indikationen

Frakturen und Luxationen. Entzündliche, degenerative und tumoröse Erkrankungen (z. B. Periarthritis humeroscapularis = schmerzhafte Schultersteife). Nachweis von Kalkschatten in der Rotatorenmanschette

Aufnahmetechnik

Filmformat: 18/24 cm, hoch.
Film-Folien-Kombination:
Empfindlichkeitsklasse (EK) 200.
Freie Belichtung. Bei sehr kräftigen Patienten Rastertechnik.
Bei Belichtungsautomatik mittleres Meßfeld anwählen.
FFA: 100 cm.
Fokusgröße: 0,6–1,2 mm.
Aufnahmedaten: ca. 60 kV, 10 mAs bei freier Belichtung.
Expositionszeit: <100 ms bei Rastertechnik.

Einstelltechnik

Vorbereitung des Patienten

Oberkörper freimachen. Gonadenschutz anlegen.

Lagerung des Patienten (Abb. 2.41 a)

Patient steht mit flach anliegendem Schulterblatt am Rasterwandstativ, d.h. Gegenseite ca. 45° nach vorne gedreht. Der Oberarm hängt nach unten mit nach vorn gerichteter Handinnenfläche: Neutralstellung, außenrotiert. Der Kopf wird zur Gegenseite gedreht zum Schutz der strahlenempfindlichen Augenlinse. Fixierung des Patienten mit 45°-Keilkissen zwischen Gegenschulter und Wandstativ.

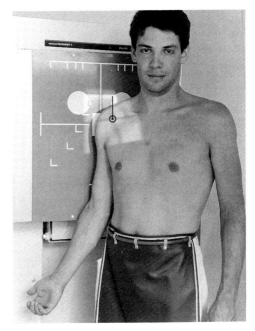

2.41a Schultergelenk, Neutralstellung

Zentrierung

Zentralstrahl: 3 Querfinger unterhalb des Schlüsselbeins auf das Schultergelenk und Kassettenmitte.

Strahlengang: ventrodorsal und 15–20° kraniokaudal.

Auf Hautgrenze einblenden. Seitenbezeichnung. Aufnahme in Atemstillstand.

Merkmale einer technisch fehlerfreien Aufnahme (Abb. 2.41 b)

Überlagerungsfreie Darstellung des Humeruskopfs und des Gelenks mit strichförmiger bis schmal-ovalärer Abbildung der Gelenkpfanne. Der Subakromialraum ist gut einsehbar. Akromioklavikulargelenk und lateraler Klavikula-Abschnitt sind auf dieser Aufnahme nicht überlagerungsfrei dargestellt.

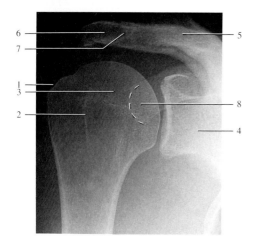

2.41 b Schultergelenk, Neutralstellung

1 Tuberculum majus
2 Tuberculum minus
3 Oberarmkopf (Caput humeri)
4 Schulterblatt (Scapula)
5 Schlüsselbein (Clavicula)
6 Schulterhöhe (Acromion)
7 Schultereckgelenk (Akromioklavikulargelenk)
8 Rabenschnabelfortsatz (Processus coracoideus)

Anmerkung

Die Schulteraufnahme kann auch im Liegen angefertigt werden. Auch hier ist darauf zu achten, daß das Schulterblatt durch Anheben der Gegenseite und Unterstützen mit Keilkissen flach auf der Kassette liegt. Der Arm wird etwas abgespreizt und die Handinnenfläche schaut nach oben. Der Zentralstrahl wird in einem 25°-Winkel kraniokaudal und in einem 15°-Winkel mediolateral auf einen Punkt, 3 Querfinger unterhalb des Schlüsselbeins und auf das Schultergelenk gerichtet (Abb. 2.42 a, b). Die Aufnahmekriterien entsprechen denen der Schulteraufnahmen im Stehen.

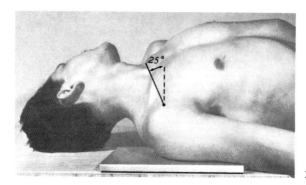

2.42 a

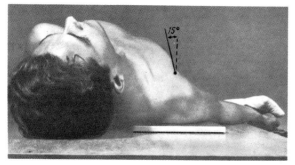

2.42 b

94 Einstellung 31 Schultergelenk, ventrodorsal, stehend

Einstellung 32 Schultergelenk, „Schwedenstatus"

Indikationen

Entzündliche und degenerative Erkrankungen der Schulter und des Schultereckgelenks. Impressionsfrakturen am Oberarmkopf nach Schulterluxation.

Aufnahmetechnik

Filmformat: 18/24 cm, hoch.
Film-Folien-Kombination:
Empfindlichkeitsklasse (EK) 200.
Freie Belichtung. Bei sehr kräftigen Patienten Rastertechnik.
Bei Beleuchtungsautomatik mittleres Meßfeld anwählen.
FFA: 100 cm.
Fokusgröße: 0,6–1,2 mm.
Aufnahmedaten: ca. 60 kV, 10 mAs bei freier Belichtung.
Expositionszeit: < 100 ms bei Rastertechnik.

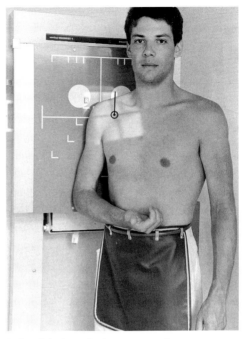

2.43a Schultergelenk, Innenrotation

Einstelltechnik

Vorbereitung des Patienten

Oberkörper freimachen, Gonadenschutz anlegen.

1. Aufnahme: Innenrotation

Lagerung des Patienten (Abb. 2.43a)

Wie bei Standardaufnahme: Schulterblatt der Kassette oder dem Stativ anliegend, d.h. Gegenseite ca. 45° angehoben. Arm adduziert (dem Körper anliegend), Ellenbogengelenk 90° gebeugt und Hand in Supinationsstellung, d.h. Handinnenfläche schaut nach oben. Kopf zur Gegenseite drehen (Strahlenschutz der Augenlinse).

Zentrierung

Zentralstrahl: 3 Querfinger unterhalb des Schlüsselbeins auf Schultergelenk und Kassettenmitte.

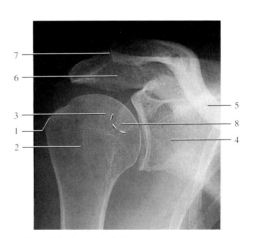

2.43b Schultergelenk, Innenrotation
1 Tuberculum majus
2 Tuberculum minus
3 Oberarmkopf (Caput humeri)
4 Schulterblatt (Scapula)
5 Schlüsselbein (Clavicula)
6 Schulterhöhe (Acromion)
7 Schultereckgelenk (Akromioklavikulargelenk)
8 Rabenschnabelfortsatz (Processus coracoideus)

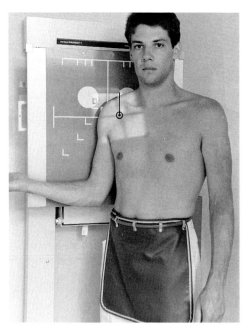

2.44a Schultergelenk, Außenrotation

Strahlengang: ventrodorsal und 15–20° kraniokaudal.

2. Aufnahme: Außenrotation

Lagerung des Patienten (Abb. 2.44a)

Aus der Grundstellung wird der Arm nach außen rotiert. Der Unterarm bleibt dabei in Supination und liegt dem Wandstativ an. Kopf zur Gegenseite drehen.

Zentrierung

Zentralstrahl: 3 Querfinger unterhalb des Schlüsselbeins auf Schultergelenk und Kassettenmitte.

Strahlengang: ventrodorsal und 15–20° kraniokaudal.

3. Aufnahme: Außenrotation und Elevation

Lagerung des Patienten (Abb. 2.45a)

Aus der Grundstellung wird der Arm 90° abduziert und außenrotiert, im Ellbogengelenk 90° gebeugt; damit befindet sich die Handinnenfläche in Höhe des Kopfs. Kopf zur Gegenseite drehen.

Zentrierung

Zentralstrahl: 3 Querfinger unterhalb des Schlüsselbeins auf Schultergelenk und Kassettenmitte.

Strahlengang: ventrodorsal und ca. 10° kaudokranial.

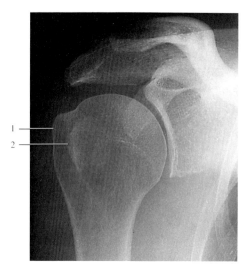

2.44b Schultergelenk, Außenrotation
1 Tuberculum majus
2 Tuberculum minus

Merkmale einer technisch fehlerfreien Aufnahme (Abb. 2.43 b, 2.44 b und 2.45 b)

Überlagerungsfreie Darstellung des Oberarmkopfs und des Gelenks mit strichförmiger bis schmal ovalärer Abbildung der Gelenkpfanne. Der subakromiale Raum ist auf der Aufnahme in Innen- und Außenrotation (Abb. 2.43 b und 2.44 b) gut einsehbar. Auf der Aufnahme in Außenrotation und Elevation (Abb. 2.45 b) überlagert der Oberarmkopf das Akromion, trotzdem gute Beurteilbarkeit des Schultereckgelenks (Akromioklavikulargelenk).

Anmerkung

Um kleine, oft nur nadelspitzengroße Verkalkungen erkennen zu können, dürfen die Aufnahmen nicht zu dunkel sein, d.h. der Weichteilmantel der Schulter muß erkennbar sein. Dies wird am besten mit einem Keilfilter erreicht.

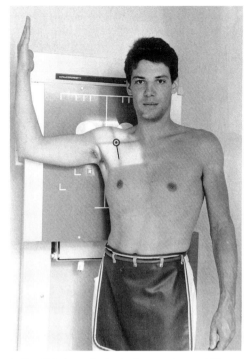

2.45a Schultergelenk, Außenrotation und Elevation

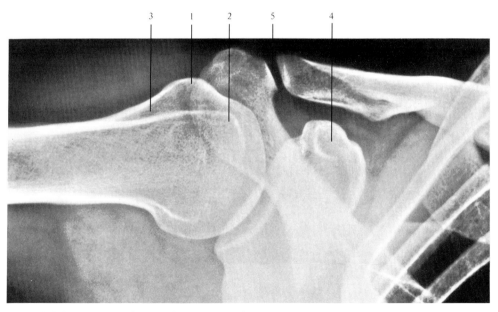

2.45b Schultergelenk, Außenrotation und Elevation
1 Tuberculum majus
2 Tuberculum minus
3 Bizepskanal (Sulcus intertubercularis)
4 Processus coracoideus
5 Akromioklavikulargelenk

Einstellung 33 Schultergelenk, axial, liegend

Indikationen

2. Ebene-Aufnahme zur Schulterstandardaufnahme: entzündliche und degenerative Gelenkerkrankungen. Frakturen. Bei Luxationen läßt sich die Aufnahme meist nicht durchführen.

Aufnahmetechnik

Filmformat: 18/24 cm, quer.
Film-Folien-Kombination:
Empfindlichkeitsklasse (EK) 200.
Freie Belichtung.
FFA: 70 cm.
Fokusgröße: 0,6–1,2 mm.
Aufnahmedaten: ca. 60 kV, 10 mAs.

Einstelltechnik

Vorbereitung des Patienten

Oberkörper freimachen. Schmuck ablegen. Gonadenschutz anlegen.

Lagerung des Patienten (Abb. 2.46 a, b)

Patient liegt in Rückenlage auf dem Untersuchungstisch. Oberarm rechtwinklig abspreizen und auf flaches Schaumstoffkissen betten. Kopf zur Gegenseite drehen.

Die Kassette wird senkrecht an der Schulteroberkante angestellt und mit Keilkissen fixiert.
Frauen sollen mit der anderen Hand die Brust der aufzunehmenden Seite zur Körpermitte drücken.

Zentrierung

Zentralstrahl: in der Mitte der Achselhöhle, parallel zur lateralen Thoraxwand und senkrecht auf Kassettenmitte.

Strahlengang: horizontal bzw. auf die Körperlängsachse bezogen: kaudokranial.
Mindestens auf Filmformat einblenden.
Seitenbezeichnung. Aufnahme in Atemstillstand.

Merkmale einer technisch fehlerfreien Aufnahme (Abb. 2.46c)

Übersichtliche Darstellung von Oberarmkopf, Gelenkpfanne, Processus coracoideus und des vom Oberarmkopf überlagerten Akromioklavikulargelenks.

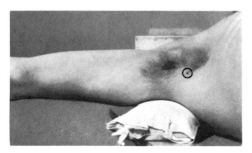

2.46 a

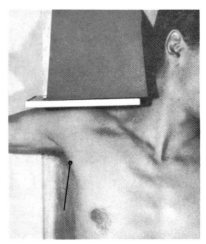

2.46 b ▷

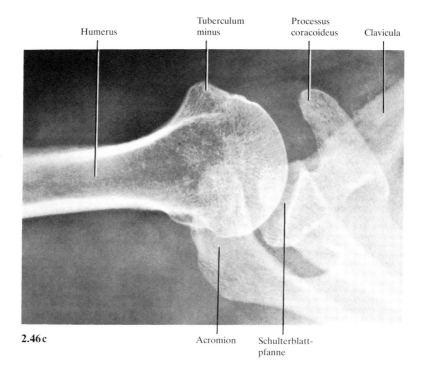

Humerus — Tuberculum minus — Processus coracoideus — Clavicula

2.46c — Acromion — Schulterblattpfanne

Anmerkung

Zum Nachweis einer dorsalen (Sub-)Luxation wird mit Druck auf den Oberarm von oben eine Luxation nach hinten provoziert.

Oder:

Die axiale Aufnahme kann auch im Sitzen angefertigt werden: Der Patient sitzt auf einem Stuhl, spreizt den Arm ab und hält die auf der Schulter liegende Kassette. Der Zentralstrahl fällt in kaudokranialer Richtung senkrecht auf die Kassette, wobei die Röntgenröhre sehr tief stehen muß (Abb. 2.47).

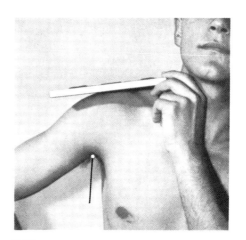

2.47

Einstellung 34　Schultergelenk, axial, sitzend

Indikationen

Wie „Schultergelenk, axial liegend".

Aufnahmetechnik

Filmformat: 18/24 cm, quer, evtl. Sattelkassette.
Film-Folien-Kombination:
Empfindlichkeitsklasse (EK) 200.
Freie Einstelltechnik.
FFA: 100 cm.
Fokusgröße: 0,6–1,2 mm.
Aufnahmedaten: ca. 60 kV, 10 mAs.

Einstelltechnik

Vorbereitung des Patienten

Oberkörper freimachen und Schmuck ablegen. Gonadenschutz anlegen.

Lagerung des Patienten (Abb. 2.48a)

Patient sitzt seitlich am Untersuchungstisch. Der abduzierte Arm wird im Ellenbogengelenk rechtwinklig gebeugt. Oberarm und Unterarm werden bis Schulterhöhe mit Holzklötzen und Schaumstoffkeilen auf dem Tisch hochgelagert. Der Unterarm liegt in Pronationsstellung (Handrücken nach oben) tischparallel. Die Kassette wird so in die Achselhöhle gelegt, daß sich das Schultergelenk über der Kassettenmitte befindet. Der Kopf wird zur Gegenseite gedreht. Frauen müssen ggf. die Brust mit der anderen Hand zur Vermeidung von Überlagerungen weghalten.

Zentrierung

Zentralstrahl: senkrecht oder leicht (10°) nach lateral gerichtet auf Schulter- und Kassettenmitte.

Strahlengang: kraniokaudal. Mindestens auf Filmformat einblenden.
Seitenbezeichnung. Aufnahme in Atemstillstand.

Merkmale einer technisch fehlerfreien Aufnahme (Abb. 2.48b)

Unverzerrte Darstellung des Schulter (Humeroglenoidal)-gelenks mit überlagerungsfreier Darstellung des Processus coracoideus. Auf den Oberarmkopf projiziert sich das Akromioklavikulargelenk.

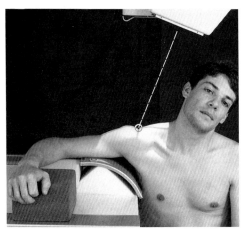

2.48a

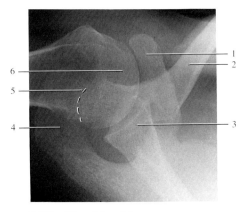

2.48b *Hinweisbezeichnungen*:
1 Processus coracoideus
2 Clavicula
3 Schulterpfanne
4 Acromion
5 Akromioklavikulargelenk
6 Humeruskopf

Einstellung 35   Schultergelenk und Oberarm, transthorakal, stehend

Indikationen

Schulterluxationen. Oberarmfrakturen.

Aufnahmetechnik

Filmformat: 24/30 cm, hoch, bei Oberarmfrakturen im mittleren Schaftabschnitt 20/40 cm, hoch.
Film-Folien-Kombination:
Empfindlichkeitsklasse (EK) 200.
Rastertechnik. Bei Belichtungsautomatik mittleres Meßfeld anwählen.
FFA: 100 cm.
Fokusgröße: 0,6–1,2 mm.
Aufnahmespannung: ca. 70 kV.
Expositionszeit: <100 ms.

Einstelltechnik

Vorbereitung des Patienten

Oberkörper freimachen, Schmuck ablegen. Gonadenschutz seitlich anlegen

Lagerung des Patienten (Abb. 2.49 a, b)

Der Patient steht seitlich mit der aufzunehmenden Schulter am Rasterwandstativ. Arm hängenlassen. Unterarm in Supination, d.h. Handfläche nach vorne. Der filmferne Arm wird auf den Kopf gelegt, dadurch steht die filmnahe Schulter tiefer und eine Überlagerung der beiden Schultergelenke wird vermieden. Außerdem wird der Patient mit der gesunden Seite etwas nach hinten gedreht.

Zentrierung

Zentralstrahl: auf einen Punkt zwischen Achselhöhle und Brustwarze beim Mann oder in der vorderen Axillarlinie handbreit unterhalb der Achselhöhle senkrecht auf Kassettenmitte.

Strahlengang: horizontal, transthorakal und am Oberarm mediolateral.
Auf Filmformat einblenden. Seitenbezeichnung. Aufnahme in Atemstillstand.

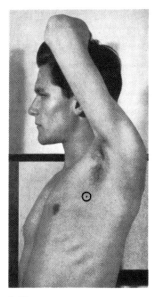

2.49 a

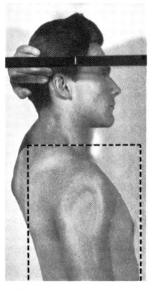

2.49 b Ansicht von rechts. Kassette durch Glasplatte ersetzt

Merkmale einer technisch fehlerfreien Aufnahme (Abb. 2.49c)

Der Oberarm projiziert sich zwischen Wirbelsäule und Brustbein. Der Oberarmkopf überlagert teilweise die Gelenkpfanne.

Anmerkung

Die Aufnahme ist nicht zur Beurteilung der Knochenfeinstrukturen geeignet. Bei dieser Aufnahme geht es in der Regel um Stellungskontrollen nach Oberarmfrakturen oder Schulterluxation.

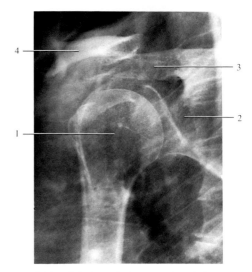

2.49c Schultergelenk, transthorakal
1 Oberarmkopf 3 Acromion
2 Scapula 4 Clavicula

Einstellung 36 Schultergelenk, transskapular (Y-Aufnahme)

Indikationen

Schulterluxationen.

Aufnahmetechnik

Filmformat: 24/30 cm, hoch.
Film-Folien-Kombination: Empfindlichkeitsklasse (EK) 200.
Rastertechnik. Bei Belichtungsautomatik mittleres Meßfeld anwählen.
FFA: 100 cm.
Fokusgröße: 1,2 mm.
Aufnahmespannung: ca. 60 kV.
Expositionszeit: < 100 ms.

Einstelltechnik

Vorbereitung des Patienten

Oberkörper freimachen. Schmuck ablegen. Gonadenschutz seitlich anlegen.

Lagerung des Patienten (Abb. 2.50a)

Wie zur axialen Schulterblattaufnahme (Einstellung 45). Der Patient steht seitlich mit der zu untersuchenden Schulter am Stativ und läßt den Arm hängen. Er legt den gesunden Arm auf den Kopf. Aus der Profilstellung wird die zu untersuchende Schulter leicht nach hinten gedreht (gesunde Schulter nach vorne), so daß der platte Schulterblattknochen senkrecht zur Filmebene steht.

Zentrierung

Zentralstrahl: auf Schulterblattmitte und Kassettenmitte.

Strahlengang: horizontal, quer durch das Schulterblatt und tangential zur Thoraxwand.
Einblenden auf Objekt. Seitenbezeichnung. Aufnahme in Atemstillstand.

Merkmale einer technisch fehlerfreien Aufnahme (Abb. 2.50b)

Das Schulterblatt (Scapula) stellt sich Y-förmig, ohne Rippenüberlagerung, dar. Die kurzen Schenkel der Y-Figur entsprechen dem Processus coracoideus und dem Akromion. Der lange Schenkel ist das tangential getroffene Schulterblatt. Im Schnittpunkt der 3 Schenkel kommt die Gelenkpfanne in Aufsicht („en face") zur Darstellung. Auf die Pfanne projiziert sich der Oberarmkopf. Im Falle einer Luxation ist die Pfanne „leer".

Anmerkung

Die Y-Aufnahme des Schulterblatts läßt sich auch als Zielaufnahme unter Durchleuchtungskontrolle anfertigen.

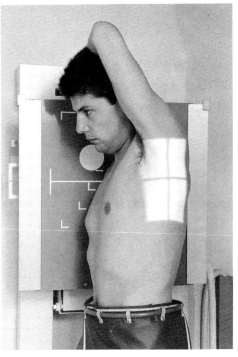

2.50a Schultergelenk, transskapular (Y-Aufnahme)

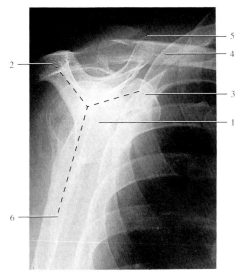

2.50b Schultergelenk, transskapular (Y-Aufnahme)

1 Oberarmkopf
2 Acromion
3 Processus coracoideus
4 Clavicula
5 Spina scapulae
6 Schulterblatt und Oberarmschaft

Einstellung 37 Schulter, tangential, Bizepssehnenkanal

Anatomische Vorbesprechung (Abb. 2.51 a)

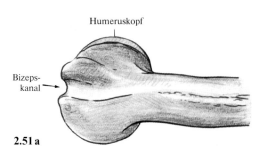

2.51 a

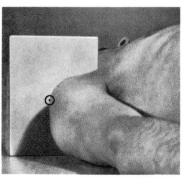

2.51 b

Die lange Bizepssehne des zweiköpfigen Armmuskels (M. biceps brachii) verläuft in einer knöchernen Rinne (Sulcus intertubercularis) ventrolateral zwischen großem und kleinem Muskelansatzhöcker (Tuberculum majus und minus) am Oberarmkopf.

Indikationen

Frakturen des Oberarmkopfs und des großen Muskelansatzhöckers (Tuberculum majus) mit Verletzung der knöchernen Rinne für die Bizepssehne und schmerzhafter Einschränkung der Innen- und Außenrotation.

Aufnahmetechnik

Filmformat: 13/18 cm oder 18/24 cm, hoch.
Film-Folien-Kombination:
Empfindlichkeitsklasse (EK) 200.
Freie Einstelltechnik.
FFA: 100 cm.
Fokusgröße: 0,6–1,2 mm.
Aufnahmedaten: ca. 50 kV, 10 mAs.

Einstelltechnik

Vorbereitung des Patienten

Oberkörper freimachen. Schmuck ablegen. Gonadenschutz anlegen.

Lagerung des Patienten (Abb. 2.51 b)

Patient in Rückenlage auf dem Untersuchungstisch. Arm in Supination, d.h. Handrücken auf dem Tisch. Schulter evtl. etwas unterpolstern.
Die Kassette wird senkrecht auf dem Tisch an der Oberkante der Schulter aufgestellt und mit Keilkissen oder Sandsäcken fixiert. Kopf zur Gegenseite drehen.

Zentrierung

Zentralstrahl: parallel am Oberarm entlang leicht von unten, den Oberarmkopf ventrolateral tangierend, d.h. zwischen Tuberculum minus und majus senkrecht auf Kassettenmitte zielend.

Strahlengang: horizontal, leicht von kaudal parallel zur Oberarmachse. Auf Objekt einblenden. Seitenbezeichnung.

Variante

Lagerung des Patienten

Patient sitzt seitlich neben dem Untersuchungstisch, legt den Unterarm in Supinationsstellung auf den Tisch. Die Kassette liegt flach auf der Hand. Der Ellbogen wird soweit zurückgenommen, daß sich der Oberarmkopf bei von oben einfallendem Röntgenstrahl auf Kassettenmitte projiziert.

Zentrierung

Zentralstrahl: senkrecht, den Oberarmkopf ventrolateral tangierend auf Kassettenmitte.

Strahlengang: kraniokaudal.

Merkmale einer technisch fehlerfreien Aufnahme (Abb. 2.51 c)

Zwischen Tuberculum majus und minus stellt sich der Bizepssehnenkanal (Sulcus intertubercularis) dar.

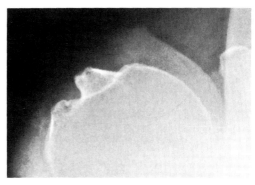

2.51 c

Einstellung 38 Schultergelenk, Nachweis eines Hill-Sachs-Defekts

Indikationen

Impressionsfraktur am Humeruskopf dorsolateral (Hill-Sachs-Defekt nach Schulterluxationen).
Auf einer Schulteraufnahme in Innenrotation kommt die Impressionsfraktur am Humeruskopf nicht immer zur Darstellung. Zum besseren Nachweis dienen *Spezialprojektionen*.

Aufnahmetechnik

Filmformat: 13/18 cm oder 18/24 cm, hoch.
Film-Folien-Kombination:
Empfindlichkeitsklasse (EK) 200.
Freie Einstelltechnik.
FFA: 100 cm.
Fokusgröße: 0,6–1,2 mm.
Aufnahmedaten: ca. 50 kV, 10 mAS.

Einstelltechnik

Vorbereitung des Patienten

Oberkörper freimachen. Schmuck ablegen. Gonadenschutz anlegen.

45° kraniokaudale Aufnahme (Abb. 2.52 a)

Lagerung des Patienten

Patient in Rückenlage auf dem Untersuchungstisch. Arme am Oberkörper.

Zentrierung

Zentralstrahl: 45° kraniokaudal auf den Oberarmkopf und Kassettenmitte.

45° kaudokraniale Aufnahme = Stryker-Aufnahme (Abb. 2.52 b)

Lagerung des Patienten

Patient in Rückenlage auf dem Untersuchungstisch mit erhobenem Arm. Hand am Kopf.

Zentrierung

Zentralstrahl: 45° kaudokranial auf den Oberarmkopf und Kassettenmitte.

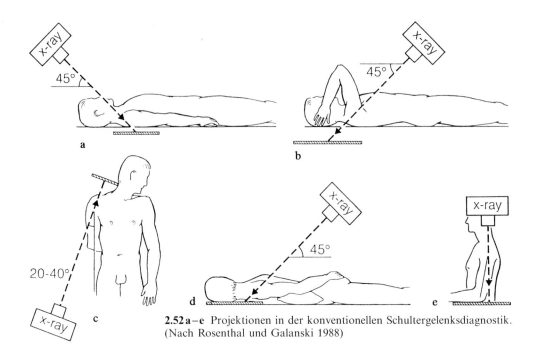

2.52 a–e Projektionen in der konventionellen Schultergelenksdiagnostik. (Nach Rosenthal und Galanski 1988)

Tangentialaufnahme nach Hermodsson (Abb. 2.52c)

Lagerung des Patienten

Patient in Rückenlage. Arm innenrotiert und retroflektiert (unter dem Rücken). Kassette zwischen Hals und Schulter aufgestellt.

Zentrierung

Zentralstrahl: 30° zur Oberarmlängsachse senkrecht auf Kassette.

Strahlengang: horizontal, tangential.

Didiee-Aufnahme (Abb. 2.52d)

Lagerung des Patienten

Patient in Bauchlage. Arm liegt auf dem Rücken (innenrotiert und retroflektiert). Kopf zur Gegenseite gedreht.

Zentrierung

Zentralstrahl: 45° kaudokranial auf Oberarmkopf und auf unteres Drittel der unter der Schulter liegenden Kassette zielend.

Strahlengang: dorsoventral.

Aufnahme nach Mukherjee-Sivaya (Abb. 2.52e,f)

Lagerung des Patienten (Abb. 2.52e)

Patient am Untersuchungstisch sitzend, den Oberarm etwas eleviert, d.h. nach vorne geschoben, Unterarm abgewinkelt auf dem Tisch und auf der Kassette liegend.

Zentrierung

Zentralstrahl: von kranial durch die Schulter senkrecht auf Kassettenmitte.

Anmerkung

Auf durchleuchtungsgezielten Aufnahmen des 70° innenrotierten, leicht abduzierten und retroflektierten Oberarms gelingt die Darstellung des typischen Humeruskopfdefekts in den meisten Fällen. Eine wichtige Ergänzung der konventionellen Röntgenaufnahmen in Standard- und Spezialprojektionen ist die Computertomographie (CT) und die Computerarthrographie, d.h. CT nach Einbringen von Kontrastmittel und/oder Luft zur Erkennung kleiner und kleinster knöcherner Verletzungen sowie von Knorpel-, Kapsel- und Bandläsionen. Auch sonographisch läßt sich ein Hill-Sachs-Defekt nachweisen.

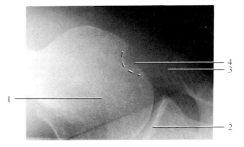

2.52f Aufnahme nach Mukherjee-Sivaya

1 Oberarmkopf   *3* Acromion
2 Gelenkpfanne   *4* Hill-Sachs-Defekt

Einstellung 39   Schultergelenk, Nachweis einer Bankart-Läsion (Bernageau-Aufnahme)

Indikationen

Knöcherne Absprengung am Pfannenrand ventrokaudal (Bankart-Läsion) nach Schulterluxation.

Aufnahmetechnik

Filmformat: 18/24 cm, quer.
Film-Folien-Kombination:
Empfindlichkeitsklasse (EK) 200.
Freie Belichtung.
FFA: 70 cm.
Fokusgröße: 0,6–1,2 mm
Aufnahmedaten: ca. 60 kV, 10 mAs.

Einstelltechnik

Vorbereitung des Patienten

Oberkörper freimachen, Schmuck ablegen. Gonadenschutz anlegen.

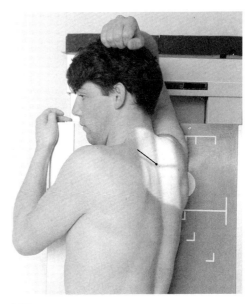

2.53 a

Lagerung des Patienten (Abb. 2.53 a)

Mit erhobenem, nach außen rotiertem und im Ellbogengelenk um 90° gebeugtem Arm steht der Patient dem Stativ zugewandt in einem Winkel von 70° zwischen der frontalen Ebene und der Filmebene, wobei die zu untersuchende Schulter dem Stativ anliegt. Der andere Arm wird nach vorne genommen.

Zentrierung

Zentralstrahl: 20° kranio-kaudal aus der Horizontalen auf Schultergelenk und Kassettenmitte.

Strahlengang: von dorsal, zwischen Wirbelsäule und medialer Schulterblattbegrenzung, transthorakal auf das Schultergelenk.

Merkmale einer technisch fehlerfreien Aufnahme (Abb. 2.53 b)

Der vordere, untere Pfannenrand stellt sich als spitzer Schnabel dar.

Anmerkung

Besser als mit konventionellen Röntgenaufnahmen lassen sich kleine knöcherne Absprengungen, Knorpelabrisse, Kapsel- und Bandläsionen mit der Computertomographie und/oder Computerarthrographie feststellen.

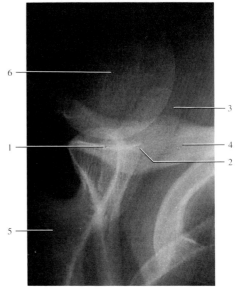

2.53 b *Hinweisbezeichnungen:*

1 Gelenkpfanne   4 Clavicula
2 Unterer Pfannenrand   5 Scapula
3 Processus coracoideus   6 Oberarmkopf

2.4 Schultergürtel

Anatomische Vorbesprechung (Abb. 2.54)

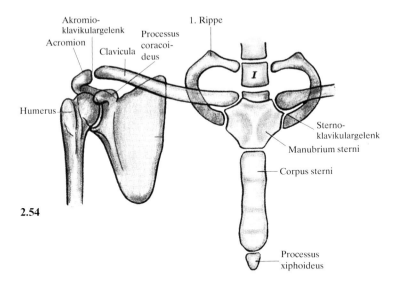

2.54

Der Schultergürtel besteht aus:

- Schulterblatt = Scapula,
- Schlüsselbein = Clavicula,
- Brustbein = Sternum,
- Schultereckgelenk = Akromioklavikulargelenk = AC-Gelenk,
- Brustbein-Schlüsselbein-Gelenk = Sternoklavikulargelenk = SC-Gelenk.

Die symmetrische Anordnung dieser Knochen bildet zusammen einen unvollständigen Ring oder Gürtel, den *Schultergürtel*, der hinten offen ist. Der Oberarm ist durch den Schultergürtel mit dem Rumpf verbunden.

Das *Schulterblatt* (Scapula) ist ein großer dreieckiger, platter, dünner Knochen, der dem Rippengitter des Rückens frei beweglich aufliegt und die kleine ovale und flache Schulterpfanne trägt. Das Schulterblatt besitzt 2 Fortsätze: Der hakenförmige Rabenschnabelfortsatz (Processus coracoideus) zieht nach vorn; der große Fortsatz, das Akromion, entspringt auf der Dorsalseite des Schulterblatts kammartig (Schulter-

blattgräte = Spina scapulae), biegt nach vorne um und bildet die Schulterhöhe. Das Akromion ergibt mit dem Schlüsselbein das Schultereckgelenk (Akromioklavikulargelenk).

Das flach S-förmig gebogene *Schlüsselbein* (Clavicula) überbrückt die oberen Rippen und bildet medial mit dem Brustbein das Sternoklavikulargelenk.

Das *Brustbein* (Sternum), das vordere Stück des Schultergürtels, ist ein dünner platter Knochen, der aus drei Abschnitten besteht: Manubrium (Handgriff) sterni, Corpus (Körper) sterni und Processus ensiformis oder Processus xiphoideus (Schwertfortsatz). Die 1. Rippe setzt am Manubrium an, die 2. Rippe am Übergang vom Manubrium zum Corpus (Synchondrosis sternalis). Für den Ansatz des 3.–7. Rippenpaars befinden sich kleine Gruben an den Seitenrändern des Corpus sterni.

Das Corpus sterni weist nach kranial eine muldenförmige Vertiefung auf, die als Drosselgrube (Jugulum) bezeichnet wird.

Einstellung 40 Schlüsselbein (Clavicula), dorsoventral

Indikationen

Schlüsselbeinfrakturen. Entzündliche und tumoröse Veränderungen.

Aufnahmetechnik

Filmformat: 18/24 cm, quer.
Film-Folien-Kombination:
Empfindlichkeitsklasse (EK) 200.
Freie Aufnahmetechnik.
FFA: 100 cm.
Fokusgröße: 0,6–1,2 mm.
Aufnahmedaten: ca. 50 kV, 10 mAs.

Einstelltechnik

Vorbereitung des Patienten

Oberkörper freimachen. Schmuck ablegen. Gonadenschutz anlegen.

Lagerung des Patienten (Abb. 2.55 a)

Der Patient steht am Stativ und lehnt sich mit dem zu untersuchenden Schlüsselbein eng an die Kassette an. Kopf zur Gegenseite drehen. Der Arm der zu untersuchenden Seite wird nach innen rotiert (proniert), so daß der Handrücken zum Stativ zeigt.

Zentrierung

Zentralstrahl: ca. 3 Querfinger unterhalb der Schulterhautgrenze auf die Mitte der Klavikula und Kassettenmitte zielend.

Strahlengang: horizontal, dorsoventral.
Einblenden auf Objekt. Seitenbezeichnung spiegelbildlich. Aufnahme in Atemstillstand.

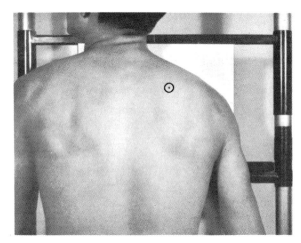

2.55 a

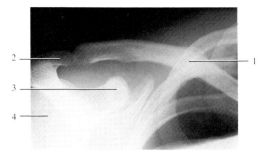

2.55 b *Hinweisbezeichnungen:*

1 Clavicula (Fraktur mit Kallus von Rippe überlagert, vgl. Abb. 2.56 b)
2 Acromion
3 Processus coracoideus
4 Humeruskopf

Merkmale einer technisch fehlerfreien Aufnahme (Abb. 2.55b)

Darstellung des gesamten Schlüsselbeins mit guter Beurteilbarkeit der Knochenstrukturen und -konturen. Nur der mediale Abschnitt des Schlüsselbeins darf von der Lungenspitze überlagert sein.

Anmerkung

Die Aufnahme im Stehen gilt als Standardeinstellung. Bei nicht stehfähigen Patienten kann die Aufnahme auch in Bauch- oder Rückenlage durchgeführt werden.

Einstellung 41 Schlüsselbein, axial, sog. Tangentialaufnahme

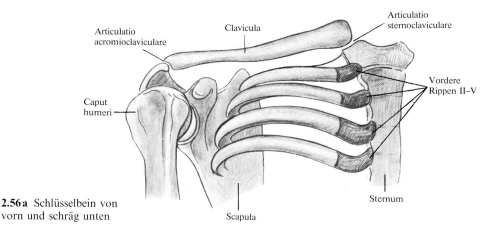

2.56 a Schlüsselbein von vorn und schräg unten

Anatomie: Abb. 2.56a.

Indikationen

2. Ebene-Aufnahme zur Standardeinstellung. Beurteilung der Fragmentstellung bei Frakturen.

Aufnahmetechnik

Filmformat: 18/24 cm, quer.
Film-Folien-Kombination:
Empfindlichkeitsklasse (EK) 200.
Freie Aufnahmetechnik.
FFA: 100 cm.
Fokusgröße: 0,6–1,2 mm.
Aufnahmedaten: ca. 50 kV, 10 mAs.

Einstelltechnik

Vorbereitung des Patienten

Oberkörper freimachen. Schmuck ablegen. Gonadenschutz anlegen. Sternum mit Bleigummistreifen abdecken (Strahlenschutz).

Lagerung des Patienten (Abb. 2.56b, c)

Der Patient liegt in Rückenlage, die Arme neben dem Körper, auf dem Untersuchungstisch.
Die zu untersuchende Seite wird mit einem Keilkissen unterpolstert, damit sie parallel zum Tisch liegt. Der Kopf ist zur Gegenseite gedreht und geneigt. Die Kassette steht senkrecht auf dem Tisch, d.h. sie wird der Schulterhöhe angelegt und mit Keilkissen fixiert.

Zentrierung

Zentralstrahl: evtl. leicht medio-lateral, entlang der vorderen Brustkorbwand auf Klavikulamitte. Der Zentralstrahl trifft zwischen den Rippen und dem darüberliegenden Schlüsselbein hindurch auf Kassettenmitte.

Strahlengang: kaudo-kranial und tangential. Einblenden auf Objekt. Seitenbezeichnung. Aufnahme in Atemstillstand.

Merkmale einer technisch fehlerfreien Aufnahme (Abb. 2.56 d)

Vollständige und mit Ausnahme des sternalen Endes überlagerungsfreie Darstellung des Schlüsselbeins.

Anmerkung

Bei korpulenten Patienten können Schwierigkeiten bei der Zentrierung entlang der vorderen Brustkorbwand auftreten. In diesem Fall wird die Kassette nach hinten geneigt, so daß der Zentralstrahl in einem Winkel von 45° kaudokranial senkrecht auf Filmmitte trifft.

Die 2. Ebene-Aufnahme zur Standardeinstellung läßt sich auch an der Stativwand herstellen: Der Patient steht *mit dem Rücken am Rasterwandstativ*, dreht den Kopf zur Gegenseite und rotiert den Oberarm der zu untersuchenden Seite nach außen. Der Zentralstrahl fällt in einem Winkel von 25–35° kaudokranial auf die Mitte der Klavikula und auf Kassettenmitte. Diese Aufnahme muß – im Gegensatz zur Standardeinstellung – in ventrodorsalem Strahlengang angefertigt werden, damit sich das Schlüsselbein überlagerungsfrei darstellt.

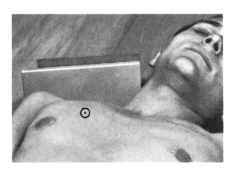

2.56 b

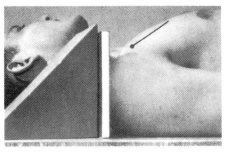

2.56 c Das Keilkissen unter der Schulter wurde absichtlich nicht mit abgebildet

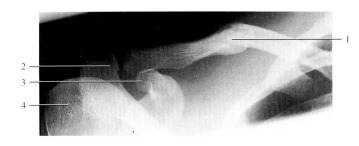

2.56 d *Hinweisbezeichnungen:*

1 Clavicula (Fraktur mit Kallus freiprojiziert, vgl. Abb. 2.55 b)
2 Acromion
3 Processus coracoideus
4 Humeruskopf

Einstellung 42 Schultereckgelenk (Akromioklavikulargelenk), ventrodorsal

Indikationen

Knöcherne Verletzungen im Bereich des Akromioklavikulargelenks (AC-Gelenk) oder Zerreißungen (Sprengungen) des Akromioklavikulargelenks.

Aufnahmetechnik

Filmformat: 18/24 cm, hoch.
Film-Folien-Kombination:
Empfindlichkeitsklasse (EK) 200.
Freie Belichtung. Bei sehr kräftigen Patienten Rastertechnik. Bei Belichtungsautomatik mittleres Meßfeld anwählen.
FFA: 100 cm.
Fokusgröße: 0,6–1,2 mm.
Aufnahmedaten: ca. 60 kV, 10 mAs bei freier Belichtung.
Expositionszeit: <100 ms bei Rastertechnik.

Einstelltechnik

Vorbereitung des Patienten

Oberkörper freimachen. Schmuck ablegen. Gonadenschutz anlegen. Sternum mit Bleigummistreifenabdeckung.

Lagerung des Patienten (s. Abb. 2.41 a, S. 93)

Wie Standardprojektion der Schulter. Patient in Rückenlage auf dem Untersuchungstisch oder stehend am Rasterwandstativ. Gegenschulter mit einem 45°-Keilkissen anheben, so daß das Schulterblatt der aufzunehmenden Schulter flach dem Untersuchungstisch aufliegt oder dem Rasterwandstativ anliegt. Oberarm herunterhängen lassen in Neutralstellung, d. h. Handfläche nach vorn.

Zentrierung

Zentralstrahl: senkrecht auf das Schultereckgelenk und Kassettenmitte.

Strahlengang: ventrodorsal wie für die Schulterstandardaufnahme *ohne* Kippung der Röhre.
Einblenden auf Objekt. Seitenbezeichnung.
Aufnahme in Atemstillstand.

Variante: Röhrenkippung mit 35° kaudokranialem Strahlengang.

Merkmale einer technisch fehlerfreien Aufnahme (Abb. 2.57a, b)

Bei senkrecht auf das AC-Gelenk einfallendem Röntgenstrahl wird das *Akromioklavikulargelenk orthograd* getroffen ist aber vom Akromion überlagert (Abb. 2.57a). Bei 35° kaudo-kranial einfallendem Röntgenstrahl stellt sich das AC-Gelenk überlagerungsfrei dar (Abb. 2.57b).

Anmerkung

Eine überlagerungsfreie Darstellung des Akromioklavikulargelenks erhält man auch bei 90° abduziertem Oberarm und gebeugtem Unterarm, so daß sich die Handinnenfläche in Höhe des Kopfes befindet.

Zentralstrahl: senkrecht auf das Akromioklavikulargelenk und Kassettenmitte oder 10° kaudokranial (s. „Schwedenstatus"; Abb. 2.45a, b, S. 97).
Aufnahmen des Akromioklavikulargelenks können auch im p.-a.-Strahlengang angefertigt werden (Akromioklavikulargelenk filmnah) mit horizontalem Strahlengang oder mit 10° kraniokaudal auf das Akromioklavikulargelenk und Kassettenmitte gerichtetem Zentralstrahl.
Eine gute *Darstellung des Processus coracoideus* erhält man, wenn der Arm über die Horizontale nach oben gestreckt wird (Abb. 2.57c).

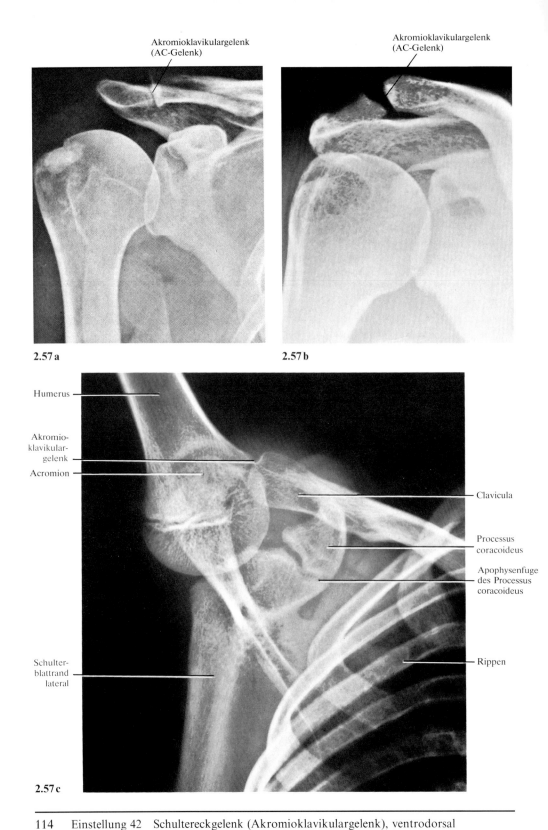

2.57a

2.57b

2.57c

Einstellung 42 Schultereckgelenk (Akromioklavikulargelenk), ventrodorsal

Einstellung 43 Schultereckgelenk (Akromioklavikulargelenk), Streßaufnahme

Indikationen

Verletzungen des Schultereckgelenks, insbesondere im Hinblick auf das therapeutische Vorgehen bei Subluxationen und Luxationen desselben.

Aufnahmetechnik

Filmformat: 2 × 18/24 cm, quer.
Film-Folien-Kombination:
Empfindlichkeitsklasse (EK) 200.
Freie Aufnahmetechnik oder Rastertechnik.
Bei Belichtungsautomatik mittleres Meßfeld anwählen.
FFA: 100–150 cm.
Fokusgröße: 1,2 mm.
Aufnahmespannung: ca. 60 kV.
Expositionszeit: < 100 ms.

Einstelltechnik

Vorbereitung des Patienten

Oberkörper freimachen. Schmuck ablegen. Gonadenschutz anlegen.

Lagerung des Patienten (Abb. 2.58a)

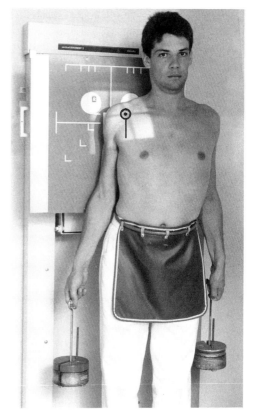

2.58a

Der Patient steht mit dem Rücken am Stativ mit maximal zurückgezogenen Schultern. Er hält, entsprechend seiner Belastbarkeit, in jeder Hand einen 5–10 kg schweren Sandsack (oder ein Bleigewicht, wie es in der Traumatologie zur Extension verwendet wird). Die Gewichte müssen Zug auf die Schultern ausüben und dürfen *nicht* mit angewinkelten Ellenbogen, zur Entlastung der Schultern, gehalten werden.

Zentrierung

Zentralstrahl: annähernd senkrecht auf das Akromioklavikulargelenk und Kassettenmitte.

Strahlengang: ventrodorsal, horizontal oder 10° kaudokranial.
Einblenden auf Objekt. Seitenbezeichnung.

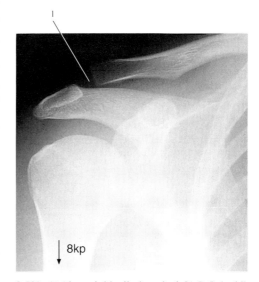

2.58b (*1* Akromioklavikulargelenk [AC-Gelenk])

Auf der Röntgenaufnahme Belastung in kp verzeichnen. Aufnahme in Atemstillstand. Anschließend wird eine Röntgenaufnahme von der Gegenseite zum Seitenvergleich angefertigt, indem Röntgenröhre und Kassettenhalter verschoben werden. Der Patient soll möglichst unverändert stehenbleiben.

Merkmale einer technisch fehlerfreien Aufnahme (Abb. 2.58 b)

Überlagerungsfreie Darstellung des Schultereckgelenks.

Anmerkung

Zum Seitenvergleich können beide Schultereckgelenke auf einer 20/40 cm oder auf einer 18/43 cm Kassette, quer (wenn der Patient nicht zu breit ist), angefertigt werden. Der Zentralstrahl wird in diesem Fall auf das Jugulum gerichtet. Sternum mit Bleigummi abdecken! FFA auf 150 cm vergrößern. Ist das große Kassettenformat nicht ausreichend, nimmt man je eine kleine Kassette und erhält mit einem „Schuß", auf das Jugulum gerichtet, eine vergleichbare Darstellung des rechten und linken A.C.-Gelenks.

Einstellung 44   Schulterblatt (Scapula), ventrodorsal

Indikationen

Frakturen und tumoröse Veränderungen des Schulterblatts.

Aufnahmetechnik

Filmformat: 24/30 cm, hoch.
Film-Folien-Kombination:
Empfindlichkeitsklasse (EK) 200.
Rastertechnik. Bei Belichtungsautomatik mittleres Meßfeld anwählen.
FFA: 100 cm.
Fokusgröße: 1,2 mm.
Aufnahmespannung: 55–65 kV.
Expositionszeit: <100 ms.

Einstelltechnik

Vorbereitung des Patienten

Oberkörper entkleiden. Schmuck entfernen. Gonadenschutz anlegen.

Lagerung des Patienten

Patient steht mit dem Rücken zum Rasterwandstativ, die zu untersuchende Seite ein wenig zum Stativ gedreht, damit das Schulterblatt filmparallel liegt. Der Oberarm der zu untersuchenden Seite wird leicht abduziert und die Hand in die Hüfte gestemmt. Aus diese Weise lassen sich der laterale Schulterblattrand und die Schulterblattspitze von den Rippen freiprojizieren.

Zentrierung

Zentralstrahl: ca. 3 Querfinger unterhalb des Schlüsselbeins auf die Medioklavikularlinie, senkrecht auf Schulterblatt- und Kassettenmitte (oberer Kassettenrand in Höhe der Schulterhautgrenze).

Strahlengang: ventrodorsal.
Einblenden auf Kassettenformat. Seitenbezeichnung. Aufnahme in Exspiration und Atemstillstand.

Merkmale einer technisch fehlerfreien Aufnahme (Abb. 2.59)

Übersichtliche Darstellung des Schulterblattes, dessen lateraler Anteil nicht von den Rippen überlagert ist.

Anmerkung

Bei nicht gehfähigen Patienten wird die Aufnahme auf dem Rastertisch angefertigt.

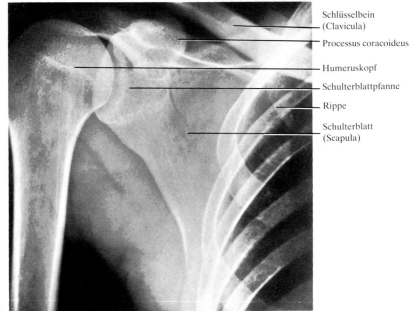

Schlüsselbein (Clavicula)
Processus coracoideus
Humeruskopf
Schulterblattpfanne
Rippe
Schulterblatt (Scapula)

2.59

Einstellung 45 Schulterblatt (Scapula), axial

Anatomie: Abb. 2.60a.

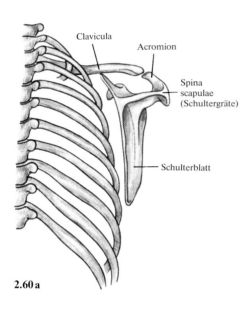

2.60a

Indikationen

2. Ebene zur ventrodorsalen Aufnahme.

Aufnahmetechnik

Filmformat: 24/30 cm, hoch.
Film-Folien-Kombination:
Empfindlichkeitsklasse (EK) 200.
Rastertechnik. Bei Belichtungsautomatik mittleres Meßfeld.
FFA: 100 cm.
Fokusgröße: 1,3 mm.
Aufnahmespannung: 60–70 kV.
Expositionszeit: <100 ms.

Einstelltechnik

Vorbereitung des Patienten

Oberkörper entkleiden. Schmuck entfernen. Gonadenschutz dorsal und ventral anlegen.

Lagerung des Patienten (Abb. 2.60b)

Patient steht mit der zu untersuchenden Seite am Rasterwandstativ. Der plattenferne Arm wird hochgehoben und der Unterarm auf den Kopf gelegt; der plattennahe Arm etwas nach hinten genommen und die Hand in die Hüfte gestemmt.

Zentrierung

Zentralstrahl: senkrecht auf die Mitte des plattennahen medialen Schulterblattrands und auf Kassettenmitte.

Strahlengang: horizontal zwischen Schulterblatt und Rippen hindurch.
Einblenden auf Objekt. Seitenbezeichnung spiegelbildlich. Aufnahme in Exspiration und Atemstillstand.

Merkmale einer technisch fehlerfreien Aufnahme (Abb. 2.60c)

Tangentiale Aufnahme des Schulterblatts. Die Rippen dürfen das Schulterblatt nicht überlagern.

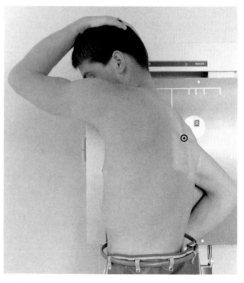

2.60b

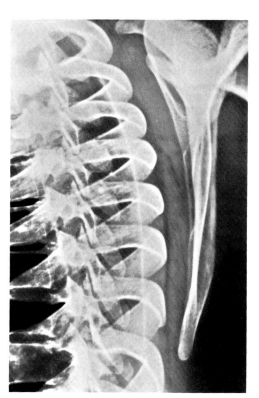

2.60 c

Anmerkung

Einstellvarianten

1. Patient steht mit der zu untersuchenden Seite am Rasterwandstativ. Der plattennahe Arm wird hochgehoben und der Unterarm auf den Kopf gelegt. Der Arm der Gegenseite hängt herunter oder wird etwas nach vorne genommen. Nun wird der Patient mit der zu untersuchenden Schulter soweit nach hinten gedreht, bis das Schulterblatt senkrecht zum Film steht. Dies wird bei einem Winkel von ca. 45° zwischen Stativwand und vorderer Thoraxwand erreicht.

2. Am *liegenden Patienten* wird der Arm der zu untersuchenden Seite quer über die Brust herübergezogen, so daß sich auch der Thorax mitdreht. Das Schulterblatt stellt sich so senkrecht zur Aufnahmerichtung (lateromedialer Strahlengang) dar.

Zentrierung

Zentralstrahl: senkrecht auf Brustbein- und Kassettenmitte.

Strahlengang: horizontal, tangential zur vorderen Brustwand.
Einblenden auf Objekt. Seitenbezeichnung. Aufnahme in Inspiration und Atemstillstand.

Merkmale einer technisch fehlerfreien Aufnahme (Abb. 2.62 b)

Seitliche Darstellung des gesamten Brustbeins einschließlich Schwertfortsatz (Processus ensiformis oder xiphoideus). Gut einsehbares Gelenk zwischen Manubrium und Corpus sterni.

Einstellung 48   Brustbein-Schlüsselbein-Gelenke (Sternoklavikulargelenke), dorsoventral

Indikationen

Frakturen, Luxationen. Entzündungen.

Aufnahmetechnik

Filmformat: 13/18 cm, quer.
Film-Folien-Kombination:
Empfindlichkeitsklasse (EK) 200.
Freie Belichtung.
FFA: 100 cm.
Fokusgröße: 0,6 mm.
Aufnahmedaten: 40–45 kV, 10–14 mAs.

Einstelltechnik

Vorbereitung des Patienten

Oberkörper entkleiden. Schmuck entfernen. Gonadenschutz dorsal anlegen.

Lagerung des Patienten (Abb. 2.63 a)

Patient liegt in Bauchlage auf dem Untersuchungstisch, beide Arme längs des Körpers. Schultern weit nach vorne ziehen. Die Kassette wird mit einem Keilkissen um 15–20° kranial angehoben und so unter den oberen Thorax geschoben, daß die Sternoklavikulargelenke auf Kassettenmitte liegen. Kopf über den Kassettenoberrand hängenlassen.

Zentrierung

Zentralstrahl: in Höhe des 3.–4. Brustwirbels, senkrecht auf Kassette.

Strahlengang: dorsoventral, 15–20° kaudokranial.
Einblenden auf Objekt. Seitenbezeichnung spiegelbildlich. Aufnahme in Exspiration und Atemstillstand.

Merkmale einer technisch fehlerfreien Aufnahme (Abb. 2.63 b)

Seitengleiche Darstellung der Sternoklavikulargelenke.

Anmerkung

Eine gute Darstellung des Sternoklavikulargelenks erzielt man mit leichter Schrägaufnahme bei dorsoventralem Strahlengang: Durch Anheben der rechten Seite (ca. 20°) wird das rechte Sternoklavikulargelenk einsehbar und umgekehrt.
Unter Durchleuchtungskontrolle lassen sich die Sternoklavikulargelenke ebenfalls gut „herauszielen".
Da die Sternoklavikulargelenke von den Rippen stark überlagert sind, wird zur weiteren Abklärung eine konventionelle Tomographie oder CT empfohlen.
Von Zimmer wurde die *Doppelaufnahme der Sternoklavikulargelenke* empfohlen.

Lagerung

Wie zur Übersichtsaufnahme.

1. Aufnahme

Zentrierung (Abb. 2.63 c)

Zentralstrahl: ca. 2 Querfinger rechts paravertebral, in Höhe des 2.–3. Brustwirbels, senkrecht auf Kassette.

Strahlengang: dorsoventral, transthorakal, 15–20° kaudokranial.

2. Aufnahme

Zentrierung

Zentralstrahl: Verschiebung der Röhre oder der Tischplatte. Ca. 2 Querfinger links paravertebral in Höhe des 2.–3. Brustwirbels.

Strahlengang: dorsoventral, transthorakal, 15–20° kaudokranial. Eng auf das jeweilige Sternoklavikulargelenk einblenden; die Brustwirbelsäule wirkt bei dieser Aufnahmeanordnung als Scheidewand.

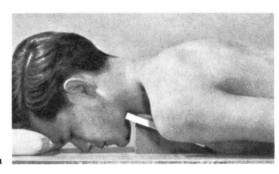

2.63 a

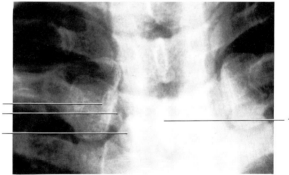

2.63 b *Hinweisbezeichnungen:*
1 Sternales Ende der Klavikula
2 Sternoklavikulargelenk
3 Manubrium sterni
4 4. Brustwirbel

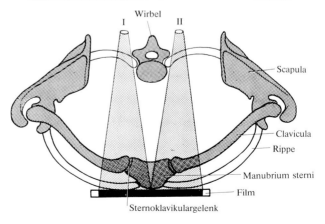

2.63 c Prinzip der Doppelaufnahme der Sternoklavikulargelenke. Erste Aufnahme von *I* aus, zweite Aufnahme von *II* aus, beide senkrecht auf den Film zentriert und beide auf den gleichen Film

2.5 Brustkorb

Anatomische Vorbesprechung

Der Brustkorb (Thorax) besteht aus 12 Rippenpaaren, 12 Brustwirbeln und dem Brustbein. Nach oben und unten ist der Brustkorb offen: obere und untere Thoraxapertur. Die Rippe (Costa) ist ein mit der Brustwirbelsäule gelenkig verbundener, langer, bogenförmiger, abgeplatteter Röhrenknochen. Jede Rippe besteht aus einem knöchernen Teil (Os costale) und einem knorpeligen Teil, dem Rippenknorpel (Cartilago costalis). An den Rippenknochen sind 3 Abschnitte zu unterscheiden: der Kopf (Caput), der Hals (Collum) und der Körper (Corpus costae). Die Rippen sind durch 2 Gelenke mit dem Brustwirbel verbunden: am Köpfchen (Articulatio capitis) und am Höcker (Articulatio costotransversaria). Das Köpfchen der Rippen 2–10 artikuliert mit 2 benachbarten Wirbeln, während die 1., 11. und 12. Rippe nur mit dem entsprechenden Wirbel gelenkig verbunden ist.

Die Rippen sind verschieden lang. Am längsten sind die 7. und 8. Rippe, am kürzesten die 1. und die 12. Rippe. Die 1. Rippe ist kürzer, breiter und stärker gekrümmt und ihr knorpeliger Anteil stark verknöchert. Die ersten 7 Rippenpaare erreichen mit ihrem ventralen Anteil das Brustbein und werden als Costae sternales bezeichnet. Das 8., 9. und 10. Rippenpaar beteiligt sich mit seinem knorpeligen ventralen Abschnitt an der Bildung des Rippenbogens (Arcus costarum). Die 11. und 12. Rippe enden frei in der Bauchwand.

Die Rippen einer Seite werden als Hemithorax bezeichnet.

Einstellung 49   Rippen (Hemithorax), dorsoventral: vordere Rippenabschnitte

Indikationen

Frakturen, entzündliche und tumoröse Veränderungen.

Aufnahmetechnik

Filmformat: 35/43 cm, hoch.
Film-Folien-Kombination:
Empfindlichkeitsklasse (EK) 200 (−400).
Rastertechnik, mittleres Meßfeld anwählen.
FFA: 100 cm.
Fokusgröße: 1,2 mm.
Aufnahmespannung: 60–70 kV.
Expositionszeit: <100 ms.

Pädiatrische Besonderheiten

Zusatzfilterung: 1 mm Aluminium und 0,1 mm Kupfer. Fokusgröße: 0,6 mm.

Einstelltechnik

Vorbereitung des Patienten

Oberkörper freimachen. Schmuck ablegen. Evtl. Markierung der schmerzhaften Stelle mit Bleimarke. Gonadenschutz anlegen.

Lagerung des Patienten (Abb. 2.64a)

Patient liegt in Bauchlage auf dem Untersuchungstisch. Die zu untersuchende Seite befindet sich in Tischmitte, die Arme am Körper, Handrücken an der Hüfte. Der Kopf wird zur anderen Seite gedreht.

Zentrierung

Zentralstrahl: senkrecht auf einen Punkt in Höhe der Schulterblattspitze und in der Mitte zwischen Wirbelsäule und äußerer Thoraxwand.

Strahlengang: dorsoventral, transthorakal. Einblenden auf Objekt. Seitenbezeichnung spiegelbildlich. Aufnahme in Atemstillstand.

Merkmale einer technisch fehlerfreien Aufnahme (Abb. 2.64b)

Die Rippen müssen vollständig abgebildet und die Knochenstrukturen und -konturen gut erkennbar sein. In Abhängigkeit von der Fragestellung sollen die skelettnahen Weichteile mit dargestellt sein.

Anmerkung

Die Rippenaufnahme kann bei stehfähigen Patienten auch am Rasterwandstativ angefertigt werden.
Um einen Belichtungsausgleich zwischen oberen und unteren Rippen zu schaffen, wird ein Ausgleichsfilter oder eine Verlaufsfolie ($-/+$) verwendet.
Die Hartstrahltechnik ist für die Rippen ungeeignet. Sie dient der Darstellung der Lungenstruktur und soll die Rippen durchstrahlen („unsichtbar") machen.

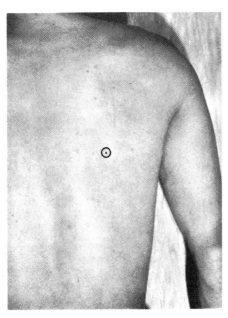

2.64 a

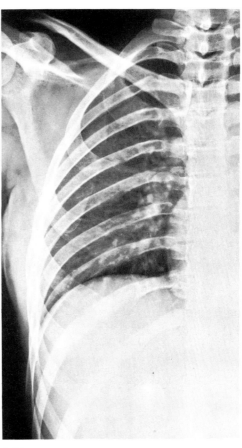

2.64 b

Einstellung 50 Rippen, ventrodorsal, hintere Rippenabschnitte

Indikationen

Frakturen. Entzündliche und tumoröse Veränderungen.

Aufnahmetechnik

Filmformat: 35/43 cm, hoch.
Film-Folien-Kombination:
Empfindlichkeitsklasse (EK) 200 (-400).
Rastertechnik, mittleres Meßfeld.
FFA: 100 cm.
Fokusgröße: 1,2 mm.
Aufnahmespannung: 60–70 kV.
Expositionszeit: < 100 ms.

Pädiatrische Besonderheiten

Zusatzfilterung: 1 mm Aluminium und 0,1 mm Kupfer.
Fokusgröße: 0,6 mm.

Einstelltechnik

Vorbereitung des Patienten

Oberkörper freimachen. Schmuck ablegen. Evtl. Bleimarke auf schmerzhafte Stelle legen. Gonadenschutz anlegen.

Lagerung des Patienten (Abb. 2.65)

Der Patient liegt in Rückenlage auf dem Untersuchungstisch mit der zu untersuchenden Thoraxhälfte in Tischmitte. Die Schulter der zu untersuchenden Seite wird auf ein Keilkissen hochgelagert, der Arm nach innen rotiert (damit schiebt sich das Schulterblatt seitlich weg).

Zentrierung

Zentralstrahl: senkrecht auf einen Punkt handbreit über der Brustbeinspitze und in die Mitte zwischen Brustbein und äußerer Thoraxwand.

Strahlengang: ventrodorsal, transthorakal. Einblenden auf Objekt. Seitenbezeichnung. Aufnahme in Atemstillstand.

Merkmale einer technisch fehlerfreien Aufnahme (s. Abb. 2.64 b)

Die Rippen müssen gut belichtet und scharf konturiert zur Darstellung kommen.

Anmerkung

Bei stehfähigen Patienten kann die Aufnahme am Rasterwandstativ durchgeführt werden. Die unteren Rippen lassen sich durch Drehung des Patienten zur Gegenseite um 30–40° und durch Neigen des Rumpfes zur Gegenseite aus dem Zwerchfell heraus und freiprojizieren.

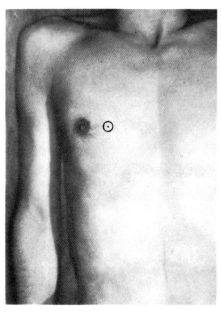

2.65

Einstellung 51 Rippen, schräg

Indikationen

Ergänzung zur ventrodorsalen oder dorsoventralen Rippenaufnahme (2. Ebene) bei Frakturen, entzündlichen oder tumorösen Veränderungen an den Rippen.

Aufnahmetechnik

Filmformat: 35/43 cm, evtl. 24/30 cm, hoch.
Film-Folien-Kombination:
Empfindlichkeitsklasse (EK) 200 (−400).
Rastertechnik, mittleres Meßfeld.
FFA: 100 cm.
Fokusgröße: 1,2 mm.
Aufnahmespannung: 60–70 kV.
Expositionszeit: <100 ms.

Pädiatrische Besonderheiten

Zusatzfilterung: 1 mm Aluminium und 0,1 mm Kupfer.
Fokusgröße: 0,6 mm.

Einstelltechnik

Vorbereitung des Patienten

Oberkörper frei machen. Schmuck ablegen. Evtl. Bleimarke auf schmerzhafte Stelle legen. Gonadenschutz anlegen.

1. Darstellung des hinteren Rippenbogens

Lagerung des Patienten

Da sich auf der dorsoventralen und ventrodorsalen Aufnahme der Rippenbogen verkürzt darstellt, wird als 2. Ebene eine 45°-Schrägaufnahme gewählt, wobei sich – ausgehend von der Rückenlage – bei Anheben der Gegenseite um ca. 45° der hintere Anteil des Rippenbogens freiprojiziert. Der Rücken wird mit Keilpolstern gestützt und der Kopf zur betroffenen Seite gedreht.

Zentrierung

Zentralstrahl: senkrecht, auf Brustbeinspitze zielend und auf Kassettenmitte treffend.

Strahlengang: ventrodorsal, transthorakal. Einblenden auf Objekt. Seitenbezeichnung. Aufnahme in Atemstillstand.

2. Darstellung des vorderen Rippenbogens

Lagerung des Patienten

Der Patient befindet sich in Bauchlage und dreht den Kopf von der zu untersuchenden Seite weg. Der Arm liegt der zu untersuchenden Seite an. Die Gegenseite wird um 45° angehoben und mit Keilkissen unterstützt. Außerdem stützt sich der Patient mit dem Arm der angehobenen Seite ab.

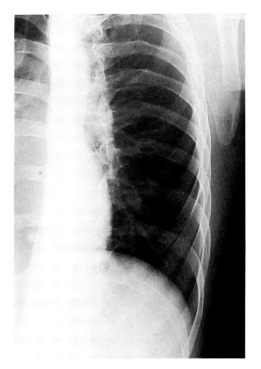

2.66

Zentrierung

Zentralstrahl: senkrecht auf einen Punkt 3 Querfinger neben den Dornfortsätzen der zu untersuchenden Seite in Höhe der Schulterblattspitze.

Strahlengang: dorsoventral, transthorakal. Einblenden auf Objekt. Seitenbezeichnung spiegelbildlich. Aufnahme in Atemstillstand.

Merkmale einer technisch fehlerfreien Aufnahme (Abb. 2.65)

Der Rippenbogen stellt sich im dorsalen bzw. ventralen Abschnitt unverkürzt dar.

Anmerkung

Bei Patienten mit schmerzhaften Thoraxverletzungen läßt sich der vordere Rippenabschnitt auch aus der Rückenlage durch Anheben der verletzten Seite freiprojizieren. In jedem Fall ist darauf zu achten, daß der Patient so gelagert wird, daß die Schmerzen toleriert werden.

2.6 Schädel

Anatomische Vorbesprechung (Abb. 2.67a)

Der menschliche Schädel (Cranium) setzt sich aus 2 Hauptteilen zusammen. Dem sog. Hirnschädel (Neurokranium) und dem Gesichtsschädel (Viszero- oder Splanchnokranium).

Der *Hirnschädel* besteht aus:
Dem Stirnbein (Os frontale), das die Stirnhöhle (Sinus frontalis) umschließt, den beiden Scheitelbeinen (Os parietale), dem Hinterhauptbein (Os occipitale) und den beiden Schläfenbeinen (Os temporale). Die Innenseiten der Schädelknochen weisen Vertiefungen auf, die von Gefäßkanälen und von den fingerförmigen Eindrücken (Impressiones digitatae) der Hirnwindungen gebildet werden. Die gezähnelten Knochennähte heißen Suturen. Die Schädelknochen oder Schädelkalotte umschließen das Gehirn (Cerebrum).

Das Gehirn liegt der Schädelbasis (Basis cranii) auf, die ihrerseits 3 muldenförmige Vertiefungen bildet. Die vordere, mittlere und hintere Schädelgrube.

In der Mitte der vorderen Schädelgrube befindet sich das Siebbein (Os ethmoidale) mit kleinen luftgefüllten Hohlräumen, den Siebbeinzellen (Sinus ethmoidales), die zu den Nasennebenhöhlen gehören.

Im Zentrum der mittleren Schädelgrube befindet sich der Türken- oder Hypophysensattel (Sella turcica) für die Hypophyse, einer lebenswichtigen innersekretorischen Drüse. Über ihn hinweg ragen vorne und hinten zwei Fortsätze, Processus clinoides anteriores et posteriores. Unter dem Sellaboden liegt die Keilbeinhöhle (Sinus sphenoidalis), ebenfalls eine Nasennebenhöhle. Links und rechts des Türkensattels befinden sich Löcher, durch die Nerven und Gefäße

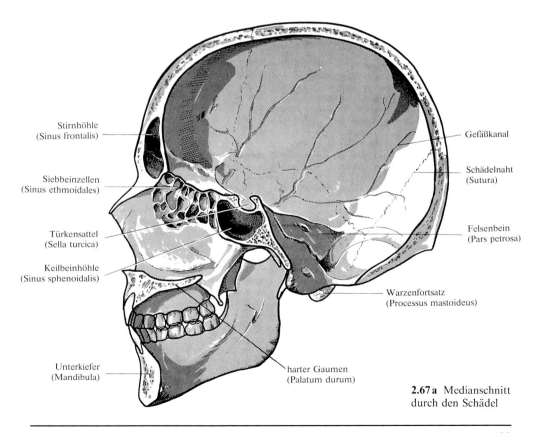

2.67a Medianschnitt durch den Schädel

ziehen. Röntgenologisch sind folgende Gefäß- und Nervenaustrittslöcher bedeutsam:

Foramen rotundum für den 2. Ast (N. maxillaris) des 5. Hirnnervs (N. trigeminus), Foramen ovale für den 3. Ast (N. mandibularis) des 5. Hirnnervs (N. trigeminus), Foramen spinosum für die A. meningea media.

Den Übergang von der mittleren zur hinteren Schädelgrube bildet das Felsenbein (pars petrosa) oder Pyramide, ein Teil des Schläfenbeins. Die beiden Felsenbeinpyramiden liegen einander V-förmig in einem Winkel von 45° gegenüber. Ihre Spitze zeigt gegen den Hypophysensattel. Im Inneren der Felsenbeine sind der Gehör- und der Gleichgewichtsapparat untergebracht.

Durch das große Hinterhauptloch (Foramen occipitale magnum), einer Öffnung in der hinteren Schädelgrube, tritt das Rückenmark in den Wirbelkanal ein.

Der *Gesichtsschädel* läßt sich in 4 Abschnitte gliedern. Der erste Abschnitt besteht aus der Stirnhöhle (Sinus frontalis), einem Teil der Nasennebenhöhlen. Es folgt das Mittelgesicht mit der Augenhöhle (Orbita), dem Nasengerüst (Os nasale), der Kieferhöhle (Sinus maxillaris), umschlossen von Jochbein (Os zygomaticum) und Oberkiefer (Maxilla). An den Boden der Kieferhöhle schließt sich der Oberkiefer (Maxilla) an, der die Zähne trägt. Sie stecken in den Alveolen des Oberkiefers. Vorne sind die Schneidezähne (Incisives), daran anschließend der Eckzahn (Caninus), die vorderen Backenzähne (Prämolaren) und die hinteren Backenzähne (Molaren) (s. „Zähne", S. 196). Der Unterkiefer (Mandibula) ist durch das Kiefergelenk (Articulatio temporomandibularis) gelenkig mit der Schädelbasis verbunden. Der aufsteigende Ast des Unterkiefers (Ramus mandibulae) wird vom Processus condylaris mit Kieferköpfchen (Caput mandibulae) und vom Processus coronoideus für den Ansatz eines Kaumuskels (M. temporalis) gebildet. Das Kinn (Protuberantia mentalis) bildet die Mitte des horizontalen Unterkieferasts (Corpus mandibulae). Unterhalb des Eckzahns befindet sich im Unterkiefer ein kleines Loch (Foramen mentale), durch das der N. mandibularis austritt.

Die röntgendiagnostische Einstelltechnik bedient sich mehrerer Meßlinien am Schädel. Die bekanntesten sind die *Deutsche Horizontale* (APL = „anthropological line", Meßlinie für die Einstellung von Schädelaufnahmen), die den unteren Orbitarand mit dem Oberrand des äußeren Gehörgangs, die *orbitomeatale Linie*, die den äußeren Gehörgang mit dem mittleren lateralen Orbitarandabschnitt und die *Chamberlain-Linie*, die den hinteren oberen Rand des harten Gaumens mit dem Hinterrand des Foramen magnum (*palato-okzipitale Linie*) verbindet (s. Abb. 2.67 b, c). Mit Hilfe definierter Meßlinien werden der Schädel oder einzelne Schädelknochen in verschiedenen standardisierten, d.h. allgemein anerkannten Strahlengangrichtungen aufgenommen. Jede dieser Einstellungen dient der Darstellung bestimmter Skelettabschnitte und hat ihre eigene Indikation.

Richtlinien zur Röntgenuntersuchung des Schädels in der Unfalldiagnostik

Als Grundlage der Röntgendiagnostik dienen *Aufnahmen des Schädels in zwei senkrecht zueinander stehenden Ebenen*. Folgende Richtlinien gelten für die Untersuchung bei Schädelverletzungen:

Liegt ein leichtes Schädeltrauma der Schädelkapsel ohne wesentliche klinische Symptome vor und ist die Art der Gewalteinwirkung bekannt, so genügen zwei Übersichtsaufnahmen des Schädels (a.-p. oder p.-a.-Aufnahme und seitliche Schädelaufnahme mit rechts oder links anliegender Kassette – entsprechend der Seite der Verletzung).

Bei Verletzungen des Hinterkopfs werden die Übersichtsaufnahmen durch eine Hinterhauptaufnahme ergänzt.

Nach einem direkten Trauma empfiehlt es sich, von der betroffenen Stelle eine tangentiale Aufnahme anzufertigen, um eine eventuelle Dislokation von Knochenstücken festzustellen oder ausschließen zu können.

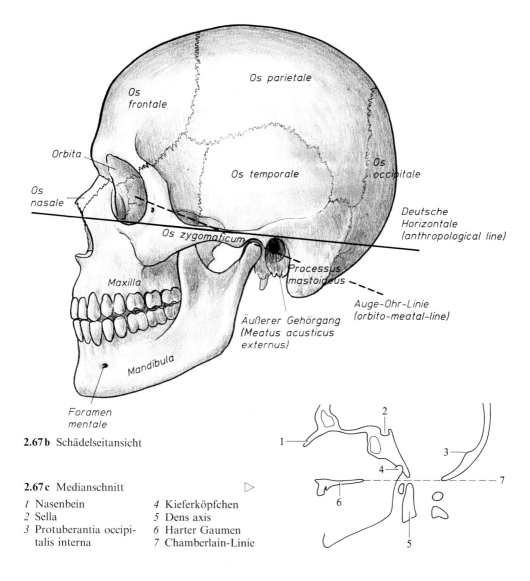

2.67 b Schädelseitansicht

2.67 c Medianschnitt

1 Nasenbein
2 Sella
3 Protuberantia occipitalis interna
4 Kieferköpfchen
5 Dens axis
6 Harter Gaumen
7 Chamberlain-Linie

Handelt es sich um ein schweres Trauma und ist die Stelle der Gewalteinwirkung nicht bekannt, so sind eine sagittale Übersichtsaufnahme (a.-p.- oder p.-a.-Aufnahme), eine Hinterhauptaufnahme und zwei seitliche Übersichtsaufnahmen, mit Strahlengang von rechts nach links und umgekehrt, anzufertigen.

Frakturen sind nur dann zu erkennen, wenn sie orthograd vom Strahlengang getroffen werden. Bei der komplizierten Form des Schädels ist dies nicht immer der Fall und vor allem Frakturen der Schädelbasis können sich dem Nachweis entziehen. Bei Verdacht auf eine Schädelbasisfraktur sind daher Schrägaufnahmen des Schädels (45° LAO und RAO) hilfreich, zumal mit dieser Aufnahmetechnik auch das Felsenbein gut zur Darstellung kommt und Spezialaufnahmen nach Stenvers in der Akutdiagnostik ersetzen. In der Notfalldiagnostik und zur Akutversorgung eines Patienten sind keine Spezialaufnahmen wie Schüller-, Stenvers- oder E.G. Mayer-Aufnahmen erforderlich. Die Anfertigung einer axialen Schädelbasisaufnahme ist bei Schwerverletzten oft schwierig, gefährlich und bringt selten eine zusätzliche Information.

Zur Diagnostik von *Mittelgesichtsfrakturen* eignet sich eine Gesichtsschädelaufnahme (Einstellung 56) oder eine sagittale kranial exzentrische („überkippte") Aufnahme des Gesichtsschädels nach Titterington (Einstellung 57). Auf beiden Aufnahmen können Stirnhöhle, Orbitakonturen, Kieferhöhle und Jochbein mit Jochbogen sowie der Unterkiefer beurteilt werden. Die Orbitavergleichsaufnahme (Einstellung 58) dient der Beurteilung von Orbita und Stirnhöhle.

Da ca. ein Drittel der schweren Schädel-Hirn-Verletzungen mit Verletzungen der Halswirbelsäule einhergehen, müssen bei schwerverletzten Patienten *Schädel* und *Halswirbelsäule* in mindestens zwei Ebenen geröntgt werden.

Bei Schädel-Hirn-Verletzten mit Bewußtlosigkeit oder neurologischen Ausfällen ist eine *computertomographische Untersuchung* des Schädels unerläßlich.

Einstellung 52   Schädel, seitlich

Indikationen

Frakturen, postoperative Verlaufskontrollen, Frakturheilung, Fehl- und Mißbildungen, Fremdkörperlokalisation im Bereich der Schädelkalotte und des Gesichtsschädels. Generalisierte und umschriebene Knochenveränderungen.

Aufnahmetechnik

Filmformat: 24/30 cm, quer.
Film-Folien-Kombination:
Empfindlichkeitsklasse (EK) (100) −200.
Rastertechnik, mittleres Meßfeld bei Belichtungsautomatik (evtl. Schädelaufnahmeeinrichtung mit feststehendem Raster).
FFA: 100 cm.
Fokusgröße: 0,6−1,2 mm.
Aufnahmespannung: 65−75 kV.
Expositionszeit: <100 ms.

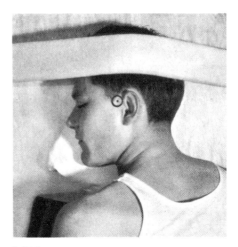

2.67 d

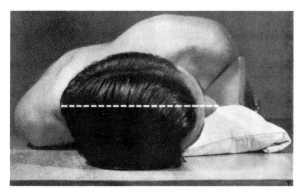

2.67e

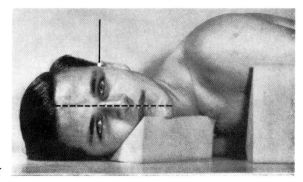

2.67f

Einstelltechnik

Vorbereitung des Patienten

Haarklammern, Schmuck, Hals- und Kopfbekleidung (auch Perücke) sowie Zahnersatz entfernen. Gonadenschutz anlegen.

Lagerung des Patienten

Der Patient befindet sich in Bauchlage auf dem Untersuchungstisch, die zu untersuchende Schädelseite liegt dem Tisch auf. Das Kinn und die dem Gesicht zugewandte Schulter werden mit Keilkissen so „unterpolstert", daß sowohl die Medianebene des Schädels als auch die Längsachse des Gesichtsschädels parallel zur Tischebene verlaufen (Abb. 2.67 d–f).
Fixierung des Patienten: Kompressionsband über dem Kopf.

Zentrierung

Zentralstrahl: senkrecht auf einen Punkt 1 Querfinger oberhalb und 1 Querfinger vor dem äußeren Gehörgang und auf Kassettenmitte.

Strahlengang: vertikal von rechts nach links oder umgekehrt. Einblendung auf Format. Evtl. „Strahlenkranz" zur Kontrastanhebung der Schädelkalotte durch Streustrahlenabsorption.
Die Seitenbezeichnung wird nach der dem Film anliegenden Seite vorgenommen. Aufnahme in Atemstillstand. Anschließend den Zahnersatz zurückgeben.

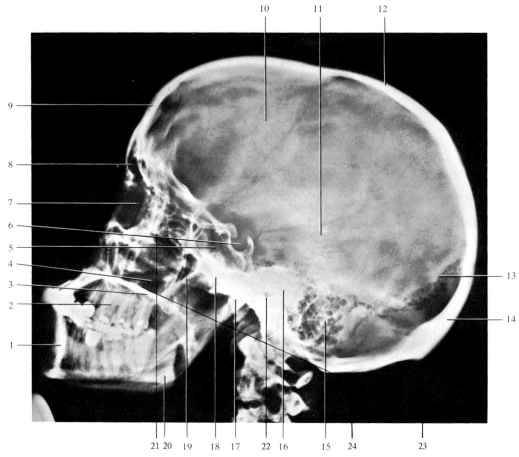

2.67 g *Hinweisbezeichnungen:*

1 Unterkiefer (Mandibula)
2 Oberkiefer (Maxilla)
3 Harter Gaumen (Palatum durum)
4 Kieferhöhle (Sinus maxillaris)
5 Keilbeinhöhle (Sinus sphenoidalis)
6 Türkensattel (eingelagert die Hypophyse) (Sella turcica)
7 Augenhöhle (Orbita)
8 Stirnhöhle (Sinus frontalis)
9 Stirnbein (Os frontale)
10 Kranznaht (Sutura coronalis)
11 Zirbeldrüse (Corpus pineale verkalkt)
12 Scheitelbein (Os parietale)
13 Hinterhauptnaht (Sutura lambdoidea)
14 Hinterhauptbein (Os occipitale)
15 Warzenfortsatz des Schläfenbeins (Processus mastoideus)
16 Schläfenbein mit Felsenbeinpyramide [Os temporale, Pars petrosa (Pyramis)]
17 Kieferköpfchen (Processus condylaris/Caput mandibulae)
18 Mittlere Schädelgrube (Fossa cranii media)
19 Hinterwand der Kieferhöhle
20 Kieferwinkel
21 Siebbeinzellen (Sinus ethmoidalis)
22 Äußerer Gehörgang (Meatus acusticus externus)
23 Hinterhaupthöcker (Protuberantia occipitalis externa)
24 Chamberlain-Linie

Merkmale einer technisch fehlerfreien Aufnahme (Abb. 2.67 g)

Der Schädel darf an keiner Stelle abgeschnitten sein. Weitgehende Deckung der Konturen der vorderen und hinteren Schädelgrube, des Gesichtsschädels mit Unterkiefer und Kieferköpfchen, Orbita, Jochbein, Kieferhöhle. Deckungsgleiche Darstellung der kleinen Keilbeinflügel und der äußeren Gehörgänge. Scharfe Konturen des Sellabodens und keine doppelkonturige Darstellung der Klinoidfortsätze. Erkennbar scharfe Wiedergabe der Tabula interna und externa der Schädelkalotte, der Gefäßkanäle und der Trabekelstruktur der Knochen.

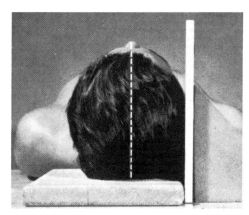

2.67 h

Anmerkung

Die Profilaufnahme des Schädels kann auch am sitzenden Patienten durchgeführt werden. Dabei ist ebenfalls auf eine exakt seitliche Lagerung zu achten. *Strahlengang*: horizontal, von rechts nach links oder umgekehrt.

Bei (poly)traumatisierten oder nicht kooperationsfähigen Patienten wird die Profilaufnahme mit Hilfe einer Rasterkassette oder eines Rastertunnels angefertigt. Die Kassette wird rechte oder links der zu untersuchenden Seite angestellt, wobei darauf zu achten ist, daß der Kopf des Patienten auf einer röntgendurchlässigen Unterlage liegt, um ein Abschneiden des Hinterhaupts zu vermeiden. Die *Profilaufnahme mit angestellter Kassette und horizontalem Strahlengang* hat den Vorteil, daß Flüssigkeits- und Blutansammlungen in Kiefer- und Keilbeinhöhle als „Flüssigkeitsspiegel" zu erkennen sind (Abb. 2.67 h).

Um einen Belichtungsausgleich zwischen dem dicken und dichten Hirnschädel- und dünnwandigen Gesichtsschädelknochen zu erreichen, sind Verlaufsfolien ($+/-$) geeignet.

Einstellung 53 Profilaufnahme des Hypophysensattels (Sella turcica)

Indikationen

Tumoren der Hypophyse, Hirndruckzeichen.

Aufnahmetechnik

Filmformat: 13/18 cm, quer.
Film-Folien-Kombination:
Empfindlichkeitsklasse (EK) (100) -200.
Rastertechnik, bei Belichtungsautomatik mittleres Meßfeld.

FFA: 80 cm (Vergrößerungsaufnahme) oder 100 cm.
Fokusgröße: 0,3–0,6 mm.
Aufnahmespannung: 65–75 kV.
Expositionszeit: <100 ms.

Einstelltechnik

Vorbereitung und Lagerung des Patienten

Wie „Schädel, seitlich" S. 132.

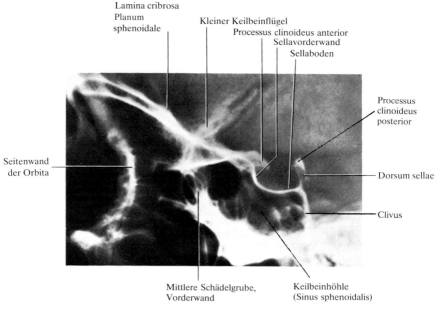

2.68 Vordere Schädelgrube

Zentrierung

Zentralstrahl: senkrecht auf einen Punkt 2 Querfinger oberhalb und 2 Querfinger vor dem äußeren Gehörgang.

Strahlengang: horizontal.
Seitenbezeichnung: Es wird die der Kassette anliegende Schädelseite bezeichnet.

Merkmale einer technisch fehlerfreien Aufnahme (Abb. 2.68)

Scharfkonturige Darstellung der Sella turcica. Die vorderen und hinteren Klinoidfortsätze überdecken sich weitgehend.

Anmerkung

Falls eine seitliche Schädelaufnahme (Profilaufnahme) vorliegt, wird die Sella-turcica-Aufnahme mit umgekehrter Strahlengangrichtung angefertigt.
Die seitliche Aufnahme der Sella turcica kann auch am sitzenden Patienten angefertigt werden. Bei der Suche nach Tumoren sollte die Tomographie bzw. die Computertomographie herangezogen werden. Tomographien der Hypophyse werden aufgrund der geringen räumlichen Ausdehnung in 2-mm-Abständen durchgeführt. Dabei muß rechts und links noch etwas weiter geschichtet werden, da sich Tumoren, z. B. Adenome, in dieser Zone weit nach lateral ausbreiten. Im Hinblick auf die Ausbreitungstendenz von Adenomen nach lateral ist es sinnvoll, zusätzlich eine okzipitofrontale Aufnahme anzufertigen.

Einstellung 54 Profilaufnahme des Gesichtsschädels

Indikationen

Entzündliche und tumoröse Erkrankungen der Stirn- und Kieferhöhlen sowie der Keilbeinhöhle. Ergußbildungen oder Blutansammlungen in den Nasennebenhöhlen. Frakturen des Gesichtsschädels. Fremdkörperlokalisation.

Aufnahmetechnik

Filmformat: 18/24 cm, hoch.
Film-Folien-Kombination:
Empfindlichkeitsklasse (EK) 100–200, evtl. Verlaufsfolie.
Rastertechnik. Bei Belichtungsautomatik mittleres Meßfeld.
FFA: 100 cm.
Fokusgröße: 0,6–1,2 mm.
Aufnahmespannung: 60–65 kV.
Expositionszeit: <100 ms.

Einstelltechnik

Vorbereitung des Patienten

Haarklammern und Zahnersatz entfernen. Kragen öffnen, Kragenknöpfchen entfernen. Gonadenschutz anlegen.

1. Liegend (Bauchlage)

Lagerung des Patienten

„Schädel seitlich" (S. 132).

Zentrierung

Zentralstrahl: senkrecht auf einen Punkt knapp unterhalb der Mitte des Jochbogens und auf Kassettenmitte.

Strahlengang: vertikal.
Seitenbezeichnung: Es wird die der Kassette anliegende Gesichtsseite gekennzeichnet. Auf dem Film wird vermerkt, ob die Aufnahme im Liegen oder Sitzen angefertigt wurde. Aufnahme in Atemstillstand.

2. Sitzend

Lagerung des Patienten

Der Patient sitzt seitlich am Rasterwandstativ. Die Medianebene des Schädels bzw. die Längsachse des Gesichtsschädels verläuft parallel zum Rasterwandstativ. Anliegende Schulter etwas zurücknehmen und Kinn wenig anheben.

Zentrierung

Zentralstrahl: senkrecht auf einen Punkt knapp unterhalb der Mitte des Jochbogens und auf Kassettenmitte.

Strahlengang: horizontal.
Seitenbezeichnung wie 1.

3. Liegend (Rückenlage)

Lagerung des Patienten

In Rückenlage mit angestellter Kassette.

Zentrierung

Zentralstrahl: senkrecht auf einen Punkt knapp unterhalb der Mitte des Jochbogens und auf Kassettenmitte.

Strahlengang: horizontal
Seitenbezeichnung wie 1. und 2.

Merkmale einer technisch fehlerfreien Aufnahme (Abb. 2.69)

Scharfe Konturen des Gesichtsschädels und der Weichteile. Vordere Schädelbasis und harter Gaumen in einer Ebene. Deckungsgleiche Darstellung des schmalen V-förmigen Processus pterygoideus, des Jochbeins und der Kieferköpfchen.

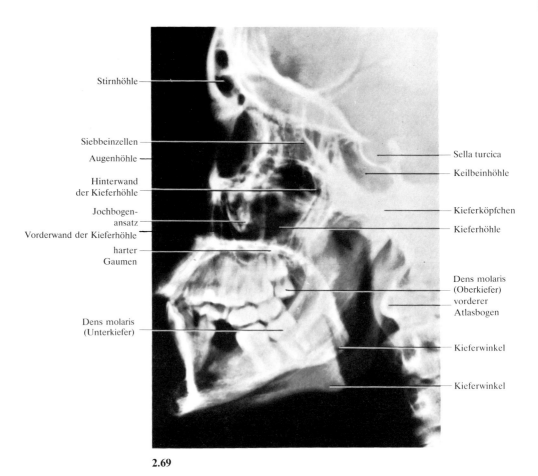

2.69

Anmerkung

Prinzipiell sollen Nasennebenhöhlenaufnahmen im Sitzen angefertigt werden, da sich Flüssigkeitsansammlungen in den Nasennebenhöhlen an dem Flüssigkeitsspiegel zu erkennen geben. Am liegenden Patienten wird daher die Profilaufnahme bei horizontalem Strahlengang und angestellter Kassette angefertigt (s. auch S. 135).

Die Profilaufnahme verträgt keine Überbelichtung, da Stirn- und Kieferhöhlenvorderwand und Schleimhautschwellungen sonst nicht beurteilbar sind.
Zur Beurteilung der Stirnhöhlenvorder- und -hinterwand bei Frakturen wird auf einen Punkt über der Augenbraue zentriert und auf die Stirnhöhle eingeblendet.

Einstellung 55   Schädel, okzipitofrontal, in Bauchlage oder sitzend

Indikationen

Ergänzung zur Profil- (seitlichen) Schädelaufnahme. Frakturen der Schädelkalotte. Beurteilung der Stirnhöhlen und Siebbeinzellen sowie der Felsenbeine (Abb. 2.70a).

Aufnahmetechnik

Filmformat: 24/30 cm, hoch.
Film-Folien-Kombination:
Empfindlichkeitsklasse (EK) 100–200.
Rastertechnik, mittleres Meßfeld bei Belichtungsautomatik.
FFA: 100 cm.

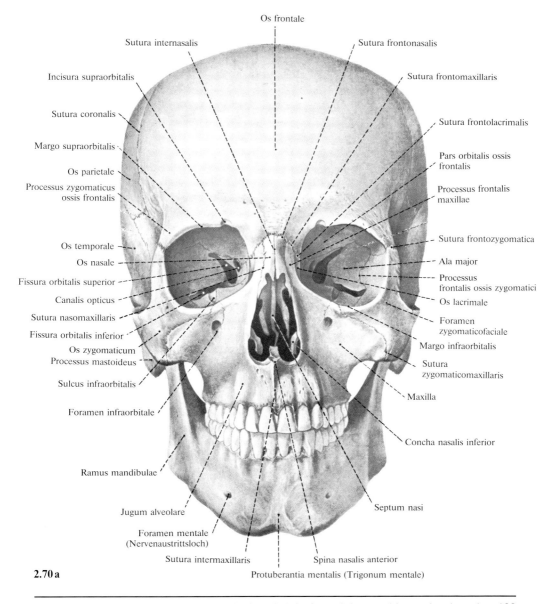

2.70a

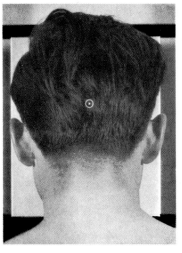
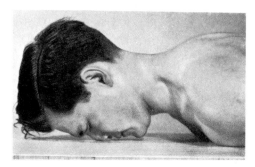

2.70 b   2.70 c

Fokusgröße: 0,6–1,2 mm.
Aufnahmespannung: 70–80 kV.
Expositionszeit: <100 ms.

Einstelltechnik

Vorbereitung des Patienten

Haarklammern, Schmuck und Zahnersatz entfernen. Kragen öffnen, Knöpfe entfernen. Gonadenschutz anlegen. „Strahlenkranz" anlegen um ein Überstrahlen der Tabula externa (äußere Platte des knöchernen Schädeldachs) durch Streustrahlen zu verhindern.

Lagerung des Patienten (Abb. 2.70 b, c)

Patient in Bauchlage auf dem Untersuchungstisch (oder sitzend am Stativ). Arme am Körper. Der Kopf liegt mit der Nase dem Tisch bzw. der Kassette auf, und das Kinn ist kassettennahe. Die Medianebene des Schädels verläuft senkrecht zur Tischebene. Beide Gehörgänge müssen gleich weit vom Tischrand entfernt sein. Nasenwurzel in Tisch- bzw. Kassettenmitte.
Fixierung des Patienten: Kompressionsband über die Schädelkalotte bzw. Pelotten seitlich.

Zentrierung

Zentralstrahl: Der Zentralstrahl trifft senkrecht auf den Hinterhauptshöcker auf. Sein Austrittspunkt ist in Höhe des Sinus frontalis (was äußerlich ungefähr der Nasenwurzel entspricht) und trifft auf Kassettenmitte.

Strahlengang: okzipitofrontal.
Einblenden mindestens auf Kassettengröße. Seitenbezeichnung spiegelbildlich. Aufnahme in Atemstillstand.

Merkmale einer technisch fehlerfreien Aufnahme (Abb. 2.70 d)

Symmetrische Darstellung der Schädelkalotte und der Siebbeinzellen. Nasenscheidewand streng in der Mitte. Die Felsenbeine projizieren sich in das untere bis mittlere Drittel der Orbita und die Felsenbeinspitze in den mittleren Abschnitt der medialen Orbitawand.

Anmerkung

Die okzipitofrontale Schädelaufnahme eignet sich besonders gut zur Beurteilung der Felsenbeine. Von oben und unten eingeblendet handelt es sich um eine *transorbitale Felsenbeinvergleichsaufnahme*.

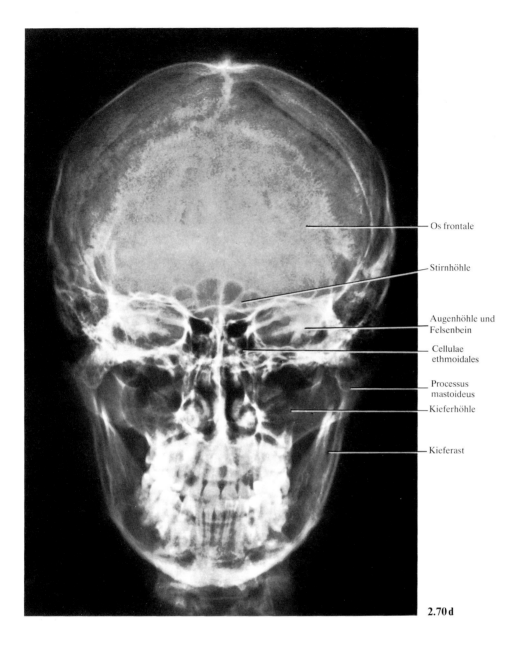

2.70 d

Legt man bei der okzipitofrontalen Aufnahme den Patienten auf den oberen Stirnbereich, so projiziert sich das Dorsum sellae in die Stirnhöhle.

Um eine bessere Übersicht über die Stirnhöhle, die Siebbeinzellen und die unteren Anteile der Kieferhöhle zu bekommen, läßt man die Stirn des Patienten vom Tisch abstehen oder richtet den Zentralstrahl ca. 15° kraniokaudal (Aufnahme nach Caldwell). Bei dieser Einstellung projiziert sich das Felsenbein in den Orbitaboden oder etwas darunter.

Bei traumatisierten oder nicht kooperationsfähigen Patienten wird die Aufnahme in Rückenlage angefertigt. Das Kinn möglichst weit anziehen lassen oder den Zentralstrahl entsprechend der Lage des Patienten

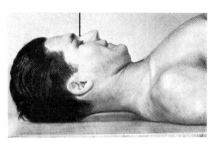 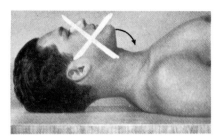

2.70e Beachten Sie die richtige Stellung des Kinns

2.70f

kraniokaudal bei ventrodorsalem (a.-p.) Strahlengang richten (Abb. 2.70e; falsche Einstellung s. Abb. 2.70f).

Bei *Kindern* muß das Kinn eher angehoben werden, da Kinder eine physiologische Kyphose der Halswirbelsäule haben im Gegensatz zur Lordose der Erwachsenen.

Einstellung 56 Schädel, okzipitonasal: Gesichtsschädel („Waters' view")

Indikationen

Entzündliche und tumoröse Erkrankungen der Stirn- und Kieferhöhlen (von den Siebbeinzellen wird bei dieser Projektion nur der untere Abschnitt dargestellt). Frakturen des Gesichtsschädels. Darstellung des unteren Anteils der Keilbeinhöhle.

Aufnahmetechnik

Filmformat: 18/24 cm, hoch.
Film-Folien-Kombination:
Empfindlichkeitsklasse (EK) 100–200.
Rastertechnik, mittleres Meßfeld bei Belichtungsautomatik.
FFA: 100 cm.
Fokusgröße: 0,6–1,2 mm.
Aufnahmespannung: 70–80 kV.
Expositionszeit: <100 ms.

Einstelltechnik

Vorbereitung des Patienten

Haarklammern, Schmuck und Zahnersatz entfernen. Kragen öffnen, Knöpfe entfernen. Gonadenschutz anlegen.

Lagerung des Patienten (Abb. 2.71 a–c)

Patient in Bauchlage oder besser am Rasterwandstativ sitzend. Kinn liegt auf, die Nasenspitze berührt die Tischunterlage oder die Stativwand. Der Mund ist weit offen und wird mit Hilfe eines Korkens zwischen den Zähnen offen gehalten. Durch den offenen Mund wird der Blick auf den hinteren Abschnitt der Keilbeinhöhle (Sinus sphenoidalis) frei.
Auf eine symmetrische Einstellung achten. Obere Zahnreihe in Kassettenmitte. Die orbitomeatale Linie bildet einen Winkel von 45° zur Filmebene.
Fixierung des Patienten: Kompressionsband über dem Kopf.

Zentrierung

Zentralstrahl: 2 Querfinger oberhalb des Hinterhaupthöckers senkrecht auf Kassettenmitte.

Strahlengang: okzipitonasal. Bei nicht ausreichender Reklinationsfähigkeit in der Halswirbelsäule muß die Röntgenröhre

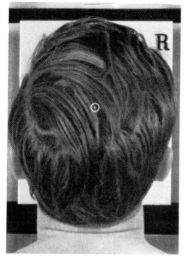
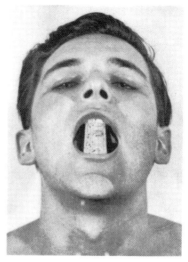

2.71 a (R muß spiegelbildlich aufgelegt werden)

2.71 b Bild von der Kassettenseite aus aufgenommen, Kassette durch Glas ersetzt. Das Bild zeigt, daß das Kinn fest angepreßt wird

nach kranial verschoben und der Zentralstrahl entsprechend kaudal gerichtet werden.
Einblenden auf Objektgröße, evtl. Irisblende. Seitenbezeichnung spiegelbildlich. Auf der Aufnahme vermerken, ob sie am liegenden oder sitzenden Patienten angefertigt wurde. Aufnahme in Atemstillstand.

Merkmale einer technisch fehlerfreien Aufnahme (Abb. 2.71 d, e)

Symmetrische Abbildung des Gesichtsschädels: seitengleiche Distanz zwischen lateralem Rand der Augenhöhle und äußerer Schädelkontur. Die Pyramidenoberkanten projizieren sich unmittelbar unterhalb des Kieferhöhlenbodens (Abb. 2.71 d), also in die obere Zahnreihe, so daß die Kieferhöhlen überlagerungsfrei zur Darstellung kommen (im Gegensatz zur Fehleinstellung Abb. 2.71 e).

Anmerkung (Abb. 2.71 f, g)

Diese Aufnahmetechnik, ursprünglich von Tschebull angegeben, ist in den USA unter der Bezeichnung „Waters-view" bekannt.

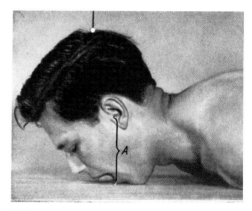

2.71 c

Zahnlose Patienten müssen besonders stark auf dem Kinn aufliegen und erhalten einen hohen Kork zwischen Ober- und Unterkiefer geklemmt.
Patienten mit kurzem Kinn sollten das Kinn weniger auflegen als Patienten mit stark vorstehendem Kinn. Um eine symmetrische Aufnahme zu erzielen, sollte man sich *nicht* nach der Nase des Patienten richten (sie ist meistens schief), sondern sich an den äußeren Gehörgängen (mit den Fingern des Un-

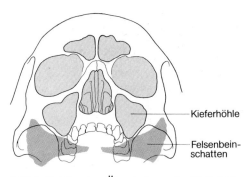

2.71 d *Richtig*: ohne Überdeckung der Kieferhöhlen

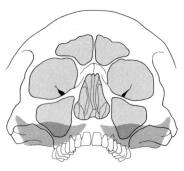

2.71 e *Falsch*: der Kieferhöhlenboden wird von den Felsenbeinen verschattet

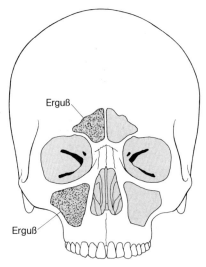

2.71 f Aufnahme bei *liegendem* Patienten: homogene Verschattung der Nebenhöhlen durch den Erguß

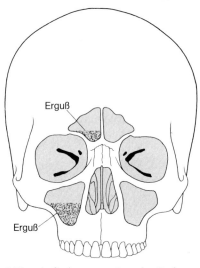

2.71 g Aufnahme am *sitzenden* Patienten: Erguß zeigt Spiegelbildung

tersuchers „markieren"), der Stirn oder den Jochbeinen orientieren.

Zur Beurteilung der Nasennebenhöhlen wird die Aufnahme (Abb. 2.71 h) immer am sitzenden Patienten (Abb. 2.71 g) vorgenommen, da nur bei parallel einfallenden Röntgenstrahlen ein Flüssigkeitsniveau als solches zur Darstellung kommt (Luft über dem Sekretspiegel am Boden der Höhle). Auf der Aufnahme in Bauchlage sammelt sich das Sekret im vorderen Abschnitt der Nebenhöhlenkammer an und die Röntgenstrahlen treffen senkrecht auf das Flüssigkeitsniveau, so daß kein Flüssigkeitsspiegel erkennbar ist sondern nur eine homogene Verschattung (s. Abb. 2.71 f).

Eine einheitliche Technik (z. B. alle Nebenhöhlen prinzipiell sitzend, alle sonstigen Schädelaufnahmen liegend anzufertigen) ist hilfreich. Zur Unterscheidung eines Ergusses von einer Schleimhautschwellung fertigt man eine weitere Aufnahme mit gleicher Strahlengangrichtung aber mit Seitneigung des Kopfes an. Ein Flüssigkeitsspiegel stellt sich in der schräggestellten Kiefer- oder Stirnhöhle wieder horizontal ein.

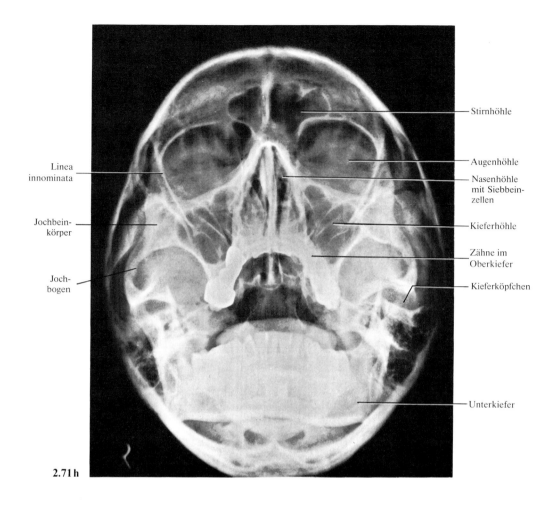

2.71 h

Einstellung 57 Schädel, okzipitomental: Überkippte Aufnahme nach Titterington

Indikationen

Ergänzung zur okzipitonasalen Aufnahme, insbesondere bei Mittelgesichtsfrakturen.

Aufnahmetechnik

Wie Schädel, okzipitonasal.

Einstelltechnik

Vorbereitung des Patienten

Haarklammern, Schmuck und Zahnersatz entfernen. Kragen öffnen, Knöpfe entfernen. Gonadenschutz anlegen.

Lagerung des Patienten

Patient in Bauchlage oder besser am Rasterwandstativ sitzend. Reklination des Kopfs. Das Kinn liegt dem Rasterwandstativ an.

Der weit geöffnete Mund wird mit Hilfe eines Korkens zwischen den Zähnen offengehalten. Durch den geöffneten Mund wird der untere Abschnitt der Keilbeinhöhle (Sinus sphenoidalis) einsehbar. Auf symmetrische Einstellung achten.

Zentrierung

Zentralstrahl: Der auf einen Punkt 2–3 Querfinger oberhalb des Hinterhaupthökkers gerichtete Zentralstrahl tritt am Kinn aus und trifft auf Kassettenmitte.

Strahlengang: okzipitomental.
Bei nicht ausreichender Reklination der Halswirbelsäule wird die Röntgenröhre nach kranial verschoben und der Zentralstrahl bis 25° kraniokaudal gerichtet.
Einblenden auf Objektgröße. Seitenbezeichnung spiegelbildlich. Aufnahme in Atemstillstand. Auf der Aufnahme ist zu vermerken, ob sie am liegenden oder sitzenden Patienten angefertigt wurde.

Merkmale einer technisch fehlerfreien Aufnahme (Abb. 2.72)

Die Pyramidenoberkanten projizieren sich unterhalb der oberen Zahnreihe. Symmetrische Einstellung des Jochbeins und des Jochbogens. Seitengleiche doppelkonturige untere Orbitabegrenzung. Überlagerungsfreie Darstellung der Kieferhöhlen und gute Darstellung des Processus coronoideus (Processons muscularis) am Unterkiefer.

Anmerkung

Diese Aufnahme läßt sich auch am liegenden Patienten in Rückenlage (z. B. in der Akutdiagnostik zur Beurteilung von Mittelgesichtsfrakturen) anfertigen: Der Patient nimmt das Kinn soweit wie möglich hoch. Die Röhre wird fußwärts verschoben und der Zentralstrahl kaudokranial, je nach Reklinationsfähigkeit des Kopfes in einem Winkel von 25–45° auf die Kinnspitze gerichtet. Kassette bzw. Rasterlade mit Meßfeld entsprechend kopfwärts verschieben.

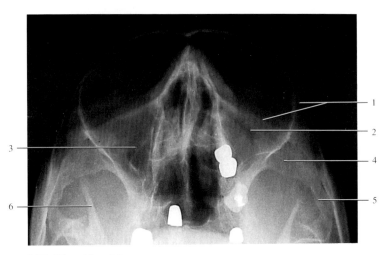

2.72 *Hinweisbezeichnungen:*
1 Orbitarand   3 Kieferhöhle   5 Jochbogen
2 Orbitaboden 4 Jochbein   6 Processus coronoideus

Einstellung 58 Orbita, Vergleichs- oder Brillenaufnahme

Indikationen

Fremdkörperlokalisation. Frakturen der vorderen Schädelgrube = frontobasale Frakturen und Orbitafrakturen (z. B. Blow-out-Fraktur des Orbitabodens). Darstellung der Fissura orbitalis superior, des großen und kleinen Keilbeinflügels und der Siebbeinzellen, sowie der Stirnhöhlen.

Aufnahmetechnik

Wie „Schädel, okzipitonasal" (S. 142).

Einstelltechnik

Vorbereitung des Patienten

Haarklammern entfernen. Gonadenschutz anlegen.

Lagerung des Patienten

Wie okzipitonasale Einstellung. *Aber*: Mund bleibt geschlossen. In Bauchlage: Kinn leicht unterpolstern.
Am sitzenden Patienten: Kinn und Nase am Rasterwandstativ anlegen, die Nase dabei stärker belasten.

Fixierung des Patienten: Kompressionsband über dem Kopf.

Zentrierung

Zentralstrahl: senkrecht auf einen Punkt 2 Querfinger oberhalb des Hinterhaupthöckers und auf Kassettenmitte.

Strahlengang: okzipitoorbital.

Merkmale einer technisch fehlerfreien Aufnahme (Abb. 2.73)

Überlagerungsfreie Darstellung der Augenhöhlen. Die Felsenbeine projizieren sich in die Kieferhöhle. Der Orbitaboden und der Orbitarand (Margo infraorbitalis) bilden eine Linie.

Anmerkung

Bei Frakturen des Orbitadachs oder bei Blow-out- (Orbitaboden) Frakturen empfiehlt sich eine Tomographie der Augenhöhlen.

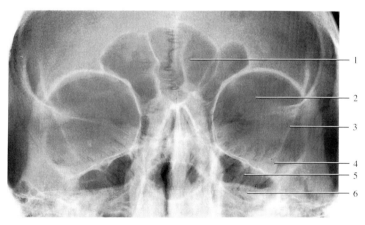

2.73 *Hinweisbezeichnungen:*
1 Stirnhöhle *3* Linea innominata *5* Kieferhöhle
2 Orbita *4* Orbitaboden *6* Felsenbein

Einstellung 59 Hinterhaupt, bregmatiko-okzipital

Anatomie: Abb. 2.74a.

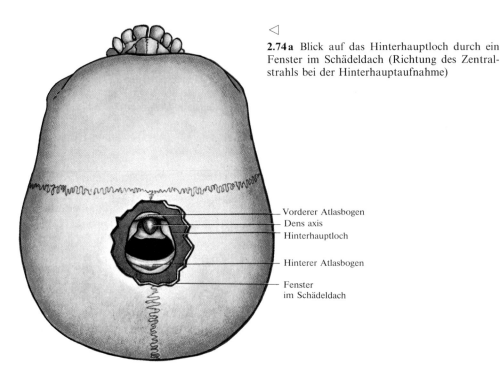

2.74a Blick auf das Hinterhauptloch durch ein Fenster im Schädeldach (Richtung des Zentralstrahls bei der Hinterhauptaufnahme)

- Vorderer Atlasbogen
- Dens axis
- Hinterhauptloch
- Hinterer Atlasbogen
- Fenster im Schädeldach

Indikationen

Darstellung des Hinterhauptlochs (Foramen magnum) und des hinteren Atlasbogens sowie vergleichende Betrachtung der Pyramiden und des inneren Gehörgangs (z. B. bei Akustikusneurinom). Frakturen im Bereich des Hinterhaupts und der Scheitelbeine.

Aufnahmetechnik

Filmformat: 24/30 cm, hoch.
Film-Folien-Kombination:
Empfindlichkeitsklasse (EK) 100–200.
Rastertechnik, mittleres Meßfeld bei Belichtungsautomatik.
FFA: 100 cm.
Fokusgröße: 0,6–1,2 mm.
Aufnahmespannung: 75–80 kV.
Expositionszeit: <100 ms.

Einstelltechnik

Vorbereitung des Patienten

Haarklammern, Schmuck, Zahnersatz und Knöpfe entfernen. Gonadenschutz anlegen.

Lagerung des Patienten (Abb. 2.74b, c)

Patient in Rückenlage auf dem Untersuchungstisch. Das Kinn – bei geschlossenem Mund – auf die Brust ziehen lassen. Kassette exzentrisch, d.h. fußwärts in die Rasterlade einlegen. Bei Belichtungsautomatik Rasterlade *mit* Kassette fußwärts verschieben, damit Meßfeld im Zentralstrahlbereich bleibt. Der untere Kassettenrand liegt in Höhe der Schulterblätter.
Fixierung des Patienten: Kompressionsband über das straff an den Hals gezogene Kinn. Strahlenkranz anlegen.

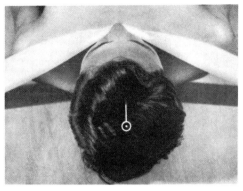
2.74b

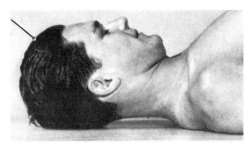
2.74c

Zentrierung

Zentralstrahl: Röhre kopfwärts verschieben und 45° kraniokaudal kippen, so daß der Zentralstrahl auf einen Punkt am Übergang vom Stirn- zum Scheitelbein – auf die Medianebene des Scheitels gerichtet – zum Hinterhauptloch und auf Kassettenmitte zielt.

Strahlengang: bregmatiko-okzipital, d.h. vom Scheitel (Bregma) zum Hinterhaupt (Occiput) und schräg auf die Kassette einfallend.

Abschließend den FFA von 100 cm nochmals korrigieren.

Seitenbezeichnung. Aufnahme in Atemstillstand.

Merkmale einer technisch fehlerfreien Aufnahme (Abb. 2.74d)

Freie Darstellung der Hinterhauptschuppe mit Hinterhauptloch, in das sich der hintere Atlasbogen projiziert. Symmetrische Darstellung der Pyramiden.

Anmerkung

Das Röntgenbild (Abb. 2.74d) wird zur diagnostischen Betrachtung um 180° gedreht. Die anatomische Skizze (Abb. 2.74a) entspricht der Blickrichtung, die der Zentralstrahl nimmt.

Die ursprünglich von Grashey beschriebene Aufnahme wird als *Aufnahme nach Towne* bezeichnet, wobei dieser Autor einen Einfallswinkel von 30° empfiehlt.

Die Aufnahme nach Altschul-Uffenorde mit einem Einfallswinkel von 35° ist eine gute *Vergleichsaufnahme der Pyramiden* und erlaubt, wenn der Zentralstrahl handbreit tiefer, d.h. weiter kaudal einfällt, eine Beurteilung der Jochbögen und der Kieferköpfchen (s. S. 175).

Schädel, nuchofrontal nach Haas

Die Hinterhauptaufnahme läßt sich auch im dorsoventralen (p.-a.) Strahlengang in Bauchlage des Patienten oder am Rasterwandstativ anfertigen:

Das Kinn ist stark angezogen, Stirn und Nase liegen dem Untersuchungstisch auf bzw. dem Rasterwandstativ an. Der in der Medianebene verlaufende Zentralstrahl ist mit einem Winkel von 35–40° kranial gerichtet und trifft etwa 3–4 Querfinger unterhalb des Hinterhauptshöckers (Protuberantia occipitalis externa) auf. Sein Austrittspunkt liegt 3–4 Querfinger oberhalb des oberen Orbitarands. Die Seitenbezeichnung wird in diesem Fall spiegelbildlich angebracht. Bei dieser Einstellung projiziert sich der hintere Atlasbogen in die obere Hälfte des Hinterhauptlochs (Foramen magnum). Das Dorsum sellae wird dabei vom Atlasbogen überlagert.

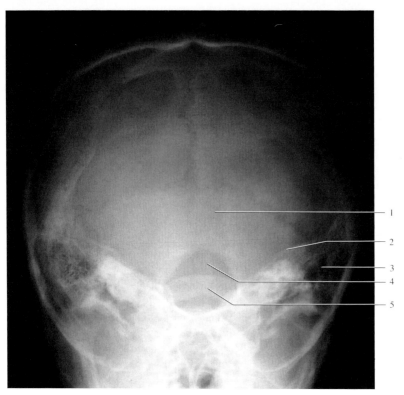

2.74d *Hinweisbezeichnungen:*

1 Hinterhauptschuppe   3 Mastoidzellen   5 Hinterer Atlasbogen
2 Felsenbeinpyramide   4 Hinterhauptloch

Einstellung 60   Schädel, axial, submentobregmatikal

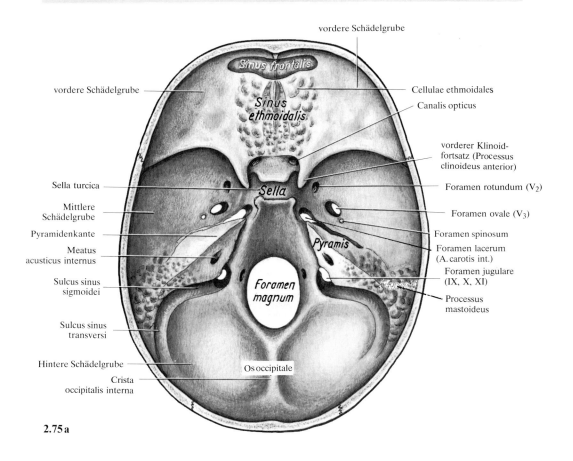

2.75 a

Anatomische Vorbesprechung, Schädelbasisaufnahme (Abb. 2.75 a, b)

Die *Schädelbasis* besteht aus 3 muldenförmigen Abschnitten: Die vordere Schädelgrube, unter der die Siebbeinzellen (Sinus ethmoidales) angeordnet sind; die mittlere Schädelgrube, die in ihrem zentralen Abschnitt den Türkensattel (Sella turcica) enthält. Darunter liegt die Keilbeinhöhle (Sinus sphenoidalis). Lateral davon befinden sich 2 Löcher, Foramen ovale für N. mandibularis und Foramen spinosum für A. meningea media. Die Grenze zur hinteren Schädelgrube bildet das Felsenbein. In der hinteren Schädelgrube – aus dem Hinterhaupt (Occiput) bestehend – befindet sich das große Schädelloch (Foramen occipitale magnum).

Indikationen

Frakturen und Tumoren der Schädelbasis.

Aufnahmetechnik

Filmformat: 24/30 cm, hoch.
Film-Folien-Kombination:
Empfindlichkeitsklasse (EK) 100–200.
Rastertechnik, mittleres Meßfeld.
FFA: 100 cm.
Fokusgröße: 0,6–1,2 mm.
Aufnahmespannung: 75–85 kV.
Expositionszeit: <150 ms.
Lochblende.

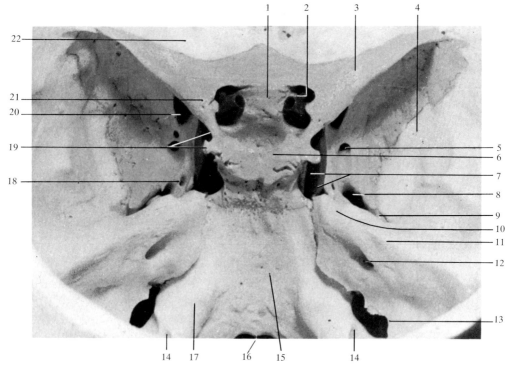

2.75b *Hinweisbezeichnungen:*

1 Chiasma opticum im Sulcus chiasmatis
2 Canalis opticus (Durchgang für N. opticus, A. ophthalmica)
3 Kleiner Keilbeinflügel (Ala minor)
4 Mittlere Schädelgrube
5 Foramen rotundum (Durchgang für N. maxillaris)
6 Dorsum sellae mit seitlichem Vorsprung
7 A. carotis interna, dorsal mit Foramen lacerum (Austritt der A. carotis)
8 Foramen ovale (Durchgang für N. mandibularis)
9 Foramen spinosum (Durchgang für A. meningea, R. meningeus)
10 Felsenbeinspitze
11 Oberkante der Pyramide mit Sulcus sinus petrosi superior
12 Porus acusticus internus
13 Foramen jugulare, Sinus sigmoideus und Sinus petrosus inferior (Durchgang für V. jugularis interna)
14 Strich zeigt beiderseits auf Öffnung des Canalis condylaris zum Sinus sigmoideus
15 Clivus
16 Foramen occipitale magnum
17 Condylus occipitalis
18 Varietät
19 Processus clinoideus posterior, der in eine Sellabrücke übergeht
20 Fissura orbitalis superior, V. ophthalmica superior
21 Processus clinoideus anterior
22 Vordere Schädelgrube

Einstelltechnik

Vorbereitung des Patienten

Haarklammern, Schmuck und Zahnersatz entfernen. Kragen öffnen. Gonadenschutz anlegen.

Lagerung des Patienten (Abb. 2.75 c, d)

Patient sitzt aufrecht am Stativ. Kopf so weit nach hinten neigen, daß die Deutsche Horizontale (Nasenwurzel – äußerer Gehörgang) parallel zur Filmebene verläuft. Patient lehnt sich mit dem Vertex (dem höchsten Punkt des Schädeldachs) auf die Kassette

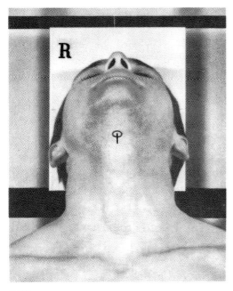

2.75 c

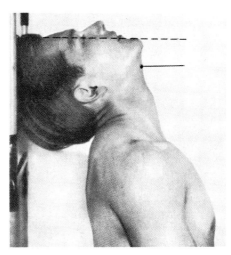

2.75 d Ansicht von der Seite her: der Patient sitzt aufrecht gerade und nur der Kopf hängt stark nach hinten über

bzw. an das Rasterwandstativ. Einstellhilfe: Die Nasenspitze wirft ihren Schatten auf die Kassette. Auf eine symmetrische Schädeleinstellung muß geachtet werden.
Fixierung des Patienten: Pelotten auf beiden Seiten des Schädels.

Zentrierung

Zentralstrahl: senkrecht auf das Zentrum des Mundbodens und auf Kassettenmitte.

Strahlengang: horizontal axial, submentobregmatikal, also vom Mundboden zum Scheitel.
Einblendung nicht zu eng. Seitenbezeichnung.
Der Patient sollte durch die Nase atmen, um die Weichteile des Nasopharynx darzustellen.

Merkmale einer technisch fehlerfreien Aufnahme (Abb. 2.75 e)

Symmetrische Darstellung der Schädelbasis. Das Kinn projiziert sich auf die Stirnhöhle. Kieferköpfchen beidseits gleich weit von Schädelkalotte entfernt. Foramen ovale und spinosum müssen sichtbar und die Felsenbeine gut beurteilbar sein.

Anmerkung

Wenn der Patient den Kopf nicht so weit nach hinten fallenlassen kann, daß sich die Deutsche Horizontale parallel zum Film befindet, muß man die Röntgenröhre fußwärts verschieben und den Strahlengang kaudokranial richten. Da der Zentralstrahl schräg von unten nach oben zielt, muß die Kassette in der Rasterlade nach oben über die Stirn hinaus eingelegt werden.

Achtung: Die Schädelbasisaufnahme ist nicht für die Akutdiagnostik von Schädel-Hirn-Verletzten geeignet. Die Reklination kann den Patienten gefährden.
Die Kopfhaltung für die axiale Schädelbasisaufnahme ist auf Abb. 2.75 f falsch: Der Kopf hängt nicht genügend nach hinten, der Patient sitzt nicht aufrecht, sondern schräg nach hinten geneigt und gleitet deshalb mit dem Gesäß zu weit nach vorne. Die

gestrichelten Linien geben an, wie in einem solchen Fall zentriert werden muß.

Bei gleicher Einstellung und geringerer Belichtung erzielt man eine *Vergleichsaufnahme der Jochbögen*, die sich bei symmetrischer Schädeleinstellung lateral der Schädelwand darstellen. Um die Jochbögen noch besser darzustellen, verkürzt man den FFA auf ca. 70 cm. Hierbei wird die Strahlendivergenz dazu genutzt, die Jochbögen freizuprojizieren. Dosisverringerung beachten!

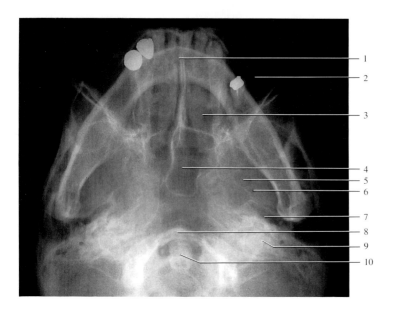

2.75e *Hinweisbezeichnungen:*

1 Kinn
2 Kieferhöhle
3 Siebbeinzellen/Nasenhaupthöhle
4 Keilbeinhöhle
5 Foramen ovale
6 Foramen spinosum
7 Äußerer Gehörgang
8 Vorderer Atlasbogen
9 Felsenbeinpyramide
10 Dens axis

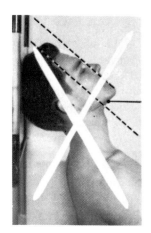

◁ 2.75f

Einstellung 61 Schädel, überkippt, nach Welin, sitzend

Indikationen

Entzündliche und tumoröse Erkrankungen der Nasennebenhöhlen, vor allem der Stirnhöhle und der Siebbeinzellen, Tumoren der Schädelbasis.

Aufnahmetechnik

Filmformat: 24/30 cm, hoch.
Film-Folien-Kombination:
Empfindlichkeitsklasse (EK) 100–200.
Rastertechnik, mittleres Meßfeld bei Belichtungsautomatik.
FFA: 100 cm.
Fokusgröße: 0,6–1,2 mm.
Aufnahmespannung: 75–85 kV.
Expositionszeit: <150 ms.

Einstelltechnik

Vorbereitung des Patienten

Haarklammern, Schmuck und Zahnersatz entfernen. Kragen weit öffnen. Gonadenschutz anlegen.

Lagerung des Patienten
(Abb. 2.76a, b; auch 2.75d)

Patient sitzt aufrecht am Rasterwandstativ (Stuhl mit niedriger Lehne, auf der sich der Patient abstützen kann). Kopf so weit wie möglich nach hinten neigen, so daß das Kinn maximal weit nach oben ragt. Auf symmetrische Einstellung achten. Das Kinn soll sich beim Blick von der Röhre her vor das Stirnbein projizieren, d.h. mit dem Lichtvisier wirft das Kinn seinen Schatten auf die Kassette. Kassette in Rasterlade weit nach oben schieben.

Zentrierung

Zentralstrahl: senkrecht auf Mundbodenmitte und Kassettenmitte.

Strahlengang: horizontal axial, submentobregmatikofrontal, d.h. vom Kinn zum Scheitel.
Einblenden auf Objekt. Seitenbezeichnung.

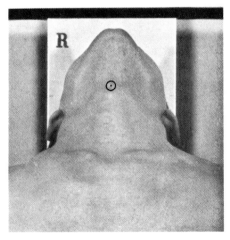

2.76a

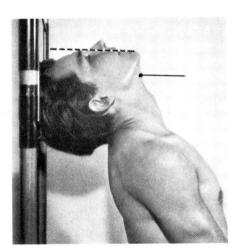

2.76b

Merkmale einer technisch fehlerfreien Aufnahme (Abb. 2.76c)

Zahnreihen und Kinn projizieren sich vor das Stirnbein. Stirnhöhle und Ethmoidzellen werden so überlagerungsfrei dargestellt.

Anmerkung

Da die Patienten den Kopf meist nicht genügend nach hinten neigen können, wird die Röntgenröhre fußwärts verschoben und nach kranial gekippt, so daß der Zentralstrahl schräg von unten auf die Mitte der Schädelbasis zielt.

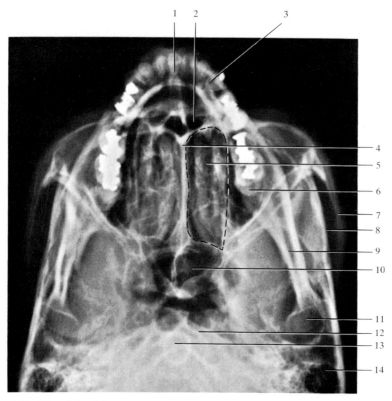

2.76c *Hinweisbezeichnungen:*

1 Kinn (Mentum)
2 Stirnhöhle (Sinus frontalis)
3 Zähne des Ober- und Unterkiefers
4 Lamina perpendicularis; Vomer
5 Siebbein (Os ethmoidale)
6 Molaren
7 Jochbogen (Arcus zygomaticus)
8 Seitliche Schädelwand
9 Kieferast (Ra. mandibulae)
10 Keilbeinhöhle (Sinus sphenoidalis)
11 Kieferköpfchen (Caput mandibulae/Processus condylaris)
12 Vorderer Atlasbogen (Arcus anterior)
13 Dens axis
14 Warzenfortsatz (Processus mastoideus)

Einstellung 62 Schädel, axial, mit hängendem Kopf, liegend

Indikationen

Frakturen und Tumoren der Schädelbasis. Patienten, die nicht sitzen können oder Patienten mit schmerzhaften Trigeminusneuralgien.

Aufnahmetechnik

Filmformat: 24/30 cm, hoch.
Film-Folien-Kombination:
Empfindlichkeitsklasse (EK) 100–200.
Rasterkassette oder Rastertunnel (evtl. Schädelaufnahmeeinrichtung mit feststehendem Raster).
FFA: 70–100 cm.
Fokusgröße: 0,6–1,2 mm.
Aufnahmespannung: 75–85 kV.
Expositionszeit: <150 ms.

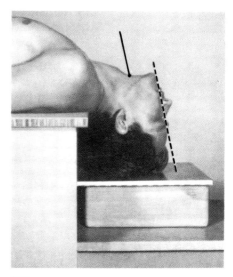

2.77 a

Einstelltechnik

Vorbereitung des Patienten

Haarklammern, Zahnersatz, Knöpfe entfernen. Kleider weit öffnen. Gonadenschutz anlegen.

Lagerung des Patienten (Abb. 2.77 a–g)

Patient in Rückenlage auf dem Untersuchungstisch. Der Kopf muß soweit nach hinten hinunterhängen, daß er mit dem Scheitel auf der darunterliegenden Kassette aufliegt, wobei die Schädelbasis (Deutsche Horizontale) parallel zum Film liegt. Die Kassette wird, z. B. mittels Holzbrettern, auf die entsprechende Höhe eingestellt (Abb. 2.77a). Dieses Hintenüberhängen des Kopfs ist schon für den Gesunden unangenehm. Bei Schwerverletzten mit Schädelbasisbrüchen ist die Untersuchung kontraindiziert. Bei Patienten mit Trigeminusneuralgien, die zu den schmerzhaftesten Affektionen gehören, ist eine besonders umsichtige Vorbereitung nötig (Abb. 2.77b–g).
Der Patient wird über den oberen Tischrand gezogen, wobei sein Kopf aber in der Tischebene gehalten wird (Abb. 2.77c), um dann ganz langsam nach hinten unten gesenkt zu werden, bis der Schädel vollständig hängt und sich die Schädelbasis (Deutsche Horizontale) ungefähr in die Horizontalebene einstellt (Abb. 2.77d).
In dieser Einstellung (Abb. 2.77e) erreicht der Scheitel seinen tiefsten Punkt, der Film wird durch Aufschichten von Holzbrettern bis auf diese Höhe gehoben. Der Kopf des Patienten wird, in den Händen ruhend, sofort wieder nach oben bewegt (Abb. 2.77c). Jetzt werden am Apparat alle Belichtungsdaten eingestellt und die Röhre in die richtige Zentrierung gebracht.
Erst kurz vor der Aufnahme wird der Kopf nach hinten hängend mit dem Schädeldach auf die Kassette gelegt. Nach erfolgter Exposition wird der Kopf des Patienten sofort wieder in eine bequemere Lage gebracht.
Bei Patienten mit starken Schmerzen gelingt es oft nicht, den Kopf so tief zu lagern. Nach einer Probe, die Auskunft gibt, wie tief der Patient den Kopf hängenlassen kann, plaziert man die Kassette auf Holzbrettern bzw. auf Kissen (Abb. 2.77f, g) und in ihrer Neigung gerade so, daß sie zur Schädelbasis

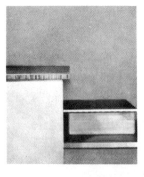 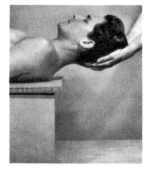 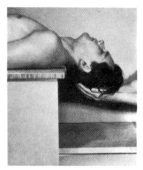

2.77 b–d

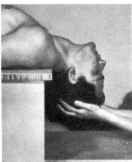 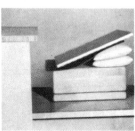

2.77 e, f

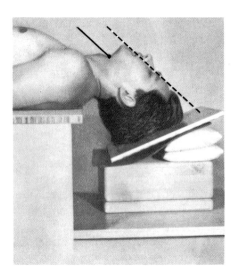

2.77 g

weitgehend parallel verläuft. Der Zentralstrahl wird entsprechend eingestellt.

Zentrierung

Zentralstrahl: auf Mundbodenmitte und Filmmitte.

Strahlengang: axial, submentobregmatikal, d.h. vom Kinn zum Scheitel.
Auf Objekt einblenden. Seitenbezeichnung.

Merkmale einer technisch fehlerfreien Aufnahme

Wie „Schädel, axial" (S. 151).

Anmerkung

Die Computertomographie liefert mit der axialen Schnittebene Aufnahmen der Schädelbasis, so daß sie die konventionelle Schädelbasisaufnahme ersetzen kann. Bei Schwerverletzten sollte auf die konventionelle Aufnahme verzichtet werden, da sie selten eine zusätzliche Information und eine unnötige Strahlenbelastung bedeutet. In der Notfalldiagnostik und bei Verdacht auf Schädelbasisfrakturen sind Schrägaufnahmen des Schädels (45° LAO und RAO) ausreichend oder eine Computertomographie angezeigt (s. auch „Richtlinien zur Röntgenuntersuchung des Schädels in der Unfalldiagnostik", S. 130).

Einstellung 63 Schädel, axial, bregmatiko-(vertiko-)submental

Indikationen

Entzündliche und tumoröse Erkrankungen der vorderen Abschnitte der Schädelbasis. Schädelbasisfraktur.

Aufnahmetechnik

Filmformat: 18/24 cm, quer.
Film-Folien-Kombination:
Empfindlichkeitsklasse (EK) 50–200.
Freie Belichtung.
FFA: 100 cm.
Fokusgröße: 0,6–1,2 mm.
Aufnahmedaten: 75–85 kV, 32 mAs.

Einstelltechnik

Vorbereitung des Patienten

Haarklammern, Zahnersatz und Knöpfe entfernen. Patientenschutzschürze anlegen (Direktstrahlung!).

Lagerung des Patienten (Abb. 2.78 a, b)

Der Patient sitzt am Ende des Untersuchungstisches. Das Kinn soweit wie möglich vorstrecken lassen und auf eine Kassette legen, die durch unterlegte Holzbretter entsprechend hochgelagert ist. Bleigummi gegen Rückstrahlung unter die Kassette legen! Schultern nach vorne nehmen.

Zentrierung

Zentralstrahl: senkrecht auf den Scheitel und auf Kassettenmitte.

Strahlengang: vertikal, bregmatiko-(vertiko)submental, d.h. vom Scheitel zum Mundboden.
Einblenden auf Objekt. Seitenbezeichnung.

Merkmale einer technisch fehlerfreien Aufnahme

Es werden nur die vorderen Schädelbasisabschnitte dargestellt.

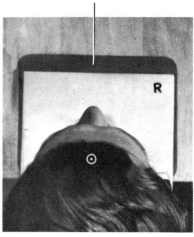

2.78 a

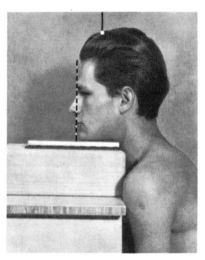

2.78 b Zusätzliche Bleigummiplatte aus Strahlenschutzgründen unter die Kassette legen

Anmerkung

Eine bessere Beurteilbarkeit der Siebbeinzellen wird mit der konventionellen Tomographie oder der Computertomographie erreicht. Die axiale Schädelaufnahme im vertikosubmentalen Strahlengang kann auch in Bauchlage angefertigt werden:
Kinn und Kehlkopf liegen bei stark überstreckter Halswirbelsäule auf dem Untersu-

chungstisch, Arme längs am Körper. Der Zentralstrahl trifft senkrecht vom höchsten Punkt des Scheitels auf die Schädelbasis und trifft zwischen Kinn und oberer Kehlkopfbegrenzung senkrecht auf den Film. Kann der Patient die Halswirbelsäule nicht ausreichend abbiegen, wird die Röhre nach kranial verschoben und fußwärts gekippt.

Einstellung 64 Schädel, axial, mit intrabukkalem Film, Siebbeinaufnahme

Indikationen

Erkrankungen der Siebbeinzellen.

Aufnahmetechnik

Spezialschädelgerät.
Filmformat: Bissfilm (7 × 9 cm).
FFA: 70 cm.
Fokusgröße: 0,3–0,6 mm.
Aufnahmespannung: 75–85 kV.
Expositionszeit: < 500 ms.

Einstelltechnik

Vorbereitung des Patienten

Haarklammern und Zahnersatz entfernen. Patientenschutzschürze anlegen (Direktstrahlung!).

Lagerung des Patienten (Abb. 2.79)

Patient sitzt auf dem Untersuchungsstuhl und beißt auf den Film, der soweit wie möglich in den Mund eingeführt wurde. Die Okklusionsebene der Zähne liegt genau horizontal. Markierte Filmecke in Mund rechts vorne. Fixierung des Patienten: mittels der Pelotten des Untersuchungsstuhls.

Zentrierung

Zentralstrahl: in Höhe der Stirnscheitelgrenze auf Filmmitte, in einem Winkel von ca. 10° auf das Kinn zielend.

Strahlengang: bregmatiko-oral.
Auf Objekt einblenden. Seitenbezeichnung.

Merkmale einer technisch fehlerfreien Aufnahme

Die Siebbeinzellen sind scharf konturiert bei guter Detailerkennbarkeit wie bei der axialen Schädelaufnahme.

Anmerkung

Der Patient darf nicht zu fest zubeißen, da sich der Film sonst verbiegt und das Objekt verzerrt dargestellt wird.
Vorsicht: Richtige Filmseite in Strahlenrichtung. Der Film hat an der Unterseite eine Aluminiumfolie gegen Rückstrahlung.
Aus strahlenhygienischen Gründen sollte auf diese Aufnahme verzichtet werden, da sie ohne Verstärkerfolie angefertigt wird und deshalb ca. 14 Belichtungspunkte mehr benötigt. Eine bessere Beurteilbarkeit der Siebbeinzellen erzielt man mit der konventionellen Tomographie oder der Computertomographie.

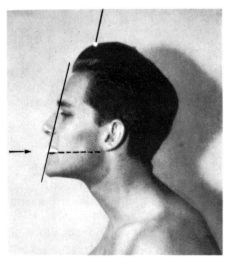

2.79 Die Bißebene (→) ist punktiert dargestellt; die Kopfstütze wurde auf der Abbildung absichtlich weggelassen

Einstellung 65 Felsenbein, Aufnahme nach Stenvers

Anatomische Vorbesprechung (Abb. 2.80 a, b)

Das *Felsenbein* (Pars petrosa, Pyramis) ist ein Teil des Schläfenbeins (Os temporale) und hat seinen Namen daher, daß es hart wie Felsen (Petrus = Fels) sein kann. Die V-förmige Felsenbeinpyramide (Pyramis) bildet die Grenze zwischen mittlerer und hinterer Schädelgrube. Die Pyramidenspitze (Apex partis petrosae) ist in einem Winkel von 45° zur Medianebene auf den Hypophysensattel (Sella turcica) gerichtet.

Im Inneren der Felsenbeinpyramide befinden sich zwei, funktionell eine Einheit bildende Sinnesorgane: das Hör- und das statische Organ = statoakustisches Sinnesorgan. Das statoakustische Sinnesorgan umfaßt das äußere Ohr mit Trommelfell, das Mittelohr mit Paukenhöhle und Gehörknöchelchen (Hammer, Amboß und Steigbügel) und das Innenohr oder Labyrinth. Die Gehörknöchelchen verbinden das Trommelfell mit der Labyrinthwand der Paukenhöhle. Das Labyrinth wird in ein knöchernes und ein häutiges Labyrinth unterteilt, wobei das häutige Labyrinth vom knöchernen Labyrinth umschlossen ist. Das knöcherne Labyrinth besteht aus: innerem Gehörgang (Meatus acusticus internus), Vorhof = Mittelstück des Labyrinthes (Vestibulum), knöchernen Bogengängen (Canales semicirculares ossei) und knöcherner Schnecke (Cochlea). Zum Innenohr zieht durch den inneren Gehörgang (Meatus acusticus internus) der 8. Hirnnerv (N. vestibulocochlearis oder N. statoacusticus) für das Gleichgewichts- und Hörorgan. Durch das Felsenbein zieht auch der Fazialiskanal für den N. facialis.

An das Felsenbein schließt sich ein nach kaudal gerichteter warzenartiger Fortsatz = *Warzenfortsatz* (Processus mastoideus) an.

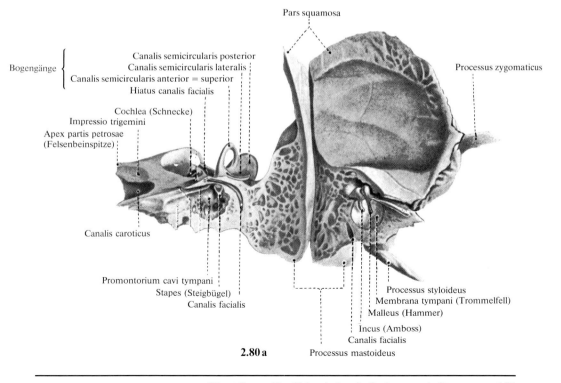

2.80 a

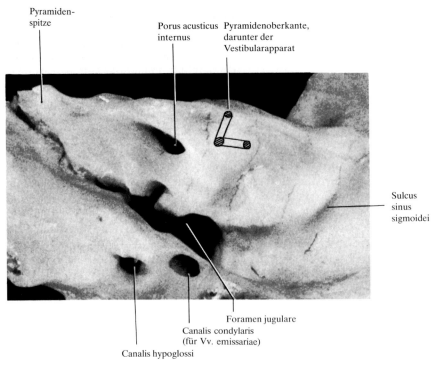

2.80b Felsenbeinpyramide in Stenvers-Position und Ansicht der Hinterfläche

Er befindet sich hinter dem Ohr und enthält in der Regel kleine mit Luft gefüllte Hohlräume.
Die Felsenbeinpyramide mit Warzenfortsatz kann röntgenologisch in verschiedenen Projektionen aufgenommen werden. Man erhält so, je nach Fragestellung, eine Ansicht von hinten, von vorne, von oben oder von der Felsenbeinspitze zur Felsenbeinbasis.
Es handelt sich hierbei um einseitige Darstellungen des Felsenbeins. Es sollten aber zu Vergleichszwecken immer Aufnahmen beider Seiten durchgeführt werden.

Indikationen

Hör- oder Gleichgewichtsstörungen. Frakturen der Schädelbasis und der Pyramide, Tumoren im Gebiet der Hörnerven, z. B. Akustikusneurinom.
Entzündliche und tumoröse Erkrankungen des Warzenfortsatzes.
Fehl- und Mißbildungen des Innenohrs.

Aufnahmetechnik

Filmformat: 13/18 cm, quer oder 18/24 cm, quer.
Film-Folien-Kombination:
Empfindlichkeitsklasse (EK) 50–200.
Freie Einstelltechnik oder bei Belichtungsautomatik mittleres Meßfeld. Kein Streustrahlenraster. Irisblende.
FFA: 115 cm (Vergrößerungstechnik).
Fokusgröße: 0,3–0,6 mm.
Aufnahmespannung: 70–80 kV.
Expositionszeit: <100 ms.

Einstelltechnik

Vorbereitung des Patienten

Haarklammern, Knöpfe und Zahnersatz entfernen. Kragen öffnen. Gonadenschutz anlegen.

Lagerung des Patienten (Abb. 2.80c, d)

Patient in Bauchlage auf dem Untersuchungstisch, wobei besonders darauf zu achten ist, daß die Wirbelsäulenachse geradlinig verläuft. Halswirbelsäule nicht beugen! Arme an den Körper legen.

Da das Felsenbein zur Medianebene des Schädels in einem Winkel von 45° liegt, muß für die Aufnahme die Medianebene des Kopfs ebenfalls in einen Winkel von 45° gebracht werden, damit die Felsenbeinachse parallel zur Filmebene verläuft. Dies geschieht folgendermaßen: Zunächst werden Stirn und Nase aufgelegt, dann erfolgt die Kopfdrehung um 45°, so daß die Sagittalebene mit der Kassette einen Winkel von 45° bildet und die zu untersuchende Seite plattennah liegt. Um diese 45° Stellung beizubehalten, legt man ein 45°-Keilkissen aus Schaumgummi unter die aufzunehmende Seite. Das Kinn ganz wenig anziehen lassen. Fixierung des Patienten: Kompressionsband über den Kopf.

Zentrierung

Zentralstrahl: 12° kaudokranial auf den Hinterhauptknochen und zwar 2–3 Querfinger hinter dem filmfernen Ohr einfallend, auf die Mitte einer gedachten Verbindungslinie zwischen äußerem Augenrand und äußerem Gehörgang der *aufzunehmenden!* Seite zielend und auf Kassettenmitte.

Strahlengang: schräg, kaudokranial.
Seitenbezeichnung spiegelbildlich. Aufnahme in Atemstillstand.

Merkmale einer technisch fehlerfreien Aufnahme (Abb. 2.80e)

Die Felsenbeinpyramide stellt sich in gesamter Länge von der Spitze bis zum Warzenfortsatz dar. Die Crista occipitalis interna projiziert sich direkt lateral des horizontalen Bogengangs. Der Warzenfortsatz ist randständig. Innerer Gehörgang, Bogengänge, Vestibulum und Schnecke sind erkennbar.

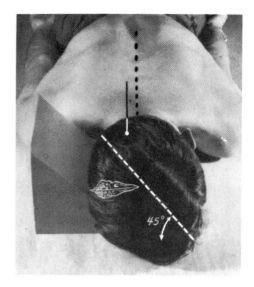

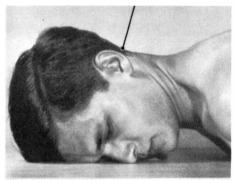

2.80c, d

Anmerkung

Fehlhaltungen (Abb. 2.80f, g)

In Abb. 2.80f liegt die Medianebene des Kopfs nicht im 45°-Winkel zur Tischebene. Fehlaufnahmen entstehen unweigerlich, wenn Brust- und Halswirbelsäule nicht in einer Achse liegen, d. h. sobald der Kopf etwas nach der Seite geschwenkt wird (Abb. 2.80g).

Fehlprojektionen: s. Abb. 2.80h–r.

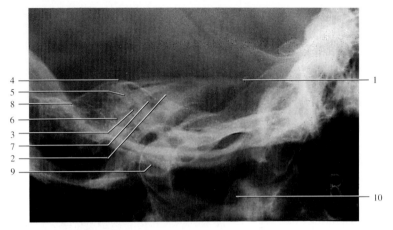

2.80e *Hinweisbezeichnungen:*

1 Felsenbeinspitze
2 Innerer Gehörgang
3 Vestibulum
4 Eminentia arcuata
5 Oberer Bogengang
6 Horizontaler Bogengang
7 Schnecke
8 Crista occipitalis interna
9 Kieferköpfchen
10 Dens axis

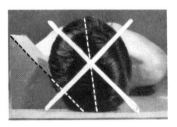

2.80 f

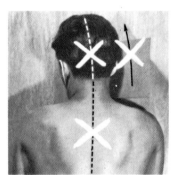

2.80 g

2.80 h–r s. S. 165

h, i Fehlprojektionen durch falsche Winkeleinstellung
k Stenvers-Normaleinstellung: Zentralstrahl 12° kaudokranial kippen. Die Crista occipitalis interna (C.o.i.) projiziert sich zwischen Mastoidzellen und horizontalem Bogengang
l, m Fehlprojektionen durch falsche Winkeleinstellung (aus Brusis u. Mödder 1984)

n, o Fehleinstellungen durch falsche Kopfdrehung
p Stenvers-Normaleinstellung: Drehung des Kopfs um 45°. Die Crista occipitalis interna projiziert sich zwischen Mastoidzellen und Labyrinth
q, r Fehleinstellungen durch falsche Kopfdrehung

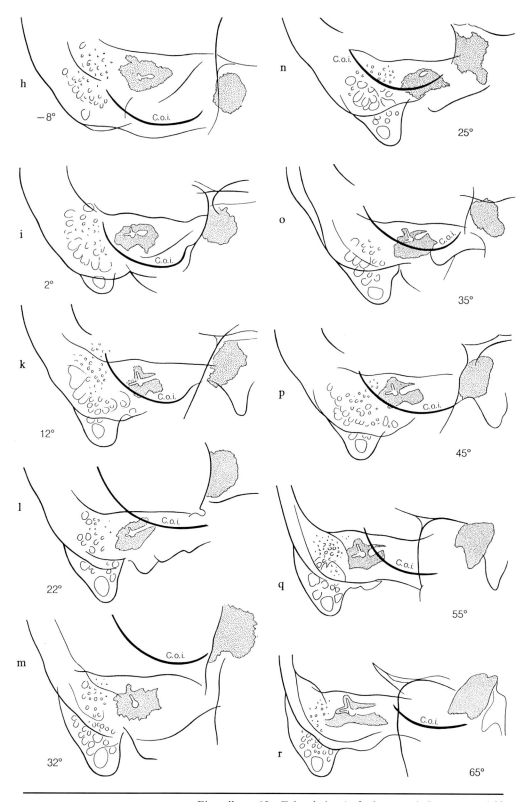

Einstellung 65 Felsenbein, Aufnahme nach Stenvers

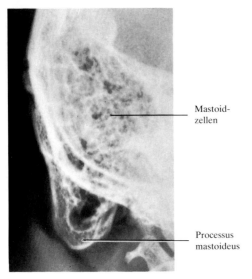

2.80 s

Darstellung des Warzenfortsatzes (Processus mastoideus) in Stenvers-Projektion

Auf einer Stenvers-Aufnahme stellt sich der Processus mastoideus gut dar, ist aber meistens überstrahlt. Dieser Nachteil wird mit der Aufnahme nach Sonnenkalb korrigiert, bei der Stirn und Nase fest dem Film aufliegen und der Zentralstrahl auf den filmnahen Warzenfortsatz zielt. Die Aufnahme wird mit geringerer Aufnahmespannung angefertigt (Abb. 2.80s).

In der Akutdiagnostik kann man sich bei traumatisierten Patienten damit behelfen, daß man den Kopf des auf dem Rücken liegenden Patienten um 45° zur rechten und zur linken Seite dreht und je eine „45°-Schädelübersichtsaufnahme" anfertigt. Bei Kleinkindern und Säuglingen findet die gleiche Technik Anwendung.

Auch Felsenbeinaufnahmen, die technisch nicht einwandfrei sind, können u.U. diagnostische Bedeutung haben, da „atypische Aufnahmen" eine bestimmte Region manchmal besser darstellen. Diese „Fehlaufnahmen" sollen immer einem Arzt vorgelegt werden.

Eine „Stenvers-Variante" stellt die Aufnahme nach Wullstein dar. Es handelt sich um eine steile Stenvers-Aufnahme, bei der der Winkel des Zentralstrahls 25° anstelle der üblichen 12° beträgt.

Die Skizzen der Abb. 2.80 f–k verdeutlichen die veränderte Darstellung des Innenohrs und der Pyramidenspitze bei geändertem Einfallwinkel des Zentralstrahls. Bei der korrekten Stenvers-Aufnahme projiziert sich die Crista occipitalis interna (C.o.i.) zwischen Mastoidzellen und horizontalem Bogengang.

Abb. 2.80 l–p verdeutlichen die von der korrekten Aufnahme abweichende Projektion der Crista occipitalis interna (C.o.i.) bei unterschiedlicher Drehung des Kopfs.

Die Tomographie des Felsenbeins ist bei entsprechender Indikation als ergänzende Untersuchung zu empfehlen.

Empfohlene Literatur

Reisner K, Gosepath J (1983) Schädeltomographie. Thieme, Stuttgart

Einstellung 66 Felsenbein, Aufnahme nach Mayer

Anatomische Vorbesprechung (Abb. 2.81 a, b)

Bei dieser Aufnahme stellt sich das Felsenbein in seiner Aufsicht dar: Die Längsachse der Felsenbeinpyramide liegt bei Drehung des Schädels um 45° in der Senkrechten. Bei dieser Schädellage stellt sich der Außenrand der Augenhöhle auf der gegenüberliegenden Schädelseite an höchster Stelle ein. Der Warzenfortsatz der aufzunehmenden Seite liegt auf dem Film. Die Felsenbeinpyramide zielt damit direkt zum lateralen Augenrand der anderen Seite.

Indikationen

Entzündliche Erkrankungen des Warzenfortsatzes und der Paukenhöhle (z. B. Cholesteatom nach Mittelohreiterung). Störungen im Hör- und Gleichgewichtsapparat. Felsenbeinlängsfrakturen. Tumoren im Gebiet der Hörnerven.

Aufnahmetechnik

Filmformat: 13/18 cm oder 18/24 cm, hoch.
Film-Folien-Kombination:
Empfindlichkeitsklasse (EK) 50–200.
Kein Raster. Mittleres Meßfeld bei Belichtungsautomatik oder freie Belichtung.
FFA: 115 cm (Vergrößerungstechnik).
Fokusgröße: 0,3–0,6 mm.
Aufnahmespannung: 70–80 kV.
Expositionszeit: <100 ms (EK 200).

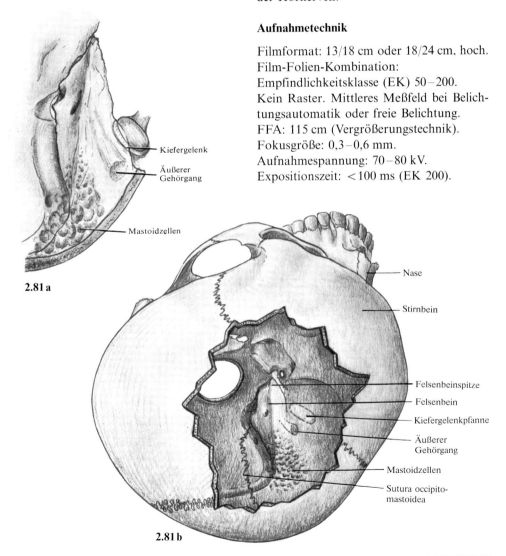

2.81 a

2.81 b

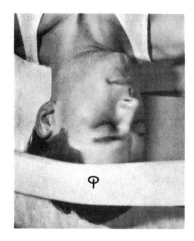

Einstelltechnik

Vorbereitung des Patienten

Haarklammern und Zahnersatz entfernen. Kragen öffnen. Gonadenschutz anlegen.

Lagerung des Patienten

Patient in Rückenlage auf dem Untersuchungstisch. Arme an den Körper legen. Kopf um 45° nach der zu untersuchenden Seite drehen und mit einem 45° Keilkissen unterstützen. Kinn kräftig an den Hals anziehen lassen (Abb. 2.81 c, d).
Fixierung des Patienten: Kompressionsband über die Stirn und über das Kinn (Abb. 2.81 c und e).

Zentrierung

Zentralstrahl: 40° kraniokaudal (fußwärts) auf einen Punkt 3 Querfinger oberhalb des filmfernen lateralen Orbitarands auf den Stirnhöcker, auf den filmnahen Warzenfortsatz und Kassettenmitte zielend.
Filmkassette exzentrisch fußwärts in die Rasterlade einlegen. Um eine Fehlbelichtung, vor allem eine Unterbelichtung zu vermeiden, wird am Ende der Zentrierung der FFA von 115 cm nochmals kontrolliert!

Strahlengang: schräg von oben einfallend, kraniokaudal.
Einblendung beachten. Seitenbezeichnung.
Aufnahme in Atemstillstand.

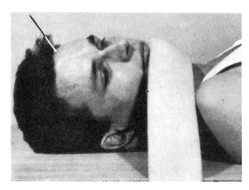

2.81 c–e

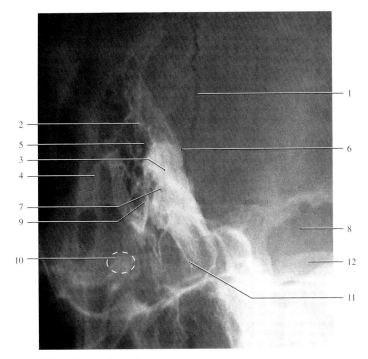

2.81 f *Hinweisbezeichnungen:*

1 Sutura occipitomastoidea
2 Processus mastoideus
3 Bereich des inneren Gehörgangs
4 Jochbogenansatz
5 Antrum mastoideum
6 Pyramidenhinterkante
7 Felsenbeinpyramide
8 Hinterhauptloch
9 Bereich des äußeren Gehörgangs
10 Kieferköpfchen
11 Pyramidenspitze
12 Hinterer Atlasbogen

Merkmale einer technisch fehlerfreien Aufnahme (Abb. 2.81 f)

Langgestreckte Darstellung der Pyramidenoberkante senkrecht von oben von Warzenfortsatzzellen überlagert. Am Rand erkennt man die Paukenhöhle (Cavum tympani) in Projektion auf den äußeren Gehörgang.

Anmerkung

Kommt der Gehörgang nicht überlagerungsfrei zur Darstellung, muß die Nasenspitze etwas mehr zum Film gedreht werden. Bei verkürzter Darstellung der Pyramide läßt man das Kinn stärker an den Hals anziehen.

Einstellung 67 Felsenbein- und Warzenfortsatz, Aufnahme nach Schüller

Indikationen

Zur Beurteilung der Ausdehnung und Beschaffenheit des pneumatisierten Warzenfortsatzes. Entzündliche und tumoröse Erkrankungen des Mittel- und Innenohrs sowie des Warzenfortsatzes (Mastoid). Akustikusneurinom, Glomustumor. Mastoiditis, Cholesteatom (knöcherne Destruktion bei chronischer Mittelohreiterung). Felsenbeinlängsfrakturen, Gehörgangsfrakturen. Frakturen des Kieferköpfchens und entzündliche oder tumoröse Erkrankungen des Kiefergelenks (Abb. 2.82a).

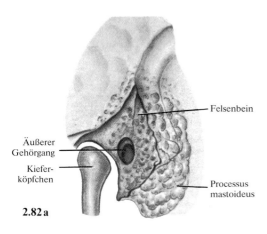

2.82a

Aufnahmetechnik

Filmformat: 13/18 cm oder 18/24 cm, quer.
Film-Folien-Kombination:
Empfindlichkeitsklasse (EK) 50–200.
Kein Raster, mittleres Meßfeld bei Belichtungsautomatik oder freie Belichtung.
FFA: 115 cm (Vergrößerungstechnik).
Fokusgröße: 0,3–0,6 mm.
Aufnahmespannung: 70–80 kV.
Expositionszeit: < 100 ms (EK 200).
Irisblende.

Einstelltechnik

Vorbereitung des Patienten

Haarklammern, Ohrringe, Zahnersatz und Knöpfe entfernen. Kragen öffnen. Gonadenschutz anlegen.

Lagerung des Patienten (Abb. 2.82b–d)

Der Patient sitzt seitlich am Rasterwandstativ oder liegt in Bauchlage auf dem Untersuchungstisch, die Wange am Rasterwandstativ bzw. auf dem Untersuchungstisch. Das darzustellende Schläfenbein befindet sich filmnah. Die dem Hinterkopf zugewandte Schulter liegt fest auf dem Tisch bzw. am Stativ, die andere wird mittels Keilkissen so angehoben, daß sich die Medianebene des Schädels parallel zur Tischebene befindet. Das Kinn mit Keilkissen etwas anheben, damit auch die Längsachse des Gesichtsschädels parallel zur Tischebene zu liegen kommt. Die Ohrmuschel, auf der der Patient liegt, wird nach vorne umgeklappt, da sie sonst störende Schatten im Mastoidzellsystem verursacht. Zum Schluß wird der Mund weit geöffnet (Kork zwischen die Zähne), damit die Pyramidenspitze vom Gelenkfortsatz des Unterkiefers nicht überlagert wird.
Fixierung des Patienten: Kompressionsband über den Kopf.

Zentrierung

Zentralstrahl: in einem Winkel von 25–30° kraniokaudal auf einen Punkt, der 4 Querfinger oberhalb des äußeren Gehörgangs der Gegenseite liegt und auf Kassettenmitte zielt. Kassette in die Rasterlade exzentrisch (fußwärts) einlegen. Bei Belichtungsautomatik Rasterlade *mit* Kassette fußwärts verschieben, damit das Meßfeld im Zentralstrahl liegt.

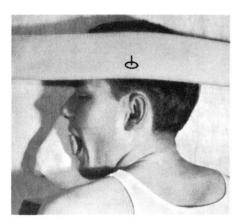

2.82b

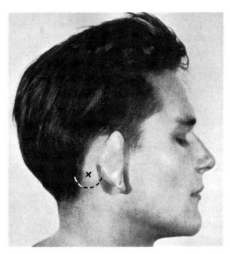

2.82c Ansicht der umgeklappten Ohrmuschel von der Kassettenseite her (statt Kassette Glasscheibe). Für die Aufnahme muß der Mund noch geöffnet werden. x Processus mastoideus

Strahlengang: schräg von oben einfallend, kraniokaudal. Nach beendeter Einstellung FFA (1,15 m) nochmals kontrollieren! Seitenbezeichnung. Aufnahme in Atemstillstand.

Merkmale einer technisch fehlerfreien Aufnahme (Abb. 2.82e)

Übersichtliche Darstellung der Warzenfortsatz-(Mastoid)-Zellen. Äußerer und innerer Gehörgang projizieren sich ineinander. Keine Verschattung der pneumatischen Zellen durch den Ohrknorpel. Das Kiefergelenk und das Dach des äußeren Gehörgangs liegen in einer Ebene. Die Pyramidenspitze ist abgrenzbar.

Anmerkung

Varianten der Felsenbeineinstellung nach Schüller:

1. Bei der sog. „flachen" Schüller-Aufnahme, bekannt als Runström-Aufnahme I, fällt der Zentralstrahl in kraniokaudaler Richtung nur in einem Winkel von 15° statt von 25–30° ein. Die Oberkante des Felsenbeins überdeckt dabei die Kiefergelenk-

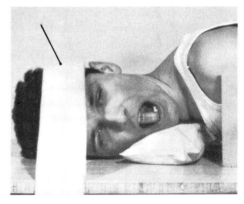

2.82d

pfanne. Die Pyramidenspitze wird vom Kieferköpfchen überlagert.

2. Bei der sog. „steilen" Schüller-Aufnahme, bekannt als Runström II, fällt der Zentralstrahl in einem Winkel von 35° ein. Diese Aufnahmetechnik wird zur Darstellung des Kiefergelenks herangezogen (Abb. 2.92).

Funktionsaufnahmen der Kiefergelenke werden mit offenem *und* geschlossenem Mund angefertigt. Zahnprothesen *nicht*! her-

ausnehmen lassen, um eine physiologische Okklusion zu gewährleisten.
Zu Vergleichszwecken immer Aufnahmen beider Seiten durchführen.

Als weiterführende Untersuchung kommen die Tomographie, aber auch die Arthrographie und Computertomographie zur Anwendung.

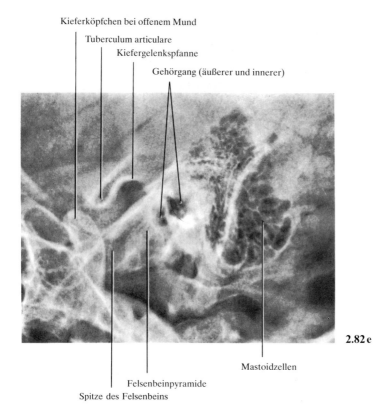

2.82e

Kieferköpfchen bei offenem Mund
Tuberculum articulare
Kiefergelenkspfanne
Gehörgang (äußerer und innerer)
Mastoidzellen
Felsenbeinpyramide
Spitze des Felsenbeins

Einstellung 68   Felsenbein, Aufnahme nach Chaussé III

Indikationen

Entzündliche und tumoröse Erkrankungen mit knöcherner Beteiligung des Mittel- und Innenohrs (z. B. Cholesteatom = knöcherne Destruktion bei chronischer Mittelohreiterung).
Labyrinthfisteln im horizontalen Bogengang. Pyramidenquerfrakturen (Abb. 2.83a).

Aufnahmetechnik

Filmformat: 13/18 cm oder 18/24 cm, hoch.
Film-Folien-Kombination:
Empfindlichkeitsklasse (EK) 50–100.
Möglichst ohne Raster, mittleres Meßfeld bei Belichtungsautomatik oder freie Belichtung.
FFA: 100 cm.
Fokusgröße: 0,3–0,6 mm.

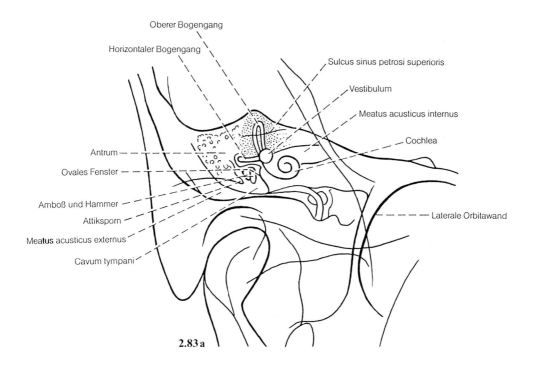

2.83 a

Aufnahmespannung: 70–80 kV.
Expositionszeit: <100 ms.
Irisblende.

Einstelltechnik

Vorbereitung des Patienten

Haarklammern, Ohrringe, Zahnersatz und Knöpfe entfernen. Gonadenschutz anlegen.

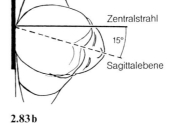

2.83 b

Lagerung des Patienten (Abb. 2.83 b, c)

Patient sitzt am Rasterwandstativ oder liegt in Rückenlage auf dem Untersuchungstisch. Der Hinterkopf liegt dem Stativ oder dem Tisch auf. Der Kopf wird um 15° zur gesunden Seite gedreht. Das Kinn etwas anziehen lassen, damit die „Deutsche Horizontale" senkrecht zur Filmebene verläuft. Die Kassette exzentrisch in die Rasterlade einlegen und weit fußwärts verschieben. Bei Belichtungsautomatik die Rasterlade *mit* der Kassette fußwärts verschieben, damit der Zentralstrahl auf die Meßkammer trifft. Fixierung des Patienten: Kompressionsband über dem Kopf.

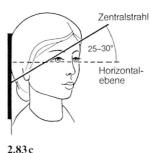

2.83 c

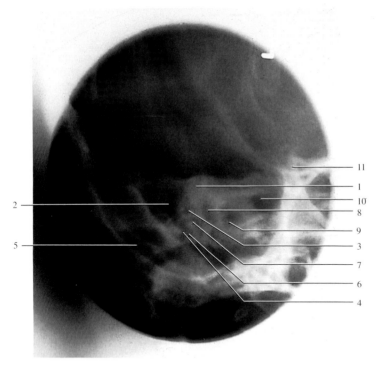

2.83 d *Hinweisbezeichnungen:*

1 Oberer Bogengang	*7* Hammer und Amboß
2 Antrum mastoideum	*8* Vestibulum
3 Horizontaler Bogengang	*9* Cochlea
4 Attiksporn	*10* Innerer Gehörgang
5 Äußerer Gehörgang	*11* Laterale Orbitawand
6 Cavum tympani	

Zentrierung

Zentralstrahl: auf die Mitte zwischen äußerem Orbitarand und Gehörgang (Tragus) und auf Filmmitte.
Strahlengang: 25–30° Winkel kraniokaudal.
Zu Vergleichszwecken immer Aufnahmen beider Seiten anfertigen.
Einblenden auf das Objekt. Seitenbezeichnung lesbar.

Merkmale einer technisch fehlerfreien Aufnahme

Gute Beurteilbarkeit des Innenohrs mit Bogengängen, Vestibulum, Schnecke und innerem Gehörgang; des Mittelohrs mit Paukenhöhle (Cavum tympani) und Gehörknöchelchen sowie äußerem Gehörgang. Ein markanter Punkt auf der Chaussé-III-Aufnahme ist der „Attiksporn", der durch das knöcherne Dach des äußeren Gehörgangs und den lateralen Anteil der Attikwand gebildet wird (Abb. 2.83 d).

Anmerkung

Aufnahmen nach Chaussé I–IV sind Felsenbeinaufnahmen in verschiedenen Projektionen: Chaussé II dient der Darstellung des unteren Anteils des Foramen lacerum und wird mit bukkookzipitalem Strahlengang bei geöffnetem Mund angefertigt.

Einstellung 69 Pyramiden- oder Felsenbein, Vergleichsaufnahme nach Altschul-Uffenorde

Indikationen

Tumoren des inneren Gehörgangs (Akustikusneurinom) und Kleinhirnbrückenwinkeltumoren. Frakturen der Hinterhauptschuppe sowie des Kieferköpfchens. Styloidsyndrom.

Aufnahmetechnik

Filmformat: 24/30 cm, hoch.
Film-Folien-Kombination:
Empfindlichkeitsklasse (EK) 100–200.
Rastertechnik, mittleres Meßfeld bei Belichtungsautomatik.
FFA: 100 cm.
Fokusgröße: 0,6–1,2 mm.
Aufnahmespannung: 75–80 kV.
Expositionszeit: <100 ms.

Einstelltechnik

Wie „Hinterhaupt, bregmatiko-okzipital" (s. S. 148), Rückenlage, Kinn anziehen, Mund geschlossen). Der einzige Unterschied besteht darin, daß der Zentralstrahl statt in einem Winkel von 45° nur in einem von 35° kraniokaudal auf einen Punkt am Übergang vom Stirn- zum Scheitelbein (Haargrenze) gerichtet ist.

Merkmale einer technisch fehlerfreien Aufnahme (Abb. 2.84)

Seitengleiche Darstellung der Pyramiden und des inneren Gehörgangs. Die Pyramiden projizieren sich über die Augenhöhlen. Seitengleiche Darstellung des Processus styloideus, des Kieferköpfchens und -halses (Caput und Collum mandibulae). Das Dorsum sellae wird vom hinteren Atlasbogen überlagert. Beide projizieren sich in das Hinterhauptloch (Foramen magnum).

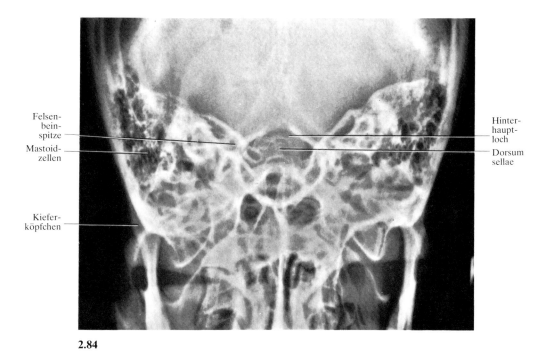

2.84

Einstellung 70 Sehnervenkanal, Aufnahme nach Rhese-Goalwin

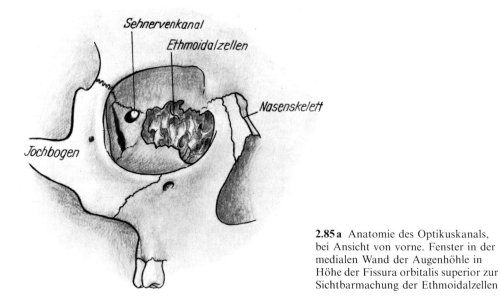

2.85a Anatomie des Optikuskanals, bei Ansicht von vorne. Fenster in der medialen Wand der Augenhöhle in Höhe der Fissura orbitalis superior zur Sichtbarmachung der Ethmoidalzellen

Anatomische Vorbesprechung (Abb. 2.85a)

Für den Eintritt und Austritt von Nerven und Gefäßen besitzt die Orbita mehrere Löcher, Kanäle und Spalten: Der Sehnerv (N. opticus) zieht von der mittleren Schädelgrube durch den Sehnervenkanal (Canalis opticus), welcher in der Orbitahöhle als Sehnervenloch (Foramen opticum) endet.

Indikationen

Traumatische, entzündliche und tumoröse Veränderungen des Sehnervenkanals (z.B. Gliom, Meningiom, fibröse Dysplasie).

Aufnahmetechnik

Filmformat: 13/18 cm oder 18/24 cm, hoch.
Film-Folien-Kombination:
Empfindlichkeitsklasse (EK) (50)–200.
Rastertechnik, mittleres Meßfeld.
FFA: 100 cm.
Fokusgröße: 0,3–0,6 mm.
Aufnahmespannung: 70–80 kV.
Expositionszeit: <100 ms.
Irisblende.

Einstelltechnik

Vorbereitung des Patienten

Haarklammern entfernen. Gonadenschutz anlegen.

Lagerung des Patienten (Abb. 2.85b, c)

Patient in Bauchlage auf dem Untersuchungstisch; das Auge der aufzunehmenden Seite fest auflegen. Vor der Untersuchung den Patient auf die 3 Stellen hinweisen, die fest aufzuliegen haben: Wangenknochen, Augenbraue außen und Nasenskelett. Die Augenhöhle muß in der Mitte des Films liegen. Fixierung des Patienten: Kompressionsband über dem Kopf.

Zentrierung

Zentralstrahl: senkrecht oder in einem 5°-Winkel fußwärts auf das aufliegende Auge und die Kassettenmitte gerichtet.

Strahlengang: dorsoventral.
Seitenbezeichnung spiegelbildlich. Aufnahme in Atemstillstand.

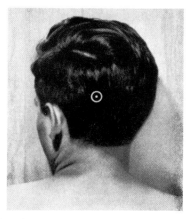

2.85b Fußpunkt des senkrecht auf den Film auftreffenden Zentralstrahls

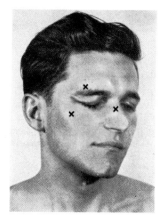

2.85c Ansicht von der Kassettenseite aus, Filmkassette durch Glasplatte ersetzt. Der Patient muß auf den angekreuzten Stellen aufliegen

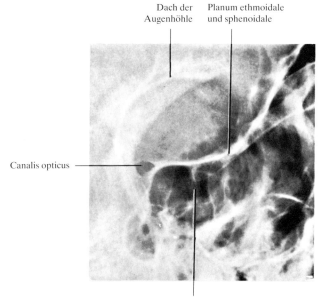

Dach der Augenhöhle — Planum ethmoidale und sphenoidale

Canalis opticus

Keilbeinhöhle und Siebbeinzellen

2.85d

Merkmale einer technisch fehlerfreien Aufnahme (Abb. 2.85d)

Der Canalis opticus projiziert sich als kleiner Ringschatten mit einem Durchmesser von 3,5–5,5 mm in den oberen äußeren Quadranten der Orbita.

Anmerkung

In jedem Fall soll eine Vergleichsaufnahme der Gegenseite angefertigt werden.

Einstellung 71   Nasenbein, seitlich

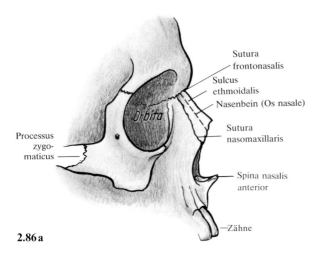

2.86 a

Anatomische Vorbesprechung (Abb. 2.86 a)

Die beiden Nasenbeine bilden das knöcherne Gerüst für den Nasenrücken. Das Nasenbein (Os nasale) ist ein kleiner viereckiger Knochen. Sein Oberrand steht mit dem Stirnbein, sein lateraler Rand mit dem Processus frontalis des Oberkiefers in Verbindung. Der untere Rand beteiligt sich an der knorpeligen Umrandung. Die Nasenbeine bilden das knöcherne Dach der beiden Nasenhöhlen, die durch das knorpelige Nasenseptum voneinander getrennt sind.

Die Spina nasalis anterior geht aus dem Gaumenfortsatz (Processus palatinus) des Oberkiefers hervor. Verletzungen der Spina nasalis anterior sind äußerst schmerzhaft.

Indikationen

Frakturen. Profildarstellung der Nasenweichteile (vor Nasenplastik).

Aufnahmetechnik

Filmformat: 13/18 cm, hoch.
Film-Folien-Kombination:
Empfindlichkeitsklasse (EK) 100–200.
Kein Raster oder Laufraster, mittleres Meßfeld bei Belichtungsautomatik.
FFA: 100 cm.

Fokusgröße: 0,3–0,6 mm.
Aufnahmespannung: 50–60 kV.
Expositionszeit: <50 ms.
Irisblende.

Einstelltechnik

Vorbereitung des Patienten

Gonadenschutz anlegen.

Lagerung des Patienten (Abb. 2.86 b)

Der Patient sitzt seitlich am Stativ oder liegt in Bauchlage auf dem Untersuchungstisch mit zur Seite gedrehtem Kopf. Anliegende Schulter zurücknehmen und tischferne Schulter mit einem Keilkissen unterpolstern. Die Augen-Ohr-Linie steht senkrecht zum Film.

Zentrierung

Zentralstrahl: senkrecht auf Nasenwurzel und Kassettenmitte.

Strahlengang: horizontal von rechts nach links bzw. umgekehrt.
Aufnahme in Atemstillstand.

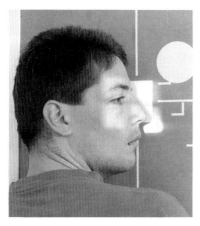

2.86b

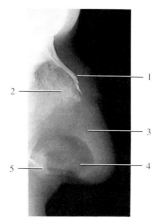

2.86c *Hinweisbezeichnungen:*
1 Nasenbein
2 Sulcus ethmoidalis
3 Nasenweichteile
4 Nasenöffnung
5 Spina nasalis anterior

Merkmale einer technisch fehlerfreien Aufnahme (Abb. 2.85c)

Die Aufnahme darf nicht zu hart sein. Die Nasenweichteile sollen beurteilbar sein. Sutura nasomaxillaris, Sutura frontonasalis und Sulcus ethmoidalis für den gleichnamigen Nerven sowie die Spina nasalis anterior sind dargestellt.

Anmerkung

Zur Beurteilung des Nasenskeletts in einer 2. Ebene wird die okzipitonasale Gesichtsschädelaufnahme (s. S. 142) herangezogen.

Einstellung 72 Fremdkörperlokalisation im Auge

1. Skelettfreie Aufnahme des vorderen Augenabschnitts nach Vogt

Indikationen

Fremdkörper im Auge.

Aufnahmetechnik

Dentalröntgengerät. Zahnfilm. Zahntubus.

Einstelltechnik

Lagerung des Patienten (Abb. 2.87 a)

Der Patient sitzt auf dem Untersuchungsstuhl. Der Zahnfilm wird in den medialen Augenwinkel mit der Ecke fest eingedrückt (evtl. vorher das Auge anästhesieren).

Zentrierung

Zentralstrahl: im Winkel von 10° vom lateralen Augenrand auf den Augapfel bzw. auf den Film zielend.
Strahlengang: horizontal.

Merkmale einer technisch fehlerfreien Aufnahme

Weichteilaufnahme des Augapfels.

Anmerkung

Ergänzend zur seitlichen Aufnahme kann auch ein axiales Bild angefertigt werden (Abb. 2.87 b). Hierbei den Film mit der Längskante am Unterlid fest eindrücken und den Zentralstrahl vom oberen Augenrand nach unten auf den Film richten.
Die skelettfreie Augenaufnahme nach Vogt dient zur Feststellung eines Fremdkörpers im Auge, kann jedoch nicht zur genauen Lagebestimmung herangezogen werden. Zur Lokalisation eines Fremdkörpers siehe Aufnahme nach Comberg (s. S. 181).

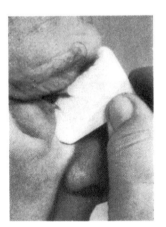
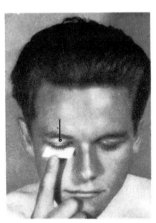

2.87 a   2.87 b

2. Fremdkörperlokalisation mit Comberg-Schale

Indikationen

Lokalisation von schattengebenden Fremdkörpern im Augapfel.

Prinzip

Bei der Meßmethode nach Comberg handelt es sich um ein geometrisches Meßverfahren, das den Meridian (Längenkreis), den Limbus-(Hornhautrand)-abstand und den Abstand des Fremdkörpers von der optischen Achse ermittelt. Der Hornhautrand (Limbus) wird als Ausgangspunkt für Messungen benutzt, indem eine auf der Lederhaut schwimmende Kontaktlinse mit 4 im Quadrat angeordneten Bleipunkten zur Markierung des Limbus auf den Augapfel gelegt wird und zwei senkrecht zueinander stehende Röntgenaufnahmen angefertigt werden. Voraussetzung für eine reproduzierbare Stellung der Bulbusachse ist die gute Fixierung des Augapfels während der Aufnahme. Bei der p.-a.-Aufnahme steht die anatomische Bulbusachse, bei der seitlichen Aufnahme die Limbusebene senkrecht zur Filmebene.

Die Originalmethode nach Comberg benutzt zur Fixierung des Augapfels bei der p.-a.-Aufnahme den Comberg-Spiegel, der röntgenstrahlendurchlässig eine Neigung von 45° besitzt. Er kann leicht aus einer mit schwarzem Papier beklebten Ecke einer Röntgenfilmpackung und einem geschliffenen Deckgläschen hergestellt werden.

Aufnahmetechnik

Filmformat: 13/18 cm oder 18/24 cm, quer; für p.-a.-Aufnahme. 13/18 oder 18/24 cm, hoch; für seitliche Aufnahme.
Film-Folien-Kombination: Empfindlichkeitsklasse (EK) 100–200.
Kassette vorher reinigen!
Rastertechnik. Mittleres Meßfeld.
FFA: 100 cm.
Fokusgröße: 0,6 mm.

Einstelltechnik

Vorbereitung des Patienten

Ohrringe, Ketten, Haarklammern, Perücke, Augen- und Zahnprothesen entfernen. Hals freimachen. Gonadenschutz anlegen.
Nach Lokalanästhesie des erkrankten Auges mit einigen Tropfen eines 2% Anästhetikums wird vom Arzt die Kontaktlinse mit den 4 im Quadrat angeordneten Bleipunkten (Comberg-Schale) vorsichtig unter das Oberlid, dann unter das Unterlid geschoben und auf den Augapfel gelegt. Die Schale wird so ausgerichtet, daß je ein Bleipunktepaar kraniokaudal übereinander bzw. laterolateral nebeneinander steht. Außerdem müssen Bleipunkte und Kontaktlinsenrand konzentrisch um den Hornhautrand liegen, d.h. die Kontaktlinse darf nicht zum inneren oder äußeren Augenwinkel verschoben sein.

Vorbereitung der Untersuchung

Um eine exakte Einstellung mit Zentrierung des Zentralstrahls auf die optische Achse zu erzielen, ist die Benutzung des Original-Comberg-Spiegels empfehlenswert. Damit kann diese Aufnahme aber nur *im Liegen* angefertigt werden: Das Fadenkreuz des Lichtvisiers wird zunächst senkrecht auf die Kassette zentriert (Folien unbedingt vor der Aufnahme reinigen, damit Artefakte nicht Fremdkörper vortäuschen). Dort steht bei Erkrankung des linken Auges links paramedian, bei Erkrankung des rechten Auges rechts paramedian auf dem Tisch der Comberg-Spiegel, der mit seiner Spiegelseite in Richtung Stirn (für die p.-a.-Aufnahme) zeigt (Abb. 2.88a).

p.-a.-Aufnahme

Lagerung des Patienten

Der Patient legt sich in Bauchlage auf den Tisch. Kinn und Nasenspitze liegen dem Tisch auf, so daß die Deutsche Horizontale in einem Winkel von ca. 15° nackenwärts gegen die Vertikale bzw. den senkrecht ein-

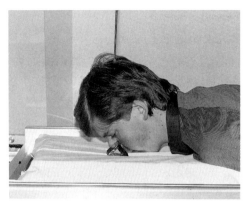
2.88 a

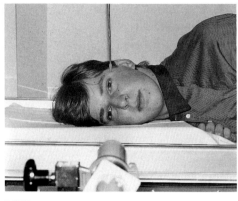
2.88 b

fallenden Zentralstrahl geneigt ist. Das verletzte Auge wird so über dem Comberg-Spiegel eingestellt, daß es im Spiegel den Lichtstrahl der von vorn oder seitlich angebrachten Lichtquelle erkennen und fixieren kann.
Mit dem Comberg-Spiegel läßt sich die Augenstellung und die Lage der Comberg-Schale auf dem Auge vom Arzt oder der/dem MTRA kontrollieren.

Zentrierung

Zentralstrahl: Bei der Original-Comberg-Methode wird der Zentralstrahl nun mit Hilfe des Lichtvisiers so verschoben, daß er senkrecht auf die Spiegelmitte eingestellt ist. In Verlängerung des Lichtstrahls des Lichtvisiers ist für die p.-a.-Aufnahme am Kopfende des Tischs eine punktförmige Lichtquelle angebracht. Ihr Lichtstrahl soll ebenfalls auf das Zentrum des Comberg-Spiegels fallen.
Hat das erkrankte Auge kein ausreichendes Sehvermögen mehr und kann nicht fixieren, wird der Patient mit dem gesunden Auge über den Spiegel gelegt. Er fixiert mit diesem den Strahl der Lichtquelle. Die Röhre wird dann um die Pupillendistanz zum erkrankten Auge hin verschoben, damit der Zentralstrahl wieder auf die Achse des verletzten Auges trifft.

Strahlengang: paramedian, okzipitonasal.
Eine vertretbare *Variante* ohne nennenswerten Verlust an Genauigkeit durch Strahlendivergenz stellt die *Zentrierung des Zentralstrahls auf Filmmitte* ohne Verschiebung zum Comberg-markierten Auge dar, wobei die Nasenwurzel in Filmmitte liegt. Die übrigen Einstellkriterien und die Benutzung des Comberg-Spiegels bleiben gleich.
Die Seitenbezeichnung wird spiegelbildlich auf der gesunden Seite angebracht. Aufnahme in Atemstillstand.

Seitliche Aufnahme

Lagerung des Patienten

Der Patient liegt auf dem Bauch und dreht den Kopf zur Seite des erkrankten Auges. Das Kinn muß soweit angezogen werden, daß die Deutsche Horizontale parallel zur Filmquerachse verläuft. Die Medianebene wird parallel zur Filmebene eingestellt (Abb. 2.88 b).
Zur Fixierung und Ruhigstellung des Auges wird eine Lichtquelle exakt in Höhe des kranken (oder gesunden) Auges angebracht. Zur Aufnahme muß der Patient die Lichtquelle fixieren. Ein Comberg-Spiegel wird nicht benötigt.

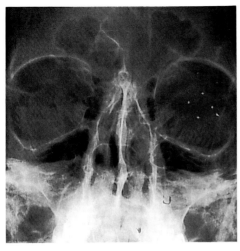

2.88 c

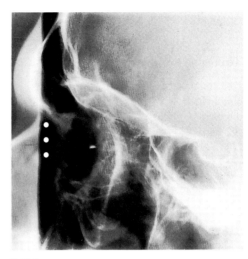

2.88 d

Zentrierung

Zentralstrahl: Senkrecht auf den lateralen Augen- bis Lidwinkel.

Strahlengang: Vertikel von rechts nach links oder umgekehrt. Seitenbezeichnung. Aufnahme in Exspiration und Atemstillstand.

Merkmale einer technisch fehlerfreien Aufnahme (Abb. 2.88 c, d)

p.a.-Aufnahme: symmetrische Darstellung der Orbita und der Sutura zygomaticofrontalis. Die Verbindungslinien der Bleipunkte auf der Comberg-Schale schneiden sich in der Augenachse.

Seitliche Aufnahme: Die Bleipunkte liegen auf einer Geraden.

Auf der p.a-Aufnahme wird der Abstand des Fremdkörpers von der optischen Achse und der Meridianachse; auf der seitlichen Aufnahme die Tiefe, d.h. der Abstand des Fremdkörpers in der Limbusebene ermittelt.

Anmerkung

Die Einstellungen können auch im Sitzen am Rasterwandstativ vorgenommen werden. Dabei muß der Kranke bei Fehlen eines Comberg-Spiegels zu einer intensiven Fixierung des Auges und Ruhigstellung durch Geradeausblick bei der p.-a.-Aufnahme aufgefordert werden. Bei der seitlichen Einstellung kann eine Lichtquelle in einigem Abstand fixiert werden.

Computertomographisch lassen sich auch wenig schattengebende Fremdkörper im Auge lokalisieren.

Einstellung 73 Jochbogen, submentobregmatikal („Henkeltopfaufnahme")

Anatomische Vorbesprechung

Der Jochbogen (Processus zygomaticus) ist eine Brücke, die von den Knochenfortsätzen des Schläfenbeins und des Jochbeins gebildet wird.

Indikationen

Jochbogenfrakturen.

Aufnahmetechnik

Film-Format: 24/30 cm, hoch oder quer.
Film-Folien-Kombination:
Empfindlichkeitsklasse (EK) 200.
Freie Belichtung.
FFA: 70 cm.
Fokusgröße: 0,6–1,2 mm.
Aufnahmespannung: ca. 65 kV.
Expositionszeit: <100 ms.

Einstelltechnik

Vorbereitung des Patienten

Haarklammern, Ohrringe und Zahnersatz entfernen. Gonadenschutz anlegen.

Lagerung des Patienten

Der Patient liegt auf dem Rücken, Kissen unter den Schultern, Kopf soweit wie möglich nach hinten gestreckt. Die Rasterkassette wird hinter dem Kopf aufgestellt, um 10–15° nach hinten geneigt und mit Keilkissen und Sandsäckchen fixiert. Fixierung des Patienten: Kompressionsband über die Stirn.

Zentrierung

Zentralstrahl: Der Zentralstrahl trifft am Übergang vom Hals zum Mundboden auf und zielt zum oberen Stirnbereich. Er zielt senkrecht auf die Kassette. Der Neigungswinkel der Kassette richtet sich nach dem Ausmaß der Reklination des Kopfs. In je-

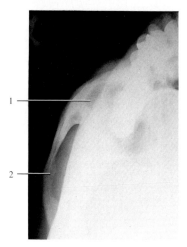

2.89 (*1* Jochbeinkörper, *2* Jochbogen)

dem Fall muß der Zentralstrahl senkrecht auf die Kassette treffen.

Strahlengang: submentobregmatikal.
Seitenbezeichnung. Aufnahme in Atemstillstand.

Merkmale einer technisch fehlerfreien Aufnahme (Abb. 2.89)

Die Aufnahme darf nicht zu hart sein, um die freiprojizierten Jochbögen nicht zu überstrahlen. Durch die Divergenz des Strahlenbündels bei verkürztem Fokus-Film-Abstand projizieren sich die Jochbögen außerhalb des Schädels.

Anmerkung

Die Vergleichsaufnahme der Jochbögen kann auch im Sitzen am Rasterwandstativ angefertigt werden: Der Patient sitzt mit dem Rücken am Stativ und beugt den Kopf weit nach hinten, so daß der Scheitel die senkrecht stehende Kassette im unteren Drittel berührt. Die Deutsche Horizontale verläuft parallel zur Filmebene.

Der *Zentralstrahl* zielt in einem Winkel von 45–50° zur Horizontalen von kaudal nach kranial auf die Kinnspitze. Auch bei dieser Aufnahme bewirkt der FFA von 70 cm, daß sich die Jochbögen durch die Divergenz des Strahlenbündels außerhalb des Schädels freiprojizieren.

Einstellung 74 Jochbogen, Aufnahme nach Zimmer, durch den geöffneten Mund

Indikationen

Frakturen des Jochbogens.

Aufnahmetechnik

Filmformat: 13/18 cm oder 18/24 cm, hoch.
Film-Folien-Kombination:
Empfindlichkeitsklasse (EK) 200.
Freie Belichtung.
FFA: 70 cm.
Fokusgröße: 0,6–1,2 mm.
Aufnahmespannung: 55–65 kV.
Expositionszeit: < 100 ms.

Einstelltechnik

Vorbereitung des Patienten

Haarklammern und Zahnersatz entfernen.
Gonadenschutz anlegen.

Lagerung des Patienten (Abb. 2.90 a–h)

Patient auf dem Untersuchungstisch in Rückenlage, Arme am Körper entlang. Die Medianebene des Kopfs steht senkrecht zur Tischebene. Das Kinn leicht nach vorne strecken lassen. Die Röntgenröhre so schwenken, daß der Zentralstrahl durch die Jochbogenmitte und durch einen zweiten Punkt am Unterrand des Unterkiefers der gleichen Seite in Höhe des Eckzahns verläuft. Die Kassette wird senkrecht zum Zentralstrahl aufgestellt und mit Keilkissen und Sandsäcken fixiert. Schaut man in Richtung des Zentralstrahls, ergibt sich ein Bild wie in Abb. 2.90 d. Läßt man den Patienten den Mund öffnen, rückt der Unterkiefer weg und gibt die Sicht auf den Jochbogen frei

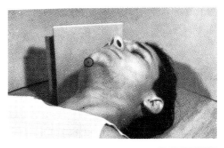

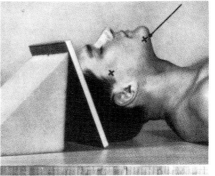

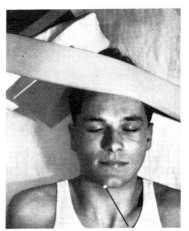

2.90 a–c Grundeinstellung bei geschlossenem Mund

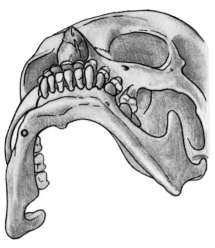

2.90 d Bei geschlossenem Mund ist der Jochbogen großteils überdeckt

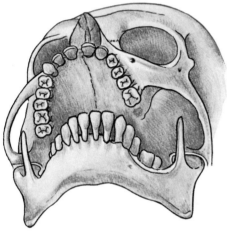

2.90 e Bei Öffnung des Munds, aber gleichbleibender Lage des übrigen Schädels wird der Jochbogen vollständig frei projiziert

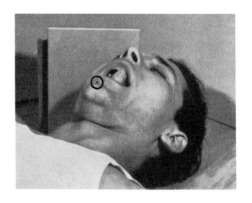

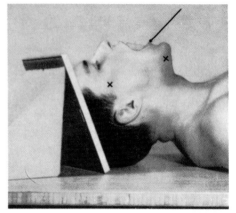

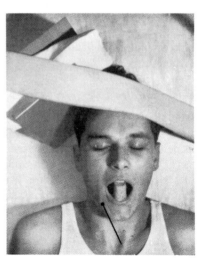

2.90 f–h Nach der Grundeinstellung soll der Patient, ohne Bewegung des übrigen Schädels, den Mund öffnen

Einstellung 74 Jochbogen, Aufnahme nach Zimmer, durch den geöffneten Mund

(Abb. 2.90e). Dem Patienten wird ein Kork zwischen die Zähne geschoben.

Um eine Überlagerung des Jochbogens durch den Unterkiefer zu vermeiden, läßt man den Patienten nicht nur den Mund öffnen, sondern den Unterkiefer durch einen sog. „Schrägbiß" maximal zur anderen Seite hin verschieben.

Fixierung des Patienten: Kompressionsband über die Stirn.

Zentrierung

Siehe Abb. 2.90f–h.

Merkmale einer technisch fehlerfreien Aufnahme (Abb. 2.90i)

Überlagerungsfreie und übersichtliche Projektion des Jochbogens. Die Strahlendivergenz bei verkürztem FFA bewirkt eine Projektion des Jochbogens nach lateral.

Anmerkung

Die Einstellung für die isolierte Jochbogenaufnahme läßt sich vereinfachen, indem der Kopf mit angehobenem Kinn gerade liegenbleibt, die Kassette hinter dem Scheitel wie zur Jochbogenvergleichsaufnahme aufgestellt und 10–15° nach hinten gekippt wird. Die Röhre wird aus der Medianebene um einige Zentimeter zu der zu untersuchenden Jochbogenseite verschoben und um ca. 5° nach lateral gekippt, so daß der Zentralstrahl senkrecht auf die Mitte des Jochbogens und die Mitte der exzentrisch hinter dem Kopf aufgestellten Kassette trifft. Der FFA beträgt 70 cm.

Bei *Kleinkindern* sind die Jochbögen noch nicht so prominent. Es empfiehlt sich zunächst eine Gesichtsschädelaufnahme im okzipitonasalen oder eine überkippte Gesichtsschädelaufnahme im okzipitomentalen Strahlengang (s. S. 145) durchzuführen, auf der die Jochbögen meist gut beurteilbar sind.

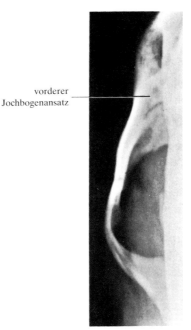

vorderer Jochbogenansatz

2.90i

Einstellung 75 Kiefergelenk, Kontaktaufnahme nach Parma

Anatomische Vorbesprechung (Abb. 2.91 a)

Das Kiefergelenk (Articulatio temporomandibularis) wird aus dem Köpfchen (Caput mandibularis) des Gelenkfortsatzes (Processus condylaris) des Unterkiefers und der Gelenkpfanne (Fossa mandibularis) sowie dem Gelenkhöcker (Tuberculum articulare) des Schläfenbeines gebildet. Zwischen Gelenkpfanne und Kieferköpfchen liegt die aus Faserknorpel bestehende Knorpelscheibe (Discus articularis). Das Kiefergelenk befindet sich unmittelbar vor dem äußeren Gehörgang und ist von diesem nur durch eine dünne knöcherne Wand getrennt.

Einstelltechnik

Vorbereitung des Patienten

Brille, Ohrringe und Zahnersatz entfernen. Gonadenschutz anlegen.

Lagerung des Patienten (Abb. 2.91 b, c)

Patient in Seitenlage auf dem Untersuchungstisch, mit dem Kopf seitlich aufliegend. Die Kassette wird auf einer Unterlage entsprechend hochgelagert. Das zu untersuchende Kieferköpfchen liegt auf Filmmitte. Kinn mit einem Keilkissen unterstützen, um eine Verkippung des Kopfs zu vermeiden.

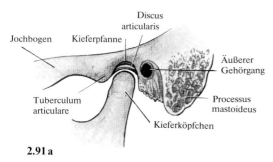

2.91 a

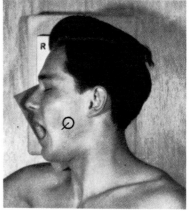

Indikationen

Entzündliche und degenerative Erkrankungen des Kiefergelenks. Frakturen und Luxationen.

Aufnahmetechnik

Fahrbares Röntgengerät!
Filmformat: 13/18 cm, hoch.
Film-Folien-Kombination:
Empfindlichkeitsklasse (EK) 200.
Kein Raster. Freie Belichtung.
FFA: Kurzdistanz (Kontaktaufnahme).
Fokusgröße: Kleinster anwählbarer Fokus.
Aufnahmespannung: 60–70 kV.

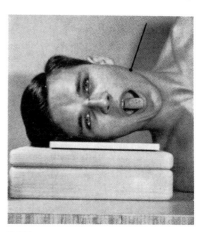

2.91 b, c

Mund maximal öffnen lassen (Kork zwischen die Zahnreihen).
Medianebene des Kopfs streng parallel zur Filmebene.
Fixierung des Patienten: Kompressionsband über die Stirn.

Zentrierung

Zentralstrahl: auf die Mulde zwischen oberer und unterer Backenzahnreihe und auf Kassettenmitte.

Strahlengang: in einem 5°-Winkel kaudokranial auf das zu untersuchende Kieferköpfchen.

Enge Einblendung. Bezeichnung der anliegenden Seite. Aufnahme in Atemstillstand.

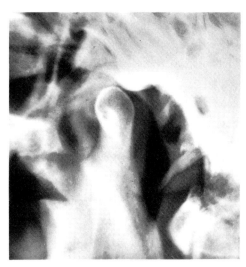

2.91 d

Merkmale einer technisch fehlerfreien Aufnahme (Abb. 2.91 d)

Das filmnahe Kiefergelenk stellt sich frei, scharf begrenzt und gut einsehbar dar.

Anmerkung

Aus strahlenhygienischen Gründen sollte auf Kontaktaufnahmen verzichtet werden. Die Aufnahme nach Parma kann durch eine Aufnahme nach Schüller bzw. Runström II ersetzt werden. Eine weitere Abklärung erfolgt mit Hilfe der konventionellen Tomographie oder der Computertomographie (Abb. 2.91 e, f).

Bei Verdacht auf Kiefergelenkluxation oder -subluxation werden *Funktionsaufnahmen* mit offenem und geschlossenem Mund durchgeführt. *Wichtig:* Bei Funktionsaufnahmen Zahnprothesen nicht entfernen lassen, um eine natürliche Okklusion zu gewährleisten (s. auch „Arthrographie des Kiefergelenks" S. 425).

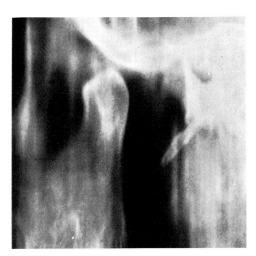

2.91 e

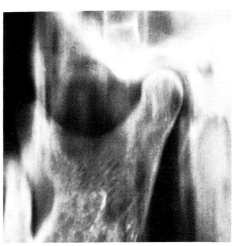

2.91 f

Einstellung 76 Kiefergelenk, modifizierte Aufnahme nach Schüller-Runström II

Indikationen

Entzündliche und degenerative Veränderungen des Kiefergelenks. Luxationen und Frakturen.

Aufnahmetechnik

Filmformat: 13/18 cm oder 18/24 cm, hoch.
Film-Folien-Kombination:
Empfindlichkeitsklasse (EK) 200.
Mit oder ohne Raster, mittleres Meßfeld oder freie Belichtung.
FFA: 115 cm.
Fokusgröße: 0,3–0,6 mm.
Aufnahmespannung: 70–80 kV.
Expositionszeit: <100 ms.

Einstelltechnik

Wie Felsenbein- und Warzenfortsatzaufnahme nach Schüller (s. S. 170).

Zentrierung

Zentralstrahl: Auf einen Punkt, der 4 Querfinger oberhalb des äußeren Gehörgangs der Gegenseite liegt und auf Kassettenmitte. Irisblende.

Strahlengang: kraniokaudal in einem Winkel von 35° zur Senkrechten. Kassette fußwärts verschieben.

Merkmale einer technisch fehlerfreien Aufnahme (Abb. 2.92)

Übersichtliche Darstellung des Kiefergelenks.

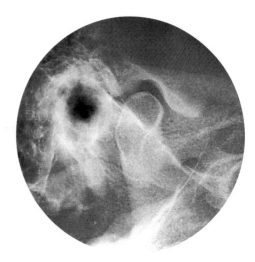

2.92 Aufnahme nach Runström II bei geschlossenem Mund

Anmerkung

Die Ohrmuschel, im Gegensatz zur Aufnahme des Felsenbeins nach Schüller, nicht umklappen.
Bei Frakturen nicht zu sehr einblenden, um Frakturlinien in der Schläfenbeinschuppe (laterobasale Schädelfrakturen) zu erfassen.
Zur weiteren Abklärung empfiehlt sich eine konventionelle Tomographie oder Computertomographie.

Einstellung 77 Kiefergelenk, dorsoventral, Vergleichsaufnahme nach Clementschitsch

Indikationen

Unterkieferfrakturen und Luxationen.

Aufnahmetechnik

Filmformat: 18/24 cm, hoch.
Film-Folien-Kombination:
Empfindlichkeitsklasse (EK) 200.
Rastertechnik, mittleres Meßfeld bei Belichtungsautomatik. FFA: 100 cm.

Fokusgröße: 0,6–1,2 mm.
Aufnahmespannung: 70–80 kV.
Expositionszeit: <100 ms.

Einstelltechnik

Vorbereitung des Patienten

Haarklammern, Schmuck, Zahnersatz entfernen. Gonadenschutz anlegen.

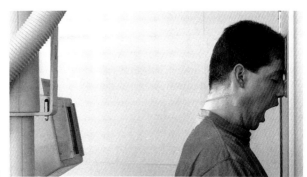

2.93 a

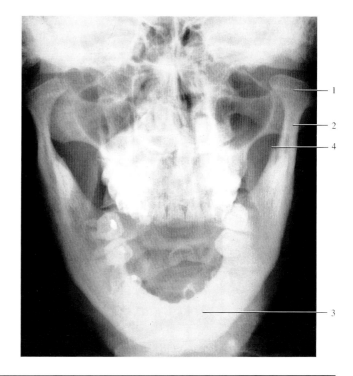

2.93b *Hinweisbezeichnungen:*
1 Kieferköpfchen
  (Caput mandibulae)
2 Kieferhals
  (Collum mandibulae)
3 Unterkiefer (Mandibula)
4 Processus coronoideus

Lagerung des Patienten (Abb. 2.93 a)

Der Patient liegt in Bauchlage auf dem Untersuchungstisch oder sitzt mit dem Gesicht zum Film, *aufrecht!* am Rasterwandstativ. Stirn und Nase werden dem Stativ aufgelegt, d.h. der Patient zieht das Kinn an. Auf seitengleiche, exakte Einstellung achten, damit es zu einer symmetrischen Darstellung beider Kiefergelenke kommt. Der Patient öffnet den Mund maximal. Fixierung des Patienten: Kompressionsband über dem Kopf.

Zentrierung

Zentralstrahl: auf einen Punkt 2 cm unterhalb des Hinterhaupthöckers und auf Kassettenmitte.

Strahlengang: dorsoventral und in einem 10°-Winkel kaudokranial. Seitenbezeichnung spiegelbildlich. Aufnahme im Atemstillstand.

Merkmale einer technisch fehlerfreien Aufnahme (Abb. 2.93 b)

Übersichtliche Darstellung des gesamten Unterkiefers mit seitengleich, gut einsehbarem Kiefergelenk.

Anmerkung

Die Kieferköpfchen kommen nur bei maximaler Mundöffnung gut zur Darstellung. Der Patient muß aufrecht sitzen, damit die Halswirbelsäule gestreckt wird und das Kinn nicht von einem „Buckel" überlagert wird.
Die Aufnahme kann auch in Rückenlage durchgeführt werden. Man läßt den Patienten dabei das Kinn anziehen und richtet den Zentralstrahl in einem 10–20°-Winkel kraniokaudal auf Nasenmitte. Die Kassette wird dem Patienten dabei tief unter den Rücken geschoben. Zentrierung beachten!

Einstellung 78   Unterkiefer, schräg, isolierte Unterkieferaufnahme

Anatomie: 2.94 a.

Indikationen

Frakturen und Luxationen. Tumoröse oder entzündliche Erkrankungen des Unterkiefers. Beurteilung der Backenzähne (Prämolaren und Molaren). Entzündliche und tumoröse Erkrankungen der Unterkieferdrüse (Glandula submandibularis; z.B. Speichelsteine).

Aufnahmetechnik

Filmformat: 18/24 cm, quer.
Film-Folien-Kombination:
Empfindlichkeitsklasse (EK) 200.
Kein Raster, mittleres Meßfeld bei Belichtungsautomatik oder freie Belichtung.
FFA: 100 cm.
Fokusgröße: 0,6–1,2 mm.
Aufnahmespannung: 65–75 kV.
Expositionszeit: < 100 ms.

Einstelltechnik

Vorbereitung des Patienten

Schmuck und Zahnersatz entfernen. Gonadenschutz anlegen.

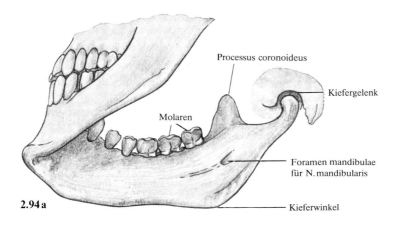

2.94 a

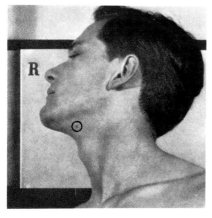

2.94 b

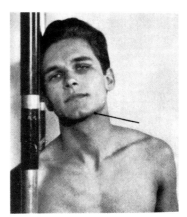

2.94 c

Lagerung des Patienten (Abb. 2.94 b, c)

Der Patient sitzt seitlich am Rasterwandstativ und lehnt sich mit dem Schulterblatt der zu untersuchenden Seite an das Stativ an, um die Distanz zwischen Kopf und Film zu vermindern. Die Schläfe liegt dem Stativ an, dadurch steht der Kieferwinkel der filmfernen Seite höher als der der filmnahen Seite. Kopf und Kinn etwas nach vorne strecken, um den aufsteigenden Kieferast vor die Halswirbelsäule zu projizieren.

Zentrierung

Zentralstrahl: auf den filmnahen Unterkieferast und auf Kassettenmitte – der Zentralstrahl zielt unterhalb des filmfernen Kieferwinkels hindurch.

Strahlengang: In einem 5–10°-Winkel kaudokranial aus der Horizontalen. Anliegende Seite bezeichnen. Aufnahme in Atemstillstand.

Merkmale einer technisch fehlerfreien Aufnahme (Abb. 2.94 d)

Der filmnahe Unterkieferast stellt sich bis zum Kiefergelenk überlagerungsfrei dar.

Anmerkung

Die klinische Fragestellung muß bekannt sein, damit auf den zu untersuchenden Unterkieferanteil zentriert werden kann. Soll der horizontale Abschnitt des Unterkiefers kontrolliert werden, wird die Kinnspitze dem Film nicht angelegt, um eine Verkürzung des Unterkieferasts zu vermeiden. Betrifft die Fragestellung den aufsteigenden Unterkieferast, soll die Kinnspitze zum Film zeigen und die Zentrierung erfolgt leicht von dorsal.

Zur Darstellung von Speichelsteinen läßt man den Patienten kurz vor der Aufnahme mit seinem Finger den Mundboden der aufzunehmenden Seite nach unten drücken, damit ein evtl. vorhandenes Konkrement der Speicheldrüse unterhalb des Unterkieferknochens zu liegen kommt.

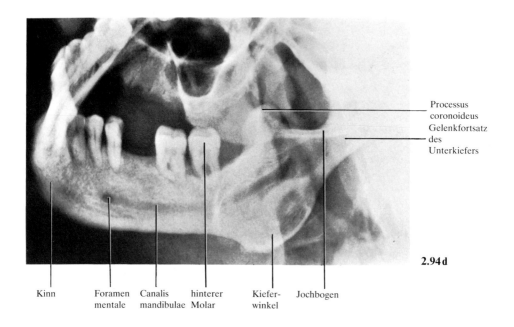

2.94 d

Kinn — Foramen mentale — Canalis mandibulae — hinterer Molar — Kieferwinkel — Jochbogen — Processus coronoideus Gelenkfortsatz des Unterkiefers

Einstellung 79 Kinn, axial (mit Bißfilm), Mundbodenaufnahme

Indikationen

Frakturen, retinierte Zähne, Speichelsteine der Zungengrunddrüse (Glandula sublingualis), evtl. auch der Unterkieferdrüse (Glandula submandibularis).

Aufnahmetechnik

Röntgengerät mit Zahntubus.
Filmformat: Bißfilm 7/9 cm.
FFA: 70 cm.
Fokusgröße: Kleinstmöglicher Fokus.
Aufnahmespannung: 55–65 kV.

Einstelltechnik

Vorbereitung des Patienten

Zahnersatz im Unterkiefer entfernen. Gonadenschutz anlegen.

Lagerung des Patienten (Abb. 2.95 a)

Der Patient sitzt auf dem Untersuchungsstuhl, der Kopf ist stark nach hinten gebeugt. Der Bißfilm wird weit in den Mund eingeführt.
Fixierung des Patienten: mit Pelotten des Untersuchungsstuhls.

Zentrierung

Zentralstrahl: senkrecht von unten auf Kinn bzw. Mundbodenmitte.

Strahlengang: kaudokranial.
Enge Einblendung. Seitenbezeichnung. Aufnahme in Atemstillstand.

Merkmale einer technisch fehlerfreien Aufnahme (Abb. 2.95 b, c)

Kieferknochen und Zähne projizieren sich ineinander. Der Mundboden stellt sich bis zum hintersten Anteil frei dar.

Anmerkung

Achtung: Richtige Filmseite zum Strahlengang. Film enthält Aluminiumfolie gegen Rückstreuung.
Bei Würgereiz den Patienten dazu anhalten, durch die Nase zu atmen und die Augen starr aufzumachen (wer die Augen nicht zumacht, kann nicht würgen!)
Bei fraglichen Frakturen oder retinierten Zähnen auf das Kinn zentrieren (Abb. 2.95 a).
Bei Verdacht auf Speichelsteine den Zentralstrahl auf Mundbodenmitte richten und weicher belichten (Abb. 2.95 a).

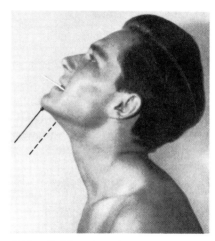

2.95 a Gleiche Einstellung zur *Darstellung der Speicheldrüsen, axial.* Der Zentralstrahl entspricht dann der gestrichelten Linie

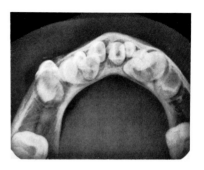

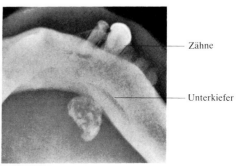

— Zähne

— Unterkiefer

2.95 b, c

2.7 Zähne

Anatomische Vorbesprechung (Abb. 2.96a, b)

Jeder *Zahn* (Dens, Pl. Dentes) steckt in einem Zahnfach (Processus alveolaris) des Ober- (Maxilla) und Unterkiefers (Mandibula). Der Zahn besteht aus: Zahnkrone (Corona dentis), Zahnhals (Collum dentis), einer Zahnwurzel (Radix dentis) oder mehreren Zahnwurzeln (Radix buccalis, Radix palatinalis, Radix medialis, Radix distalis) mit Zahnwurzelspitze (Apex radicis dentis). Im 1.–2. Lebensjahr wächst das Milchgebiß mit insgesamt 20 Milchzähnen (Dentes decidui), ab dem 6. Lebensjahr das bleibende Gebiß mit 32 Zähnen (bleibender Zahn = Dens permanens).

Auf jeder Seite des Ober- und Unterkiefers sind je 8 Zähne vorhanden. Sie werden jeweils von der Mitte aus nach beiden Seiten durchgezählt.

Röntgentechnische Vorbesprechung

Die Beschriftung erfolgt nach dem FDI-System (*F*ederation *d*entaire *i*nternationale).

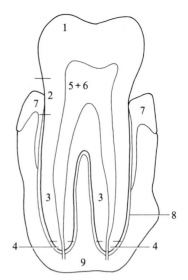

2.96a Anatomie eines Mahlzahns (Dens molaris)
1 Zahnkrone (Corona dentis)
2 Zahnhals (Collum dentis)
3 Zahnwurzel (Radix dentis)
4 Zahnwurzelspitze (Apex radicis dentis)
5 Zahnmark (Pulpa dentis)
6 Zahnhöhle (Cavum dentis)
7 Zahnfleisch (Gingiva)
8 Zahnwurzelhaut (Periodontium)
9 Zahnfortsatz (Processus alveolaris)

Zahnformel des bleibenden Gebisses (Abb. 2.96c)

R	18	17	16	15	14	13	12	11	21	22	23	24	25	26	27	28	L
	48	47	46	45	44	43	42	41	31	32	33	34	35	36	37	38	

(18 gesprochen „eins – acht").

Die Zähne unterscheiden sich in der Form entsprechend der unterschiedlichen Aufgaben. Sie werden nach der Zahl ihrer Zahnwurzeln eingeteilt und folgendermaßen bezeichnet:

Je *eine Wurzel* haben die

Schneidezähne	= Dentes incisivi	12	11	21	22
Schneidezahn	= Dens incisivus	42	41	31	32

und die

Eckzähne	= Dentes canini	13	23
Eckzahn	= Dens caninus	43	33

Je eine Wurzel, manchmal auch 2 Wurzeln haben die

Backenzähne	= Dentes prämolares	15	14	24	25
Backenzahn	= Dens prämolaris	45	44	34	35

Die Mahlzähne sind mehrwurzelig, sie können 2, 3 oder 4 Wurzeln haben.

Mahlzähne	= Dentes molares	18 17 16	26 27 28
Mahlzahn	= Dens molaris	48 47 46	36 37 38

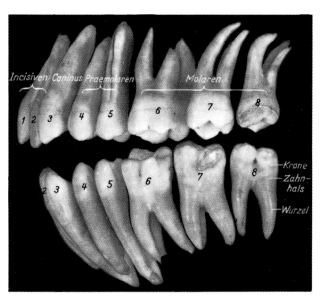

2.96 b

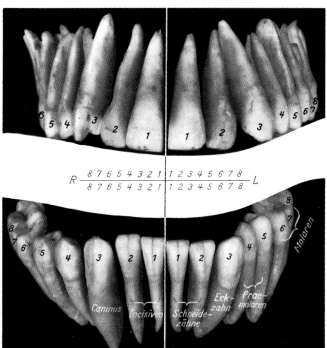

2.96 c

Die Zahnformel des Milchgebisses nach FDI-System lautet:

R $\quad\dfrac{55\ \ 54\ \ 53\ \ 52\ \ 51\ \big|\ 61\ \ 62\ \ 63\ \ 64\ \ 65}{85\ \ 84\ \ 83\ \ 82\ \ 81\ \big|\ 71\ \ 72\ \ 73\ \ 74\ \ 75}\quad$ L.

Die alte Nomenklatur lautet:

R $\quad\dfrac{8\ \ 7\ \ 6\ \ 5\ \ 4\ \ 3\ \ 2\ \ 1\ \big|\ 1\ \ 2\ \ 3\ \ 4\ \ 5\ \ 6\ \ 7\ \ 8}{8\ \ 7\ \ 6\ \ 5\ \ 4\ \ 3\ \ 2\ \ 1\ \big|\ 1\ \ 2\ \ 3\ \ 4\ \ 5\ \ 6\ \ 7\ \ 8}\quad$ L.

1. Intraorale Röntgen-Zahnaufnahmen

Indikationen

Zahnkaries (Zahnfäule), Wurzelspitzengranulom (entzündliche vom Zahn ausgehende Knochenresorption).

Aufnahmetechnik

Röntgen-Dentalgerät mit Stehanode und Feinstfokus (<1,5 mm).
Zahntubus (FFA: 20 cm).
Fernauslöser mit 2 m langem Kabel.
Aufnahmespannung: <60 kV.

Zubehör

Leicht beweglicher Untersuchungsstuhl mit Kopfstütze.
Dentalzahnfilmhalter (Zahnbaum) für Handentwicklung oder Dentalentwicklungsmaschine.
Prüfkörper für Konstanzprüfung nach DIN 6868, Teil 5.
Zahnfilmspender mit Bleiabdeckung.
Mundtuch (Papierserviette), Zellstoff- oder Watteröllchen, Einmalhandschuhe, Einmalnierenschale.

Röntgen-Zahnfilme

Der *Zahnfilm* ist ein *folienloser* Röntgenfilm mit doppelseitiger Emulsionsschicht. Er besitzt einen eingestanzten Markierungspunkt (Delle) zur leichteren Orientierung. Der Markierungspunkt ist auf der Außenhülle mit einem Kreis, einer Raute oder einem anderen Symbol gekennzeichnet.
Der Markierungspunkt am Zahnfilm soll entweder immer zur Bißebene (Zahnkrone) zeigen oder stets nach „rechts oben". Der Zahnfilm liegt zwischen zwei lichtundurchlässigen schwarzen Papieren. Sie schützen den Film vor Lichteinfall.

Die *Standardgröße des Filmformats* lautet: 3×4 cm. Die Nenngrößen oder Filmformate variieren aber sehr: 21×32 mm, 22×35 mm, 24×30 mm, 31×41 mm, 40×50 mm u.a.

Die Zahnfilmverpackung besteht aus einer speichelbeständigen Außenhülle oder einer Kunststoffumhüllung. Die Außenhülle ist häufig genarbt, was das Verrutschen des Films im Mund verhindern soll. Eine dünne Aluminium- oder Bleifolie verhindert die *Reflexion* von Sekundärstrahlen.
Folienlose Filme für *Aufbißaufnahmen* gibt es in den Formaten 5×6 cm oder 5×7 cm. Es gibt wenigempfindliche Zahnfilme für Halbwinkeltechnik mit detailscharfer Abbildung. Hochempfindliche (high-speed-film) mit geringerer Detailerkennbarkeit überwiegend für Rechtwinkel- oder Paralleltechnik. Außerdem gibt es Bißflügelzahnfilme (bitewing-films), das sind Zahnfilme mit einem angeklebten Papierflügel für die Flügelbißaufnahmetechnik (s. Abb. 2.96 d) oder Röntgen-Zahnfilme mit „bitewing-loops" (Röntgenfilmhalter).

Einstelltechnik

Vorbereitung des Patienten

Patient sitzt auf einem beweglichen Drehstuhl mit Kopfstützen. Zahnprothesen herausnehmen lassen.

Auf einem Zahnstatus (Röntgenuntersuchung des ganzen Gebisses) muß das gesamte Gebiß lückenlos dargestellt sein. Die Kieferpartien mit Zahnlücken müssen mituntersucht werden. Um Verwechslungen zu vermeiden, werden vor der Röntgenuntersuchung in einem Zahnschema die Zähne aufgezeichnet und mit Besonderheiten, z.B. Zahnfüllungen, Kronen und Brücken, Lücken, kariösen oder abgebrochenen Zähnen, eingetragen. Bei der abschließenden Kontrolle und Beschriftung der Filmserie kann man sich an diesen charakteristischen Merkmalen zusätzlich orientieren. Ein solches Zahnschema wird folgendermaßen erstellt:

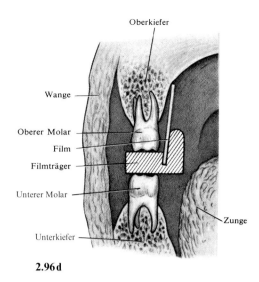

2.96 d

Bißebene	R	Oberkiefer rechts	Oberkiefer links	L.
		Unterkiefer rechts	Unterkiefer links	
		Mittellinie		

Der horizontale Balken der Zeichnung markiert die Bißebene zwischen den Zahnreihen; der Vertikale die Mittellinie (Medianebene des Körpers bzw. der Zahnreihen). An diesem Kreuzbalken wird rechts und links mit R und L markiert, entsprechend der allgemeinen Röntgenbeschriftungsregeln. R entspricht der rechten Gebißhälfte des Patienten. Die Richtung der Medianebene wird hier nicht als medial sondern als **mesial** bezeichnet, die Richtung gegen den Kieferwinkel hin ist **distal.**

Ein Zahnschema kann folgendermaßen aussehen: Abb. 2.96 e. Dieses Schema wird zur Beschriftung der Zahnaufnahmen aufbewahrt.

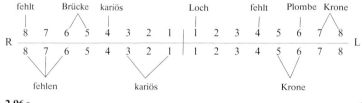

2.96 e

Strahlenschutz

Patient erhält eine Dental-Strahlenschutzschürze mit 0,5 mm Bleigleichwert und bei Darstellung der Oberkieferzähne ein Strahlenschutzschild oder eine „Halskrause" (0,5 mm Bleigleichwert).

Bei der Exposition von Zahnaufnahmen muß der/die Röntgenassistent/in hinter einer Bleiwand mit Bleiglasscheibe stehen oder eine Strahlenschutzschürze (0,35 mm Bleigleichwert) tragen *und* in 2 m Abstand vom Röntgen-Dentalgerät auslösen. Zahnfilme immer vom Patienten halten lassen!

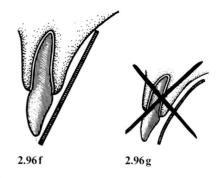

2.96 f   2.96 g

Verschiedene Aufnahmetechniken

a) Halbwinkeltechnik nach Cienszynski-Dieck

Einstelltechnik

Patient sitzt auf dem beweglichen Untersuchungsstuhl. Die Bißebene oder Kaufläche der Zähne des Patienten wird für den Ober- oder Unterkiefer parallel zur Horizontale ausgerichtet und der Patient mit der Kopfstütze in der erforderlichen Lage fixiert. Er hält den Zahnfilm bei Oberkieferaufnahmen mit dem Daumen oder Zeigefinger und bei Unterkieferaufnahmen mit dem Zeigefinger im Mund (intraoral) fest; auf der rechten Körperseite mit der linken Hand und umgekehrt.

Der Zahnfilm wird überwiegend im Querformat an die Innenwand der Zähne angelegt. Er soll die Zahnkrone etwas überragen und unterhalb des Zahnhalses angepreßt werden. Dabei darf sich der Zahnfilm nicht durchbiegen, da dies zu Bildverzerrungen führt (Abb. 2.96 f–i).

Bei der Aufnahme der oberen vorderen Molaren (Prämolaren) ist es zweckmäßig, eine Watterolle zu benutzen (Abb. 2.96 k, l), um eine Überlagerung der Zahnwurzeln durch den Wangenknochen (Jochbein) zu vermeiden.

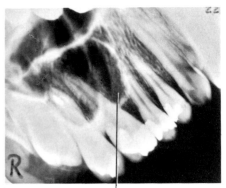

2.96 h   Alveolarbucht der Kieferhöhle

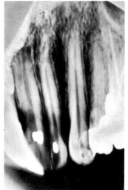

2.96 i

Zentrierung

Bevor der Zahntubus für die Zahnaufnahmen des Oberkiefers kraniokaudal bzw. für die Zahnaufnahme des Unterkiefers kaudokranial gekippt wird, muß die Bißebene der Ober- bzw. Unterkieferreihe in die Horizontale gebracht und der Kopf mit Kopfstützen gut fixiert werden.

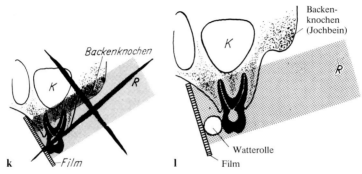

2.96 k, l Das einfallende Röntgenstrahlenbündel (*R*) muß am Backenknochen vorbeiziehen. *K* Kieferhöhle

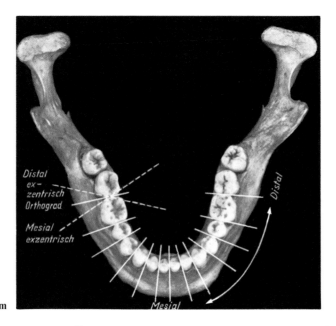

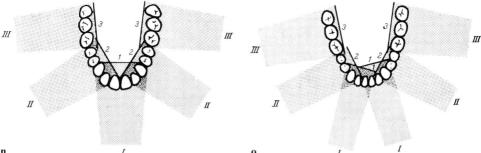

2.96 m–o Anordnung des einfallenden Strahlenbündels (getönt *I–III*) und die entsprechende Positionierung des Films (*1–3*) für einen vollständigen Zahnstatus mit 10–12 Aufnahmen: *I-1* für Schneidezählne, *II-2* für Eckzähne und Prämolaren, *III-3* für Molaren

Zähne   201

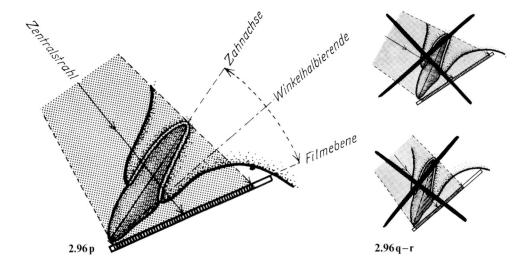

2.96 p   2.96 q–r

Zentralstrahl: Um jeden Zahn größenrichtig, ohne Verzeichnung und ohne Überlagerung abzubilden, wird der Zentralstrahl auf die Mundbodenmitte gerichtet und zwar so, daß man zwischen den einzelnen Zähnen des aufzunehmenden Abschnitts hindurchsehen kann, ohne daß sich die Zähne auf dem Film überlagern (orthograde oder orthoradiale Projektion der Zähne):
Da Ober- und Unterkiefer annähernd halbkreisförmig sind (Abb. 2.96 m) muß das Nutzstrahlenbündel entsprechend der Abb. 2.96 n, o angeordnet sein.

Strahlengang: Durch die Zahnwurzelspitze (Apex radicis dentis) „periapikal" senkrecht zur Winkelhalbierenden zwischen Zahnachse und Zahnfilmachse (Isometrieregel) (Abb. 2.96 p). Die Zahntubusspitze wird direkt auf die Haut des Patienten aufgesetzt. Wird der Zentralstrahl flacher eingestellt, so daß die Neigung zur Winkelhalbierenden zwischen Zahn und Film größer als 90° ist, wird der Zahn vergrößert mit stark verzerrten Zahnwurzeln abgebildet (Abb. 2.96 i, q). Bei zu steiler Zentralstrahleinstellung, wenn der Einfallwinkel kleiner als 90° ist, erscheinen die Zähne verkürzt (Abb. 2.96 r).
Die Zähne des Oberkiefers werden von oben (+/ kraniokaudal) mit steilen Einfallwinkeln, die des Unterkiefers von unten (–/ kaudokranial) mit flachen Einfallwinkeln zentriert. Die Angaben der Einfallwinkel in Abb. 2.96 s gelten zur Orientierung. Sie variieren von Patient zu Patient. Im allgemeinen benötigt man 10 Zahnfilme für einen kompletten Zahnstatus. Bei besonderer Zahnordnung auch 11 oder 12 Zahnfilme.

Merkmale eines technisch fehlerfreien Zahnstatus

Überlagerungsfreie und größengerechte Darstellung der Zähne von der Zahnkrone bis zur Wurzelspitze. Scharfe Konturen des Alveolarinnenrands und des interdentalen Septums. Scharfe Darstellung der umgebenden Knochenstrukturen.

b) Flügelbißaufnahmen nach Raper

Indikationen

Darstellung des marginalen Zahnhalteapparats (Parodontium) bei Verdacht auf Parodontopathie oder Parodontose, entzündliche oder degenerative Erkrankungen des Zahnhalteapparats. Karies mit Darstellung der Approximalflächen (einander berührende Flächen benachbarter Zähne).

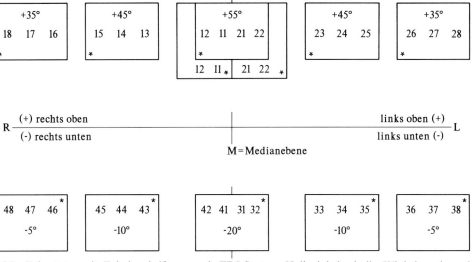

2.96s Zahnstatus mit Zahnbeschriftung nach FDI-System, Halbwinkeltechnik (Winkelangaben als Anhaltspunkte) *Zahnfilmmarkierung

Einstelltechnik

Der Bißflügelfilm liegt im Mund des Patienten den oberen und unteren Zahnkronen von hinten an. Der Patient beißt in normaler Schlußbißstellung (Okklusion) auf den zwischen den Zahnreihen des Ober- und Unterkiefers liegenden Papierflügel. Damit wird der Zahnfilm fixiert.

Zentrierung

Zentralstrahl: senkrecht auf die Mitte des Bißflügelfilms.

Strahlengang: horizontal.

c) Rechtwinkel- oder Paralleltechnik

Aufnahmetechnik

Dentalröntgengerät.
40 cm Langtubus, unterschiedliche Filmhalter mit Bißplatten, unterschiedliche Führungsstangen und Visierringe.
Am Röntgendentalapparat wird ab 65 kV der Langtubus (40 cm) mit rechteckiger Bleilochblende eingesetzt.

Hochempfindliche (high-speed-film) Zahnfilme.

Einstelltechnik

Vorbereitung der Untersuchung

Für eine optimale – an den Kiefer angepaßte – Zahnfilmhalterung werden die aufeinander abgestimmten Haltevorrichtungen (für „anterior" und „posterior" verschieden) zusammengesteckt:

– Bißplatte (anterior-bite-block) mit Filmhalter,
– Führungsstab (anterior arm) und
– Kunststoffvisierring (anterior).

In den Filmhalter wird der Zahnfilm mit Markierung zur Zahnkrone meist im Querformat eingeschoben und mit dem Führungsstab in den Mund des Patienten gebracht. Der Patient beißt auf die Bißplatte; damit stehen Zahnachse und Zahnfilmachse parallel zueinander. Dann muß der Kunststoffvisierring am Zahntubus fixiert werden.

Zentrierung

Zentralstrahl: durch die Zahnwurzel (periapikal) senkrecht (rechtwinklig) auf Zahn- und Filmachse.

Merkmale eines technisch fehlerfreien Zahnstatus

Überlagerungsfreie und größengerechte (nicht verzerrte) Darstellung der Zähne von der Wurzel bis zur Krone mit umgebenden Knochenstrukturen und -konturen.

Anmerkung

Das starre System verhindert Fehlaufnahmen. Der vermehrte Abstand zwischen Zahn und Röntgenzahnfilm bedingt eine Röntgenbildvergrößerung, die durch den Langtubus etwas ausgeglichen wird. Der vergrößerte FFA durch den Langtubus bedeutet eine längere Belichtungszeit. Ein Ausgleich wird durch den hochempfindlichen Zahnfilm angestrebt.

d) Aufbiß- oder Okklusalaufnahmen

Okklusion = normale Schlußbißstellung der Zähne, sog. 2. Ebene zu den Zahnaufnahmen in Halbwinkel- oder Rechtwinkeltechnik.

Indikationen

Verdacht auf verlagerte oder im Kiefer zurückgehaltene (retinierte) Zähne (Retentio dentis), häufig bei Dens caninus. Verdacht auf Speichelstein (Sialolith).

Aufbißaufnahme des Oberkiefers
(Abb. 2.96 t–w)

Aufnahmetechnik

Röntgendentalgerät.
5 × 7 cm Zahnfilm (oder selbst zugeschnittener und lichtdicht verpackter Röntgenfilm).
Zahntubus.

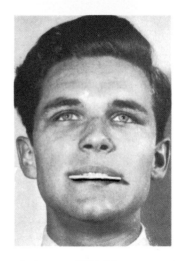
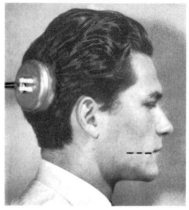

2.96 t, u Richtige Haltung des Schädels

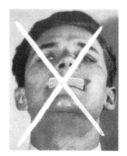
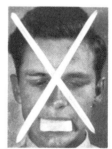

2.96 v, w Falsche Haltung des Schädels

Einstelltechnik

Patient sitzt auf beweglichem Untersuchungsstuhl. Zahnfilm wird horizontal weit in den Mund geschoben. Die Fixierung erfolgt mit der normalen Schlußbißstellung der Zähne, d.h. die Kauflächen der Ober- und Unterkieferzähne beißen auf den Zahnfilm.

Zentrierung

Zentralstrahl: mit Zahntubus in der Medianebene des Schädels unter einem sehr steilen Winkel (ca. 60–80°) auf die Nasenspitze.

Strahlengang: kraniokaudal.

Aufbißaufnahme des Unterkiefers

Einstelltechnik

Kinn, s. auch „Kinn, axial" (S. 194), weit vorstrecken lassen (evtl. muß der Patient stehen).

Zentrierung

Zentralstrahl: in der Medianebene des Schädels unter einem sehr steilen Winkel von unten (kaudokranial) fast senkrecht (ca. 90°) auf den Zahnfilm und Kinnmitte zentrieren.

2. Extraorale Röntgen-Zahnaufnahmen

a) Schrägaufnahme des Unterkiefers

Die Zähne des Unterkiefers können auf einer extraoralen Schrägaufnahme des Unterkiefers zum großen Teil gut beurteilt werden (vgl. „Unterkiefer, schräg", S. 192).

b) Panoramaaufnahme

Mit der Panoramaaufnahme werden sämtliche Zähne des Ober- und Unterkiefers einschließlich Kieferkörper abgebildet. Außerdem lassen sich mit dieser Methode Aufnahmen des Kiefergelenks, der Kieferhöhle und des Jochbogens anfertigen.
Bei der speziellen Panorama-Röntgeneinrichtung wird die Weitwinkelstielanode in die Mundhöhle des Patienten eingeführt. Der nach außen gerichtete Strahlenkegel durchdringt Zähne und Kiefer, welche sich auf dem bogenförmig vor dem Gesicht liegenden Röntgenfilm abbilden. Folienloser Film: 10 × 24 cm.
Eine andere Technik ist die *Pantomographie*, bei der durch eine synchrone halbkreisförmige Bewegung von Röntgenröhre und Film eine Schichtaufnahme beider Zahnreihen entsteht.

Einstellung 80 Mahlzähne des Oberkiefers (obere Molaren) 8 7 6| |6 7 8

Aufnahmetechnik

Dentalgerät mit Stehanode und Feinstfokus (<1,5 mm).
Zahntubus: 20 cm.
Folienloser Zahnfilm (3 × 2 cm)
Aufnahmespannung: <60 kV.

Einstelltechnik

Der Zahnfilm wird im Querformat so weit wie möglich nach hinten in die Mundhöhle geschoben (Filmmarkierung rechts oben) und vom Patienten mit dem Daumen der Gegenseite gehalten. Der Filmunterrand überragt die Krone. Bißebene des Oberkiefers horizontal einstellen.
Kopf des Patienten mit Kopfstütze fixieren.
Dental-Strahlenschutzschürze anlegen.

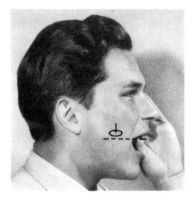

2.97 a

Zentrierung

Zentralstrahl: Zahntubusspitze in Höhe der Wurzelspitze des hintersten Molars (Mahlzahn) aufsetzen (Abb. 2.97 a, b).

Strahlengang: senkrecht zur Winkelhalbierenden: ca. in einem 35°-Winkel (kraniokaudal) zur Bißebene.
Aufnahme in Atemstillstand.

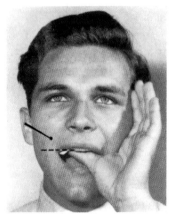

Merkmale einer technisch fehlerfreien Aufnahme (Abb. 2.97 c)

Überlagerungsfreie und nicht verzerrte Darstellung der Molaren von der Zahnkrone bis zur Wurzelspitze.

2.97 b Zähne: 8 7 6. Der Film (der auf dem Bild absichtlich sichtbar gehalten wird) muß noch weiter nach hinten zum Molarzahn bzw. Weisheitszahn verschoben werden

Anmerkung

Zur Darstellung des Weisheitszahns muß häufig eine zusätzliche Einzelaufnahme angefertigt werden.
Die Darstellung der oberen Molaren gelingt sehr gut nach der Methode von Le Master: Ein Watte- oder Zellstoffröllchen zwischen Zahnkrone und Zahnfilm ergibt eine annähernd vertikale Stellung des Zahnfilms. Der Einfallwinkel (senkrecht auf die Winkelhal-

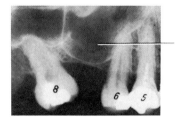

Kieferhöhle

2.97 c

bierende zwischen Zahnachse und Zahnfilmachse) beträgt 20° (kraniokaudal). Die Zahntubusspitze bleibt 10–15 cm von der Haut entfernt (s. Abb. 2.96 k, l).

Eine mesial-exzentrische oder distal-exzentrische Einstellung dient der röntgenologischen Trennung der oberen Prämolaren- und Molarenwurzeln.

Einstellung 81 Backenzähne des Oberkiefers (Prämolaren) 5 4| |4 5

Aufnahmetechnik

Dentalgerät mit Stehanode und Feinstfokus (<1,5 mm).
Zahntubus: 20 cm.
Folienloser Zahnfilm (3 × 4 cm)
Aufnahmespannung: <60 kV.

Einstelltechnik

Der Zahnfilm wird im Querformat in die Mundhöhle eingeführt (Zahnfilmmarkierung rechts oben) und vom Patienten mit dem Daumen der gegenseitigen Hand festgehalten. Der Film darf dabei nicht verbogen werden. Der untere Filmrand überragt die Zahnkrone etwas. Der Kopf wird mit der Kopfstütze so fixiert, daß die Bißebene des Oberkiefers horizontal steht.
Dental-Strahlenschutzschürze anlegen.

Zentrierung

Zentralstrahl: Der Zentralstrahl wird mit der Zahntubusspitze auf die Wurzelspitze des 2. Prämolaren (Zahn 5) gerichtet (Abb. 2.98a, b).

Strahlengang: senkrecht zur Winkelhalbierenden: ca. in einem 45°-Winkel (kraniokaudal) zur Bißebene.
Aufnahme in Atemstillstand.

Merkmale einer technisch fehlerfreien Aufnahme (Abb. 2.98 c)

Zahnkrone und Wurzelspitzen der Prämolaren stellen sich unverzerrt und überlagerungsfrei dar.

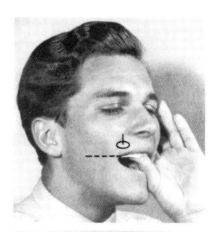

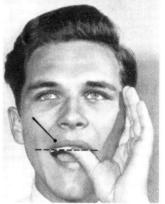

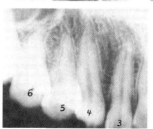

2.98 a–c

Einstellung 82 Eckzahn des Oberkiefers (Caninus) 3| |3 (isolierte Darstellung)

Aufnahmetechnik

Dentalgerät mit Stehanode und Feinstfokus (<1,5 mm).
Zahntubus: 20 cm.
Folienloser Zahnfilm (3 × 4 cm)
Aufnahmespannung: <60 kV.

Einstelltechnik

Zahnfilm im Hochformat so tief wie möglich zum Gaumen (lange Zahnwurzel von 3) einbringen und vom Patienten mit dem Daumen der Gegenseite halten lassen. Markierung des Zahnfilms befindet sich rechts oben. Der Filmunterrand überragt die Zahnkrone um 1–2 mm. Bißebene des Oberkiefers horizontal einstellen und Kopf mit Kopfstütze fixieren.
Dental-Strahlenschutzschürze anlegen.

Zentrierung

Zentralstrahl: auf die Wurzelspitze des Eckzahns gerichtet.

Strahlengang: senkrecht zur Winkelhalbierenden: ca. in einem 45°-Winkel (kraniokaudal) zur Bißebene (Abb. 2.99 a).
Aufnahme in Atemstillstand.

Merkmale einer technisch fehlerfreien Aufnahme

Scharfe und unverzerrte Darstellung des Eckzahns von der Zahnkrone bis zur Wurzelspitze (Abb. 2.99 b)

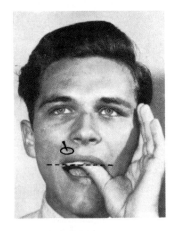

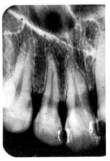

2.99 a, b

Einstellung 83 Schneidezähne des Oberkiefers (Incisivi) 2 1| |1 2

Aufnahmetechnik

Dentalgerät mit Stehanode und Feinstfokus (<1,5 mm).
Zahntubus: 20 cm.
Folienloser Zahnfilm (3 × 4 cm).
Aufnahmespannung: <60 kV.

Einstelltechnik

Zahnfilm im Quer- oder Hochformat so hoch wie möglich zum Gaumen hin einführen und vom Patienten mit dem Daumen der Gegenseite halten lassen. Filmmarkierung rechts oben. Der Filmunterrand überragt die Zahnkrone 1–2 mm.
Bißebene des Oberkiefers horizontal einstellen und Kopf mit Kopfstütze fixieren.
Dental-Strahlenschutzschürze anlegen.

Zentrierung

Zentralstrahl: Zahntubusspitze knapp unterhalb der Nasenspitze aufsetzen.

Strahlengang: senkrecht zur Winkelhalbierenden, in einem 45–55°-Winkel (kraniokaudal) zur Bißebene (Abb. 2.100a, b).
Aufnahme in Atemstillstand.

Merkmale einer technisch fehlerfreien Aufnahme

Die Schneidezähne stellen sich scharf und unverzerrt von der Zahnkrone bis zur Wurzelspitze dar (Abb. 2.100c).

Anmerkung

Auf der Aufnahme der Schneidezähne sind die rechten und linken Schneidezähne abgebildet.

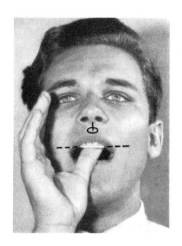

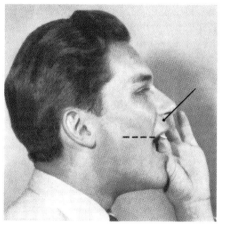

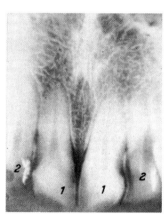

2.100 a–c

Einstellung 84 Mahlzähne des Unterkiefers (Molaren) 8 7 6| |6 7 8

Aufnahmetechnik

Dentalgerät mit Stehanode und Feinstfokus (<1,5 mm).
Zahntubus: 20 cm.
Folienloser Zahnfilm (3 × 4 cm).
Aufnahmespannung: <60 kV.

Einstelltechnik

Zahnfilm weit in die Mundhöhle schieben und so tief wie möglich zum Mundboden drücken, auch wenn es schmerzt (evtl. Ecke umknicken). Den Zahnfilm vom Patienten mit dem Zeigefinger der Gegenseite halten lassen und darauf achten, daß der Patient, den der Druck des Zahnfilms in den Mundboden schmerzt, den Zahnfilm nicht aus der korrekten Position verschiebt. Der Zahnfilm darf die Zahnkronen nur minimal überragen.
Bißebene der Unterkieferzähne horizontal einstellen und Kopf mit Kopfstütze fixieren.
Dental-Strahlenschutzschürze anlegen.

Zentrierung

Zentralstrahl: Tubusspitze auf die Wurzelspitze des mittleren Molaren (7) richten (Abb. 2.101 a,b).

Strahlengang: senkrecht zur Winkelhalbierenden: in einem 5°-Winkel (kaudokranial) zur Bißebene.
Aufnahme in Atemstillstand.

Merkmale einer technisch fehlerfreien Aufnahme (Abb. 2.101 c)

Überlagerungsfreie und nicht verzerrte Darstellung der Molaren von der Zahnkrone bis zur Wurzelspitze.

Anmerkung

Zur Darstellung des hintersten Molaren (Weisheitszahn) muß häufig eine zusätzliche Einzelaufnahme angefertigt werden.

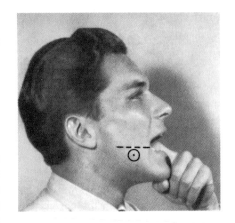

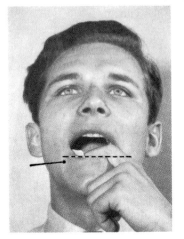

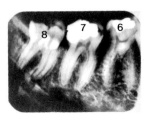

2.101 a–c

Einstellung 85 Backenzähne des Unterkiefers (Prämolaren) 5̄ 4̄| |4̄ 5̄

Aufnahmetechnik

Dentalgerät mit Stehanode und Feinstfokus (<1,5 mm).
Zahntubus: 20 cm.
Folienloser Zahnfilm (3 × 4 cm).
Aufnahmespannung: <60 kV.

Einstelltechnik

Zahnfilm im Querformat in die Mundhöhle einführen und so tief wie möglich gegen den Mundboden drücken. Der Patient hält den Zahnfilm mit dem Zeigefinger der Gegenseite fest. Die Bißebene der Unterkieferzähne wird horizontal eingestellt und der Kopf in dieser Position mit der Kopfstütze fixiert.
Dental-Strahlenschutzschürze anlegen.

Zentrierung

Zentralstrahl: Die Zahntubusspitze wird auf die Wurzelspitze des vorderen Prämolaren (4) gerichtet.

Strahlengang: senkrecht zur Winkelhalbierenden: in einem 10°-Winkel (kaudokranial) zur Bißebene (Abb. 2.102a, b).
Aufnahme in Atemstillstand.

Merkmale einer technisch fehlerfreien Aufnahme (Abb. 2.102c)

Die Prämolaren stellen sich scharf, unverzerrt und überlagerungsfrei von der Zahnkrone bis zur Wurzelspitze dar.

Anmerkung

Häufig ist der Eckzahn mitabgebildet.

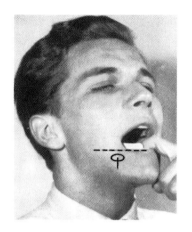

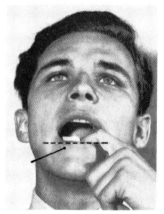

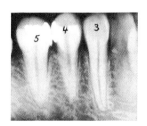

2.102 a–c

Einstellung 86 Eckzahn des Unterkiefers (Caninus) 3̄|3̄ (isolierte Darstellung)

Aufnahmetechnik

Dentalgerät mit Stehanode und Feinstfokus (<1,5 mm).
Zahntubus: 20 cm.
Folienloser Zahnfilm (3 × 4 cm).
Aufnahmespannung: <60 kV.

Einstelltechnik

Der Zahnfilm wird im Hochformat sehr tief gegen den Mundboden gedrückt und vom Patienten mit dem Zeigefinger der Gegenseite festgehalten. Die Bißebene der Unterkieferzähne wird horizontal eingestellt und der Kopf in dieser Position an der Kopfstütze fixiert.
Dental-Strahlenschutzschürze anlegen.

Zentrierung

Zentralstrahl: Tubusspitze auf Wurzelspitze des Eckzahns gerichtet.

Strahlengang: senkrecht zur Winkelhalbierenden: in einem 20°-Winkel (kaudokranial) zur Bißebene (Abb. 2.103 a, b).
Aufnahme in Atemstillstand.

Merkmale einer technisch fehlerfreien Aufnahme

Der Eckzahn ist von der Wurzelspitze bis zur Zahnkrone scharf und unverzerrt abgebildet.

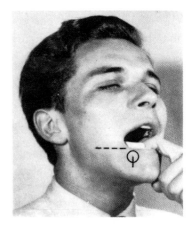
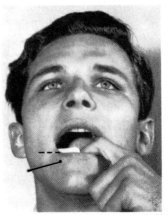

2.103 a, b

Einstellung 87 Schneidezähne des Unterkiefers (Incisivi) 2̅ 1̅| |1̅ 2̅

Aufnahmetechnik

Dentalgerät mit Stehanode und Feinstfokus (<1,5 mm).
Zahntubus: 20 cm.
Folienloser Zahnfilm (3 × 4 cm).
Aufnahmespannung: <60 kV.

Einstelltechnik

Der Film wird im Quer- oder Hochformat tief im Mundboden an die Zähne angedrückt und in dieser Stellung vom Patienten mit einem Zeigefinger festgehalten. Bißebene der Unterkieferzähne wird horizontal eingestellt und der Kopf in dieser Position mit der Kopfstütze fixiert.
Dental-Strahlenschutzschürze anlegen.

Zentrierung

Zentralstrahl: zwischen die Wurzelspitzen der vorderen Schneidezähne.

Strahlengang: senkrecht zur Winkelhalbierenden: in einem 10–20°-Winkel (kaudokranial) zur Bißebene (Abb. 2.104a, b).
Aufnahme in Atemstillstand.

Merkmale einer technisch fehlerfreien Aufnahme (Abb. 2.104c)

Die rechten und linken Schneidezähne kommen scharf konturiert und unverzerrt von der Wurzelspitze bis zur Zahnkrone zur Darstellung.

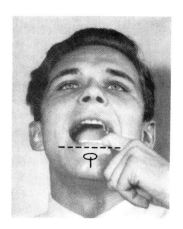

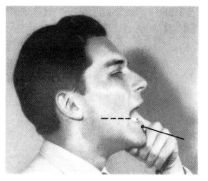

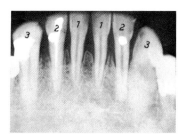

2.104 a–c

2.8 Wirbelsäule

Anatomische Vorbesprechung: Abb. 2.105a–c.

Die Halswirbelsäule mit ihrer flachen Krümmung nach vorn (Lordose) besteht aus 7 Wirbeln.

Der Kopf-Hals- oder *kraniozervikale Übergang* umfaßt die Gelenkhöcker am Hinterhaupt und den 1. und 2. Halswirbel. Der *1. Halswirbel (Atlas)* und der *2. Halswirbel (Axis oder Epistropheus)* weichen in ihrer Form von den übrigen Halswirbeln ab. Der Atlas trägt den Kopf und besteht aus zwei massiven Seitenstücken (Massae laterales), die mit ihren Gelenkflächen nach oben den Schädel an den Okzipitalhöckern und nach unten den 2. Halswirbel tragen. Die Massae laterales sind durch einen vorderen und hinteren knöchernen Bogen (Arcus anterior und posterior) miteinander verbunden. Der vordere Atlasbogen artikuliert mit seiner Innenfläche mit dem Zahn (Dens axis) des 2. Halswirbels. Die Querfortsätze des Atlas ragen seitlich weit vor. Der 2. Halswirbel zeichnet sich durch die mächtige Entwicklung seines Wirbelkörpers und seinen zapfenförmigen Fortsatz – *Zahn oder Dens* – aus. Die Densspitze bildet einen markanten Punkt in der Erkennung von Erkrankungen am kraniozervikalen Übergang (z.B. basilare Impression).

Der 3., 4. und 5. Halswirbel (Vertebra cervicalis) ähneln sich sehr. Ihre Dornfortsätze sind kurz und gegabelt. Der 6. und 7. Halswirbel sind kräftiger und ihre Dornfortsätze länger. Der Dornfortsatz des kräftigen 7. Halswirbels ist am längsten und stärksten und unter der Haut tastbar. Deshalb wird der 7. Halswirbel auch als Vertebra prominens bezeichnet. Die Querfortsätze der Halswirbel unterscheiden sich von den übrigen Wirbeln durch ein rundliches Loch, das Querfortsatzloch (Foramen transversarium), durch das die A. und V. vertebralis zieht. Der 3.–7. Halswirbel besteht wie auch die Brust- und Lendenwirbel aus einem niedrigzylindrischen Wirbelkörper (Corpus vertebrae) und dem Wirbelbogen (Arcus vertebralis). Wirbelbogen und Wirbelkörper bilden einen Ring um den Wirbelkanal (Canalis vertebralis), der das Rückenmark und seine Hüllen umschließt. Der Wirbelbogen trägt einen Dornfortsatz (Processus spinosus), 2 Querfortsätze (Processus transversi)

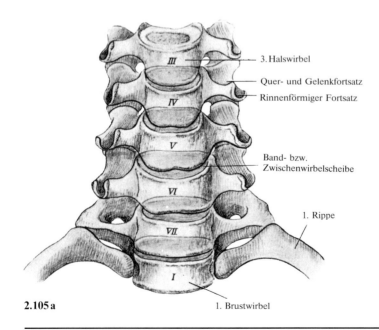

2.105a

- 3. Halswirbel
- Quer- und Gelenkfortsatz
- Rinnenförmiger Fortsatz
- Band- bzw. Zwischenwirbelscheibe
- 1. Rippe
- 1. Brustwirbel

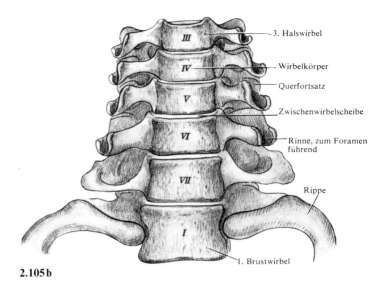

2.105 b

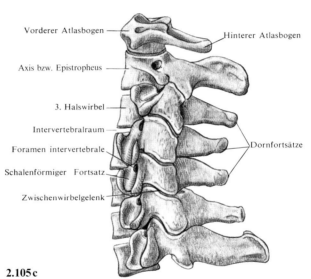

2.105 c

und beidseits je 2 Gelenkfortsätze (Processus articulares) für den darüber und darunter befindlichen Wirbel.
Die Nerven des Rückenmarks treten durch die beidseits von 2 Wirbeln gebildeten Wirbellöcher (Foramina intervertebralia) aus.

Folgende Abkürzungen sind gebräuchlich:
C = Vertebra cervicalis,
HWK = Halswirbelkörper.

Richtlinien zur Röntgenuntersuchung der Halswirbelsäule in der Unfalldiagnostik

Als Grundlage der Röntgendiagnostik dienen Übersichtsaufnahmen der *Halswirbelsäule in 2 Ebenen*. Bei Schwerverletzten müssen die Röntgenaufnahmen am liegenden Patienten angefertigt werden. Auch wenn keine neurologischen Ausfälle bestehen, ist es zweckmäßig – solange das Ausmaß der Verletzung nicht bekannt ist – den Patienten

Wirbelsäule 215

wenig zu bewegen und schonend zu lagern. Maßnahmen wie Intubation sollen – falls es der Zustand des Patienten erlaubt – nach der Röntgenuntersuchung der Halswirbelsäule, die dem Ausschluß einer Halswirbelfraktur oder Luxation dient, durchgeführt werden. Drehbewegungen des Kopfs sind bei Verdacht auf eine Halswirbelsäulenverletzung unbedingt zu vermeiden. Jede Lageänderung des Verletzten ist mit Hilfe mehrerer Personen zu bewerkstelligen. Dabei muß die gesamte Wirbelsäule möglichst fixiert gehalten werden. Bei der seitlichen Halswirbelsäulenaufnahme ist darauf zu achten, daß alle 7 Halswirbelkörper abgebildet werden. Evtl. müssen die Schultern vorsichtig nach unten gezogen werden.

Zur Beurteilung des Dens wird eine gezielte Aufnahme durch den geöffneten Mund angefertigt. Zusätzliche Aufnahmen wie Schrägaufnahmen, „pillar view" oder Funktionsaufnahmen werden in einem weiteren Untersuchungsgang nach strenger Indikationsstellung durchgeführt.

Einstellung 88   Halswirbelsäule ventrodorsal

Indikationen

Entzündliche, degenerative und tumoröse Veränderungen der Halswirbelsäule. Frakturen und Luxationen. „Schleudertrauma". Fehl- und Mißbildungen. Beurteilung der Luftröhre und des Kehlkopfs.

Aufnahmetechnik

Filmformat: 18/24 cm, hoch.
Film-Folien-Kombination:
Empfindlichkeitsklasse (EK) 200.
Rastertechnik, mittleres Meßfeld.
FFA: 115 cm.
Fokusgröße: 0,3–0,6 mm.
Aufnahmespannung: 60–70 kV.
Expositionszeit: <100 ms.

Einstelltechnik

Vorbereitung des Patienten

Haarklammern, Schmuck und Zahnersatz entfernen. Oberkörper freimachen. Gonadenschutzschürze anlegen.

Lagerung des Patienten (Abb. 2.105 d, e)

Patient in Rückenlage auf dem Untersuchungstisch. Der Kopf wird leicht überstreckt.

Fixierung des Patienten: Kompressionsband über die Stirn.

Zentrierung

Zentralstrahl: ca. 2 Querfinger oberhalb des Jugulums, auf Kassettenmitte.

Strahlengang: ventrodorsal und in einem 5–10°-Winkel (kaudokranial). Oberer Kassettenrand in Hinterhauptmitte.

Einblendung nicht zu eng. Seitenbezeichnung. Aufnahme in Atemstillstand.

Merkmale einer technisch fehlerfreien Aufnahme (Abb. 2.105 f)

Gesamtübersicht der Halswirbelsäule mit guter Beurteilbarkeit der kleinen Wirbelgelenke und symmetrischer Darstellung der Querfortsätze des 7. Halswirbels. Die Dornfortsätze projizieren sich im gleichen Abstand in die Mittellinie der Halswirbelsäule untereinander.

Anmerkung

Durch die physiologische Lordose der Halswirbelsäule im Erwachsenenalter würden sich die Wirbelkörper stark ineinanderprojizieren (s. Abb. 2.105 a), träfe der Zentralstrahl senkrecht auf den Film.

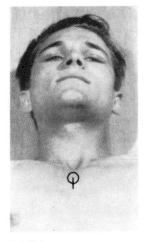
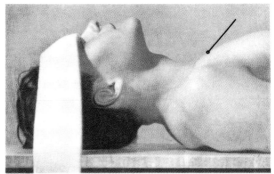

2.105 d 2.105 e

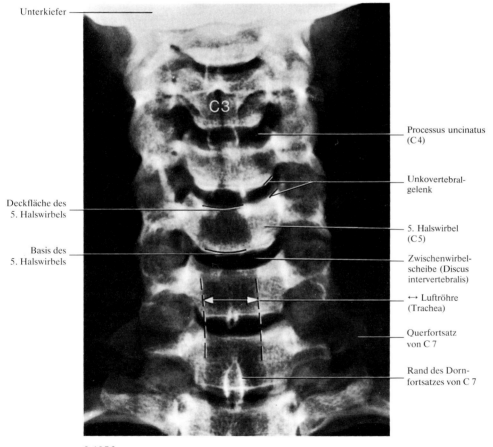

Unterkiefer

C3

Deckfläche des
5. Halswirbels

Basis des
5. Halswirbels

Processus uncinatus
(C 4)

Unkovertebral-
gelenk

5. Halswirbel
(C 5)

Zwischenwirbel-
scheibe (Discus
intervertebralis)

↔ Luftröhre
(Trachea)

Querfortsatz
von C 7

Rand des Dorn-
fortsatzes von C 7

2.105 f

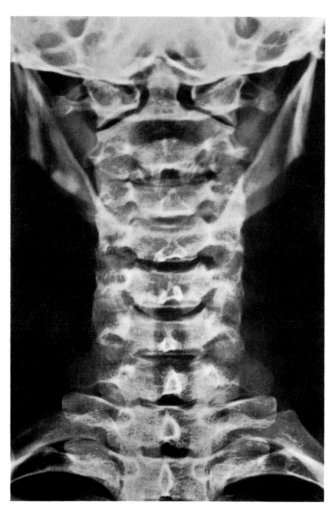

2.105 g

Bei der kaudokranialen Kippung der Röhre werden die Intervertebralräume orthograd getroffen und man erhält eine planparallele Darstellung der Wirbelabschlußplatten.

Um eine vom Unterkiefer überlagerungsfreie Darstellung der Halswirbel zu erhalten, wird eine Aufnahme mit bewegtem Unterkiefer (nach Ottonello, Abb. 2.105 g) durchgeführt: Der Patient wird wie zur ventrodorsalen Halswirbelsäulenaufnahme gelagert. Das Kinn läßt man etwas zur Brust hin anziehen. Zur Aufnahme wird der Patient angewiesen, den Mund kontinuierlich und schnell maximal zu öffnen und zu schließen („geklapperte" Aufnahme). Durch die Bewegung wird der Unterkiefer „verwischt" und es kommt zu einer fast überlagerungsfreien Darstellung der oberen Halswirbelsäule. Die Zentrierung erfolgt bei dieser Aufnahme auf die Kinnspitze (bei geschlossenem Mund) und auf Filmmitte. Der Strahlengang bleibt unverändert kaudokranial gerichtet. Die Belichtungszeit darf nicht weniger als 2–3 s betragen, damit eine Verwischung des Unterkiefers erzielt wird. Die Aufnahme gelingt nur bei guter Mitarbeit des Patienten.

Einstellung 89 Halswirbelsäule, sitzend, seitlich

Indikationen

2. Ebene-Aufnahme zur ventrodorsalen Aufnahme.

Aufnahmetechnik

Filmformat: 18/24 cm, hoch.
Film-Folien-Kombination:
Empfindlichkeitsklasse (EK) 200.
Rastertechnik, mittleres Meßfeld.
FFA: 150 cm.
Fokusgröße: 0,3–0,6 mm.
Aufnahmespannung: 60–70 kV.
Expositionszeit: <100 ms.

Einstelltechnik

Vorbereitung des Patienten

Haarklammern, Ohr- und Halsschmuck sowie Zahnersatz entfernen. Oberkörper freimachen. Gonadenschutzschürze anlegen.

Lagerung des Patienten (Abb. 2.106 a, b)

Patient sitzt aufrecht (Schwanenhals) seitlich am Stativ. Die Medianebene verläuft filmparallel. Um eine neutrale Kopfhaltung zu gewährleisten, soll der Patient einen Punkt in Augenhöhe fixieren. Fixierung mit Pelotten an Stirn und Hinterhaupt.

Zentrierung

Zentralstrahl: auf die Mitte der Halswirbelsäule (C3, C4) und senkrecht auf Kassettenmitte.

Strahlengang: horizontal von rechts nach links oder umgekehrt.
Einblendung so wählen, daß der prominente Dornfortsatz von C7 nicht abgeschnitten ist.
Seitenbezeichnung: anliegende Seite. Aufnahme in Atemstillstand *nach Inspiration*.

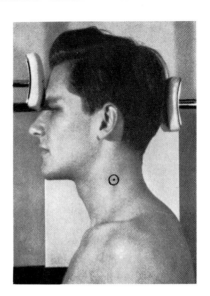

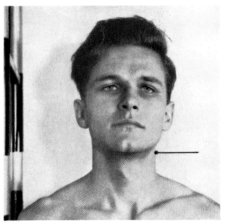

2.106 a, b

Merkmale einer technisch fehlerfreien Aufnahme (Abb. 2.106 c)

Seitliche Darstellung der Halswirbel einschließlich ihrer (nicht überbelichteten) Dornfortsätze. Planparallele Darstellung der Deck- und Grundplatten im Zentralstrahlbereich. Guter Einblick in die Zwischenwirbelräume. Keine Überlagerung des vorderen Atlasbogens durch den Unterkiefer. Deckungsgleiche Darstellung der rech-

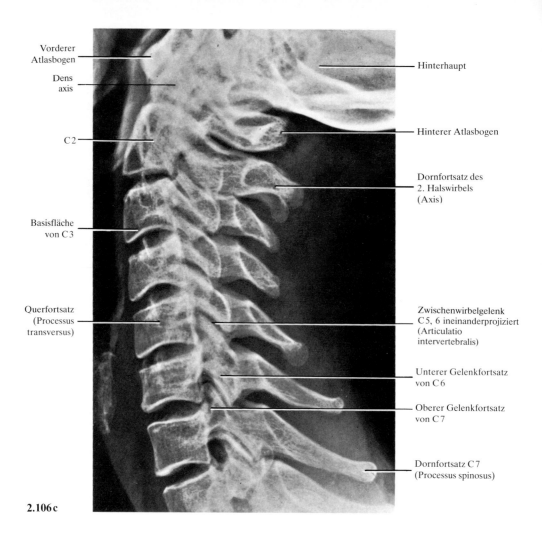

2.106 c

ten und linken Gelenkfortsätze und der kleinen Wirbelgelenke. Die Querfortsätze projizieren sich auf die Wirbelkörper. Kontrastreiche Darstellung der Knochenstruktur und scharfe Konturen der (Wirbel-) Kortikalis. Beurteilbarkeit der Halsweichteile.

Anmerkung

Um eine Darstellung des 7. Hals- bzw. 1. Brustwirbels zu gewährleisten, werden dem Patienten Sandsäcke in beide Hände gegeben, die die Schultern maximal nach unten ziehen.
Um einer Vergrößerung der Halswirbelsäule entgegenzuwirken, wird der große Objekt-Film-Abstand durch einen vergrößerten Fokus-Film-Abstand (150 cm) ausgeglichen.
Ist eine Vergrößerungsaufnahme gewünscht, wird die Medianebene des Patienten genau in die Mitte zwischen Fokus und Film gebracht (80 cm FFA – 40 cm Objekt-Film-Abstand).
Dreht man den Patienten aus der reinen Profillage um 5–10° heraus, so projizieren sich die Zwischenwirbelgelenke nicht mehr übereinander, sondern knapp nebeneinander. Auf dieser „faux-profil"-Aufnahme lassen sich die kleinen Wirbelgelenke besser beurteilen.

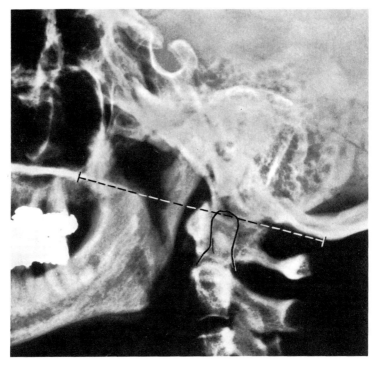

2.106d Gestrichelte Linie = palato-subokzipitale Linie (McGregor-Linie)

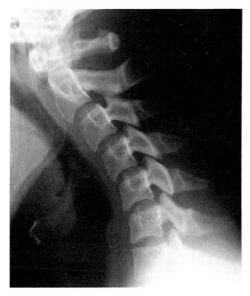

2.106e

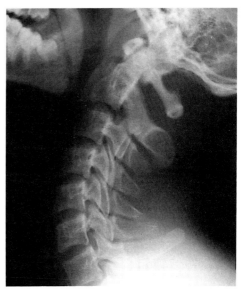

2.106f

Zur Beurteilung des okzipitozervikalen Überganges, speziell im Hinblick auf Fehlentwicklungen (z.B. basiläre Impression) wird das Filmformat so gewählt, daß kraniometrische Meßlinien z.B. die palatosubokzipitale oder McGregor-Linie (Abb. 2.106 d) eingezeichnet werden können. Es müssen also die Bezugspunkte – harter Gaumen und Hinterhauptschuppe – zur Abbildung kommen. Für diese spezielle Fragestellung wird auf den 1. Halswirbel zentriert.

Für *Funktionsstudien* der Halswirbelsäule werden Röntgenaufnahmen im *seitlichen Strahlengang* und mit maximaler Beugung der Halswirbelsäule nach vorne – Kinn auf die Brust – (Anteflexion oder Inklination) und nach hinten (Retroflexion oder Reklination) vorgenommen (Abb. 2.106 e, f). Inklinations- und Reklinationsaufnahmen dürfen bei Schleudertrauma nur nach strenger ärztlicher Indikationsstellung angefertigt werden wegen der Gefahr der Luxation bei Bandverletzungen.

Funktionsaufnahmen am liegenden Patienten sind bedeutend schwieriger durchzuführen. Man legt den Patienten seitlich auf den Tisch. Die aufliegende Schulter darf nicht nach oben gezogen, sondern muß fußwärts verschoben werden. Der Kopf wird auf Kissen entsprechend hochgelagert. Die Aufnahme läßt sich leichter durchführen, wenn der Patient auf dem Rücken liegt. Die Rasterkassette wird seitlich angestellt.

Einstellung 90 Atlas und Axis, ventrodorsal, transbukkal

Anatomie: Abb. 2.107 a.

Indikationen

Ergänzende Aufnahme zur ventrodorsalen Aufnahme (Einstellung 88). Entzündliche, traumatische und degenerative Veränderungen sowie Fehl- und Mißbildungen am Kopf-Hals-Übergang = kraniozervikaler Übergang, z. B. basilare Impression.

Aufnahmetechnik

Filmformat: 18/24 cm, quer.
Film-Folien-Kombination:
Empfindlichkeitsklasse (EK) 200.
Rastertechnik, mittleres Meßfeld.
FFA: 100 cm.
Fokusgröße: 0,3–0,6 mm.
Aufnahmespannung: 60–70 kV.
Expositionszeit: <100 ms.

Einstelltechnik

Vorbereitung des Patienten

Haarklammern, Ohrschmuck und Zahnersatz entfernen. Gonadenschutzschürze anlegen.

Lagerung des Patienten (Abb. 2.107 b, c)

Patient in Rückenlage auf dem Untersuchungstisch. Kinn soweit anziehen lassen, daß der untere Rand des Hinterhaupts (Okziput) genau in Höhe der Bißfläche der oberen Schneidezähne liegt. Den Mund maximal öffnen lassen. Um dem Patienten ein Offenhalten des Munds zu erleichtern, evtl. einen Mundkork verwenden.

Fixierung des Patienten: Kompressionsband über der Stirn, nochmalige Kontrolle der Bißlinie.

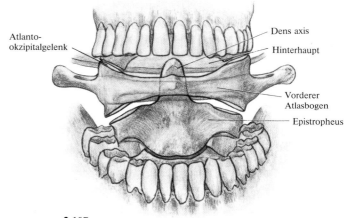

2.107 a

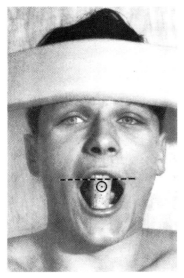

2.107 b

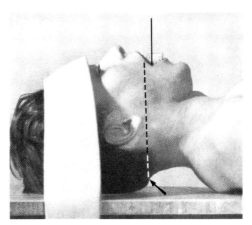

2.107 c

Zentrierung

Zentralstrahl: senkrecht auf die Mitte zwischen die beiden oberen Halswirbel, d.h. 1 cm unterhalb der Bißlinie der oberen Schneidezähne und auf Filmmitte.

Strahlengang: ventrodorsal (a.-p.).
Einblenden auf Objekt. Seitenbezeichnung.
Aufnahme in Atemstillstand.

Merkmale einer technisch fehlerfreien Aufnahme (Abb. 2.107 d)

Bißebene und Unterkante des Hinterhaupts sollen sich überdecken. Der Dens ist mittelständig: gleicher Abstand zum aufsteigenden Ast des Unterkiefers beidseits. Weitgehend überlagerungsfreie Darstellung des Atlas und des Axis mit Dens. Gut einsehbares Atlanto-okzipital- und Atlanto-axial-Gelenk. Der vordere und hintere Atlasbogen überlagern den Dens.

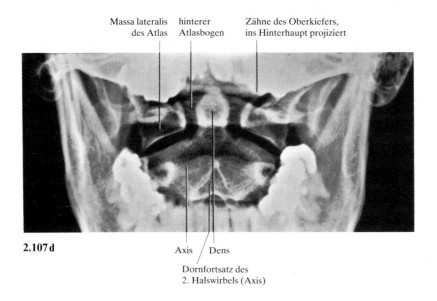

2.107d — Massa lateralis des Atlas / hinterer Atlasbogen / Zähne des Oberkiefers, ins Hinterhaupt projiziert / Axis / Dens / Dornfortsatz des 2. Halswirbels (Axis)

Fehleinstellung (Abb. 2.107e)

Bei dieser falschen Lagerung des Patienten ist der Kopf zu sehr nach hinten geneigt. Dies bewirkt eine Überlagerung der obersten Halswirbel durch das Hinterhaupt. Wird der Kopf zu sehr kinnwärts gebeugt, verdecken die Schneidezähne des Oberkiefers den Dens.

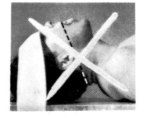

2.107e

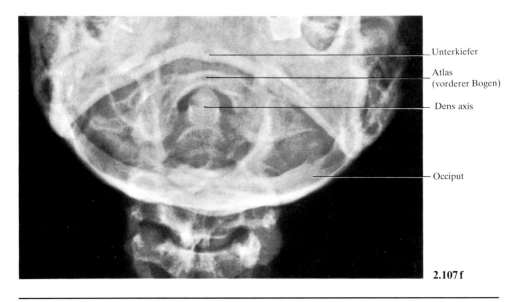

2.107f — Unterkiefer / Atlas (vorderer Bogen) / Dens axis / Occiput

224   Einstellung 90   Atlas und Axis, ventrodorsal, transbukkal

Anmerkung

Anstelle der Liegendaufnahme kann auch eine Aufnahme am sitzenden Patienten vorgenommen werden. Auch dabei ist darauf zu achten, daß die Bißlinie senkrecht zur Aufnahmeebene verläuft.

Bei schwierigen Projektionsverhältnissen (z.B. Zwangshaltung oder schwere Kyphose) muß eine Tomographie durchgeführt werden.

Zur Beurteilung von Atlas und Axis ist auch eine Schädelaufnahme mit einer Zentrierung wie Abb. 2.107f geeignet. Diese Einstellung kann sowohl im ventrodorsalen Strahlengang (nach Fuchs) als auch im dorsoventralen Strahlengang (nach Judd) erfolgen.

Zur Darstellung des hinteren Atlasbogens: s. Hinterhauptaufnahme (S. 148).

Für Funktionsstudien werden Röntgenaufnahmen im ventrodorsalen Strahlengang durch den geöffneten Mund bei maximaler Seitneigung des Kopfs nach rechts und links durchgeführt. Diese Aufnahmen dokumentieren den Bewegungsablauf zwischen Atlas und Dens. Zusätzlich können Aufnahmen im lateralen Strahlengang in Inklination und Reklination angezeigt sein.

Zur Erfassung und Vermessung (Röntgenometrie) von angeborenen oder erworbenen Fehlbildungen des okzipitozervikalen Übergangs muß die Einblendung so erfolgen, daß *kraniometrische Meßlinien und Winkel* eingezeichnet werden können. Das bedeutet für die ventrodorsale Aufnahme, daß beide Warzenfortsätze abgebildet sein müssen.

Einstellung 91 Halswirbelsäule, schräg

Anatomie: Abb. 2.108 a, b.

Indikationen

Degenerative, entzündliche, tumoröse und traumatische Veränderungen der Halswirbelsäule mit Darstellung der Nervenaustrittskanäle (Foramina intervertebralia) und der kleinen Wirbelgelenke.

Aufnahmetechnik

Filmformat: 18/24 cm, hoch.
Film-Folien-Kombination:
Empfindlichkeitsklasse (EK) 200.
Rastertechnik, mittleres Meßfeld.
FFA: 150 cm.
Fokusgröße: 0,3–0,6 mm.
Aufnahmespannung: 60–70 kV.
Expositionszeit: <100 ms.

Einstelltechnik

Vorbereitung des Patienten

Haarklammern, Ohr-, Halsschmuck und Zahnersatz entfernen. Oberkörper freimachen. Gonadenschutzschürze anlegen.

Lagerung des Patienten (Abb. 2.108 c)

Patient sitzt aufrecht und „stocksteif" auf einem Drehstuhl mit dem Rücken an der Stativwand. Der Patient wird angewiesen, diese Haltung in jedem Fall beizubehalten. Nun dreht man den Patienten um 45° zur Seite. Kinn leicht anheben lassen, damit der Unterkiefer die oberen Nervenaustrittslöcher nicht überlagert.

Fixierung des Patienten: mit Pelotten an Stirn und Hinterhaupt.

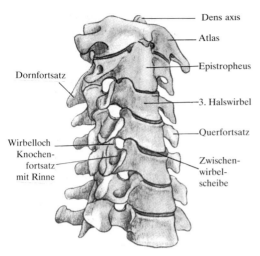
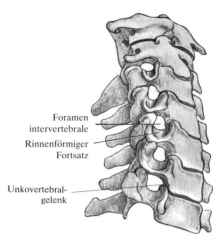

2.108 a, b Anatomie der Schrägansicht der Halswirbelsäule. Ansicht aus der Horizontalebene (**a**): Die Wirbellöcher (Foramina intervertebralia) erscheinen bei dieser Ansicht verkleinert. Ansicht schräg von unten (**b**): Die Wirbellöcher sind normalgroß dargestellt, da man schräg von unten her in Richtung der Rinnen schaut

Zentrierung

Zentralstrahl: auf den 4. Halswirbel und Kassettenmitte.

Strahlengang: ventrodorsal und in einem 10–15°-Winkel (kaudokranial). Einblendung auf Objekt. Seitenbezeichnung. Aufnahme in Atemstillstand.

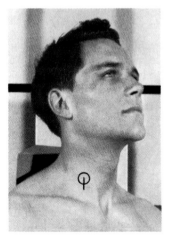

2.108 c

Merkmale einer technisch fehlerfreien Aufnahme (Abb. 2.108 d)

Die Nervenaustrittslöcher (Foramina intervertebralia) stellen sich von C2–C7 bohnenförmig dar. Die kleinen Wirbelgelenke sind einsehbar. Die Gelenkfortsätze kommen dachziegelartig zur Darstellung.

Anmerkung

Man unterscheidet Aufnahmen im ersten schrägen Durchmesser (Fechterstellung) und im zweiten schrägen Durchmesser (Boxerstellung). Bei der Aufnahme in Fechterstellung wird die linke Schulter zum Film gedreht, bei der Aufnahme in Boxerstellung die rechte. Zu beachten ist, daß bei Aufnahmen mit ventrodorsalem Strahlengang die filmfernen Foramina intervertebralia zur Darstellung kommen. Um Verwechslungen zu vermeiden und dem Betrachter eine Hilfestellung zu geben, werden die rechte und linke Seite bezeichnet.

In Reklination werden Einengungen der Nervenaustrittslöcher vorgetäuscht, die in Neutralhaltung nicht existieren. Dies liegt daran, daß bei Reklination eine stärkere Belastung der Gleitschienen der Wirbelgelenke besteht.

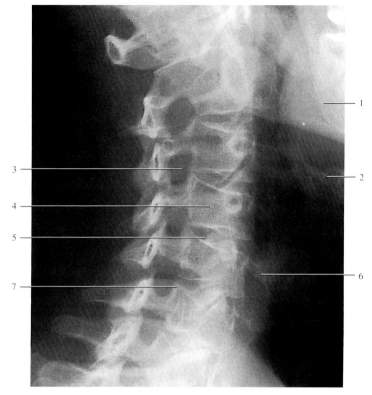

2.108 d *Hinweisbezeichnungen:*
1 Unterkiefer (Mandibula)
2 Zungenbein (Os hyoideum)
3 Zwischenwirbelloch C3/4 (Foramen intervertebrale)
4 4. Halswirbel
5 Zwischenwirbelscheibe (Discus intervertebralis)
6 Querfortsatz von C5 (Processus transversus)
7 Processus uncinatus

Wie bei der seitlichen Aufnahme der Halswirbelsäule wird der große Objekt-Film-Abstand durch einen vergrößerten Fokus-Film-Abstand (150 cm) ausgeglichen.
Für die Feststellung einer *Luxationsfraktur* an den Gelenkfortsätzen sind *Schrägaufnahmen* unerläßlich, allerdings oft schwer durchzuführen. Müssen sie am liegenden Patienten durchgeführt werden, wird der Patient in seiner gesamten Länge mit Keilkissen so unterpolstert, daß sein Rücken zur Aufnahmeebene einen Winkel von 45° bildet.
Eine gute Darstellung der kleinen Wirbelgelenke und der Wirbelbögen gelingt auch mit einer a.-p.-Halswirbelsäulenaufnahme bei 20–30° kraniokaudal gerichtetem Strahlengang („pillar view").
Schrägaufnahmen können auch als Behelfsaufnahme zur Darstellung des *zervikothorakalen Übergangs* dienen: Bei Patienten mit breiten Schultern und kräftiger Schultermuskulatur ist es oft schwierig, den Übergang von Hals- zu Brustwirbelsäule darzustellen. Man bedient sich dann dieser Einstelltechnik unter Zuhilfenahme einer Ausgleichsfolie. Je nach Zentrierung (horizontaler Strahlengang oder leichte Röhrenkippung kaudokranial) überlagert das Schlüsselbein den 7. Hals- bzw. den 1. Brustwirbel.

Einstellung 92 Hals-Brustwirbelsäulen-Übergang, seitlich, „Wasserskifahrer"

(Zervikothorakaler Übergang in der Stellung des Wasserskifahrers)

Anatomische Vorbesprechung (Abb. 2.109 a, b)

Die Brustwirbelsäule besteht aus 12 rippentragenden Wirbeln.
Die Körper der Brustwirbel haben 2 flache Gelenkpfannen (Fovea costalis superior und inferior), die der gelenkigen Verbindung mit den Rippen dienen. Die Dornfortsätze der Brustwirbel sind dreikantig und steil nach unten gerichtet, so daß sie sich dachziegelartig überlagern.
Bei normaler Haltung ist die Brustwirbelsäule gleichmäßig flach nach dorsal gebogen (Kyphose). Kommt es durch Zerstörung eines Wirbels zu einer Knickbildung in der Wirbelsäule, spricht man von Gibbus. Eine seitliche Verbiegung der Wirbelsäule wird als Skoliose bezeichnet.

Folgende Abkürzungen sind gebräuchlich:
BW = Brustwirbel,
TH = Thorakalwirbel,
D = Dorsalwirbel.

Indikationen

Verletzungen, degenerative, entzündliche und tumoröse Veränderungen der obersten Brustwirbel.

Aufnahmetechnik

Filmformat: 24/30 cm, hoch.
Film-Folien-Kombination:
Empfindlichkeitsklasse (EK) 200.
Rastertechnik, mittleres Meßfeld.
FFA: 100 cm.
Fokusgröße: 0,6–1,2 mm.
Aufnahmespannung: 70–80 kV.
Expositionszeit: <200 ms.

Einstelltechnik

Vorbereitung des Patienten

Oberkörper freimachen, Halsschmuck ablegen.
Gonadenschutzschürze anlegen.

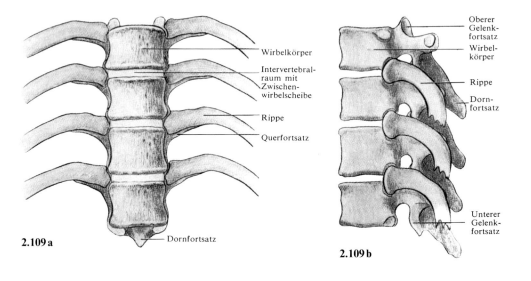

2.109 a — Dornfortsatz, Wirbelkörper, Intervertebralraum mit Zwischenwirbelscheibe, Rippe, Querfortsatz

2.109 b — Oberer Gelenkfortsatz, Wirbelkörper, Rippe, Dornfortsatz, Unterer Gelenkfortsatz

Lagerung des Patienten (Abb. 2.109c)

Der Patient steht seitlich am Rasterwandstativ mit der Schulterpartie angelehnt. Mit beiden Händen faßt er einen Griff und läßt den Oberkörper zurückfallen (Stellung wie beim Wasserskifahren). Dadurch wird die Schulter maximal weit nach vorne gebracht und die Sicht auf den zervikothorakalen Übergang frei.

Zentrierung

Zentralstrahl: in Höhe der oberen Brustwirbelkörper und auf Kassettenmitte.

Strahlengang: horizontal, von rechts nach links oder umgekehrt.
Einblendung auf Objekt. Seitenbezeichnung: anliegende Seite. Aufnahme in Exspiration und Atemstillstand.

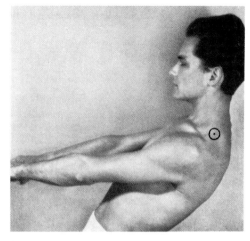

2.109c

Merkmale einer technisch fehlerfreien Aufnahme (Abb. 2.109d)

Freie Projektion des 1.–3. Brustwirbels einschließlich ihrer Dornfortsätze (keine Überlagerung durch den Schultergürtel).

Anmerkung

Mit einem Aluminiumkeilfilter im HWS-Bereich wird die unterschiedliche Strahlenabsorption zwischen Hals- und Brustwirbelsäule kompensiert.
Gelingt die Darstellung der obersten Brustwirbel bei korpulenten oder muskulösen Patienten nicht, bieten sich die konventionelle Tomographie und die Computertomographie an.

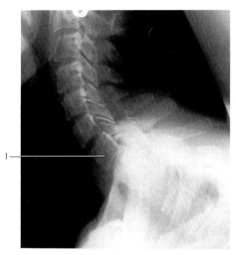

2.109d (*1* 7. Halswirbel)

Einstellung 93 Hals-Brustwirbelsäulen-Übergang, seitlich, bei hängenden Schultern

Indikationen

Verletzungen der obersten Brustwirbel. Degenerative, entzündliche und tumoröse Veränderungen.

Aufnahmetechnik

Siehe Aufnahme „in der Stellung des Wasserskifahrers" (S. 228).

Einstelltechnik

Vorbereitung des Patienten

Oberkörper freimachen. Halsschmuck ablegen.
Gonadenschutzschürze anlegen.

Lagerung des Patienten (Abb. 2.110 a, b)

Der Patient sitzt oder steht seitlich an das Rasterwandstativ gelehnt. Um die obersten Brustwirbel freizuprojizieren, läßt der Patient beide Schultern soweit wie möglich nach vorne unten fallen und klemmt die Hände (Handrücken an Handrücken) zwischen die Oberschenkel. Der Kopf wird nach vorne gebeugt. Der Rücken muß steif gehalten werden.

Zentrierung

Zentralstrahl: auf den 1. Brustwirbel und Kassettenmitte.

Strahlengang: horizontal von rechts nach links oder umgekehrt.
Einblendung auf Objekt. Seitenbezeichnung: anliegende Seite. Aufnahme in Exspiration und Atemstillstand.

Merkmale einer technisch fehlerfreien Aufnahme (Abb. 2.109 d)

Die obersten Brustwirbel sind nicht vom Schultergürtel überlagert.

Anmerkung

Gelingt die Darstellung der obersten Brustwirbel bei korpulenten oder muskulösen Patienten nicht, bieten sich die konventionelle Tomographie und Computertomographie an.

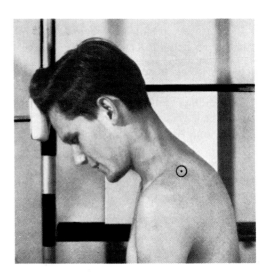

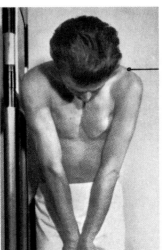

2.110 a, b

Einstellung 94 Hals-Brustwirbelsäulen-Übergang, schräg (in der Stellung eines Fechters)

Indikationen

Entzündliche, tumoröse und traumatische Veränderungen des oberen Brustwirbelsäulenabschnitts.

Aufnahmetechnik

Filmformat: 24/30 cm, hoch.
Film-Folien-Kombination:
Empfindlichkeitsklasse (EK) 200.
Rastertechnik, mittleres Meßfeld.
FFA: 100 cm. Fokusgröße: 0,6–1,2 mm.
Aufnahmespannung: 70–80 kV.
Expositionszeit: <200 ms.

Einstelltechnik

Vorbereitung des Patienten

Oberkörper freimachen, Halsschmuck ablegen. Gonadenschutzschürze anlegen.

Lagerung des Patienten (Abb. 2.111 a)

Der Patient steht seitlich am Rasterwandstativ, nimmt die dem Stativ anliegende Schulter mit abgewinkeltem Arm nach hinten und den anderen Arm nach vorn (Fechterstellung) oder über den Kopf. Dadurch kommt es zu einer Schrägstellung (ca. im 70°-Winkel), die eine weitgehend überlagerungsfreie Darstellung des zervikothorakalen Übergangs (als Schrägaufnahme) erlaubt.

Zentrierung

Zentralstrahl: auf die obere Brustwirbelsäule.
Strahlengang: horizontal.
Einblendung auf Objekt. Seitenbezeichnung: anliegende Seite. Aufnahme in Exspiration und Atemstillstand.

Merkmale einer technisch fehlerfreien Aufnahme (Abb. 2.111 b)

Gute Beurteilbarkeit des zervikothorakalen Übergangs.

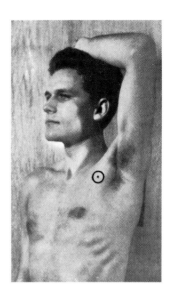

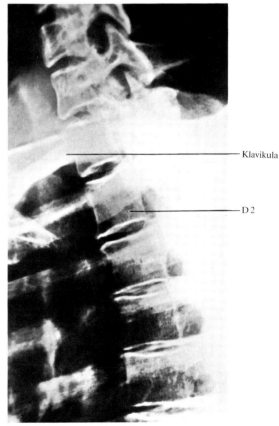

Klavikula

D 2

2.111 a, b

Einstellung 95 Brustwirbelsäule, ventrodorsal (liegend oder stehend)

Indikationen

Verletzungen. Entzündliche oder degenerative Veränderungen, Fehl- und Mißbildungen. Wachstumsstörungen, z. B. Scheuermann-Krankheit. Verbiegung der Brustwirbelsäule (Skoliose).

Aufnahmetechnik

Filmformat: 20/40 oder 18/43 cm, hoch.
Film-Folien-Kombination:
Empfindlichkeitsklasse (EK) 200.
Verlaufsfolie: ($-/+$).
Rastertechnik, mittleres Meßfeld.
FFA: 100 cm.
Fokusgröße: 0,6–1,2 mm.
Aufnahmespannung: 70–80 kV.
Expositionszeit: <200 ms.

Einstelltechnik

Vorbereitung des Patienten

Oberkörper freimachen. Halsschmuck entfernen. Gonadenschutzschürze anlegen.

Lagerung des Patienten (Abb. 2.112a)

Der Patient steht mit dem Rücken am Rasterwandstativ oder liegt mit dem Rücken auf dem Untersuchungstisch. Die Arme liegen am Körper an. Zur entspannten Lagerung werden die Knie unterpolstert.

Zentrierung

Zentralstrahl: auf Brustbeinmitte und Kassettenmitte.

Strahlengang: ventrodorsal (a.-p.).
Einblenden auf Objekt. Seitenbezeichnung.
Aufnahme in Atemstillstand nach Exspiration.

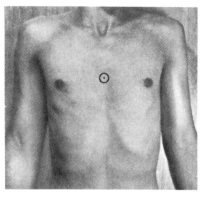

2.112a

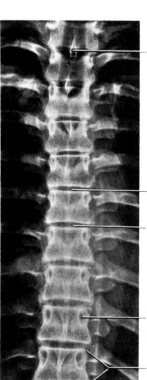

Ovale Randkonturen eines orthograd getroffenen Dornfortsatzes

Linienförmig abgebildete Deckfläche des 6. Brustwirbels

Linienförmige Basisfläche des gleichen Wirbels (D 6)

Ovale Randkonturen einer orthograd getroffenen Wirbelbogenwurzel

Deck- und Basisfläche des 10. Brustwirbels

2.112b

Merkmale einer technisch fehlerfreien Aufnahme (Abb. 2.112b)

Gleichmäßige Belichtung der Wirbelsäule (keine Überbelichtung der oberen oder Unterbelichtung der unteren Brustwirbelsäule). Planparallele Darstellung der Wirbelabschlußplatten im Zentralstrahlbereich. Guter Einblick in die Zwischenwirbelräume. Die Rippen-Wirbel-Gelenke sind scharf abgebildet. Symmetrische Darstellung der ovalen Konturen der Wirbelbogenansätze.

Anmerkung

Um eine gleichmäßige Belichtung der Brustwirbelsäule zu erzielen, wird entweder eine Verlaufsfolie (Minus oben) oder ein Ausgleichsfilter verwendet. Auch ein Reismehlsäckchen auf das Jugulum (Drosselgrube) und oberen Brustbeinabschnitt gleicht die Strahlenabsorptionsdifferenz zwischen oberer und unterer Brustwirbelsäule aus.
Bei starker Kyphose der Brustwirbelsäule (Rundrücken) empfiehlt es sich, den FFA von 100 cm soweit zu verringern, daß durch die Divergenz der Strahlen alle Intervertebralräume weitgehend orthograd zur Darstellung kommen.
Bei orthopädischen Fragestellungen müssen die Wirbelsäulenaufnahmen am stehenden Patienten und ohne Korrektur der Haltung durchgeführt werden. Nur so kann bei einer Skoliose die Seitverbiegung der Wirbelsäule unter Belastung objektiviert werden.
Im Rahmen einer Skoliosebehandlung wird mit der sog. *Beuge- oder Bending-Aufnahme* der Grad der Fixierung der Wirbelsäulenverbiegung ermittelt. Bei dieser Aufnahmetechnik wird am liegenden Patienten am Krümmungsscheitel der Wirbelsäule ein Hypomochlion angesetzt und der Patient aktiv (vom untersuchenden Arzt) um das Widerlager (Hypomochlion) gebogen: Die Wirbelsäule wird aufgekrümmt (Abb. 2.112c, d).

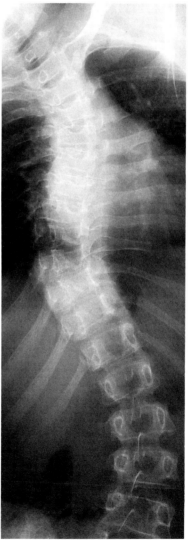

2.112 c, d

Einstellung 96 Brustwirbelsäule, seitlich

Indikationen

2. Ebene-Aufnahme zur a.-p.-Aufnahme der Brustwirbelsäule.

Aufnahmetechnik

Filmformat: 20/40 oder 18/43 cm, hoch.
Film-Folien-Kombination:
Empfindlichkeitsklasse (EK) 200.
Verlaufsfolie: $(+/-/+)$.
Rastertechnik, mittleres Meßfeld.
FFA: 100 cm.
Fokusgröße: 0,6–1,2 mm.
Aufnahmespannung: 70–80 kV.
Expositionszeit: <200 ms.

Einstelltechnik

Vorbereitung des Patienten

Oberkörper freimachen. Halsketten abnehmen. Gonadenschutzschürze anlegen.

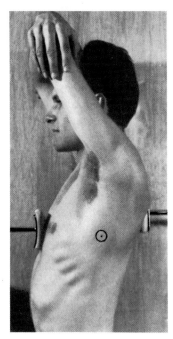

2.113 a

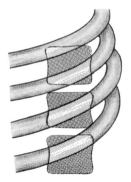

2.113 b Inspirationsstellung der Rippen

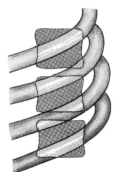

2.113 c Exspirationsstellung

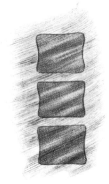

2.113 d Das Bildergebnis zeigt die Brustwirbel scharf abgebildet, die Rippen „veratmet", ausgelöscht

2.113 b–d Prinzip der Aufnahme der Brustwirbelsäule, seitlich stehend. Der Patient atmet während der Exposition (lange Expositionszeit), dabei bewegen sich die Rippen, so daß immer wieder ein anderer Teil der Wirbel verdeckt wird

Lagerung des Patienten (Abb. 2.113a)

Patient steht seitlich am Rasterwandstativ. Beide Arme nach oben nehmen lassen. Die Ellenbogen möglichst nahe aneinanderbringen, damit die Schulterblätter weit nach vorne rücken. Fixierung des Patienten: Pelotten auf die Dornfortsätze und auf das Brustbein. Kein Kompressionsband anlegen, damit die Rippen beim Atmen frei beweglich bleiben.

Zentrierung

Zentralstrahl: in Höhe der Schulterblattspitze auf die Wirbelsäule und auf Kassettenmitte.

Strahlengang: horizontal von rechts nach links oder umgekehrt.
Einblenden auf Objekt. Seitenbezeichnung: anliegende Seite. Das flache Weiteratmen des Patienten während der Exposition bewirkt die Verwischung der Rippen im Gegensatz zu den scharf abgebildeten Wirbelkörpern (Abb. 2.113b–d). Aus diesem Grund sollte eine lange Belichtung (3–4 s) gewählt werden.

Merkmale einer technisch fehlerfreien Aufnahme (Abb. 2.113e)

Streng seitliche Darstellung der Brustwirbelsäule. Strichförmige (planparallele) Abbildung von Grund- und Deckplatten der Wirbelkörper. Verwischung der Rippenschatten. Gute Einsicht in die Intervertebralräume. Das Schulterblatt verdeckt höchstens die hinteren Abschnitte der oberen Brustwirbel.

Anmerkung

Die seitliche Aufnahme der Brustwirbelsäule kann auch am *liegenden* Patienten durchgeführt werden: Patient liegt in Seitenlage auf dem Untersuchungstisch, beide Knie gebeugt (Abb. 2.113f, g). Die Arme werden nach oben gestreckt und der Kopf zwischen die Arme gelegt. Die ganze Wirbelsäule muß gestreckt liegen und parallel zur

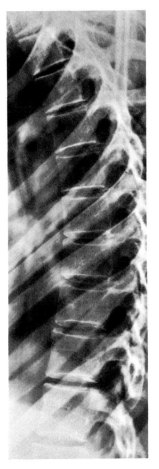

2.113e

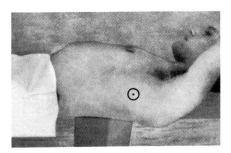

2.113f

Tischebene verlaufen. Der Körper darf nicht verkippt sein. Den Patienten mit Keilkissen am Rücken und einem Kompressionsband über dem Brustkorbanteil fixieren. Beim liegenden Patienten ist die Aufnahme mit „Veratmungstechnik" nicht möglich, da durch die Seitlage die aufliegenden Rippen blockiert sind und somit auf der Aufnahme nicht „verwischt" („veratmet") werden.

Da auf der seitlichen Aufnahme der Brustwirbelsäule die Dornfortsätze durch die Rippen überlagert sind, kann man eine Schrägaufnahme anfertigen, bei der der Patient um ca. 10° aus seiner Profillagerung herausgedreht wird (filmferne Schulter nach hinten) (Abb. 2.113h).

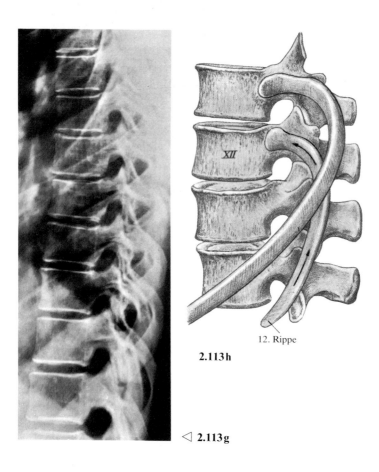

12. Rippe

2.113h

◁ **2.113g**

Einstellung 97 Brustwirbelsäule, schräg, 45° = Kostotransversalgelenke

Indikationen

Beurteilung der gelenkigen Verbindung zwischen Rippen und Querfortsätzen der Brustwirbelsäule.

Aufnahmetechnik

Filmformat: 20/40 oder 18/43 cm, hoch.
Film-Folien-Kombination:
Empfindlichkeitsklasse (EK) 200.
Verlaufsfolie: $(-/+)$.
Rastertechnik, mittleres Meßfeld.
FFA: 100 cm. Fokusgröße: 0,6–1,2 mm.
Aufnahmespannung: 70–80 kV.
Expositionszeit < 200 ms.

Einstelltechnik

Vorbereitung des Patienten

Oberkörper freimachen. Halskette abnehmen. Gonadenschutz anlegen.

Lagerung des Patienten (Abb. 2.114a)

Der mit dem Rücken auf dem Untersuchungstisch liegende oder mit dem Rücken am Rasterwandstativ stehende Patient wird mit einem 45° Keilkissen in eine 45°-Schräglage (Fechter- oder Boxerstellung) mit gestreckter Wirbelsäule gebracht. Bequeme Beinlagerung durch Beugung der Beine und Keilkissen zwischen den Knien.

Zentrierung

Zentralstrahl: senkrecht auf die vordere Axillarlinie in Höhe der Brustwarze (beim Mann) und Kassettenmitte.
Strahlengang: ventrodorsal.
Einblenden auf Objekt. Seitenbezeichnung: anliegende Seite. Aufnahme in Atemstillstand nach Exspiration.

Merkmale einer technisch fehlerfreien Aufnahme (Abb. 2.114b)

Die Kostotransversalgelenke projizieren sich auf die Mitte der Wirbelkörper.

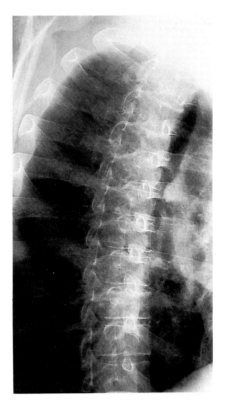
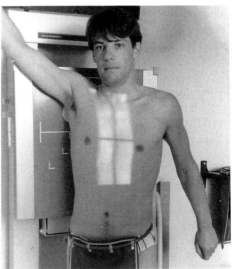

2.114 a, b

Einstellung 98 Brustwirbelsäule, schräg, 75° = Zwischenwirbelgelenke

Indikationen

Entzündliche und degenerative Veränderungen an den kleinen Wirbelgelenken der Brustwirbelsäule.

Aufnahmetechnik

Filmformat: 20/40 oder 18/43 cm, hoch.
Film-Folien-Kombination:
Empfindlichkeitsklasse (EK) 200.
Verlaufsfolie: $(+/-/+)$.
Rastertechnik, mittleres Meßfeld.
FFA: 100 cm.
Fokusgröße: 0,6–1,2 mm.
Aufnahmespannung: 70–80 kV.
Expositionszeit: <200 ms.

Einstelltechnik

Vorbereitung des Patienten

Oberkörper freimachen. Halskette abnehmen. Gonadenschutzschürze anlegen.

Lagerung des Patienten

Der seitlich auf dem Untersuchungstisch liegende oder seitlich am Rasterwandstativ stehende Patient wird um 15° aus der Seitlage gegen die Tischplatte, also auf den Rücken gedreht, so daß zwischen Tischplatte und Rücken ein Winkel von 75° entsteht. Die Wirbelsäule wird gestreckt und die Arme werden über dem Kopf gebeugt. Im Liegen erreicht man durch Anziehen der Beine im Hüft- und Kniegelenk eine stabile Lage des Patienten.

Zentrierung

Zentralstrahl: senkrecht auf mittlere Axillarlinie in Höhe der Schulterblattspitze und Kassettenmitte.

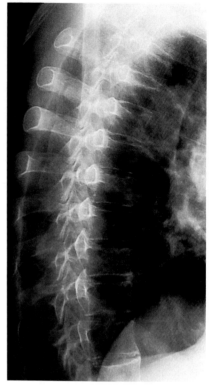

2.115

Strahlengang: vertikal oder horizontal, von rechts nach links oder umgekehrt.
Einblenden auf Objekt. Seitenbezeichnung: anliegende Seite. Patient soll weiter atmen.

Merkmale einer technisch fehlerfreien Aufnahme (Abb. 2.115)

Die filmfernen kleinen Wirbelgelenke sind gut einsehbar.

Einstellung 99 Lendenwirbelsäule, ventrodorsal

Anatomische Vorbesprechung (Abb. 2.116a–c)

Die Lendenwirbelsäule besteht in der Regel aus 5 *Lendenwirbeln*. Nicht selten treten sog. Übergangsstörungen auf. Bei einer Verschmelzung des 5. Lendenwirbels mit dem Kreuzbein spricht man von einer Sakralisation des 5. Lendenwirbels oder von einer Lumbalisation des 1. Sakralwirbels, wenn dieser freie Querfortsätze entwickelt hat, so daß 4 oder 6 Lendenwirbel resultieren. Auch am Brust-Lenden-Übergang gibt es Entwicklungsstörungen. So kommt es vor, daß der 12. Brustwirbel keine Rippe mehr trägt oder der 1. Lendenwirbel noch eine Stummelrippe besitzt. Eine sichere Zuordnung zur Brust- oder Lendenwirbelsäule ist nur möglich, wenn Aufnahmen der gesamten Wirbelsäule vorliegen.

Die Körper der Lendenwirbel sind kräftig, ihre Querfortsätze lang und platt und die kräftigen Dornfortsätze an beiden Seiten abgeplattet und horizontal gestellt. Die horizontale Stellung der Dornfortsätze bedingt, daß an der Lendenwirbelsäule im Gegensatz zur Brustwirbelsäule der Zugang zum Wirbelkanal von dorsal her für die Lumbalpunktion frei ist. Die kleinen Wirbelgelenke befinden sich in einem Winkel von ca. 45° zur Medianebene. Um sie darzustellen, sind daher Schrägaufnahmen in einem Winkel von ca. 45° erforderlich.

Eine Spaltbildung im Wirbelbogen zwischen Querfortsatz und Gelenkfortsatz (Pars interarticulatio) wird als Spondylolyse bezeichnet. Durch die Unterbrechung des knöchernen Rings kann es zu einem ventralen Wirbelgleiten (Spondylolisthesis) kommen.

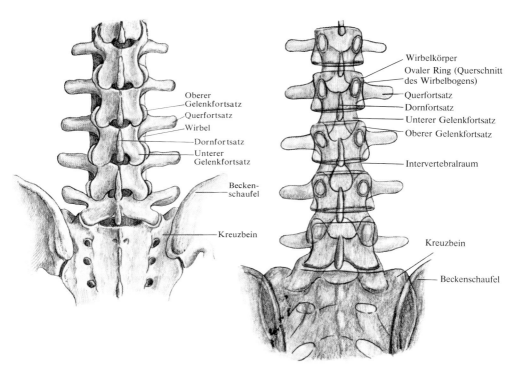

2.116a Ansicht der Lendenwirbelsäule von hinten

2.116b Röntgen-anatomisches Bild der Lendenwirbelsäule

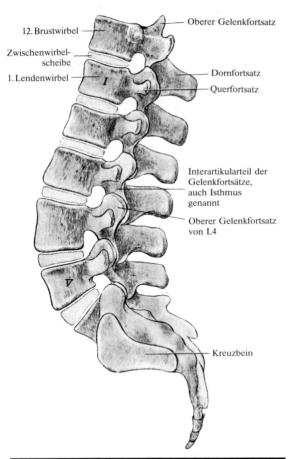

2.116c Ansicht der Lendenwirbelsäule von der Seite

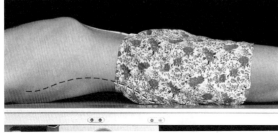

2.116d Falsche Einstellung mit Lordose der Lendenwirbelsäule (*punktiert*), da die Beine gestreckt sind

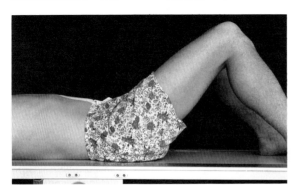

2.116e Ohne Lordose bei Anwinkelung der Hüfte durch Aufstellung der Beine

Die Hals-, Brust- und Lendenwirbel bilden den beweglichen, die Kreuz- und Steißbeinwirbel den unbeweglichen Abschnitt der Wirbelsäule.

Gebräuchliche Abkürzung:
L = Lendenwirbel.

Indikationen

Frakturen und Luxationen. Entzündliche und degenerative Veränderungen. Fehl- und Mißbildungen. Wirbelsäulenverbiegung (Skoliose).

Aufnahmetechnik

Filmformat: 20/40 oder 18/43 cm, hoch.
Film-Folien-Kombination:
Empfindlichkeitsklasse (EK) 200.
Rastertechnik, mittleres Meßfeld.
FFA: 100 cm.
Fokusgröße: 0,6 – 1,2 mm.
Aufnahmespannung: 70 – 80 kV.
Expositionszeit: < 500 ms.

Einstelltechnik

Vorbereitung des Patienten

Auskleiden bis auf die Unterhose. Gonadenschutz bei Männern.

Lagerung des Patienten (Abb. 2.116 d, e)

Patient liegt flach mit gestrecktem Rücken auf dem Untersuchungstisch, die Arme am Körper. Um die Lordose auszugleichen werden die Knie mit Rollkissen unterpolstert oder die Beine aufgestellt.
Fixierung des Patienten: Kompressionsband über dem Bauch. Bei korpulenten Patienten läßt sich die Kompressionswirkung durch ein rechteckiges Schaumstoffkissen verbessern.

Zentrierung

Zentralstrahl: senkrecht in Höhe des Beckenkamms auf den Nabel und auf Kassettenmitte.
Strahlengang: ventrodorsal (a.-p.).

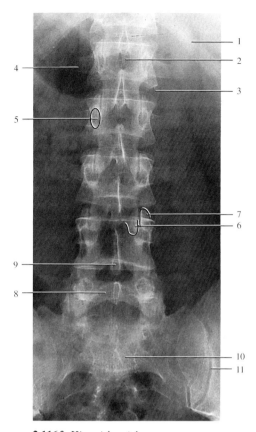

2.116 f *Hinweisbezeichnungen:*

1 12. Rippe
2 1. Lendenwirbel
3 Zwischenwirbelraum L2/3
4 Querfortsatz
5 Wirbelbogenabgang
6 Unterer Gelenkfortsatz L3
7 Oberer Gelenkfortsatz L4
8 Wirbelbogen L5
9 Dornfortsatz L4
10 Kreuzbein
11 Kreuz – Darmbein – Gelenke

Einblenden auf Filmformat. Seitenbezeichnung.
Aufnahme in Exspiration und Atemstillstand.

Merkmale einer technisch fehlerfreien Aufnahme (Abb. 2.116 f)

Scharfe und kontrastreiche Darstellung der Konturen und Strukturen der Lendenwirbel, des thorakolumbalen Übergangs, des lumbosakralen Übergangs und der Kreuz-Darmbein-Gelenke (nicht zu stark einblenden). Strichförmige (planparallele) Darstellung der Wirbelkörperdeck- und -grundplatten im Zentralstrahlbereich. Gut einsehbare Zwischenwirbelräume. Symmetrische Darstellung der ovalen Wirbelbogenabgänge und der Querfortsätze. Die Dornfortsätze sind mittelständig.

Anmerkung

Die Aufnahme kann auch *im Stehen* durchgeführt werden. Sie gilt als *Funktionsaufnahme* unter Belastung bei orthopädischer Fragestellung. Bei starker Beinlängendifferenz wird die Beinverkürzung durch Unterlegen von 0,1 – 1 cm starken Brettchen ausgeglichen. Der Verkürzungsausgleich wird mit Seiten- und Zentimeterangabe auf dem Film vermerkt. Auch im Stehen ist bei kräftigen und korpulenten Patienten ein Kompressorium zur Vermeidung von Streustrahlung und zur Reduktion der Strahlenbelastung angezeigt.

Für Bewegungsstudien – zur Beurteilung der Seitwärtsbeugung der Lendenwirbelsäule – werden Röntgenaufnahmen bei starker Rumpfbeuge nach rechts und nach links angefertigt. Darauf achten, daß das Filmformat groß genug gewählt wird!

Zur Darstellung des Wirbelbogens bei Verdacht auf Wirbelbogenfrakturen hat Abel-Smith folgende Einstellung für die Lendenwirbelsäule angegeben: Patient in Rückenlage. Beine anziehen (ca. 45°-Winkel im Hüftgelenk). Zentralstrahl in einem 45°-Winkel kraniokaudal auf Sternumspitze zentrieren. Die Computertomographie hat diese Aufnahmetechnik weitgehend ersetzt (Abb. 2.116g, h).

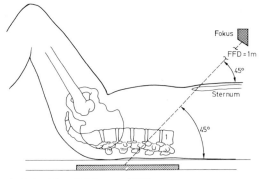

2.116g (Aus Dihlmann 1987)

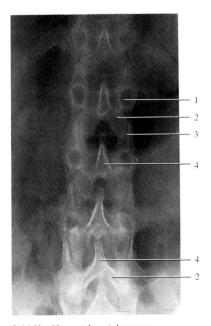

2.116h *Hinweisbezeichnungen:*
1 Wirbelbogen
2 Unterer Gelenkfortsatz
3 Zwischenwirbelgelenke
4 Dornfortsatz

Einstellung 100 Lendenwirbelsäule, ventrodorsal, in Steinschnittlage

Indikationen

Orthograde Darstellung des 5. Lendenwirbelkörpers, des lumbo-sakralen Zwischenwirbelraumes und gute Darstellung der Kreuz-Darmbein-Fugen.

Aufnahmetechnik

Filmformat: 20/40 oder 18/43 cm, hoch.
Film-Folien-Kombination:
Empfindlichkeitsklasse (EK) 200–400.
Rastertechnik, mittleres Meßfeld.
FFA: 100 cm.
Fokusgröße: 0,6–1,2 mm.
Aufnahmespannung: 70–80 kV.
Expositionszeit: < 500 ms.

Einstelltechnik

Vorbereitung des Patienten

Auskleiden bis auf die Unterhose. Bei Männern kann ein Gonadenschutz angelegt werden.

Lagerung des Patienten (Abb. 2.117 a–c)

Patient befindet sich in Rückenlage auf dem Untersuchungstisch. Um die Lendenlordose aufzuheben, stellt der Patient die Beine sehr steil an (Abb. 117a, b) oder faßt mit beiden Händen in die Kniekehlen und zieht die Oberschenkel über 90° (Abb. 2.117c) an. Durch Abspreizen der Oberschenkel wird eine Weichteilüberlagerung der Wirbelsäule durch die Oberschenkelmuskulatur vermieden. Diese Lagerung bewirkt eine Abhebung des Beckens vom Tisch. Das Becken wird mit Keilkissen unterstützt.

Zentrierung

Zentralstrahl: senkrecht in Höhe des Beckenkamms auf den Nabel und auf Kassettenmitte.

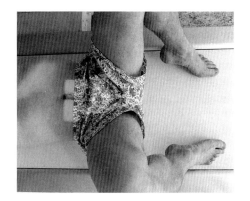
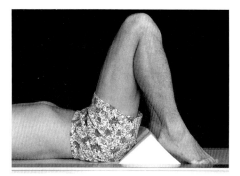
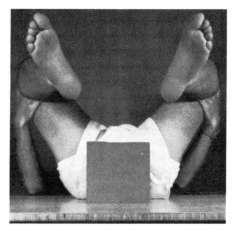

2.117 a–c

Strahlengang: ventrodorsal.
Einblenden auf Filmformat, nicht zu stark, um die Iliosakralgelenke nicht „abzuschneiden".
Seitenbezeichnung. Aufnahme in Exspiration und Atemstillstand.

Merkmale einer technisch fehlerfreien Aufnahme (Abb. 2.117 d)

Orthograde Darstellung der Lendenwirbel, insbesondere des 5. Lendenwirbels mit Einblick in den lumbosakralen Zwischenwirbelraum. Scharfe Wirbelkonturen und Strukturen. Gute Darstellung der Querfortsätze und der Kreuz-Darmbein-Gelenke.

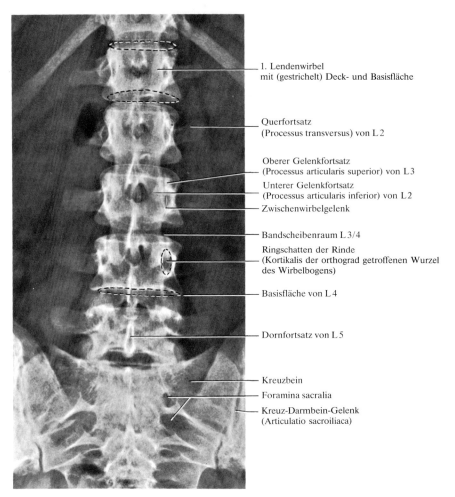

2.117 d Lendenwirbelsäule mit Iliosakralgelenken

Einstellung 101 Lumbosakraler Übergang, ventrodorsal, liegend nach Barsoni

Indikationen

Entzündliche und degenerative Veränderungen am lumbosakralen Übergang mit orthograder Darstellung des 5. Lendenwirbels und des Zwischenwirbelraumes L5/S1. Darstellung der Iliosakralgelenke.

Aufnahmetechnik

Filmformat: 18/24 cm oder 24/30 cm, hoch.
Film-Folien-Kombination:
Empfindlichkeitsklasse (EK) 200–400.
Rastertechnik, mittleres Meßfeld.
FFA: 100 cm.
Fokusgröße: 0,6–1,2 mm.
Aufnahmespannung: 70–80 kV.
Expositionszeit: < 500 ms.

Einstelltechnik

Vorbereitung des Patienten

Auskleiden bis auf die Unterhose. Gonadenschutz bei Männern.

Lagerung des Patienten (Abb. 2.118a)

Er befindet sich in Rückenlage auf dem Untersuchungstisch, stellt seine Beine auf und spreizt die Oberschenkel leicht. Damit wird eine Abflachung der Lordose erzielt.

Zentrierung

Zentralstrahl: 20–30° kaudokranial auf den lumbosakralen Übergang, 2–3 Querfinger unterhalb des Beckenkamms auf Körpermitte und Kassettenmitte. (Der Winkel läßt sich auf der seitlichen Lendenwirbelsäulenaufnahme ermitteln, indem man den Nei-

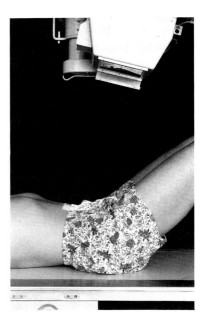

2.118a

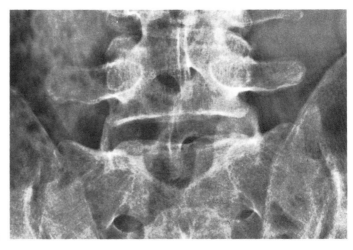

2.118b

gungswinkel des Zwischenwirbelraums von L5 und S1 gegenüber der Horizontalen bestimmt.)

Strahlengang: ventrodorsal (a.-p.).
Einblenden auf Filmformat. Seitenbezeichnung. Aufnahme in Exspiration und Atemstillstand.

Merkmale einer technisch fehlerfreien Aufnahme (Abb. 2.118 b)

Planparallele Darstellung der Grund- und Deckplatte des 5. Lendenwirbels und orthograde Darstellung des Zwischenwirbelraums von L5 und S1. Gute Darstellung der Kreuz-Darmbeingelenke.

| Einstellung 102 | Lendenwirbelsäule, seitlich, liegend |

Indikationen

2. Ebene zur a.-p.-Aufnahme bei Frakturen, Luxationen, degenerativen, entzündlichen und tumorösen Veränderungen. Zur Beurteilung der Lordose und des Lumbosakralwinkels.

Aufnahmetechnik

Filmformat: 20/40 oder 18/43 cm, hoch.
Film-Folien-Kombination:
Empfindlichkeitsklasse (EK) 200–400.
Verlaufsfolie (−/+).
Rastertechnik, mittleres Meßfeld.
FFA: 100 cm.
Fokusgröße: 0,6–1,2 mm.
Aufnahmespannung: 80–90 kV.
Expositionszeit: <1 s.

Einstelltechnik

Vorbereitung des Patienten

Ausziehen bis auf die Unterhose. Gonadenschutz ist nur bei männlichen Patienten sinnvoll.

Lagerung des Patienten (Abb. 2.119 a–c)

Patient liegt streng seitlich auf dem Untersuchungstisch. Arme gestreckt über dem Kopf. Beine etwas anziehen. Knie ggf. unterpolstern. Die Längsachse der Wirbelsäule muß parallel zur Tischebene verlaufen.

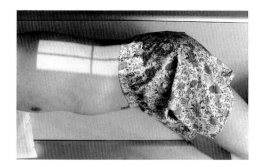
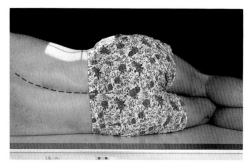
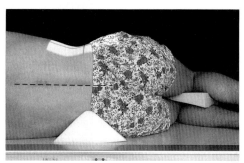

2.119 a–c

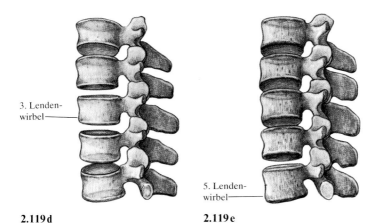

3. Lendenwirbel

5. Lendenwirbel

2.119 d　　　**2.119 e**

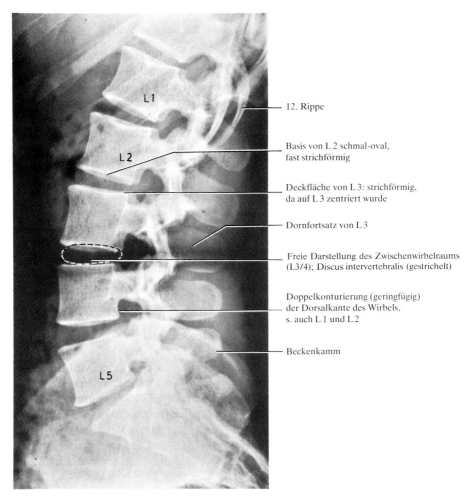

— 12. Rippe

— Basis von L 2 schmal-oval, fast strichförmig

— Deckfläche von L 3: strichförmig, da auf L 3 zentriert wurde

— Dornfortsatz von L 3

— Freie Darstellung des Zwischenwirbelraums (L3/4); Discus intervertebralis (gestrichelt)

— Doppelkonturierung (geringfügig) der Dorsalkante des Wirbels, s. auch L 1 und L 2

— Beckenkamm

2.119 f

Einstellung 103 Lendenwirbelsäule, schräg, liegend

Indikationen

Entzündliche und degenerative Veränderungen der Zwischenwirbelgelenke. Spaltbildung im Wirbelbogen (Spondylolyse) und Wirbelgleiten (Spondylolisthesis).

Aufnahmetechnik

Filmformat: 24/30 cm, hoch.
Film-Folien-Kombination:
Empfindlichkeitsklasse (EK) 200–400.
Rastertechnik, mittleres Meßfeld.
FFA: 100 cm.
Fokusgröße: 0,6–1,2 mm.
Aufnahmespannung: 80–90 kV.
Expositionszeit: <1 s.

Einstelltechnik

Vorbereitung des Patienten

Entkleiden bis auf die Unterhose. Um wesentliche Bildinhalte nicht zu verdecken, ist ein Gonadenschutz nur bei männlichen Patienten sinnvoll.

Lagerung des Patienten (Abb. 2.120 a)

Der Patient liegt schräg auf dem Untersuchungstisch. Die Längsachse des Oberkörpers bildet mit der Tischebene einen Winkel von 45°. Schulterblatt und Kreuzbein werden mit Keilkissen abgestützt. Damit die Wirbelsäule gestreckt und die Lendenlordose ausgeglichen ist, nimmt der Patient die Arme vor den Körper und zieht die Beine kräftig an. Um eine bequeme Beinlagerung zu ermöglichen, werden die Beine mit Keilkissen unterpolstert.
Fixierung des Patienten: Kompressionsband über dem Beckenkamm.

Zentrierung

Zentralstrahl: senkrecht oder bei starker Lordose in einem 10–15°-Winkel kaudokranial, 2 Querfinger nabelwärts des vorderen Darmbeinstachels auf Kassettenmitte.

Strahlengang: ventrodorsal, im schrägen Durchmesser.
Einblenden auf Objekt. Film mit anliegender Körperseite und mit „liegend" kennzeichnen.
Aufnahme in Exspiration und Atemstillstand.

Merkmale einer technisch fehlerfreien Aufnahme (Abb. 2.120 b–d)

Auf einer gut eingestellten Schrägaufnahme kommt die typische Lachapelle-Hundefigur zur Darstellung (Abb. 2.120 b und d), die durch den oberen Gelenkfortsatz (Hundeohren) mit Zwischenwirbelgelenk und die angrenzende Interartikularportion (Hunde-

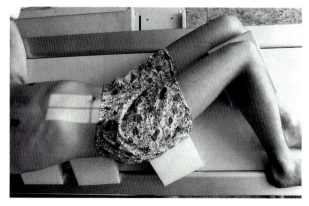

2.120 a

hals) gebildet wird. Im Falle einer angeborenen Spaltbildung im Wirbelbogen hat der Hundehals ein „Halsband". Die Schnauze des Hundes bildet der verkürzt dargestellte Querfortsatz und das große Auge entspricht dem Wirbelbogenabgang. Vorderbeine werden von dem unteren Gelenkfortsatz gebildet. Die Hundefigur projiziert sich in den würfelförmig dargestellten Wirbelkörper. Die Grund- und Deckplatten dürfen nicht als Ellipse (verkantet) zur Darstellung kommen.

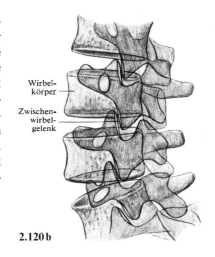

2.120 b

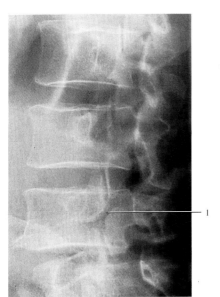

2.120 c [1 „Hundehalsband" (Spondylolyse)]

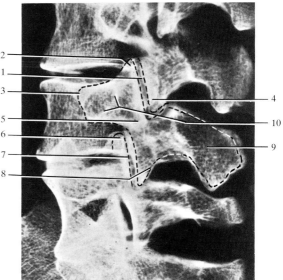

2.120 d

2.120 d *Hinweisbezeichnungen:*

1 Zwischenwirbelgelenk zwischen L3 und L4
2 Oberer Gelenkfortsatz von L4; bildlich entspricht er dem *Hundeohr*
3 Querfortsatz der rechten Lendenwirbelhälfte, entspricht der *Schnauze des Hundes*
4 Unterer Gelenkfortsatz von L3
5 Interartikularportion ist der Knochenabschnitt, der sich zwischen dem oberen und dem unteren Gelenkfortsatz (Processus articularis) befindet und entspricht dem *Hundehals*. Dieses Zwischenstück des Wirbelbogens, auch bekannt als Isthmusregion, ist diagnostisch eine wichtige Zone
6 Oberer Gelenkfortsatz von L5 rechts
7 Zwischenwirbelgelenk L4/5 rechts
8 Unterer Gelenkfortsatz von L4, bildlich der *Vorderpfote* des Hundes entsprechend
9 Wirbelbogen bzw. Dornfortsatzhälfte des 4. Lumbalwirbels rechts
10 *Hundeauge* (Wirbelbogenabgang)

Anmerkung

Auf einer rechts anliegenden Aufnahme (linke Schulter vorne = Boxerstellung = zweiter schräger Durchmesser) kommen die rechten Zwischenwirbelgelenke zur Darstellung. Auf der Aufnahme im ersten schrägen Durchmesser = Fechterstellung stellen sich die kleinen oder Zwischenwirbelgelenke der linken Seite dar.

Die Achsen der Zwischenwirbelgelenke verlaufen bei jedem Menschen etwas anders.

Die richtige Ebene der Achse, in der man durch das kleine Wirbelgelenk hindurchsehen kann, entspricht nicht immer der 45°-Winkel-Lagerung, sondern kann zwischen 30 und 60° schwanken. Dies bedingt oft mehrere Aufnahmen oder man stellt die Schrägaufnahmen durchleuchtungskontrolliert ein.

Bei unklaren Befunden ist eine konventionelle Tomographie indiziert.

Einstellung 104 Kreuzbein, ventrodorsal, liegend

Anatomische Vorbesprechung
(Abb. 2.116a–c und 2.121a)

Die 5 *Kreuzwirbel* sind mit ihren Rippenresten zu einem großen kräftigen Knochen, dem Kreuzbein (Os sacrum), verschmolzen, das einen wesentlichen Teil des Beckengürtels darstellt und die Last des Rumpfs auf das Becken überträgt. Der Knochen ist oben breit und dick, unten schmal und dünn mit einer konkaven Fläche zur Beckenseite und einer konvexen Fläche an der Rückseite. Der Wirbelkanal setzt sich durch das Kreuzbein als Canalis sacralis fort und öffnet sich dorsokaudal als Hiatus canalis sacralis. Bei einem unvollständigen knöchernen Schluß des Wirbelbogens im Kreuzbeinbereich spricht man von einer Spina bifida. Gebräuchliche Abkürzung: S = Sakral-(Kreuzbein)-wirbel.

Indikationen

Entzündliche, tumoröse und degenerative Veränderungen, Frakturen.

Aufnahmetechnik

Filmformat: 18/24 cm, hoch.
Film-Folien-Kombination:
Empfindlichkeitsklasse (EK) 200–400.
Rastertechnik, mittleres Meßfeld.
FFA: 100 cm.
Fokusgröße: 0,6–1,2 mm.
Aufnahmespannung: 70–80 kV.
Expositionszeit: < 500 ms.

Einstelltechnik

Vorbereitung des Patienten

Auskleiden bis auf die Unterhose. Ein Gonadenschutz ist nur bei männlichen Patienten sinnvoll.

Lagerung des Patienten (Abb. 2.121b)

Die Lagerung entspricht der einer Lendenwirbelsäule im ventrodorsalen Strahlengang: Patient liegt flach auf dem Untersuchungstisch, Arme am Körper. Beine aufstellen, um die Lendenlordose abzuflachen.

Zentrierung

Zentralstrahl: oberhalb des tastbaren Symphysenrands auf Kassettenmitte.

Strahlengang: ventrodorsal (a.-p.) mit einem Einfallswinkel von 10–20° kaudokranial. Einblenden auf Objekt. Seitenbezeichnung. Aufnahme in Atemstillstand.

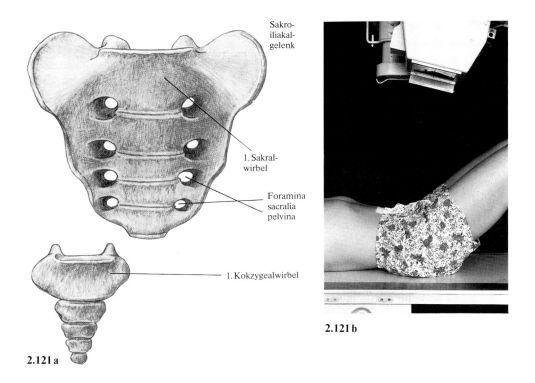

2.121 a

2.121 b

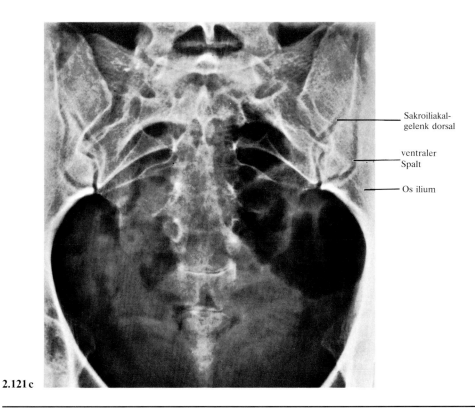

2.121 c

Einstellung 104　Kreuzbein, ventrodorsal, liegend

Merkmale einer technisch fehlerfreien Aufnahme (Abb. 2.121 c)

Das Kreuzbein stellt sich überlagerungsfrei dar. Die Iliosakralgelenke sind gut einsehbar. Nahezu planparallele Abbildung der Abschlußplatte des 5. Lendenwirbels. Das Steißbein ist häufig von der Symphyse überlagert.

Anmerkung

Überlagerungen des Kreuzbeins von Darmluft und Stuhl beeinträchtigen die Beurteilung erheblich. Gegebenenfalls muß die Aufnahme nach Darmreinigung wiederholt oder eine konventionelle Tomographie durchgeführt werden.

Einstellung 105 Steißbein, ventrodorsal, liegend

Anatomische Vorbesprechung (Abb. 2.115 a–c)

Die 4–5 Steißwirbel sind beim Erwachsenen meistens durch Synostosen zu einem Knochen, dem *Steißbein* (Os coccygis) verschmolzen. Dieses ist leicht gekrümmt wie ein Kuckucksschnabel. Nur der 1. Steißbeinwirbel läßt noch 2 kleine Querfortsätze erkennen. Die Steißbeinformen sind äußerst variabel.

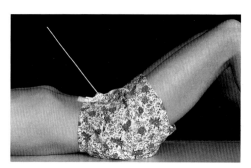

2.122 a

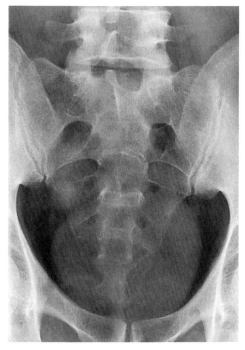

2.122 b ▷

Indikationen

Entzündliche und tumoröse Veränderungen, Frakturen.

Aufnahmetechnik

Wie „Kreuzbein, ventrodorsal" (S. 252).

Einstelltechnik (Abb. 2.122 a)

Wie „Kreuzbein ventrodorsal" (S. 252).

Zentrierung

Zentralstrahl: handbreit oberhalb der Symphyse auf Kassettenmitte.

Strahlengang: ventrodorsal in einem Winkel von 15–20° kraniokaudal.
Einblenden auf Objekt. Seitenbezeichnung.

Merkmale einer technisch fehlerfreien Aufnahme (Abb. 2.122 b)

Das Steißbein stellt sich überlagerungsfrei dar. Das Kreuzbein kommt verkürzt zur Darstellung. Gute Einsicht in die Kreuz-Darmbein-Gelenke.

Einstellung 106   Kreuz- und Steißbein, seitlich

Indikationen

2. Ebene zur ventrodorsalen Einstellung des Kreuz- und Steißbeins.

Aufnahmetechnik

Filmformat: 24/30 cm, hoch.
Film-Folien-Kombination:
Empfindlichkeitsklasse (EK) 200–400.
Rastertechnik, mittleres Meßfeld.
FFA: 100 cm.
Fokusgröße: 0,6–1,2 mm.
Aufnahmespannung: 80–90 kV.
Expositionszeit: <1 s.

Einstelltechnik

Vorbereitung des Patienten

Ausziehen bis auf die Unterhose. Gonadenschutz nur bei männlichen Patienten sinnvoll.

Lagerung des Patienten

Wie zur seitlichen Lendenwirbelsäulenaufnahme. Seitliche Lagerung mit angezogenen Beinen, Arme nach vorne, durchhängende Wirbelsäule mit Keilkissen anheben.

Zentrierung

Zentralstrahl: senkrecht auf einen Tastpunkt zwischen Beckenkamm und Steißbeinspitze (ca. 4 Querfinger unterhalb des Beckenkamms) auf Kassettenmitte.

Strahlengang: streng seitlich von rechts nach links oder umgekehrt.
Einblenden auf Objekt. Anliegende Seite kennzeichnen.
Aufnahme in Atemstillstand.

Merkmale einer technisch fehlerfreien Aufnahme (Abb. 2.123)

Scharfe Konturen des Kreuz- und Steißbeins einschließlich des 5. Lendenwirbels. Das Steißbein soll keine Überbelichtung aufweisen. Planparallele Darstellung des lumbosakralen Zwischenwirbelraums.

Anmerkung

Zur Reduzierung der (auf den Film treffenden) Streustrahlung kann ein „Strahlenkranz" oder eine Bleigummiplatte von hinten bis an die Hautgrenze des Gesäßes gelegt werden.

Bei einer Überbelichtung des wenig schattengebenden Steißbeins muß eine weitere Aufnahme mit Zentrierung auf Steißbeinmitte angefertigt werden.

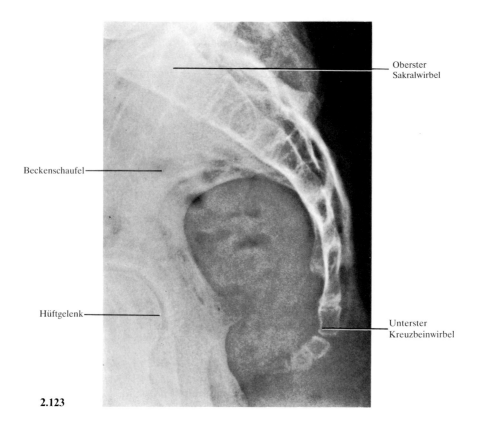

2.123

2.9 Becken, Hüftgelenk und Oberschenkel

Anatomische Vorbesprechung (Abb. 2.124)

Das *Becken* (Pelvis) ist der untere Stützgürtel des menschlichen Körpers. Der Beckengürtel wird aus den beiden Hüftbeinen (Ossa coxae) und dem Kreuzbein (Os sacrum) gebildet. Das Hüftbein (Os coxae) setzt sich aus dem Darmbein (Os ilium), dem Sitzbein (Os ischii) und dem Schambein (Os pubis) mit einem oberen und unteren Ast (Ramus superior et inferior) zusammen. Die 3 Knochen des Hüftbeins treffen in der großen Hüftgelenkspfanne (Acetabulum) zusammen. Zwischen Schambein und Sitzbein hat der Beckengürtel ein Loch (Foramen obturatum = verstopftes Loch), welches durch eine Membran geschlossen ist. Der Beckenknochen ist an 3 Stellen gelenkig verbunden: hinten durch das rechte und linke straffe Sakroiliakalgelenk (Articulatio sacroiliaca) und vorne durch die straffe Schamfuge (Symphysis pubis).

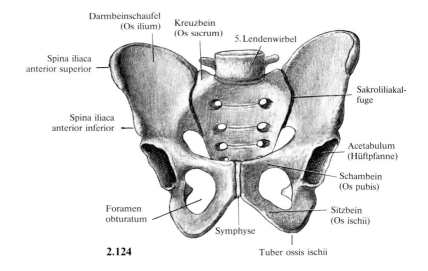

2.124

Einstellung 107 Beckenübersicht, ventrodorsal, liegend

Indikationen

Luxationen und Frakturen. Entzündliche, degenerative und tumoröse Erkrankungen der Knochen und Gelenke.

Aufnahmetechnik

Filmformat: 35/43 cm, quer.
Film-Folien-Kombination:
Empfindlichkeitsklasse (EK) 200.
Rastertechnik. Bei Belichtungsautomatik 2 äußere oder 3 Meßfelder anwählen.
FFA: 115 cm.
Fokusgröße: <1,3 mm.
Aufnahmespannung: 70–80 kV.
Expositionszeit: <200 ms.

Einstelltechnik

Vorbereitung des Patienten

Becken bis auf Unterhose entkleiden. Frauen nach bestehender Schwangerschaft befragen. Patient nach Untersuchung des Darms mit Kontrastmittel befragen. Gonadenschutz anlegen. Bei traumatisierten Patienten verzichtet man auf den Gonadenschutz, um Frakturen oder indirekte Verletzungszeichen nicht zu verdecken. Dasselbe gilt bei Frauen, wenn es um Kreuzbeinbeschwerden geht.

Lagerung des Patienten (Abb. 2.125 a)

Patient befindet sich in Rückenlage auf dem Untersuchungstisch. Rollkissen unter die leicht angezogenen Beine zum Ausgleich der Lendenlordose. Beine parallel lagern; Kniescheiben nach vorn ausrichten und Füße nach innen rotieren, so daß sich die Großzehen berühren bei einem Fersenabstand von 3–4 cm. So erreicht man eine gute Darstellung von Trochanter major und Trochanter minor. Füße durch Sandsäcke abstützen. Bei adipösen Patienten den Bauch mit Bauchgurt komprimieren.

Zentrierung

Zentralstrahl: 2 Querfinger unterhalb des Darmbeinstachels (Spina iliaca anterior superior) auf Medianebene und Kassettenmitte.

Strahlengang: ventrodorsal.
Einblenden auf Objekt. Seitenbezeichnung.
Aufnahme in Exspiration und Atemstillstand.

Merkmale einer technisch fehlerfreien Aufnahme (Abb. 2.125 b)

Das Becken stellt sich vollständig, symmetrisch und gleichmäßig gut belichtet dar einschließlich beider Hüftgelenke und der Tro-

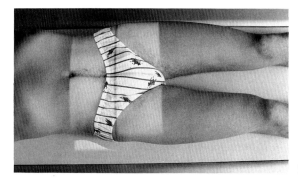

2.125 a

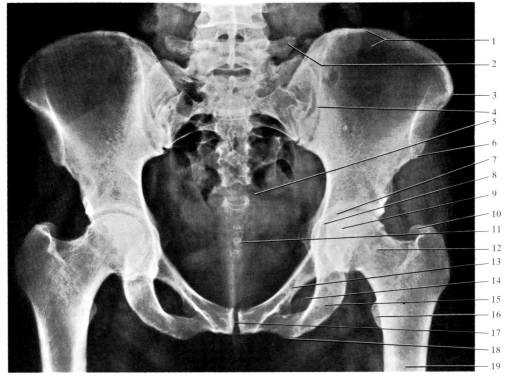

2.125b *Hinweisbezeichnungen:*

1 Beckenkamm (Crista iliaca) sowie Beckenschaufel (Os ilium)
2 Querfortsatz von L5 (Processus transversus oder costarius)
3 Spina iliaca anterior superior
4 Becken-Kreuzbein-Gelenk (Articulatio sacroiliaca)
5 Kreuzbein (Os sacrum)
6 Spina iliaca anterior inferior
7 Hüftdach bzw. -pfanne (Acetabulum)
8 Hüftgelenk (Articulatio coxae)
9 Hüftkopf (Caput femoris)
10 Großer Rollhügel (Trochanter major)
11 Steißbein (Os coccygis)
12 Schenkelhals (Collum femoris)
13 Schambein (Os pubis)
14 Foramen obturatum
15 Sitzbein (Os ischii)
16 Kleiner Rollhügel (Trochanter minor)
17 Symphyse (Symphysis pubica)
18 Sitzbeinknorren (Tuber ossis ischii)
19 Oberschenkel (Femur)

chanteren. Die korrekte Einstellung des Hüftgelenks bzw. des Schenkelhalses erkennt man an der Projektion der Trochanteren. Der große Trochanter darf den Schenkelhals nicht überlagern und der kleine Trochanter ist gerade erkennbar. Bei einem größeren Fersenabstand und zu weit nach innen gedrehtem Fuß „verschwindet" der Trochanter minor. Bei außenrotiertem Bein überlagert der Trochanter major den Schenkelhals und der Trochanter minor kommt vollständig zur Darstellung.

Anmerkung

Nach Implantation einer Hüfttotalendoprothese ist es wichtig, daß das gesamte Implantat abgebildet ist: Zentralstrahl auf Symphyse.

Einstellung 108 Beckenübersicht, stehend

Indikationen

In der Orthopädie werden bei Wirbelsäulenverkrümmung oder Beinverkürzungen Aufnahmen im Stehen zur Beurteilung eines Becken(schief)stands benötigt.

Aufnahmetechnik

Filmformat: 35/43 cm, quer.
Film-Folien-Kombination:
Empfindlichkeitsklasse (EK) (200) – 400.
Rastertechnik. Bei Belichtungsautomatik 2 Außenmeßfelder oder 3 Meßfelder anwählen.
FFA: 115 cm.
Fokusgröße: <1,3 mm.
Aufnahmespannung: 70–80 kV.
Expositionszeit: <200 ms.

Einstelltechnik

Vorbereitung des Patienten

Becken bis auf Unterhose entkleiden. Frauen nach bestehender Schwangerschaft befragen. Patient nach evtl. vorausgegangener Darmuntersuchung mit Kontrastmittel fragen. Gonadenschutz anlegen. Bei Frauen das Kreuzbein nicht zu weit abdecken.

Lagerung des Patienten (Abb. 2.126 a)

Patient steht mit dem Rücken zum Rasterwandstativ. Beine parallel, Patellae nach vorn bei gestreckten Knien, Füße in Innenrotation, so daß sich die Großzehen berühren und der Abstand zwischen den Fersen ca. 4 cm beträgt.
Fixierung des Patienten mit einem Kompressionsband.

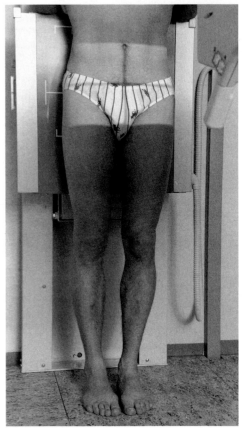

2.126 a

Zentrierung

Zentralstrahl: 2 Querfinger unterhalb des Beckenkamms auf Medianlinie und Kassettenmitte.

Strahlengang: ventrodorsal.
Einblenden auf Objekt. Seitenbezeichnung mit dem Zusatz „stehend". Aufnahme in Exspiration und Atemstillstand.

Merkmale einer technisch fehlerfreien Aufnahme (Abb. 2.126 b)

Vollständige Darstellung des Beckens und der Hüftgelenke. Für Winkelmessungen am Hüftgelenk ist es wichtig, daß Trochanter major und minor gut sichtbar sind.

Anmerkung

Eine Beinverkürzung wird mit 0,5 und 1 cm dicken Brettchen unter dem Fuß des verkürzten Beins ausgeglichen und auf dem Röntgenfilm vermerkt: z.B. Verkürzungsausgleich links 2,5 cm.

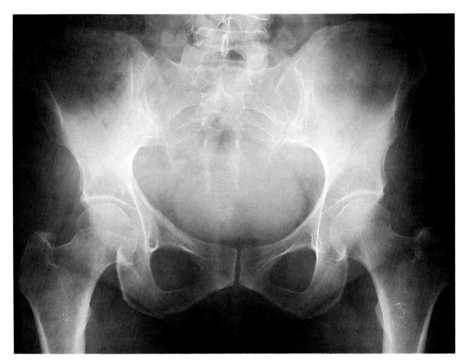

2.126 b

Einstellung 109 Becken, axial, sitzend

Anatomie: Abb. 2.127a.

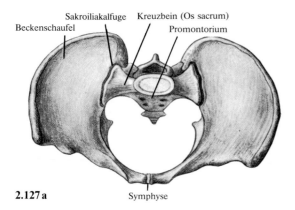

2.127a

Indikationen

Verletzungen des Steißbeins oder der Symphyse. Entzündungen im Bereich der Symphyse. Kontrolle des Beckenrings und Beckenmessung bei schwangeren Frauen (Hartstrahltechnik!) falls kein Computertomograph zur Verfügung steht.

Aufnahmetechnik

Filmformat: 24/30 cm oder 30/40 cm, quer.
Film-Folien-Kombination:
Empfindlichkeitsklasse (EK) (200)–400.
Rastertechnik. Bei Belichtungsautomatik beide Außenmeßfelder anwählen.
FFA: 100 cm.
Fokusgröße: <1,3 mm.
Aufnahmespannung: 70–80 kV, bei Hartstrahltechnik 100–120 kV.
Expositionszeit: <100 ms.

Einstelltechnik

Vorbereitung des Patienten

Becken bis auf Unterhose entkleiden. Gonadenschutz anlegen, soweit möglich und sinnvoll.

Lagerung des Patienten (Abb. 2.127b)

Patient sitzt mit gestreckten Beinen auf dem Untersuchungstisch. Der Oberkörper wird leicht nach hinten zurückgelehnt, wobei sich der Patient mit beiden Ellenbogen auf einem gut fixierten Kissen abstützt. Der Kopf wird nach hinten gebeugt und das Kinn hochgezogen. Bauch stark einziehen und ein Hohlkreuz bilden lassen.

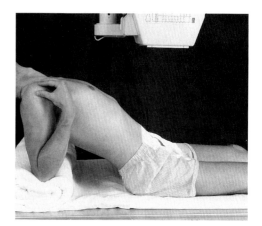

2.127b

Zentrierung

Zentralstrahl: 2 Querfinger oberhalb der Symphyse auf die Mitte des Beckenrings und Kassettenmitte.

Strahlengang: kraniokaudal und ventrodorsal.
Einblenden auf Objekt. Seitenbezeichnung, evtl. Zusatz „halb sitzend". Aufnahme in Exspiration und Atemstillstand.

Merkmale einer technisch fehlerfreien Aufnahme (Abb. 2.127 c)

Die Beckenlichtung muß als großes Oval gut sichtbar sein, so daß Messungen vorgenommen werden können.

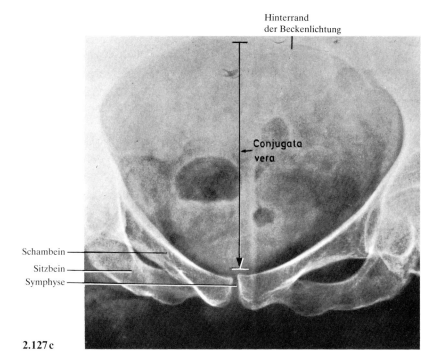

2.127 c

Einstellung 110 Symphyse, dorsoventral, stehend

Indikationen

Entzündliche, degenerative und tumoröse Veränderungen an der Symphyse. Traumatische Symphysenlockerung oder Sprengung.

Aufnahmetechnik

Filmformat: 18/24 cm, quer.
Film-Folien-Kombination:
Empfindlichkeitsklasse (EK) 200.
Rastertechnik. Mittleres Meßfeld anwählen.
FFA: 100 cm.
Fokusgröße: <1,3 mm.
Aufnahmespannung: 65 kV.
Expositionszeit: <100 ms.

Einstelltechnik

Vorbereitung des Patienten

Becken bis auf Unterhose entkleiden. Gonadenschutz nicht sinnvoll.

Lagerung des Patienten

Der Patient steht mit dem Bauch bzw. der Symphyse dicht am Rasterwandstativ. Symphyse in Kassettenmitte.

Zentrierung

Zentralstrahl: senkrecht auf Symphysenmitte (etwa in Gesäßfaltenmitte) und auf Kassettenmitte.

Strahlengang: dorsoventral.
Einblenden auf Filmformat. Seitenbezeichnung spiegelbildlich. Aufnahme in Exspiration und Atemstillstand.

Merkmale einer technisch fehlerfreien Aufnahme (Abb. 2.128)

Seitengleiche Darstellung des oberen und unteren Schambeinastes und des Foramen obturatum. Mittelständige, gut einsehbare Symphysenfuge.

Anmerkung

Bei Verdacht auf Symphysenruptur oder Lockerung wird eine zusätzliche Aufnahme im *Einbeinstand* angefertigt: im Falle einer Symphysenlockerung kommt es zur Stufenbildung an der Symphysenfuge im Vergleich zur Standardaufnahme.

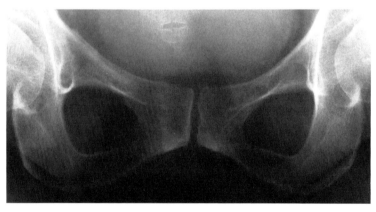

2.128

Einstellung 111 Symphyse, axial, kraniokaudal

Indikationen

Sprengung der Symphysenfuge. Entzündliche und tumorös destruierende Prozesse.

Aufnahmetechnik

Filmformat: 18/24 cm, quer.
Film-Folien-Kombination:
Empfindlichkeitsklasse (EK) 200.
Rastertechnik. Mittleres Meßfeld anwählen.
FFA: 100 cm.
Fokusgröße: <1,3 mm.
Aufnahmespannung: 65 kV.
Expositionszeit: <100 ms.

Einstelltechnik

Vorbereitung des Patienten

Becken bis auf Unterhose entkleiden. Gonadenschutz nicht sinnvoll.

Lagerung des Patienten

Patient sitzt wie zur axialen Beckenaufnahme (s. S. 262) mit gestreckten Beinen auf dem Untersuchungstisch mit leicht nach hinten geneigtem Oberkörper, ohne ein Hohlkreuz zu bilden.

Zentrierung

Zentralstrahl: senkrecht auf Symphyse und Kassettenmitte.

Strahlengang: kraniokaudal.
Einblenden auf Objekt. Seitenbezeichnung.
Aufnahme in Exspiration und Atemstillstand.

Merkmale einer technisch fehlerfreien Aufnahme (Abb. 2.129)

Die Symphyse kommt – orthograd getroffen – schmal zur Darstellung. Scham- und Sitzbein überlagern sich.

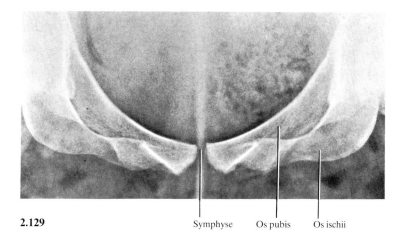

2.129   Symphyse   Os pubis   Os ischii

Einstellung 112 Kreuz-Darmbein-Gelenk (Sakroiliakalgelenk), ventrodorsal

Anatomische Vorbesprechung (Abb. 2.130a)

Das straffe Gelenk zwischen Kreuzbein (Os sacrum) und Darmbein (Os ilium) liegt schräg von dorsomedial nach ventrolateral verlaufend im Beckenring, da die Kreuzbeinflügel ventral breiter sind als dorsal.

Indikationen

Verletzungen, degenerative, entzündliche und tumoröse Prozesse im Bereich der Gelenke. Morbus Bechterew (ankylosierende Spondylitis).

Aufnahmetechnik

Filmformat: 24/30 cm, hoch.
Film-Folien-Kombination:
Empfindlichkeitsklasse (EK) 200.
Rastertechnik. Bei Belichtungsautomatik mittleres Meßfeld anwählen.
FFA: 100 cm.
Fokusgröße: 0,6–1,2 mm.
Aufnahmespannung: 70–80 kV.
Expositionszeit: <100 ms.

Einstelltechnik

Vorbereitung des Patienten

Becken bis auf Unterhose entkleiden. Patienten nach vorausgegangener Kontrastmitteluntersuchung von Magen und Darm befragen, um Überlagerungen zu vermeiden. Frauen nach bestehender Schwangerschaft befragen. Gonadenschutz anlegen.

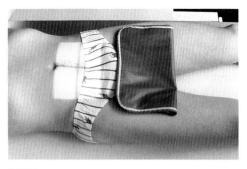

2.130 b

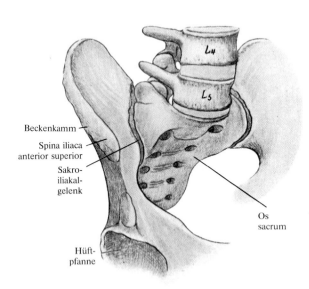

2.130a Schrägansicht des Beckens mit Einsicht in das rechte Iliakalgelenk

Lagerung des Patienten (Abb. 2.130 b)

Patient befindet sich in Rückenlage auf dem Untersuchungstisch. Knie leicht anziehen lassen und mit einer Rolle unterlegen, evtl. Kompressionsband über Bauch.

Zentrierung

Zentralstrahl: 2–3 Querfinger unterhalb des Beckenkamms auf Medianlinie und Kassettenmitte.

Strahlengang: ventrodorsal.
Einblenden auf Kassettenformat. Seitenbezeichnung. Aufnahme in Exspiration und Atemstillstand.

Merkmale einer technisch fehlerfreien Aufnahme (Abb. 2.130 c)

Symmetrische Darstellung des ventralen Rands und des hinteren unteren Anteils (sog. Ohrläppchen) der Sakroiliakalgelenke.

Anmerkung

Da der hintere obere und mittlere Abschnitt des Gelenks in der Regel nicht zur Darstellung kommen, wird eine Tomographie empfohlen. Die Kreuz-Darmbein-Gelenke sind auch auf der ventrodorsalen Aufnahme der Lendenwirbelsäule gut beurteilbar.

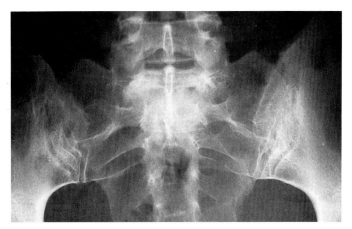

2.130 c

Einstellung 113 Kreuz-Darmbein-Gelenk (Sakroiliakalgelenk), schräg

Indikationen

Frakturen. Arthrose, Entzündungen, Morbus Bechterew.

Aufnahmetechnik

Filmformat: 18/24 cm, hoch.
Film-Folien-Kombination: Empfindlichkeitsklasse (EK) 200.
Rastertechnik. Bei Belichtungsautomatik mittleres Meßfeld anwählen.
FFA: 100 cm.
Fokusgröße: <1,3 mm.
Aufnahmespannung: 70–80 kV.
Expositionszeit: <100 ms.

Einstelltechnik

Vorbereitung des Patienten

Becken bis auf Unterhose entkleiden. Frauen nach bestehender Schwangerschaft befragen. Patient nach Darmuntersuchung mit Kontrastmittel fragen. Gonadenschutz anlegen.

Lagerung des Patienten (Abb. 2.131 a)

Patient in Rückenlage auf dem Untersuchungstisch. Die zu untersuchende Seite wird 25–30° angehoben und mit einem Keilkissen unterstützt. Das zu untersuchende Iliosakralgelenk liegt also *filmfern*.

Zentrierung

Zentralstrahl: 2 Querfinger unterhalb des Beckenkamms zwischen Spina iliaca anterior superior und Bauchmitte auf Kassettenmitte.

Strahlengang: ventrodorsal.
Einblenden auf Kassettenformat. Seitenbezeichnung. Aufnahme in Atemstillstand.

Merkmale einer technisch fehlerfreien Aufnahme (Abb. 2.131 b)

Der vordere Abschnitt der Gelenkfuge ist orthograd getroffen.

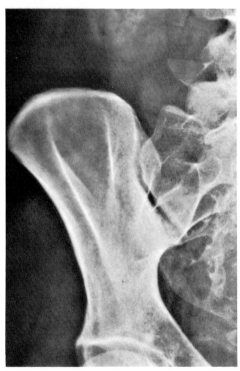

2.131 b

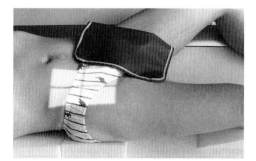

2.131 a

Anmerkung

Da das Sakroiliakalgelenk von hinten nach vorn flach S-förmig verläuft, schwanken die Angaben für den geeigneten Winkel zwischen 15 und 45°. Mit jeder Aufnahme wird immer nur ein Teil des Gelenks einsehbar. Hindurchsehen kann man nicht!
Die Schrägaufnahmen der Sakroiliakalgelenke sind diagnostisch oft wenig aufschlußreich. Hilfreich ist die Tomographie mit ventrodorsalem Strahlengang und die Computertomographie.

Zum Nachweis einer Lockerung eines Kreuz-Darmbein-Gelenks wird eine Aufnahme im Stehen (Belastung des Iliosakralgelenks) empfohlen, wobei durch Seitbeugung des Patienten eine Steilstellung des Beckens erzielt wird. Zuerst wird eine Aufnahme angefertigt, bei der der Patient auf beiden Beinen steht. Für die folgende Aufnahme zur Beurteilung des *rechten* Sakroiliakalgelenks hebt der Patient sein *linkes* Bein und beugt seinen Körper zur *linken* Seite und umgekehrt.

Einstellung 114 Hüftgelenk, ventrodorsal

Anatomische Vorbesprechung
(Abb. 2.132a, b)

Das Hüftgelenk (Articulatio coxae) ist ein Kugelgelenk und wird von der Hüftpfanne (Acetabulum) und dem kugeligen Oberschenkelkopf (Caput femoris) gebildet. Dieser setzt sich in den Schenkelhals (Collum femoris) fort und geht über in zwei große Muskelansatzhöcker, die als großer Rollhügel (Trochanter major) an der Außenseite und kleiner Rollhügel (Trochanter minor) an der Innenseite bezeichnet werden. Die beiden Knochenhöcker werden bei Außen- oder Innenrotation des Oberschenkels unterschiedlich abgebildet (Abb. 2.132a, b). Der Schenkelhals bildet mit der Schaftachse des Schenkelbeins (Femur) einen Winkel von 120–130° (Collum-Diaphysen = CD-Winkel).

Indikationen

Entzündliche, degenerative und tumoröse Erkrankungen. Frakturen und Luxationen. Aseptische Knochennekrose des Hüftkopfs im jugendlichen Alter (Morbus Perthes). Lösung des Hüftkopfs vom Schenkelhals im Kindesalter (Epiphysiolysis capitis).

Aufnahmetechnik

Filmformat: 24/30 cm, hoch.
Film-Folien-Kombination:
Empfindlichkeitsklasse (EK) 200.
Rastertechnik. Bei Belichtungsautomatik mittleres Meßfeld anwählen.
FFA: 100 cm.
Fokusgröße: <1,3 mm.
Aufnahmespannung: 70–80 kV.
Expositionszeit: <100 ms.

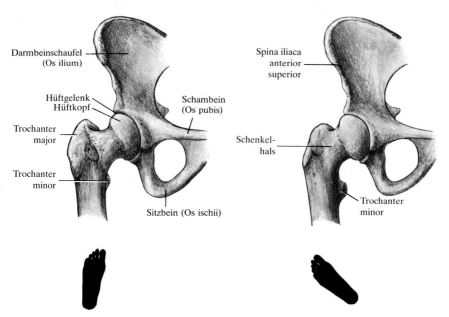

2.132a Ansicht des Hüftgelenks bei geringgradiger Innenrotation des Beins

2.132b Bei Außenrotation des Beins

Einstelltechnik

Vorbereitung des Patienten

Das Becken bis auf die Unterhose freimachen. Frauen nach bestehender Schwangerschaft befragen. Gonadenschutz anlegen.

Lagerung des Patienten (Abb. 2.132c)

Der Patient befindet sich in Rückenlage auf dem Untersuchungstisch. Das zu untersuchende Hüftgelenk liegt in Tischmitte. Das Bein liegt gestreckt und parallel zur Körperlängsachse. Beide Füße in eine leichte Innenrotationsstellung bringen und die Kniescheibe genau nach vorne ausrichten. Fixierung der Füße mit Sandsäcken.

Zentrierung

Zentralstrahl: Mitte zwischen Trochanter major und Leiste und auf Kassettenmitte.

Strahlengang: ventrodorsal.
Einblenden auf Kassettenformat. Seitenbezeichnung. Aufnahme in Atemstillstand.

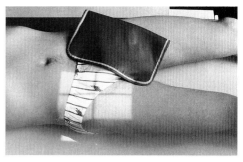

2.132c

Merkmale einer technisch fehlerfreien Aufnahme (Abb. 2.132d)

Gut belichtete und übersichtliche Darstellung des Hüftgelenks und der Trochanteren. Der Trochanter major darf den Schenkelhals nicht überlagern. Vom Trochanter minor ist medialseitig nur die Spitze zu sehen. Bei zu starker Innenrotation „verschwindet" der Trochanter minor; bei Außenrotation überlagert der Trochanter major den Schenkelhals und der Trochanter minor ist vollständig dargestellt.

Anmerkung

Bei Kontrollaufnahmen nach Hüftgelenkersatz (Totalendoprothese) muß ein größeres Filmformat (20/40 cm oder 18/43 cm) gewählt werden, um die Prothese ganz abzubilden (s. Einstellung 126, S. 290). Zur *Spezialdarstellung des Trochanter minor* wird die Aufnahme bei außenrotiertem Bein (Abb. 2.132b) vorgenommen. Winkelmessungen sind nur bei korrekter Lagerung möglich. Ist die Innenrotation eingeschränkt, muß das Becken soweit angehoben werden, bis die Kniescheibe nach vorne schaut.

Zur weiterführenden Diagnostik wird die konventionelle Tomographie oder Computertomographie eingesetzt.

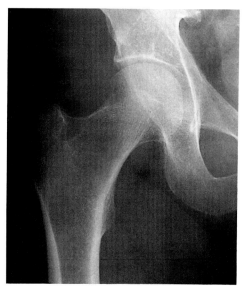

2.132 d

Einstellung 115 Schenkelhals, seitlich, kaudokranial (Sven Johansson)

Indikationen

2. Ebene zur Einstellung 114. Steifes Hüftgelenk. Schenkelhalsfrakturen. Traumatische Epiphysiolyse. Nach Schenkelhalsnagelung oder Hüfttotalendoprothesenoperation.

Aufnahmetechnik

Filmformat: 18/24 cm, hoch.
Film-Folien-Kombination:
Empfindlichkeitsklasse (EK) (400)–800.
Rasterkassette oder Rastertunnel.
Evtl. Ausgleichsfolie (+/−).
Freie Belichtung.
FFA: *80–100 cm.*
Fokusgröße: 0,6 mm.
Aufnahmedaten: 70–90 kV.
16 mAs bei EK 800.

Einstelltechnik

Vorbereitung des Patienten

Das Becken bis auf die Unterhose freimachen. Frauen nach bestehender Schwangerschaft befragen. Ein Gonadenschutz ist nicht sinnvoll.

Lagerung des Patienten (Abb. 2.133a)

Der Patient befindet sich in Rückenlage auf dem Untersuchungstisch. Das zu untersuchende Bein liegt gestreckt und leicht innenrotiert. Fuß mit Sandsäcken fixieren. Das andere Bein wird im Hüft- und Kniegelenk angewinkelt und abgespreizt. Der Patient hält das Bein unterhalb des Kniegelenks mit der Hand fest oder der Unterschenkel wird

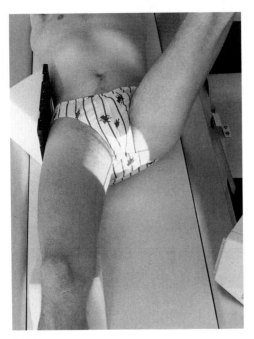

2.133 a

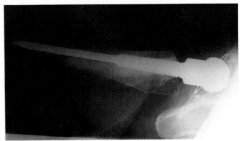

2.133 b

auf einem Keilkissen hochgelagert. Die Filmkassette wird auf der Außenseite des zu untersuchenden Hüftgelenks schräg (45° zur Körperlängsachse) mit einem Keilkissen an den Beckenkamm (Kassettenoberrand zwischen Beckenkamm und Thorax) angestellt und mit einem Sandsack gestützt. Damit sich der Schenkelhals auf die Mitte des Films projiziert, muß die Hüfte mit Keilkissen etwas hochgelagert werden.
Die Röntgenröhre wird unter das angehobene gesunde Bein plaziert.

Zentrierung

Zentralstrahl: Unter dem angehobenen Bein auf die Mitte des Schenkelhalses bzw. Innenseite des Oberschenkels senkrecht auf Kassettenmitte.

Strahlengang: Horizontal von kaudomedial nach kraniolateral.
Einblenden auf Kassettenformat. Seitenbezeichnung. Aufnahme in Atemstillstand.

Merkmale einer technisch fehlerfreien Aufnahme (Abb. 2.133 b)

Seitliche Aufnahme des Hüftgelenks und des Schenkelhalses. Schenkelhals soll nicht verkürzt zur Darstellung kommen.

Anmerkung

Zum Belichtungsausgleich zwischen Hüftgelenk und Oberschenkelschaft empfiehlt sich die Verwendung eines Aluminiumkeils.
Die Aufnahme wird häufig fälschlich als „axiale Schenkelhalsaufnahme" bezeichnet. Es handelt sich aber um eine seitliche Aufnahme des Hüftgelenks, Schenkelhalses und Oberschenkels.

Einstellung 116   Schenkelhals, seitlich, kraniokaudal mit Sattelkassette

Indikationen

2. Ebene zur Einstellung 114. Frakturen des Schenkelhalses. Nach Schenkelhals- und Hüftgelenksoperationen, wenn das Hüftgelenk nicht bewegt werden kann oder darf.

Aufnahmetechnik

Filmformat: 18/24 cm hoch (Sattelkassette).
Film-Folien-Kombination:
Empfindlichkeitsklasse (EK) 400–800.
Freie Belichtung.
FFA: *80–100* cm.
Fokusgröße: 0,6 mm.
Aufnahmedaten: 65–75 kV. 50 mAs.

Einstelltechnik

Vorbereitung des Patienten

Das Becken bis auf die Unterhose freimachen, Frauen nach bestehender Schwangerschaft befragen. Ein Gonadenschutz ist nicht sinnvoll.

Lagerung des Patienten (Abb. 2.134)

Der Patient befindet sich in Rückenlage auf dem Untersuchungs- bzw. Operationstisch. Beine etwas spreizen oder das nicht zu untersuchende Bein im Hüft- und Kniegelenk beugen. Die Sattelkassette wird zwischen die Beine an die Innenseite des zu untersuchenden Oberschenkels in Höhe des Schenkelhalses angelegt und mit Sandsäcken fixiert. Die Röhre wird von lateral-kranial auf das zu untersuchende Hüftgelenk eingestellt.

Zentrierung

Zentralstrahl: Senkrecht auf Schenkelhalsmitte zwischen Darmbeinkamm und Trochanter major und auf Kassettenmitte.
Strahlengang: Horizontal von kraniolateral nach kaudomedial.
Einblenden auf Kassettenformat. Seitenbezeichnung. Aufnahme in Atemstillstand.

Merkmale einer technisch fehlerfreien Aufnahme (s. Abb. 2.113 b)

Seitliche Aufnahme des Hüftgelenks und des Schenkelhalses.

Anmerkung

Die häufig verwendete Bezeichnung „axiale Schenkelhalsaufnahme" ist nicht korrekt: Es handelt sich um eine *„seitliche Aufnahme"* des Hüftgelenks und Schenkelhalses.

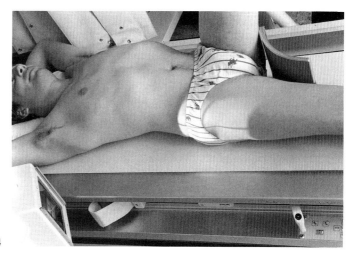

2.134

Einstellung 117 Hüftgelenk, axial nach Lauenstein

Anatomie: Abb. 2.135a

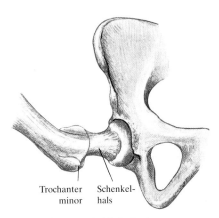

2.135a Lauenstein-II-Aufnahme

Trochanter minor   Schenkelhals

Indikationen

Tumoröse und entzündliche Erkrankungen. Hüftkopfnekrose im Erwachsenenalter und im Kindesalter (Morbus Perthes). Verdacht auf Epiphysiolyse bei Jugendlichen.

Aufnahmetechnik

Filmformat: 24/30 cm hoch oder quer. Bei Kontrolle nach Totalendoprothese entsprechend größeres Filmformat: 20/40 cm oder 18/43 cm, hoch.
Film-Folien-Kombination:
Empfindlichkeitsklasse (EK) 200–400.
Rastertechnik. Bei Belichtungsautomatik mittleres Meßfeld anwählen.
FFA: 100 cm.
Fokusgröße: <1,3 mm.
Aufnahmespannung: 70–80 kV.
Expositionszeit: <100 ms.

Einstelltechnik

Vorbereitung des Patienten

Das Becken bis auf die Unterhose freimachen. Frauen nach bestehender Schwangerschaft befragen. Gonadenschutz anlegen. Darauf achten, daß das Hüftgelenk nicht abgedeckt wird.

Lagerung des Patienten (Abb. 2.135b)

Der Patient befindet sich in Rückenlage auf dem Untersuchungstisch. Das Hüftgelenk wird 45° gebeugt und 45° abduziert (nicht außenrotiert). Oberschenkel und Kniegelenk mit einem Keilkissen unterstützen. Ist die Abduktion (schmerzhaft) eingeschränkt, muß die Gegenseite entsprechend angehoben und unterpolstert werden.

Zentrierung

Zentralstrahl: senkrecht in die Leiste (zwischen Darmbeinstachel und Symphyse) und auf Kassettenmitte.

Strahlengang: Axial, ventrodorsal.
Einblenden auf Kassettenformat. Seitenbezeichnung. Aufnahme in Atemstillstand.

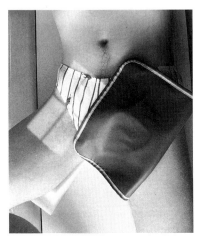

2.135b

Merkmale einer technisch fehlerfreien Aufnahme (Abb. 2.135c)

Gute Beurteilbarkeit des Hüftkopfs, der Pfanne und des Schenkelhalses, der vom Trochanter major nur teilweise überlagert ist.

Anmerkung

Der Trochanter major überlagert den Schenkelhals nicht, wenn das Hüftgelenk 90° gebeugt und nur wenig abgespreizt wird. Der Fuß steht bei maximal gebeugtem Knie nahe dem Gesäß auf dem Tisch.

Bei maximaler Abduktion und *Außenrotation* (Bein liegt mit der Außenfläche auf) und etwas angehobenem Becken auf der Gegenseite erreicht man eine filmparallele Lagerung der Längsachse des Schenkelhalses (Froschbein); s. auch Einstellung 126, S. 291, Oberschenkel mit Hüftgelenk seitlich. Bei dieser Aufnahme projiziert sich der Trochanter major auf den Schenkelhals. Die „Froschbeinaufnahme" wird als Lauenstein-I-Aufnahme und die „axiale Aufnahme" als Lauenstein-II-Aufnahme bezeichnet. Bei der Froschbeinaufnahme handelt es sich nicht um eine axiale sondern um eine seitliche Aufnahme des Schenkelhalses.

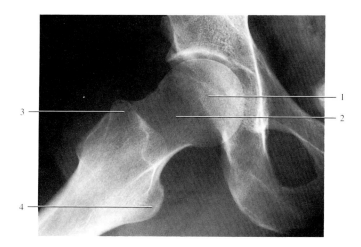

2.135c
Hinweisbezeichnungen:
1 Hüftkopf
2 Schenkelhals
3 Trochanter major
4 Trochanter minor

Einstellung 118   Hüftgelenk, schräg, Foramen-obturatum-Aufnahme

Indikationen

Beckenring- und Hüftgelenksfrakturen.

Aufnahmetechnik

Filmformat: 24/30 cm, hoch.
Film-Folien-Kombination:
Empfindlichkeitsklasse (EK) 200–400.
Rastertechnik. Bei Belichtungsautomatik mittleres Meßfeld anwählen.
FFA: 100 cm.
Fokusgröße: <1,3 mm.
Aufnahmespannung: 70–80 kV.
Expositionszeit: <100 ms.

Einstelltechnik

Vorbereitung des Patienten

Das Becken bis auf die Unterhose freimachen. Frauen nach bestehender Schwangerschaft befragen. Gonadenschutz anlegen.

Lagerung des Patienten (Abb. 2.136a)

Der Patient befindet sich in Rückenlage auf dem Untersuchungstisch. Die zu untersuchende Hüfte und Beckenhälfte wird um 45° angehoben und mit einem Keilkissen gestützt. Das Bein bleibt gestreckt. Knie und Fuß leicht unterpolstern. Das andere Bein wird außenrotiert und im Kniegelenk leicht angewinkelt.

Zentrierung

Zentralstrahl: auf Schenkelhalsmitte in Höhe des Trochanter major und senkrecht auf Kassettenmitte.

Strahlengang: ventrodorsal.
Einblenden auf Kassettenformat. Seitenbezeichnung. Aufnahme in Atemstillstand.

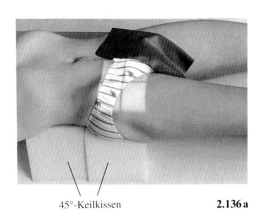

45°-Keilkissen 2.136a

Merkmale einer technisch fehlerfreien Aufnahme (Abb. 2.136b)

Hüftgelenkspalt und das ovale Foramen obturatum müssen gut erkennbar sein. Die Beckenschaufel stellt sich verkürzt (schräg) dar.

Anmerkung

Zur weiteren Beurteilung des Hüftkopfs und des Pfannenrands hat Urist (1948) eine *Schrägaufnahme des Beckens* mit Anheben der verletzten Beckenhälfte um 60° empfohlen.

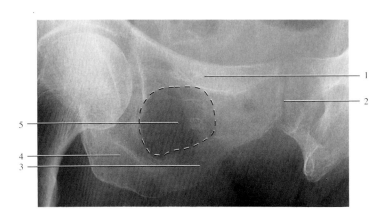

2.136b *Hinweisbezeichnungen:*
1 Oberer Schambeinast
2 Symphyse
3 Unterer Schambeinast
4 Sitzbein
5 Foramen obturatum

Einstellung 119 Hüftgelenk, schräg, Ala-Aufnahme

Indikationen

Frakturen der Beckenschaufel und der Hüftpfanne, Tumoren.

Aufnahmetechnik

Filmformat: 24/30 cm, hoch.
Film-Folien-Kombination:
Empfindlichkeitsklasse (EK) 200–400.
Rastertechnik. Bei Belichtungsautomatik mittleres Meßfeld anwählen.
FFA: 100 cm.
Fokusgröße: <1,3 mm.
Aufnahmespannung: 70–80 kV.
Expositionszeit: <100 ms.

Einstelltechnik

Vorbereitung des Patienten

Das Becken bis auf die Unterhose freimachen. Frauen nach bestehender Schwangerschaft befragen. Gonadenschutz anlegen.

Lagerung des Patienten (Abb. 2.137 a)

Er befindet sich in Rückenlage auf dem Untersuchungstisch. Die Darmbeinschaufel der zu untersuchenden Seite muß parallel zum Tisch liegen. Dies erreicht man durch Anheben der Gegenseite um 45°. Die angehobene Seite und das gestreckte Bein werden unterpolstert. Der Oberschenkel der zu untersuchenden Seite bleibt ebenfalls gestreckt.

Zentrierung

Zentralstrahl: senkrecht auf die Mitte der Leistenbeuge und auf Kassettenmitte.

Strahlengang: ventrodorsal.
Einblenden auf Kassettenformat. Seitenbezeichnung. Aufnahme in Atemstillstand.

Merkmale einer technisch fehlerfreien Aufnahme (Abb. 2.137 b)

Gute Beurteilbarkeit des Gelenkspalts, des hinteren Pfannenrands sowie des größten Teils der Darmbeinschaufel. Das Foramen obturatum wird vom Sitzbein überlagert.

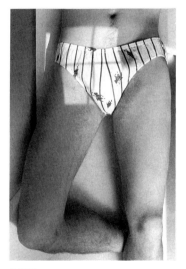

2.137 a

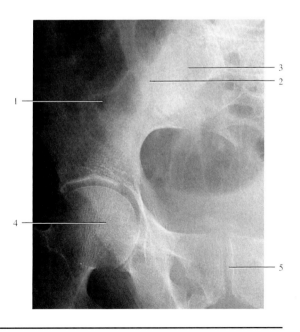

2.137 b *(rechts) Hinweisbezeichnungen:*
1 Beckenschaufel (Ala ossis ilii)
2 Iliosakralgelenk   4 Hüftkopf
3 Kreuzbeinflügel   5 Symphyse

Einstellung 120 Hüftgelenk, schräg, „Faux-Profil" (Falsch-Profil-Aufnahme)

Indikationen

Früharthrosen des Hüftgelenks sowie Dysplasien von Hüftkopf und -pfanne beim Kind.

Aufnahmetechnik

Filmformat: 24/30 cm, hoch.
Film-Folien-Kombination:
Empfindlichkeitsklasse (EK) 200–400.
Rastertechnik. Bei Belichtungsautomatik mittleres Meßfeld anwählen.
FFA: 100 cm.
Fokusgröße: <1,3 mm.
Aufnahmespannung: 70–80 kV.
Expositionszeit: <200 ms.

Einstelltechnik

Vorbereitung des Patienten:

Das Becken bis auf die Unterhose freimachen. Frauen nach bestehender Schwangerschaft befragen. Gonadenschutz anlegen.

Lagerung des Patienten (Abb. 2.138 a)

Der Patient steht mit dem Rücken am Rasterwandstativ. Die gesunde Seite wird 65° vom Stativ weggedreht und das zu untersuchende Bein außenrotiert, so daß der Fuß parallel zum Stativ steht.

Zentrierung

Zentralstrahl: auf Medianlinie in Höhe des Femurkopfs (entspricht Leistenpuls) und auf Kassettenmitte.

Strahlengang: mediolateral.
Einblenden auf Filmformat. Seitenbezeichnung mit dem Zusatz „stehend". Aufnahme in Atemstillstand.

Merkmale einer technisch fehlerfreien Aufnahme (Abb. 2.138 b)

Vorderer und hinterer Pfannenrand, Gelenkspalt und Konturen des Hüftkopfs sind gut dargestellt.

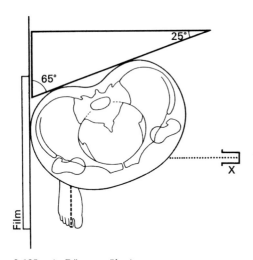

2.138 a (*x* Röntgenröhre)

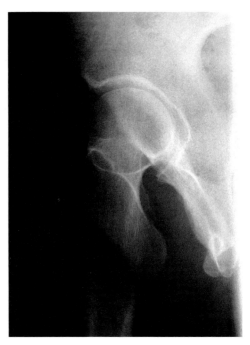

2.138 b

Einstellung 121 Hüftgelenke, seitlich, 90° Beugung, 45° Abduktion (nach Imhäuser)

Indikationen

Beurteilung des Ausmaßes eines Hüftkopfabrutsches bei Epiphysenlösung und zur Therapiekontrolle.

Aufnahmetechnik

Filmformat: 20/40 cm oder 18/43 cm, quer.
Evtl. Ausgleichsfolie (+/−/+).
Film-Folien-Kombination:
Empfindlichkeitsklasse (EK) 200–400.
Rastertechnik. Bei Belichtungsautomatik mittleres Meßfeld anwählen.
FFA: 100 cm.
Fokusgröße: <1,3 mm.
Aufnahmespannung: 60–70 kV.
Expositionszeit: <90 ms.

Einstelltechnik

Vorbereitung des Patienten

Das Becken bis auf die Unterhose freimachen. Gonadenschutz anlegen.

Lagerung des Patienten (Abb. 2.139 a)

Patient in Rückenlage auf dem Untersuchungstisch. Beide Oberschenkel werden 90° gebeugt und je 45° nach lateral abgespreizt. Die Unterschenkel befinden sich bei gebeugtem Knie tischparallel und werden in dieser Position gestützt und fixiert. Die Lagerung und Fixierung der Beine ist mit Hilfe des von Rippstein beschriebenen Gestells einfach.

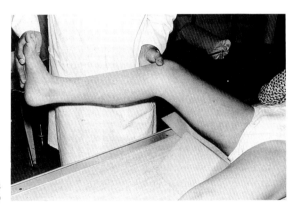

2.139 a
(Aus Gekeler 1977)

2.139 b ▽

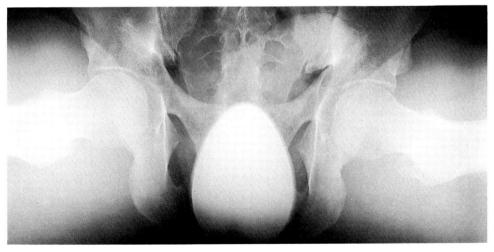

Zentrierung

Zentralstrahl: senkrecht auf Symphysenoberkante und Kassettenmitte.

Strahlengang: ventrodorsal.
Einblenden auf Kassettenformat. Seitenbezeichnung. Aufnahme in Atemstillstand.

Merkmale einer technisch fehlerfreien Aufnahme (Abb. 2.139b)

Symmetrische Darstellung der Femurköpfe und Schenkelhälse.

Anmerkung

Bei eingeschränkter Beweglichkeit im Hüftgelenk wird die Gegenseite entsprechend angehoben und die Aufnahme der Hüftgelenke getrennt durchgeführt.

Einstellung 122 Hüftgelenke zur Bestimmung des Antetorsionswinkels (nach Rippstein)

Indikationen

Die Aufnahme dient der Bestimmung des Antetorsionswinkels (AT-Winkel) bei Rotationsfehlern z.B. nach Schenkelhalsfrakturen.

Aufnahmetechnik

Filmformat: 20/40 cm oder 18/43 cm, quer.
Evtl. Ausgleichsfolie $(+/-/+)$.
Film-Folien-Kombination:
Empfindlichkeitsklasse (EK) 200–400.

Rastertechnik. Bei Belichtungsautomatik je nach Beckengröße und Lage des Gonadenschutzes entweder mittleres Meßfeld, beide Außenmeßfelder oder drei Meßfelder anwählen.
FFA: 100 cm.
Fokusgröße: <1,3 mm.
Aufnahmespannung: 60–70 kV.
Expositionszeit: <90 ms.

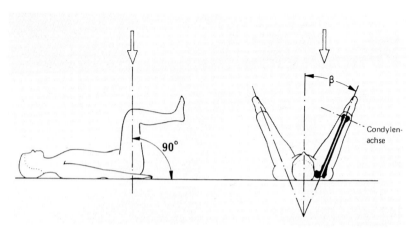

2.140a (Aus Gekeler 1977)

Einstelltechnik

Vorbereitung des Patienten

Das Becken bis auf die Unterhose freimachen. Gonadenschutz anlegen.

Lagerung des Patienten (Abb. 2.140 a)

Patient in Rückenlage auf dem Untersuchungstisch. Beide Hüft- und Kniegelenke 90° beugen und am Hüftgelenk je 20° abduzieren. Die Unterschenkel werden auf einer Lagerungshilfe nach Rippstein horizontal gelagert.

Zentrierung

Zentralstrahl: senkrecht auf Symphysenoberkante und Kassettenmitte.

Strahlengang: ventrodorsal.
Einblenden auf Kassettenformat. Seitenbezeichnung. Aufnahme in Atemstillstand.

Merkmale einer technisch fehlerfreien Aufnahme (Abb. 2.140 b)

Symmetrische Darstellung beider Hüftgelenke und Oberschenkel, die verkürzt abgebildet werden.

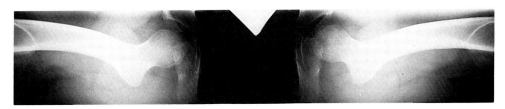

2.140 b

Einstellung 123 Hüftgelenk nach Schneider

Indikationen

Ergänzende Aufnahmen zur Beckenübersichtsaufnahme oder a.-p.-Aufnahme des Hüftgelenks. Beurteilung der Hüftkopfkonturen z. B. bei Hüftkopfnekrose.

Aufnahmetechnik

Filmformat: 24/30 cm, hoch.
Film-Folien-Kombination:
Empfindlichkeitsklasse (EK) 200.
Rastertechnik. Bei Belichtungsautomatik mittleres Meßfeld anwählen.
FFA: 100 cm.
Fokusgröße: <1,3 mm.
Aufnahmespannung: 70–80 kV.
Expositionszeit: <100 ms.

Einstelltechnik

Vorbereitung des Patienten

Das Becken bis auf die Unterhose freimachen. Frauen nach bestehender Schwangerschaft befragen. Gonadenschutz anlegen.

1. Aufnahme

A.-p.-Aufnahme des Hüftgelenks, s. S. 270 und Abb. 2.141 a.

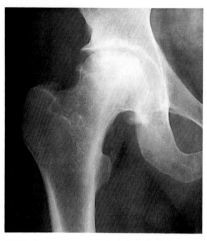

2.141 a

2. Aufnahme

Lagerung des Patienten (Abb. 2.141 b)

Rückenlage bei leichter Innenrotation der Fußspitzen. Hüft- und Kniegelenk beugen, so daß der Oberschenkel mit der Tischebene einem Winkel von 30° bildet. Der Fuß steht mit der Ferse auf dem Untersuchungstisch. Fuß mit Sandsäcken stützen. Das andere Bein bleibt gestreckt. Gegebenenfalls Unterpolsterung des angewinkelten Kniegelenks.

Zentrierung

Zentralstrahl: senkrecht auf die Mitte der Leistenbeuge und auf Kassettenmitte.

Strahlengang: ventrodorsal.
Einblenden auf Kassettenformat. Seitenbezeichnung. Aufnahme in Atemstillstand.

Merkmale einer technisch fehlerfreien Aufnahme (Abb. 2.141 c)

Gut belichtete Aufnahme des Hüftgelenks. Der obere Abschnitt der Femurkopfkontur ist gut beurteilbar.

3. Aufnahme

Lagerung des Patienten (Abb. 2.141 d)

Der Oberschenkel wird 60° angewinkelt. Der Fuß steht flach auf dem Untersuchungstisch und wird mit Sandsäcken fixiert.

Zentrierung: wie bei der 1. Aufnahme.

Merkmale einer technisch fehlerfreien Aufnahme (Abb. 2.141 e)

Gut belichtete Aufnahme des Hüftgelenks zur Beurteilung von Hüftkopf und -pfanne. Verkürzte Darstellung des Schenkelhalses.

4. Aufnahme

Lagerung des Patienten (Abb. 2.141 f)

Der Patient befindet sich in Rückenlage mit gestreckten Beinen und leicht nach innen rotierten Füßen. Fixierung der Füße mit Sandsäcken.

Zentrierung

Zentralstrahl: auf Schenkelhalsmitte und Kassettenmitte.

Strahlengang: 30° *kraniokaudal* und ventrodorsal.
Einblenden auf Kassettenformat. Seitenbezeichnung. Aufnahme in Atemstillstand.

Merkmale einer technisch fehlerfreien Aufnahme (Abb. 2.141 g)

Gut belichtete Hüftgelenksaufnahme zur Beurteilung der hinteren Kontur des Hüftkopfs.

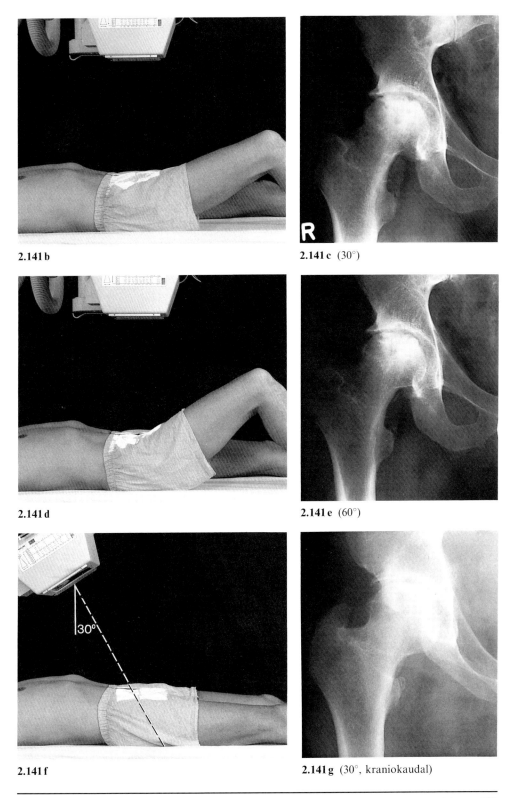

2.141 b

2.141 c (30°)

2.141 d

2.141 e (60°)

2.141 f

2.141 g (30°, kraniokaudal)

Einstellung 124   Hüftgelenk, Funktionsaufnahmen in Ab- und Adduktion

Indikationen

Zur Operationsplanung vor Umstellungsosteotomien des Hüftkopfs bei Arthrosen.

Aufnahmetechnik

Filmformat: 24/30 cm, hoch.
Film-Folien-Kombination:
Empfindlichkeitsklasse (EK) 200–400.
Rastertechnik. Bei Belichtungsautomatik mittleres Meßfeld anwählen.
FFA: 100 cm.
Fokusgröße: <1,3 mm.
Aufnahmespannung: 70–80 kV.
Expositionszeit: <100 ms.

Einstelltechnik

Vorbereitung des Patienten

Das Becken bis auf die Unterhose freimachen. Frauen nach bestehender Schwangerschaft befragen. Gonadenschutz anlegen.

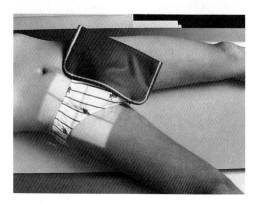

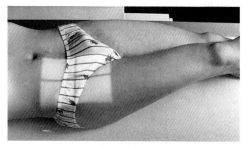

2.142 a, b

Abduktionsaufnahme

Lagerung des Patienten (Abb. 2.142 a)

Der Patient befindet sich in Rückenlage mit gestreckten Beinen auf dem Untersuchungstisch. Das zu untersuchende Bein wird je nach Anforderung 20°, 40° oder maximal abgespreizt. Damit die andere Hüfte nicht angehoben wird, empfiehlt sich eine Fixierung dieses Beins mit Sandsäcken.

Zentrierung

Zentralstrahl: senkrecht auf die Mitte der Leistenbeuge und auf Kassettenmitte.

Strahlengang: ventrodorsal.
Einblenden auf Kassettenformat. Seitenbezeichnung. Aufnahme in Atemstillstand.

Adduktionsaufnahme

Lagerung des Patienten (Abb. 2.142 b)

Patient liegt in Rückenlage mit gestreckten Beinen auf dem Untersuchungstisch. Das Bein des zu untersuchenden Hüftgelenks wird maximal angespreizt. Es überkreuzt den Unterschenkel der Gegenseite. Darauf achten, daß das zu untersuchende Hüftgelenk nicht angehoben wird.

Zentrierung

Zentralstrahl: senkrecht auf Leistenmitte und auf Kassettenmitte.

Strahlengang: ventrodorsal.
Einblenden auf Kassettenformat. Seitenbezeichnung. Aufnahme in Atemstillstand.

Merkmale der technisch fehlerfreien Aufnahmen (Abb. 2.142c, d)

Gut belichtete und beurteilbare Aufnahme des Hüftgelenks zur Vorbereitung einer Korrekturosteotomie.

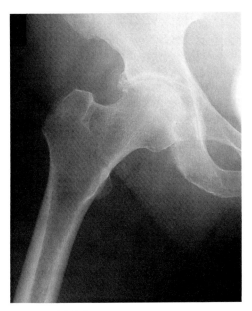

2.142c Abduktion

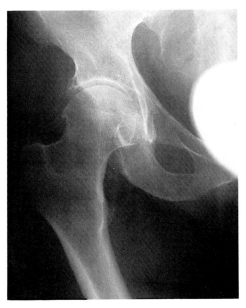

2.142d Adduktion

Einstellung 125 Beckenübersicht beim Säugling und Kleinkind

Indikationen

Angeborene Hüftdysplasie und -luxation.

Aufnahmetechnik

Filmformat: Entsprechend der Größe des Kindes 18/24 cm oder 24/30 cm, quer.
Film-Folien-Kombination:
Empfindlichkeitsklasse (EK) 400.
Freie Belichtung.
FFA: 100 cm.
Fokusgröße: 0,6 mm.
Aufnahmedaten: 40–50 kV, 25–32 mAs.

Einstelltechnik

Vorbereitung des Patienten

Das Becken des Kindes freimachen. Vorgewärmten Gonadenschutz (kleines Bleidreieck) auflegen. (Die Ovarien liegen bei Kleinkindern weiter kranial als bei erwachsenen Frauen).

Lagerung des Patienten (Abb. 2.143a)

Kind in Rückenlage auf die angewärmte und mit einem warmen Tuch bedeckte Kassette legen. Arme mit Sandsäcken fixieren. Eine Hilfsperson (möglichst Vater oder Mutter) legt Bleigummischürze und Strahlenschutzhandschuhe an und hält die Unterschenkel seitensymmetrisch und parallel fest. Beide Beine bleiben im Hüft- und Kniegelenk in physiologischer Beugestellung, so daß eine filmparallele Lage des Beckens besteht. Bei zwanghaft gestreckten Beinen wird das Kind unruhig und außerdem resultiert eine fehlerhafte Beckenkippung nach ventral mit falscher Projektion der Pfanne.

Zentrierung

Zentralstrahl: senkrecht ca. 1 cm über der Symphyse (Höhe der Hüftgelenke) auf Kassettenmitte.

Strahlengang: ventrodorsal.

Einblenden auf Objekt. Seitenbezeichnung.

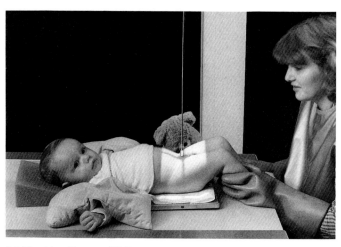

2.143a (Aus Bernau 1990)

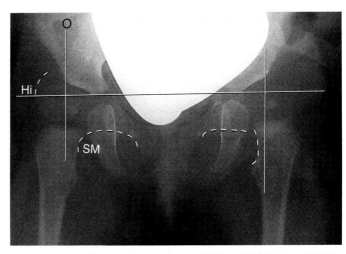

2.143b Becken eines 5 Monate alten weiblichen Kleinkinds mit Hüftluxation links. Luxationszeichen links: Unterbrechung der Shenton-Ménard-Linie, Hüftkopfkern projiziert sich lateral der Ombrédanne-Senkrechte, Hilgenreiner-Winkel vergrößert. *Hi* Pfannendachwinkel; *SM* Shenton-Ménard-Linie; *O* Ombrédanne-Senkrechte

Merkmale einer technisch fehlerfreien Aufnahme (Abb. 2.143b)

Streng symmetrische Aufnahme des Beckens, insbesondere beider Hüftgelenke. Der Gonadenschutz darf die Hüftgelenke nicht überlagern.

Anmerkung

Die Röntgenaufnahmen des Säuglingsbeckens bedürfen einiger Erfahrung und Geduld. Durch die erfolgreiche Ultraschalldiagnostik bei Hüftdyplasie und -luxation im Säuglingsalter wird die Indikation zur Röntgenaufnahme nur noch selten gestellt. Die Röntgenuntersuchung kommt als Kontrolle einer Reposition und nach Operation oder bei Kleinkindern ab ca. 9 Monaten zum Einsatz.

Folgende „Funktionsaufnahmen" geben Aufschluß über die Stellung des Hüftkopfs in bezug auf die Pfanne nach Reposition einer Hüftluxation:

Beckenaufnahme in Abduktion und Innenrotation (von Rosen), Beckenaufnahme in 90° Beugung und Abduktion (Lorenz). Ein gutes Repositionsergebnis erkennt man am zentralen Sitz des Hüftkopfs in der Pfanne.

2.10 Oberschenkel, Kniegelenk und Unterschenkel

Anatomische Vorbesprechung (Abb. 2.144 a–d)

Der *Oberschenkel (Femur)* ist der längste und größte Röhrenknochen. Er wird in drei Abschnitte unterteilt. Rumpfnah liegt der proximale Anteil, der aus Hüftkopf (Caput), Schenkelhals (Collum), großem Rollhügel (Trochanter major) und kleinem Rollhügel (Trochanter minor) besteht. Der Hals bildet mit dem Femurschaft einen Winkel von 120–130° (Collodiaphysen-(CD-)winkel). Es folgt der Oberschenkelschaft (Diaphyse), der in die medialen und lateralen Gelenkknorren (Condylus medialis und Condylus lateralis) übergeht. Hinten sind die beiden Kondylen durch eine tiefe Grube (Fossa intercondylaris) voneinander getrennt. Die Vorderseite besteht aus zwei konvexen Gelenkflächen für den Schienbein-(Tibia-)kopf und eine mittlere Gleitfläche (Facies patellaris) für die Kniescheibe (Patella). An den seitlichen, nicht überknorpelten Flächen der Kondylen befindet sich je ein kleiner knöcherner Vorsprung: Epicondylus medialis und lateralis.

Das Schienbein (Tibia) liegt an der Innenseite des Unterschenkels und ist wesentlich kräftiger als das Wadenbein (Fibula). Das am Kniegelenk beteiligte Endstück des Schienbeins, der Schienbeinkopf (Caput tibiae), besteht aus zwei Gelenkknorren: Condylus medialis und lateralis, die mit zwei fast ebenen Gelenkflächen versehen sind. Die Gelenkflächen sind in der Mitte durch einen Vorsprung (Eminentia intercondylaris) voneinander getrennt. Die Eminentia intercondylaris weist zwei Höcker auf: Tuberculum intercondylare mediale und laterale. Am hinteren Umfang und unter dem Überhang des Kondylus lateralis befindet sich am Schienbein eine kleine Gelenkfläche für das Wadenbein (Facies articularis fibularis). Am Übergang vom Schienbeinkopf (Caput tibiae) zum Schaft (Corpus tibiae) liegt an der

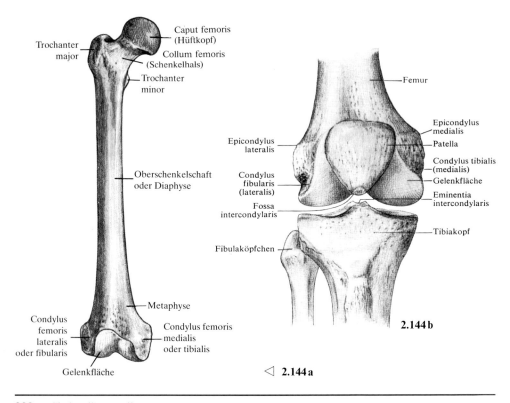

2.144 b

◁ 2.144 a

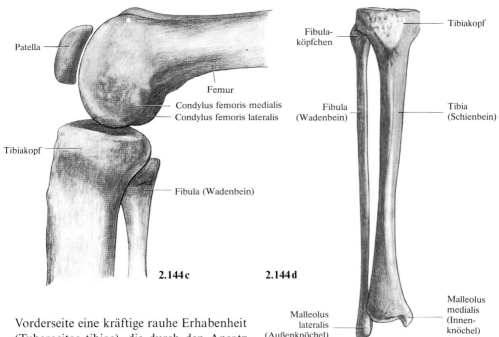

2.144c 2.144d

Vorderseite eine kräftige rauhe Erhabenheit (Tuberositas tibiae), die durch den Ansatz (Insertion) der starken Endsehne des M. quadriceps femoris hervorgerufen wird.

Die Kniescheibe (Patella) ist ein in die Sehne des Streckmuskels (M. quadriceps femoris) eingelagertes Sesambein. Es ist das größte Sesambein des Körpers. Die abgeplattete Kniescheibe hat ungefähr Dreieckform mit einer nach distal gerichteten Spitze (Apex patellae) und einer proximalen Basis. Die Vorderfläche der Patella (Facies anterior) ist rauh, während die hintere Fläche mit Gelenkknorpel überzogen ist.

Das *Kniegelenk* wird von den Oberschenkelkondylen und dem Schienbeinkopf gebildet. Die beiden Gelenkkörper berühren sich nur punkt- oder linienförmig. Um die Berührung der beiden Gelenkkörper flächenhaft zu machen und ihre Inkongruenzen auszugleichen sind zwei Gelenkscheiben (Menisci) eingeschoben, die aus Faserknorpel bestehen. Der Meniskus ist keine Scheibe sondern ein C-förmiges Knorpelstück mit einem keilförmigen Querschnitt, der außen dicker als innen ist. Durch die Menisken wird das Kniegelenk in vier Nebengelenke unterteilt: Articulatio meniscofemoralis medialis und lateralis und Articulatio meniscotibialis medialis und lateralis. Ein weiteres Nebengelenk stellt das Kniescheibengelenk (Articulatio femoropatellaris) dar.

Nicht selten erkennt man auf der seitlichen Röntgenaufnahme des Kniegelenks hinten einen kleinen bohnenförmigen Knochen. Es handelt sich um die Fabella. Die Fabella ist ein kleines Sesambein in der Ursprungssehne des lateralen Gastroknemiuskopfs (Wadenmuskel).

Der Schienbeinschaft (Corpus tibiae) besitzt einen dreieckigen Querschnitt und somit drei Kanten und drei Flächen. Von den drei Flächen liegt die mediale in ihrer ganzen Ausdehnung unmittelbar unter der Haut.

Das wesentlich dünnere Wadenbein (Fibula) liegt lateral vom Schienbein. Das Wadenbeinköpfchen (Caput fibulae) steht in gelenkiger Verbindung mit dem Condylus lateralis der Tibia. Nennenswerte Bewegungen finden in diesem Gelenk nicht statt. Zwischen Tibia und Fibula ist die Membrana interossea ausgespannt.

Das distale Ende des Schien- und Wadenbeins bildet die Sprunggelenks-(Malleolen-)-gabel (s. „oberes Sprunggelenk", S. 320 ff.).

Einstellung 126 Oberschenkel mit Hüftgelenk, ventrodorsal

Indikationen

Frakturen und Luxationen. Entzündliche (Osteomyelitis), degenerative (Arthrose), tumoröse und andere schmerzhafte Erkrankungen.

Aufnahmetechnik

Filmformat: 18/43 cm oder 20/40 cm, hoch.
Film-Folien-Kombination:
Empfindlichkeitsklasse (EK) 200–(400), Ausgleichsfolie (+/−).
Rastertechnik. Mittleres Meßfeld anwählen.
FFA: 100 cm.
Fokusgröße: <1,3 mm.
Aufnahmespannung: 70–80 kV.
Expositionszeit: <100 ms.

Einstelltechnik

Vorbereitung des Patienten

Bein und Becken bis auf die Unterhose freimachen. Frauen nach Schwangerschaft befragen. Gonadenschutz anlegen.

Lagerung des Patienten (Abb. 2.145a)

Der Patient liegt mit gestreckten Beinen auf dem Rücken, so daß sich der zu untersuchende Oberschenkel in der Mitte des Rastertisches befindet. Die Füße werden leicht nach innen rotiert (Kniescheibe nach vorne schauend) und mit Sandsäcken fixiert.

Zentrierung

Zentralstrahl: auf das proximale Drittel des Oberschenkels und auf Kassettenmitte (oberer Kassettenrand 3–4 Querfinger unterhalb des Beckenkamms).

Strahlengang: ventrodorsal.
Einblenden auf Objekt. Seitenbezeichnung.

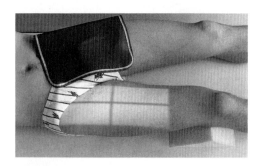

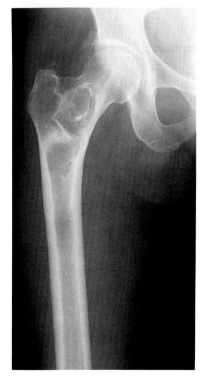

2.145 a, b

Merkmale einer technisch fehlerfreien Aufnahme (Abb. 2.145 b)

Gut belichtete Aufnahme des Oberschenkelknochens mit Hüftgelenk.

Anmerkung

Bei Kindern wird auch das Kniegelenk mit abgebildet.

Einstellung 127 Oberschenkel mit Hüftgelenk, seitlich

Indikationen

2. Ebene zur ventrodorsalen Aufnahme.

Aufnahmetechnik

Filmformat: 18/43 cm oder 20/40 cm, hoch.
Film-Folien-Kombination:
Empfindlichkeitsklasse (EK) 200–(400).
Evtl. Ausgleichsfolie (+/−).
Rastertechnik. Mittleres Meßfeld anwählen.
FFA: 100 cm.
Fokusgröße: <1,3 mm.
Aufnahmespannung: 70–80 kV.
Expositionszeit: <100 ms.

Einstelltechnik

Vorbereitung des Patienten

Bein und Becken bis auf die Unterhose freimachen. Frauen nach bestehender Schwangerschaft befragen. Gonadenschutz anlegen.

Lagerung des Patienten (Abb. 2.145c)

Der Patient befindet sich in Seitenlage auf dem Untersuchungstisch. Die Außenseite des zu untersuchenden Oberschenkels liegt kassettennah, das Kniegelenk ist leicht gebeugt. Das andere Bein wird gestreckt hinter

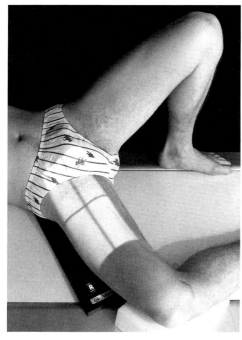

2.145c

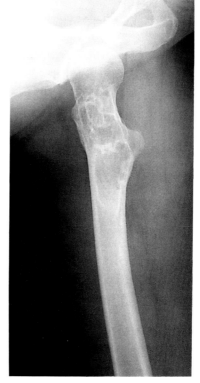

2.145d

das zu untersuchende Bein gelegt und evtl. mit Keilkissen unterstützt. Die Seitenlage des Patienten wird mit Keilkissen am Becken stabilisiert. Eine stabile Seitenlage kann auch durch Anwinkeln des nicht zu untersuchenden Beins mit Aufsetzen des Fußes auf dem Untersuchungstisch erreicht werden (Abb. 2.145c). Fixierung der zu untersuchenden Extremität mit Sandsäcken.

Zentrierung

Zentralstrahl: auf das proximale Drittel des Oberschenkelschafts und Kassettenmitte.

Strahlengang: mediolateral.
Einblenden auf Objekt. Seitenbezeichnung.

Merkmale einer technisch fehlerfreien Aufnahme (Abb. 2.145d)

Gut beurteilbare, kontrastreiche Darstellung des Oberschenkelknochens mit Hüftgelenk.

Anmerkung

Bei Kindern ist das Kniegelenk seitlich mitdargestellt.
Röntgenaufnahmen des Oberschenkels sollen bei Erwachsenen mit Rastertechnik durchgeführt werden. Die in Abb. 2.145c demonstrierte Einstell- und Aufnahmetechnik ohne Verwendung eines Laufrasters ist nur bei sehr schlanken Patienten und Kindern gestattet, da in dieser Situation die Streustrahlung gering ist.

Einstellung 128 Oberschenkel mit Kniegelenk, ventrodorsal

Indikationen

Frakturen und Luxationen. Entzündliche (Osteomyelitis), degenerative (Arthrose), tumoröse und andere schmerzhafte Erkrankungen.

Aufnahmetechnik

Filmformat: 20/40 cm oder 18/43 cm, hoch.
Film-Folien-Kombination:
Empfindlichkeitsklasse (EK) 200–(400).
Rastertechnik. Mittleres Meßfeld anwählen.
FFA: 100 cm.
Fokusgröße: <1,3 mm.
Aufnahmespannung: 60–70 kV.
Expositionszeit: <100 ms.

Einstelltechnik

Vorbereitung des Patienten

Bein von Kleidung befreien. Frauen nach bestehender Schwangerschaft befragen. Gonadenschutz anlegen.

Lagerung des Patienten (Abb. 2.146 a)

Patient in Rückenlage auf dem Untersuchungstisch. Das zu untersuchende Bein befindet sich gestreckt in Tischmitte und wird leicht nach innen rotiert (Kniescheibe exakt nach vorne gerichtet) und das andere Bein leicht abgespreizt.

Zentrierung

Zentralstrahl: senkrecht auf das untere Drittel des Oberschenkels und auf Kassettenmitte (der untere Kassettenrand befindet sich eine Handbreite unterhalb des Kniegelenks).
Strahlengang: ventrodorsal.
Einblenden auf Objekt. Seitenbezeichnung.

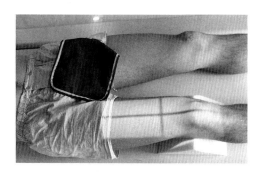

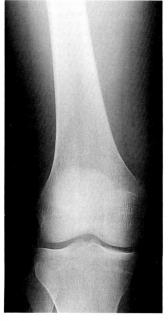

2.146 a, b

Merkmale einer technisch fehlerfreien Aufnahme (Abb. 2.146 b)

Gut beurteilbare Aufnahme des Oberschenkelschafts einschließlich des orthograd getroffenen Kniegelenks.

Einstellung 129 Oberschenkel mit Kniegelenk, seitlich

Indikationen

2. Ebene zur Einstellung 128.

Aufnahmetechnik

Filmformat: 20/40 cm oder 18/43 cm, hoch.
Film-Folien-Kombination:
Empfindlichkeitsklasse (EK) 200–(400).
Rastertechnik. Mittleres Meßfeld anwählen.
FFA: 100 cm.
Fokusgröße: <1,3 mm.
Aufnahmespannung: 60–70 kV.
Expositionszeit: <100 ms.

Einstelltechnik

Vorbereitung des Patienten

Das Bein entkleiden. Frauen nach bestehender Schwangerschaft befragen. Gonadenschutz anlegen.

Lagerung des Patienten (Abb. 2.146c)

Der Patient befindet sich in Seitenlage auf dem Untersuchungstisch. Das zu untersuchende Bein liegt mit der Außenseite auf dem Tisch. Das andere Bein wird stark angewinkelt vor das zu untersuchende Bein gelagert und Kniegelenk und Unterschenkel werden unterpolstert.

Zentrierung

Zentralstrahl: senkrecht auf das distale Drittel des Oberschenkels und auf Kassettenmitte.

Strahlengang: mediolateral.
Einblenden auf Objekt. Seitenbezeichnung.

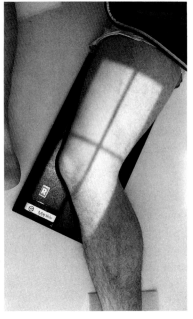

2.146c

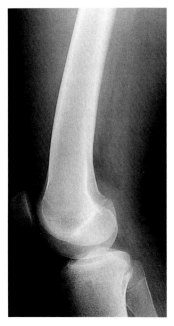

2.146d

Merkmale einer technisch fehlerfreien Aufnahme (Abb. 2.146d)

Gut beurteilbare, rein seitliche Aufnahme des Oberschenkels mit Kniegelenk.

Anmerkung

Die in Abb. 2.146c gezeigte Aufnahmetechnik, nämlich ohne Laufraster, wurde nur aus Demonstrationszwecken gewählt. Bei Erwachsenen ist unbedingt der Aufnahmetechnik mit einem Laufraster der Vorzug zu geben.

Einstellung 130 Kniegelenk, ventrodorsal

Indikationen

Tumoren. Frakturen und Luxationen. Entzündliche und degenerative Veränderungen (Arthrosis deformans), Knorpelschäden mit Gelenkmaus (Osteochondrosis dissecans), Meniskusverletzungen. Wachstumsstörungen (Osgood-Schlatter-Erkrankung), Stieda-Pellegrini-Schatten nach Verletzungen des Innenbands, Gelenkversteifungen (Ankylosen).

Aufnahmetechnik

Filmformat: 18/24 cm, hoch.
Film-Folien-Kombination:
Empfindlichkeitsklasse (EK) 200.
Freie Belichtung.
FFA: 100 cm.
Fokusgröße: 0,6 mm.
Aufnahmedaten: 50–55 kV, 25–32 mAs.

Einstelltechnik

Vorbereitung des Patienten

Das Knie freimachen. Frauen nach bestehender Schwangerschaft befragen. Gonadenschutz anlegen.

Lagerung des Patienten (Abb. 2.147a)

Der Patient liegt mit dem Rücken auf dem Untersuchungstisch, die Beine sind gestreckt. Die Kniescheibe wird nach vorne ausgerichtet, indem man die Gelenkknorren am Oberschenkel und die Kniescheibe abtastet: Die Kniescheibe muß sich zwischen den Gelenkknorren (Femurkondylen) befinden. Unterschenkel mit Sandsäcken fixieren.

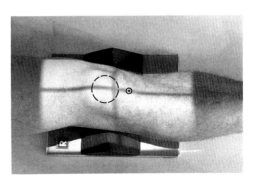

2.147a

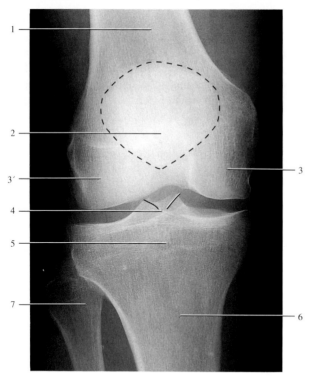

2.147 b *Hinweisbezeichnungen*:

1 Oberschenkel (Femur)
2 Kniescheibe (Patella)
3 Medialer Oberschenkelknorren (Condylus femoris medialis)
3' Lateraler Oberschenkelknorren (Condylus femoris lateralis)
4 Eminentia intercondylaris mit Tuberculum intercondylare mediale und laterale
5 Schienbein(Tibia)kopf
6 Schienbeinschaft
7 Wadenbein(Fibula)köpfchen

Zentrierung

Zentralstrahl: 1 cm unterhalb der Patellaspitze auf den Kniegelenkspalt und auf Kassettenmitte.

Strahlengang: ventrodorsal.
Einblenden auf Objekt. Seitenbezeichnung.

Merkmale einer technisch fehlerfreien Aufnahme (Abb. 2.147 b)

Gut einsehbarer Kniegelenkspalt mit möglichst planparalleler Darstellung der Schienbeingelenkfläche. Symmetrische Darstellung der Femurkondylen, auf die sich die Kniescheibe mittelständig projiziert.

Anmerkung

Für Vergleichsaufnahmen werden beide Knie parallel auf eine entsprechend große Kassette gelagert und mit *einer* Exposition beide Kniegelenke abgebildet.

Einstellung 131 Kniegelenk, seitlich

Indikationen

2. Ebene zur ventrodorsalen Aufnahme.

Aufnahmetechnik

Filmformat: 18/24 cm oder 24/30 cm, hoch.
Film-Folien-Kombination:
Empfindlichkeitsklasse (EK) 200.
Freie Belichtung.
FFA: 100 cm.
Fokusgröße: 0,6 mm.
Aufnahmedaten: 50–55 kV, 25–32 mAs.

Einstelltechnik

Vorbereitung des Patienten

Knie freimachen. Frauen nach bestehender Schwangerschaft befragen. Gonadenschutz anlegen.

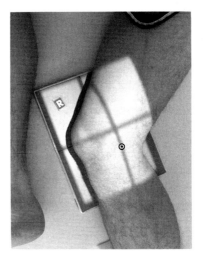

2.147 c

Lagerung des Patienten (Abb. 2.147 c)

Der Patient befindet sich in Seitenlage auf dem Untersuchungstisch. Das 30–45° gebeugte Kniegelenk liegt mit der Außenseite auf der Kassette. Den Fuß mit einem Keilkissen unterlegen, damit der Unterschenkel parallel zur Kassette liegt und die Femurkondylen deckungsgleich abgebildet werden. Das andere Bein wird über den Oberschenkel der zu untersuchenden Seite nach vorn gelagert und im Bereich des Kniegelenks unterpolstert, um eine Überkippung des Körpers zu vermeiden. Der Unterschenkel der zu untersuchenden Seite wird mit Sandsäcken fixiert.

Zentrierung

Zentralstrahl: 2 cm unterhalb der Patellaspitze senkrecht auf den Gelenkspalt und die Kassettenmitte.

Strahlengang: mediolateral.
Einblenden auf Objekt. Seitenbezeichnung.

Merkmale einer technisch fehlerfreien Aufnahme (Abb. 2.147 d)

Deckungsgleiche Darstellung der Femurkondylen. Überlagerungsfreie Darstellung des Femoropatellargelenks. Planparallele Darstellung der Tibiagelenkflächen.

Anmerkung

Aufnahme nicht überbelichten, um Weichteilveränderungen (z. B. Kniegelenkerguß) sichtbar zu machen.
Zur Diagnostik einer sog. Gelenkmaus bei Osteochondrosis dissecans ist die konventionelle Tomographie zu empfehlen.
Bei schwer beweglichen Patienten oder frischen Knieverletzungen wird die seitliche Aufnahme des Kniegelenks mit medial angestellter Kassette und horizontalem Strah-

lengang bei mäßig gebeugtem Knie angefertigt. So läßt sich, ohne den Patienten umlagern zu müssen, eine exakt seitliche Aufnahme erzielen. Die Aufnahme mit angestellter Kassette hat außerdem den Vorteil, daß bei Frakturen im kniegelenknahen Abschnitt ein zweischichtiger Gelenkerguß im Recessus patellaris sichtbar wird. Die Zweischichtung entsteht durch Blutansammlung und Fett aus dem Knochenmark: das Fett schwimmt auf dem Blut (wie Fettaugen auf der Suppe) und ist strahlendurchlässiger als Blut.

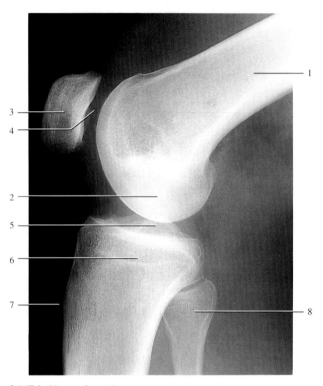

2.147 d *Hinweisbezeichnungen*:
1 Oberschenkelknochen (Femur)
2 Oberschenkelgelenkknochen (Condylus femoris)
3 Kniescheibe (Patella)
4 Kniescheibengelenk (Femoropatellargelenk)
5 Eminentia intercondylaris
6 Schienbein(Tibia)kopf
7 Ansatzhöcker für die Patellarsehne (Tuberositas tibiae)
8 Wadenbein(Fibula)köpfchen

Einstellung 132 Kniegelenk, ventrodorsal, stehend

Indikationen

Fehlstellungen [O-Bein (Genu varum) und X-Bein (Genu valgum)].

Aufnahmetechnik

Filmformat: 30/40 cm oder 35/43 cm, hoch. Bei Kindern genügt ein kleineres Filmformat.
Film-Folien-Kombination:
Empfindlichkeitsklasse (EK) 200–400.
Rastertechnik. Freie Belichtung.
FFA: 100 cm.
Fokusgröße: <1,3 mm.
Aufnahmedaten: ca. 55 kV, ca. 40 mAs (EK 400).

Einstelltechnik

Vorbereitung des Patienten

Die Beine freimachen. Frauen nach bestehender Schwangerschaft befragen. Gonadenschutz anlegen.

Lagerung des Patienten (Abb. 2.148 a)

Der Patient steht mit dem Rücken zum Rasterwandstativ. Falls sich das Raster nicht bis auf Kniehöhe verstellen läßt, muß sich der Patient auf einen trittsicheren Hocker stellen. Die Knie werden gestreckt, aber nicht durchgedrückt. Die Kniescheibe schaut exakt nach vorne. Bei ausgeprägtem X-Bein dürfen sich die Knieweichteile leicht berühren. Bei Fehlstellung ist darauf zu achten, daß sich die Beine nicht gegenseitig in ihrer Fehlstellung beeinflussen.

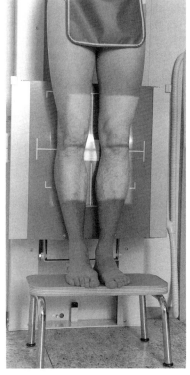

2.148 a

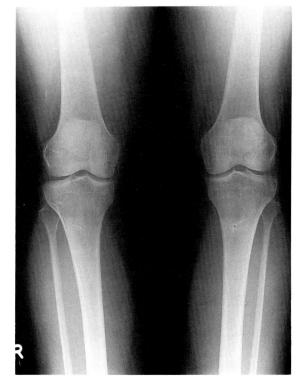

2.148 b

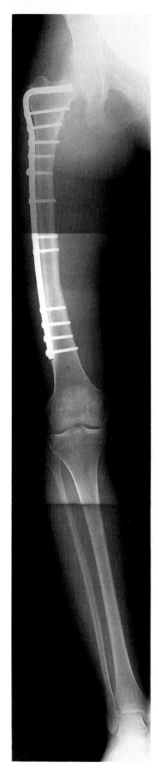

2.148c

Zentrierung

Zentralstrahl: In Höhe des Kniegelenks, zwischen den beiden Knien auf Kassettenmitte.

Strahlengang: Horizontal, ventrodorsal. Einblenden auf Objekt. Seitenbezeichnung.

Merkmale einer technisch fehlerfreien Aufnahme (Abb. 2.148 b)

Kniegelenke in Filmmitte mit gut einsehbarem Gelenkspalt. Die Patella projiziert sich mittelständig auf die Femurkondylen.

Anmerkung

Bei Achsenfehler mit Knieinstabilität wird eine „*Einbeinstandaufnahme*" angefertigt, bei der der Patient nur auf dem betroffenen Bein steht. Die Einbeinstandaufnahme dient der Winkelbestimmung zwischen Ober- und Unterschenkellängsachse. Gelegentlich sind auch „*Ganzbeinstehaufnahmen*" erforderlich. Hierfür ist ein Kassettenformat von 20/96 cm für ein Bein oder ein Kassettenformat von 30/90 cm für beide Beine und ein FFA von 1,5–2 m erforderlich. Um eine optimale Belichtung (freie Belichtung, ohne Raster) zu erzielen, ist eine Verlaufsfolie oder ein Aluminiumkeil günstig. Auf der Ganzbeinaufnahme müssen Hüftgelenk, Kniegelenk und oberes Sprunggelenk abgebildet sein (Abb. 2.148 c).

Einstellung 133 Kniegelenk, 45° Innenrotation und 45° Außenrotation

Indikationen

Ergänzungen zur Standardprojektion des Kniegelenks in 2 Ebenen bei Schienbeinkopffrakturen oder tumorösen und entzündlichen Gelenkveränderungen.

Aufnahmetechnik

Filmformat: 18/24 cm, hoch.
Film-Folien-Kombination:
Empfindlichkeitsklasse (EK) 200.
Freie Belichtung.
FFA: 100 cm. Fokusgröße: 0,6 mm.
Aufnahmedaten: 50–55 kV, 25–32 mAs.

Einstelltechnik

Vorbereitung des Patienten

Ober- und Unterschenkel freimachen. Frauen nach bestehender Schwangerschaft befragen. Gonadenschutz anlegen.

Lagerung des Patienten

Der Patient befindet sich in Rückenlage mit gestrecktem Kniegelenk auf dem Untersuchungstisch.

Aufnahme in 45°-Innenrotation: Fuß und Unterschenkel werden 45° einwärts gedreht und mit einem 45°-Keilkissen am Fuß in dieser Stellung fixiert.

Aufnahme in 45°-Außenrotation: Fuß und Unterschenkel werden 45° nach außen gedreht und mit einem am Fuß und Unterschenkel angelegten 45°-Keilkissen fixiert.

Zentrierung

Zentralstrahl: senkrecht auf den Kniegelenkspalt und auf Kassettenmitte.

Strahlengang: ventrodorsal und lateromedial bei Innenrotation bzw. mediolateral bei Außenrotation.

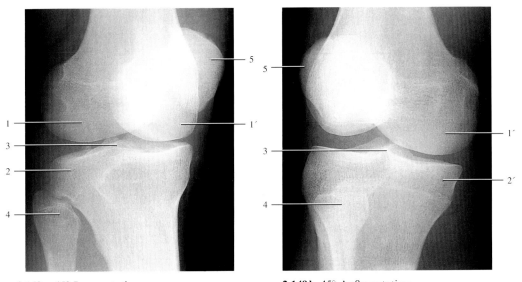

2.149a 45° Innenrotation
1 Lateraler Femurkondylus
1' Medialer Femurkondylus
2 Laterales Schienbein(Tibia)kopfplateau
2' Mediales Schienbein(Tibia)kopfplateau

2.149b 45° Außenrotation
3 Eminentia intercondylaris
4 Wadenbein(Fibula)köpfchen
5 Kniescheibe (Patella)

Einblenden auf Objekt. Seitenbezeichnung. Zusätzliche Beschriftung: Innenrotation 45° bzw. Außenrotation 45°.

Merkmale technisch fehlerfreier Aufnahmen (Abb. 2.149a, b)

Das Kniegelenk bleibt einsehbar. Die Patella ist teilweise freiprojiziert. Auf der Innenrotationsaufnahme ist das Fibulaköpfchen freiprojiziert. Auf der Außenrotationsaufnahme projiziert sich das Fibulaköpfchen vollständig auf den Schienbeinkopf.

Anmerkung

Durch die Schrägaufnahmen erübrigt sich häufig eine konventionelle Tomographie.

Einstellung 134 Kniegelenk, ventrodorsal, nach Frik (Tunnelaufnahme)

Indikationen

Frakturen mit Gelenkbeteiligung. Freie Gelenkkörper (Gelenkmaus), degenerative Veränderungen. Wachstumsstörungen.

Aufnahmetechnik

Filmformat: 18/24 cm, hoch. Sattelkassette.
Film-Folien-Kombination:
Empfindlichkeitsklasse (EK) 200.
Freie Belichtung.
FFA: 100 cm.
Fokusgröße: 0,6 mm.
Aufnahmedaten: 50–55 kV, 25–32 mAs.

Einstelltechnik

Vorbereitung des Patienten

Knie freimachen. Frauen nach bestehender Schwangerschaft befragen. Gonadenschutz anlegen.

Lagerung des Patienten (Abb. 2.150a)

Der Patient befindet sich in Rückenlage auf dem Untersuchungstisch. Die Sattelkassette wird unter das 45° gebeugte Kniegelenk gelegt (verlängerte Unterschenkellängsachse zu Oberschenkellängsachse = 45°).
Kniescheibe nach vorne ausrichten. Unterschenkel mit Sandsack fixieren. Das andere Bein wird leicht abgespreizt.

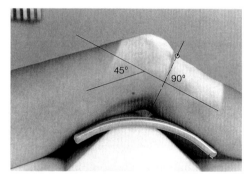

2.150a

Zentrierung

Zentralstrahl: senkrecht zur Tibialängsachse auf den Kniegelenkspalt am unteren Pol der Patella und auf Kassettenmitte.

Strahlengang: ventrodorsal, etwa 30° kaudokranial.
Einblenden auf Objekt. Seitenbezeichnung.

Merkmale einer technisch fehlerfreien Aufnahme (Abb. 2.150b)

Überlagerungsfreie Darstellung der Femurkondylen und der Tibiagelenkfläche sowie der Eminentia intercondylaris. Tunnelartige Darstellung der Fossa intercondylaris.

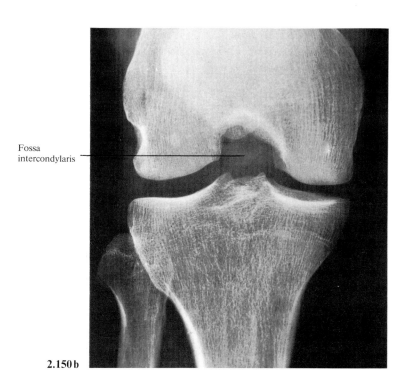

Fossa intercondylaris

2.150 b

Anmerkung

Die Tunnelaufnahme kann auch ohne Sattelkassette angefertigt werden: Die Kassette wird bei 45° gebeugtem Knie unter das Knie auf ein Polster gelegt (damit der Objekt-Film-Abstand nicht zu groß ist). Der Zentralstrahl fällt senkrecht zur Tibialängsachse, ca. 30° kaudokranial in den Kniegelenkspalt ein und trifft auf Kassettenmitte (Abb. 2.150 c).

Die Tunnelaufnahme ohne Kassette läßt sich auch durchführen, wenn sich der Patient in Bauchlage befindet. In diesem Fall liegt die Kniescheibe der Kassette auf und der Zentralstrahl fällt in einem Winkel von ca. 45° kraniokaudal auf das Kniegelenk und auf die Kassettenmitte (Abb. 2.150 d).

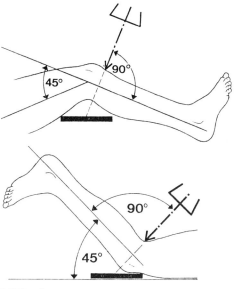

2.150 c, d

Einstellung 135 Streßaufnahme des Kniegelenks, ventrodorsal

Indikationen: Seitenbandverletzungen.

Aufnahmetechnik

Filmformat: 18/24 cm oder 24/30 cm, hoch.
Film-Folien-Kombination:
Empfindlichkeitsklasse (EK) 200–(400).
Freie Belichtung.
FFA: 100 cm.
Fokusgröße: 0,6 mm.
Aufnahmedaten: 50–55 kV, ca. 32 mAs.

Einstelltechnik

Vorbereitung des Patienten

Das Bein freimachen. Frauen nach bestehender Schwangerschaft befragen. Gonadenschutz anlegen.

Lagerung des Patienten (Abb. 2.151 a)

Der Patient liegt auf dem Rücken auf dem Untersuchungstisch. Die Kassette liegt unter dem Kniegelenk, das 15° gebeugt und mit einem flachen Keilkissen in dieser Position stabilisiert ist. An der Außenseite des Kniegelenks wird ein Hypomochlion (Gegenlager) angelegt und fixiert. Der Untersucher trägt Bleigummischürze und Bleigummihandschuhe und übt mit beiden Händen kniegelenknah Druck von medial nach lateral auf den Ober- und Unterschenkel aus, um so das Kniegelenk medial „aufzuklappen". Wichtig ist, daß der Druck stark genug ist. Es gibt für die „gehaltene Aufnahme" geeignete Apparate (z. B. Telos-Apparat), die bei exakter Lagerung und definierter Druckanwendung reproduzierbare Aufnahmen gewährleisten.

Zentrierung

Zentralstrahl: Auf Kniegelenk und Kassettenmitte.

Strahlengang: ventrodorsal.
Einblenden auf Objekt. Seitenbezeichnung und „Streßaufnahme".

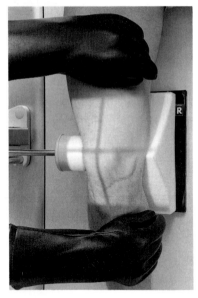

2.151 a

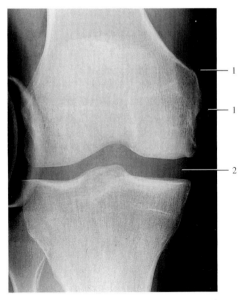

2.151 b Gehaltene Aufnahme: Valgusstreß zur Überprüfung des Innenbands

1 Metaplastische Verknöcherung (Stieda-Schatten) nach Innenbandverletzung
2 Medialer Kniegelenkspalt

Merkmale einer technisch fehlerfreien Aufnahme (Abb. 2.151 b)

Planparallele Darstellung der Tibiagelenkflächen. Gut einsehbarer Gelenkspalt.

Anmerkung

Es sollte immer eine Streßaufnahme der Gegenseite zum Vergleich angefertigt werden.

Apparativ „gehaltene Aufnahmen" sind auch im Interesse des Untersuchers wegen des Strahlenschutzes zu empfehlen.
Zur Überprüfung des lateralen Seitenbands wird das Hypomochlion medial angelegt und der Gegendruck auf Ober- und Unterschenkel von lateral ausgeübt.

Einstellung 136 Streßaufnahme des Kniegelenks, seitlich

Indikationen

Instabilität der Kreuzbänder, sog. Schubladenphänomen.

Aufnahmetechnik

Filmformat: 18/24 cm oder 24/30 cm, hoch.
Film-Folien-Kombination:
Empfindlichkeitsklasse (EK) 200.
Freie Belichtung.
FFA: 100 cm.
Fokusgröße: 0,6 mm.
Aufnahmedaten: 50–55 kV, ca. 32 mAs.

Einstelltechnik

Vorbereitung des Patienten

Das Bein freimachen. Frauen nach bestehender Schwangerschaft befragen. Gonadenschutz anlegen.

Lagerung des Patienten (Abb. 2.151 c, d)

Der Patient befindet sich in Seitenlage auf dem Untersuchungstisch. Die Außenseite des Kniegelenks liegt bei 90° gebeugtem Knie auf der Kassette. Der mit Bleigummischürze und Bleigummihandschuhen geschützte Untersucher übt mit der Faust Druck auf die Wade unterhalb der Kniekehle aus und hält mit der anderen Hand durch Gegendruck am distalen Unterschenkel das Bein in der 90°-Beugung fest. An der

Kniescheibe ist zur Fixierung und als Widerlager eine Pelotte angebracht. In diesem Fall wird die „vordere Schublade" geprüft.
Zur Darstellung der „hinteren Schublade" wird bei gleicher Lagerung des Kniegelenks mit der einen Hand Druck gegen die Vorderseite des proximalen Unterschenkels ausgeübt und mit der anderen Hand der distale Unterschenkel bzw. Fuß festgehalten. Wichtig ist, daß der Unterschenkel parallel zur Unterlage liegt und das Knie 90° gebeugt bleibt.
Abb. 2.151 d demonstriert an einem „Telos-Gerät für gehaltene Aufnahmen" die Patientenlagerung und die Druckanwendung unterhalb des Schienbeinkopfs zur Überprüfung des hinteren Kreuzbands.

Zentrierung

Zentralstrahl: auf Kniegelenk und Kassettenmitte.

Strahlengang: mediolateral.
Einblenden auf Objekt. Seitenbezeichnung mit dem Zusatz „Streßaufnahme".

Merkmale einer technisch fehlerfreien Aufnahme (Abb. 2.151 e)

Exakt seitliche Darstellung des Kniegelenks und gut einsehbares Femoropatellargelenk.

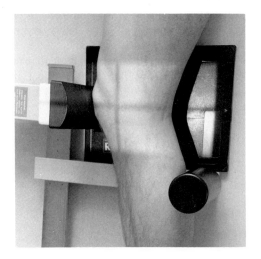 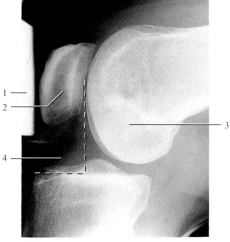

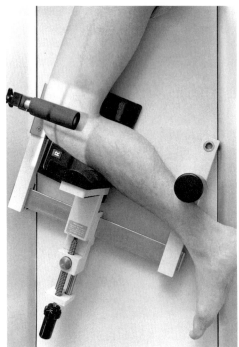

2.151 c, d

Anmerkung

Es sollte immer eine Streßaufnahme der anderen Seite zum Vergleich angefertigt werden. Eine definierte, seitengleiche und damit vergleichbare Krafteinwirkung gewährleistet nur ein „Apparat für gehaltene Aufnahmen".

2.151 e Gehaltene Aufnahme zur Überprüfung des vorderen Kreuzbands („vorderes Schubladenphänomen"). Pathologischer Befund

1 Widerlager bzw. Druckpunkt auf die Patella
2 Kniescheibe (Patella)
3 Femurkondylen
4 Meßlinien zur Beurteilung des vorderen Schubladenphänomens

Die Stabilität der Kreuzbänder durch gehaltene Röntgenaufnahmen kann auch bei horizontalem Strahlengang und angestellter Kassette geprüft werden: Der Patient liegt auf dem Rücken, das Kniegelenk etwa 90° gebeugt. Beide Hände des Untersuchers (mit Strahlenschutzhandschuhen) umfassen den Unterschenkel des Patienten und ziehen kontinuierlich den Unterschenkel nach vorne, ohne daß der Patient die 90° Beugung aufgibt („vordere Schublade").

Zur Prüfung des hinteren Kreuzbands („hintere Schublade") umfaßt der Untersucher mit beiden Händen den Unterschenkel des Patienten und drückt kontinuierlich nach hinten. Eine Hilfsperson, ebenfalls mit Strahlenschutzhandschuhen und Bleigummischürze bekleidet, hält die Filmkassette seitlich an das Kniegelenk. Der horizontal verlaufende Zentralstrahl zielt auf das Kniegelenk und Kassettenmitte.

Einstellung 137 Kniescheibe (Patella) dorsoventral

Indikationen

Frakturen, Luxationen. Entzündliche und degenerative Veränderungen. Formvarianten, z. B. Patella bipartita (zweigeteilte Kniescheibe).

Aufnahmetechnik

Filmformat: 13/18 cm, hoch.
Film-Folien-Kombination:
Empfindlichkeitsklasse (EK) 200.
Freie Belichtung.
FFA: 100 cm.
Fokusgröße: 0,6 mm.
Aufnahmedaten: 50–55 kV, 25–32 mAs.

Einstelltechnik

Vorbereitung des Patienten

Kniegelenk von Kleidung freimachen. Frauen nach bestehender Schwangerschaft befragen. Gonadenschutz anlegen.

Lagerung des Patienten (Abb. 2.152a)

Der Patient liegt mit dem Bauch auf dem Untersuchungstisch. Die Kniescheibe des zu untersuchenden Kniegelenks befindet sich auf Kassettenmitte.

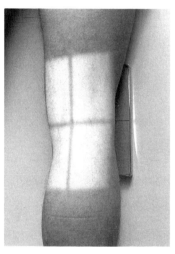

2.152a

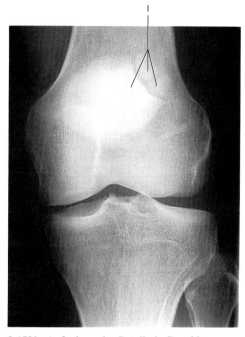

2.152b Aufnahme der Patella in Bauchlage
1 Dreigeteilte Patella [Patella tripartita (Anlagevariante)]

Zentrierung

Zentralstrahl: 2 cm oberhalb der Kniekehle auf die Mitte der Kniegelenkslängsachse und Kassettenmitte.

Strahlengang: dorsoventral.
Einblenden auf Objekt. Seitenbezeichnung spiegelbildlich. Aufnahme in Atemstillstand.

Merkmale einer technisch fehlerfreien Aufnahme (Abb. 2.152b)

Gut beurteilbare kontrastreiche Darstellung der Patella. Die kassettennah gelegene Kniescheibe stellt sich scharf konturiert in Projektion auf die Mitte der Femurkondylen dar.

Anmerkung

Eine *Kontaktaufnahme* der Patella, bei der die Strahlenquelle sehr nahe an die Kniekehle herangebracht wird, ist aus Gründen des Strahlenschutzes nicht mehr zulässig.

Einstellung 138   Kniescheibe (Patella) axial, kaudokranial (in Bauchlage)

Indikationen

Frakturen und Luxationen. Degenerative Veränderungen (Chondropathia patellae).

Kontraindikationen

Querfrakturen und operativ versorgte Kniescheibenfrakturen, um die Fixation nicht zu gefährden.

Aufnahmetechnik

Filmformat: 13/18 cm, hoch.
Film-Folien-Kombination:
Empfindlichkeitsklasse (EK) 200.
Freie Belichtung.
FFA: 100 cm.
Fokusgröße: 0,6 mm.
Aufnahmedaten: 50–55 kV, 25–32 mAs.

Einstelltechnik

Vorbereitung des Patienten

Bein entkleiden. Frauen nach bestehender Schwangerschaft befragen. Gonadenschutz anlegen.

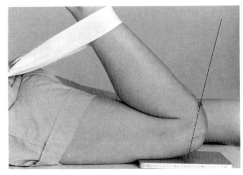

2.153a

Lagerung des Patienten (Abb. 2.153a)

Der Patient befindet sich in Bauchlage auf dem Untersuchungstisch. Das zu untersuchende Knie wird maximal angebeugt, so daß Ober- und Unterschenkel sich im Kniegelenksbereich berühren. Der Unterschenkel wird mit Hilfe eines Bands vom Patienten nach hinten unten gezogen. Der Oberschenkel soll flach auf dem Tisch liegen und die Basis der Kniescheibe der Kassette anliegen.

Zentrierung

Zentralstrahl: axial auf das Femoropatellargelenk und senkrecht auf Kassettenmitte.

Strahlengang: 10–20° kaudokranial durch das Femoropatellargelenk.
Einblenden auf Objekt. Seitenbezeichnung spiegelbildlich. Aufnahme in Atemstillstand.

Merkmale einer technisch fehlerfreien Aufnahme (Abb. 2.153b)

Axiale Darstellung der Patella und frei einsehbares Femoropatellargelenk.

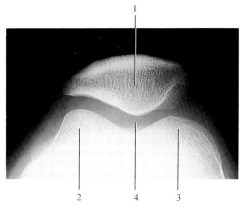

2.153b *Hinweisbezeichnungen*:
1 Kniescheibe (Patella)
2 Lateraler Femurkondylus
3 Medialer Femurkondylus
4 Kniescheibengleitweg (Femoropatellargelenk)

Anmerkung

Die axiale Patellaaufnahme in Bauchlage ist schwer reproduzierbar, da die Projektion von der momentanen Beweglichkeit des Kniegelenks und dem variierenden Einfallswinkel der Röntgenstrahlen abhängig ist. Die Strahlenrichtung ist jedoch günstiger, da die Primärstrahlung nicht auf den Patienten gerichtet ist wie bei Einstellung 139, S. 310.

Einstellung 139 Kniescheibe (Patella), axial, kaudokranial

Indikationen

Frakturen der Patella, Chondropathia patellae, Kontrolle nach Operation der Patella. Diese Aufnahme wird angefertigt, wenn die Einstellung 138 nicht durchgeführt werden kann oder darf.

Aufnahmetechnik

Filmformat: 13/18 cm, quer.
Film-Folien-Kombination: Empfindlichkeitsklasse (EK) 200.
Freie Belichtung.
FFA: 115 cm.
Fokusgröße: 0,6 mm.
Aufnahmedaten: 45–50 kV, ca. 32 mAs.

Einstelltechnik

Vorbereitung des Patienten

Das Bein freimachen. Frauen nach bestehender Schwangerschaft befragen. Gonadenschutz anlegen. Der Patient erhält Strahlenschutzhandschuhe.

Lagerung des Patienten (Abb. 2.153c)

Der Patient liegt auf dem Rücken oder sitzt auf dem Untersuchungstisch. Das zu untersuchende Knie wird etwa 45° angewinkelt und durch Keilkissen stabilisiert. Der Patient hält die oberhalb des Kniegelenks senkrecht auf den Oberschenkel gestellte Kassette selbst fest. Der FFA wird auf 115 cm vergrößert, um den vergrößerten Objekt-Film-Abstand auszugleichen.

Zentrierung

Zentralstrahl: axial auf das Femoropatellargelenk und senkrecht auf Kassettenmitte.

Strahlengang: Horizontal, axial von kaudal nach kranial, eventuell 5–10° kaudokranial. Einblenden auf Objekt. Seitenbezeichnung. Aufnahme in Atemstillstand.

Merkmale einer technisch fehlerfreien Aufnahme (Abb. 2.153d)

Freie Projektion der axial dargestellten Patella und des Femoropatellargelenks.

Anmerkung

Die *En-défilé-Röntgenaufnahmen der Patella* dienen der genauen Beurteilung des Knorpelbelags der Patellagelenkfläche. Es werden drei sog. Défilé-Röntgenaufnahmen angefertigt. Aus der Streckstellung wird das Kniegelenk 30°, 60° und 90° (Oberschenkellängsachse zu verlängerter Unterschenkelachse) gebeugt (Abb. 2.153e, f). Der Zentralstrahl wird bei 30° gebeugtem Knie ca. 5°, bei 60° gebeugtem Knie ca. 15° und bei 90° gebeugtem Knie ca. 20° nach kranial gerichtet, so daß er tangential auf das Femoropatellargelenk trifft. Die Patella muß nach jeder Aufnahme wieder nach vorn ausgerichtet werden! Die Kassette wird senkrecht auf den Oberschenkel gestellt und vom Patienten gehalten. Damit die nach kranial gekippte Röhre Platz hat, müssen die Füße des Patienten am Tischende sein.

Was den Strahlenschutz betrifft, ist diese Einstelltechnik nicht günstig, da die Röntgenstrahlen auf den Rumpf und die Gonaden gerichtet sind. Günstiger – aber aufwendiger – ist die Tangentialaufnahme der Patella mit kraniokaudalem Strahlengang nach Merchant: Der Patient liegt auf dem Rücken, die Kniekehle am Tischende. Die Unterschenkel liegen auf einer schrägen Lagerungsplatte, die jede beliebige Abwinkelung im Kniegelenk möglich macht. Die Filmkassette kann längs- und höhenverstellbar auf der Lagerungsplatte angebracht werden. Der Zentralstrahl ist in kraniokaudaler Richtung durch das Femoropatellargelenk senkrecht auf die auf der Mitte des Unterschenkels fixierte Kassette gerichtet (s. auch Bernau 1990).

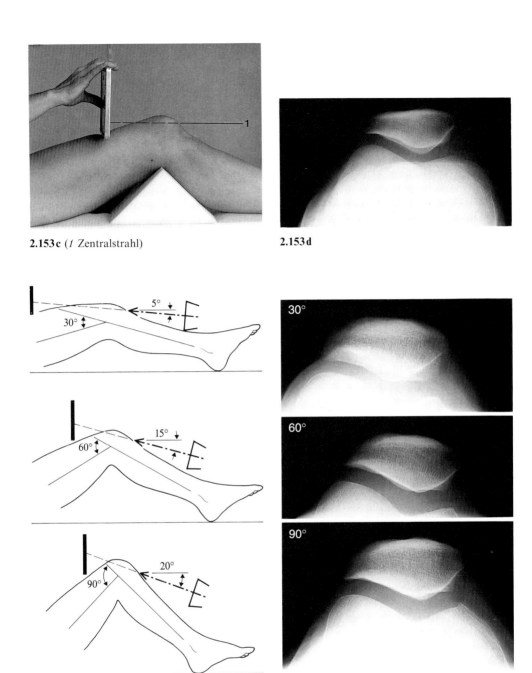

2.153c (*1* Zentralstrahl)

2.153d

2.153e

2.153f

Einstellung 139   Kniescheibe (Patella), axial, kaudokranial

Einstellung 140 Kniescheibe (Patella) dorsoventral nach Kuchendorf

Anatomische Vorbesprechung

Die Abb. 2.154a zeigt die Situation im Bereich des Kniegelenks mit der zum Teil freiprojizierten Kniescheibe.

Indikationen

Patellafrakturen. Störung der Verknöcherung (Patella bipartita, tripartita).

Aufnahmetechnik

Filmformat: 13/18 cm, hoch.
Film-Folien-Kombination:
Empfindlichkeitsklasse (EK) 200.
Freie Belichtung.
FFA: 100 cm.
Fokusgröße: 0,6 mm.
Aufnahmedaten: 50–55 kV, 25–32 mAs.

Einstelltechnik

Vorbereitung des Patienten

Das Bein freimachen. Frauen nach bestehender Schwangerschaft befragen. Gonadenschutz anlegen.

Lagerung des Patienten (Abb. 2.154b)

Der Patient befindet sich in Bauchlage auf dem Untersuchungstisch, so daß die Füße über den Tischrand hinaushängen. Das Knie der zu untersuchenden Seite wird auf die Kassettenmitte positioniert, die Patella wird mit der Hand nach lateral „herausluxiert", d.h. von innen nach außen gedrückt und dabei das Knie auf die Kassette gepreßt. Vor dem Lösen des Drucks müssen Sandsäcke auf den proximalen Unterschen-

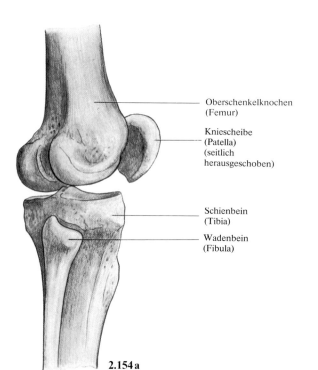

Oberschenkelknochen (Femur)
Kniescheibe (Patella) (seitlich herausgeschoben)
Schienbein (Tibia)
Wadenbein (Fibula)

2.154a

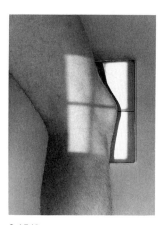

2.154b

kel gelegt werden, damit die Patella in dieser Lage fixiert bleibt. Das Bein liegt leicht nach außen rotiert. Das andere Bein liegt gestreckt und leicht abgespreizt.

Zentrierung

Zentralstrahl: auf die herausgedrehte Patella und auf Kassettenmitte.

Strahlengang: dorsoventral.
Einblenden auf Objekt. Seitenbezeichnung spiegelbildlich.

Merkmale einer technisch fehlerfreien Aufnahme (Abb. 2.154c)

Der laterale Rand der Patella ist frei projiziert.

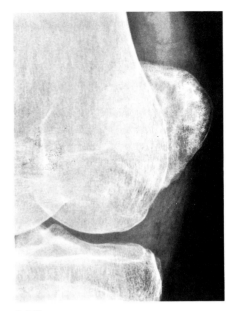

2.154c

Einstellung 141 Wadenbein-(Fibula-)kopf, schräg

Indikationen

Frakturen des Wadenbeinköpfchens.

Aufnahmetechnik

Filmformat: 13/18 cm, hoch.
Film-Folien-Kombination:
Empfindlichkeitsklasse (EK) 200.
Freie Belichtung.
FFA: 100 cm.
Fokusgröße: <1,3 mm.
Aufnahmedaten: 45–50 kV, 20 mAs.

Einstelltechnik

Vorbereitung des Patienten

Kniegelenk und Unterschenkel freimachen. Gonadenschutz anlegen.

Lagerung des Patienten (Abb. 2.155a)

Der Patient befindet sich in Rückenlage auf dem Untersuchungstisch. Das Bein wird etwa 30° nach innen rotiert. Dies ermöglicht die freie Projektion des Fibulaköpfchens, das bei der ventrodorsalen Aufnahme des Kniegelenks vom Tibiakopf überlagert wird. Das Fibulaköpfchen auf Kassettenmitte positionieren. Ober- und Unterschenkel durch Sandsäcke fixieren.

Zentrierung

Zentralstrahl: auf Fibulaköpfchen und Kassettenmitte.

Strahlengang: lateromedial durch das Fibulaköpfchen und senkrecht auf Kassettenmitte.
Einblenden auf das Kniegelenk. Seitenbezeichnung.

Merkmale einer technisch fehlerfreien Aufnahme (Abb. 2.155b).

Das Fibulaköpfchen stellt sich überlagerungsfrei dar.

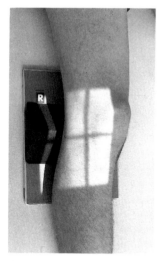

2.155a

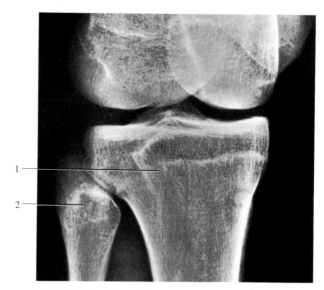

2.155b *Hinweisbezeichnungen:*

1 Tibiakopf (mit markierter Tuberositas tibiae und der querverlaufenden alten Knorpelfuge)
2 Fibulaköpfchen

Einstellung 142 Unterschenkel mit Kniegelenk, ventrodorsal

Indikationen

Frakturen, Tumoren, Weichteilveränderungen.

Aufnahmetechnik

Filmformat: 20/40 cm oder 18/43 cm, hoch.
Film-Folien-Kombination:
Empfindlichkeitsklasse (EK) 200.
Freie Belichtung.
FFA: 100 cm.
Fokusgröße: <1,3 mm.
Aufnahmedaten: 45–55 kV, ca. 25 mAs.

Einstelltechnik

Vorbereitung des Patienten

Unterschenkel und Kniegelenk freimachen.
Gonadenschutz anlegen.

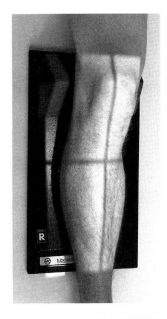

2.156 a

Lagerung des Patienten (Abb. 2.156 a)

Der Patient befindet sich in Rückenlage auf dem Untersuchungstisch. Der Unterschenkel liegt gestreckt – mit flachem Keilkissen unter dem Knie – auf der Kassette (oberer Kassettenrand handbreit über Kniegelenk). Den Fuß dorsal flektieren, so daß er senkrecht nach oben zeigt. Den Fuß mit einem Sandsack an der Fußsohle unterstützen. Oberschenkel durch einen Sandsack oder ein Kompressionsband fixieren.

Zentrierung

Zentralstrahl: auf Unterschenkel- und Kassettenmitte.

Strahlengang: ventrodorsal.
Einblenden auf Objekt. Seitenbezeichnung.

Merkmale einer technisch fehlerfreien Aufnahme (Abb. 2.156 b)

Gut belichtete und beurteilbare Aufnahme des Unterschenkels mit Kniegelenk. Patella mittelständig.

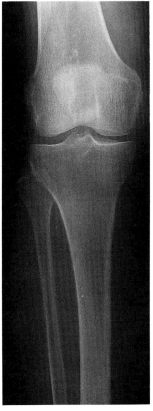

2.156 b

Anmerkung

Da auf den Unterschenkel zentriert wird, ist das Kniegelenk nicht frei einsehbar. Eine orthograde Darstellung des Kniegelenks erreicht man dadurch, daß auf das Kniegelenk zentriert und dann die Röhre soweit nach kaudal (ca. 5°) gekippt wird, bis das Filmformat „ausgeleuchtet" ist. Dadurch übernimmt der aus dem divergierenden Strahlenbündel senkrecht auf das Kniegelenk einfallende Strahl (Senkrechtstrahl) die Funktion des Zentralstrahls. Die Einblendung bleibt auf das Kassettenformat begrenzt.

Einstellung 143 Unterschenkel mit Kniegelenk, seitlich

Indikationen

2. Ebene zur Einstellung 142.

Aufnahmetechnik

Filmformat: 20/40 cm oder 18/43 cm, hoch.
Film-Folien-Kombination:
Empfindlichkeitsklasse (EK) 200.
Freie Belichtung.
FFA: 100 cm.
Fokusgröße: <1,3 mm.
Aufnahmedaten: 45–50 kV, ca. 25 mAs.

Einstelltechnik

Vorbereitung des Patienten

Unterschenkel und Kniegelenk freimachen. Gonadenschutz anlegen.

Lagerung des Patienten (Abb. 2.156c)

Der Patient liegt auf der Seite des zu untersuchenden Unterschenkels. Das Kniegelenk wird leicht angewinkelt, der Fuß dorsalflek-

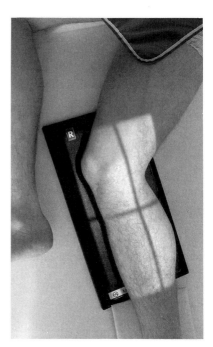

2.156c

tiert und durch einen Sandsack fixiert. Das andere Bein wird über den Oberschenkel der zu untersuchenden Seite nach vorne gelagert. Die Längsachse der Tibia muß parallel zur Filmebene liegen.

Zentrierung

Zentralstrahl: auf Tibia- und Kassettenmitte.

Strahlengang: mediolateral.
Einblenden auf Objekt. Seitenbezeichnung.

Merkmale einer technisch fehlerfreien Aufnahme (Abb. 2.156 d)

Unterschenkel und Kniegelenk müssen gut belichtet seitlich dargestellt sein.

Anmerkung

Eine orthograde Darstellung des Kniegelenks erreicht man durch Zentrierung auf das Kniegelenk und ca. 5° Kaudalkippung der Röhre, so daß der Senkrechtstrahl zum Zentralstrahl wird (s. auch Einstellung 142).

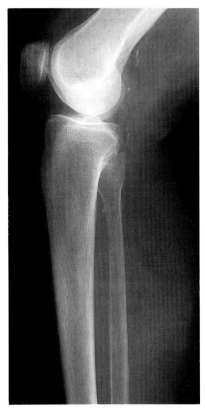

2.156 d

Einstellung 144   Unterschenkel mit Sprunggelenk, ventrodorsal

Indikationen

Frakturen, Tumoren, Weichteilprozesse.

Aufnahmetechnik

Filmformat: 20/40 cm oder 18/43 cm, hoch.
Film-Folien-Kombination:
Empfindlichkeitsklasse (EK) 200.
Freie Belichtung.
FFA: 100 cm.
Fokusgröße: <1,3 mm.
Aufnahmedaten: 45–50 kV, 5–8 mAs.

Einstelltechnik

Vorbereitung des Patienten

Unterschenkel und Fuß von Kleidung befreien. Gonadenschutz anlegen.

Lagerung des Patienten (Abb. 2.157 a)

Der Patient befindet sich in Rückenlage auf dem Untersuchungstisch. Der Unterschenkel wird so auf die Kassette gelagert, daß die Unterkante der Kassette mit der Ferse abschließt. Den Fuß leicht nach innen rotieren und anziehen lassen und mit einem Sandsack abstützen. Das andere Bein leicht abspreizen.

Zentrierung

Zentralstrahl: auf Unterschenkel- und Kassettenmitte.

Strahlengang: ventrodorsal.
Einblenden auf Objekt. Seitenbezeichnung.

Merkmale einer technisch fehlerfreien Aufnahme (Abb. 2.157b)

Gute belichtete, kontrastreiche Darstellung von Tibia und Fibula mit oberem Sprunggelenk.

Anmerkung

Da auf den Unterschenkel zentriert wird, ist das Sprunggelenk nicht einsehbar. Eine orthograde Darstellung des oberen Sprunggelenks erreicht man dadurch, daß auf das obere Sprunggelenk zentriert und eine Kippung der Röhre soweit nach kranial (ca. 5°) vorgenommen wird, bis das Filmformat ausgeblendet ist. So übernimmt der aus dem divergierenden Strahlenbündel senkrecht auf das Sprunggelenk einfallende „Senkrechtstrahl" die Funktion des Zentralstrahls. Die Einblendung bleibt auf Kassettenformat begrenzt.

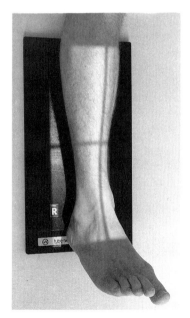

2.157 a

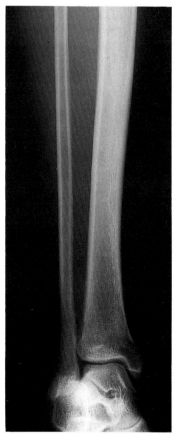

2.157 b

Einstellung 145 Unterschenkel mit Sprunggelenk, seitlich

Indikationen: 2. Ebene zur Einstellung 144.

Aufnahmetechnik

Filmformat: 20/40 cm oder 18/43 cm, hoch.
Film-Folien-Kombination:
Empfindlichkeitsklasse (EK) 200.
Freie Belichtung. FFA: 100 cm.
Fokusgröße: <1,3 mm.
Aufnahmedaten: 45–50 kV, 5–8 mAs.

Einstelltechnik

Vorbereitung des Patienten

Unterschenkel und Fuß freimachen. Gonadenschutz anlegen.

Lagerung des Patienten (Abb. 2.157c)

Der Patient befindet sich in Seitenlage, so daß der Unterschenkel mit der Außenseite auf der Kassette liegt. Das Kniegelenk leicht anwinkeln. Die Fußspitzen anziehen und die Fußsohle mit einem Sandsack abstützen. Die Ferse schließt mit dem unteren Kassettenrand ab. Der Vorfuß wird mit einem flachen Keilkissen leicht unterpolstert. Das andere Bein liegt auf dem Oberschenkel und vor dem zu untersuchenden Bein.

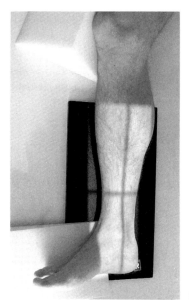
2.157c

Zentrierung

Zentralstrahl: auf Schienbein- und Kassettenmitte.
Strahlengang: mediolateral.
Einblenden auf Objekt. Seitenbezeichnung.

Merkmale einer technisch fehlerfreien Aufnahme (Abb. 2.157d)

Seitliche Aufnahme des Unterschenkels mit oberem Sprunggelenk. Die Fibula projiziert sich in Höhe des Sprunggelenks auf das mittlere bis hintere Drittel der Tibia.

Anmerkung

Für eine orthograde Darstellung des oberen Sprunggelenks s. Einstellung 144.

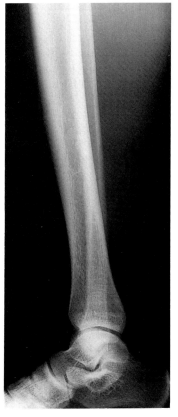
2.157d

2.11 Sprunggelenk und Fuß

Anatomische Vorbesprechung
(Abb. 2.158 a–d)

Das obere Sprunggelenk ist ein Scharniergelenk, an dessen Aufbau die distalen Enden von Schien- und Wadenbein (Tibia und Fibula) sowie ein Fußwurzelknochen, das Sprungbein (Talus), beteiligt sind.
Das distale Ende des Schienbeins ist verdickt und bildet nach medial einen kräftigen Fortsatz, den Innenknöchel (Malleolus medialis). Das distale Ende des Wadenbeins (Fibula) bildet den Außenknöchel (Malleolus lateralis).
Das Sprungbein (Talus) gehört zu den Fußwurzelknochen. Man unterscheidet an ihm einen Kopf (Caput), Hals (Collum) und Körper (Corpus). Der Taluskörper trägt die Gelenkrolle (Trochlea). Tibia und Fibula umfassen mit ihren Malleolen die Talusrolle wie eine Zange und bilden die Malleolengabel.
Die übrigen Fußwurzelknochen (Ossa tarsi) sind das Fersenbein (Calcaneus), Kahnbein (Os naviculare), Würfelbein (Os cuboideum) und die drei Keilbeine (Ossa cuneiformia).

Das Sprungbein (Talus) ruht auf dem Fersenbein (Calcaneus), dem größten Fußwurzelknochen und ist mit ihm durch drei überknorpelte Flächen (Facies articularis talaris anterior, media und posterior) verbunden. Das vordere Ende des Kalkaneus steht mit dem Würfelbein (Os cuboideum) in gelenkiger Verbindung. Das hintere Ende ist zum Fersenhöcker (Tuber calcanei) verdickt.
Das Kahnbein (Os naviculare) liegt zwischen dem Kopf des Talus und den Keilbeinen. An seinem medialen Rand ist ein plantarwärts gerichteter Höcker (Tuberositas ossis navicularis), welcher am inneren Fußrand eine leicht abzutastende Orientierungsmarke darstellt.
Das Würfelbein (Os cuboideum) liegt am äußeren Fußrand und steht proximal mit dem Kalkaneus und distal mit dem 4. und 5. Mittelfußknochen in Verbindung.
Die drei Keilbeine (Ossa cuneiformia) sind wie das Würfelbein nach ihrer Gestalt benannt. Os cuneiforme I liegt medial. Das 2. Keilbein ist am kürzesten und wird von Os cuneiforme I und III so überragt, daß sie noch die Basis des 2. Mittelfußknochens zwischen sich fassen. Os cuneiforme III artikuliert mit dem Os cuboideum.
Von den fünf Mittelfußknochen (Ossa metatarsalia) ist der 1. Mittelfußknochen der dickste und kürzeste. Der 5. Mittelfußknochen weist an seiner Basis einen Höcker (Tuberositas ossis metatarsalis V) auf.
Dieser Vorsprung bildet am äußeren Fußrand eine leicht tastbare Orientierungsmarke.
Daneben gibt es mehrere akzessorische Knöchelchen im Bereich der Fußwurzelknochen: Am häufigsten kommen das Os peronaeum plantar-lateral des Os cuboideum gelegen und das unterschiedlich große Os tibiale externum an der medialen Seite des Kahnbeins gelegen vor. Ein akzessorisches dreieckiges Knöchelchen in dem dorsalen Winkel zwischen Talus und Kalkaneus wird als Os trigonum bezeichnet.
Das Gelenk zwischen Kalkaneus und Os cuboideum sowie Talus und Os naviculare wird Chopart-Gelenk genannt. Amputatio-

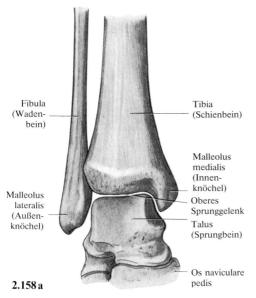

2.158 a

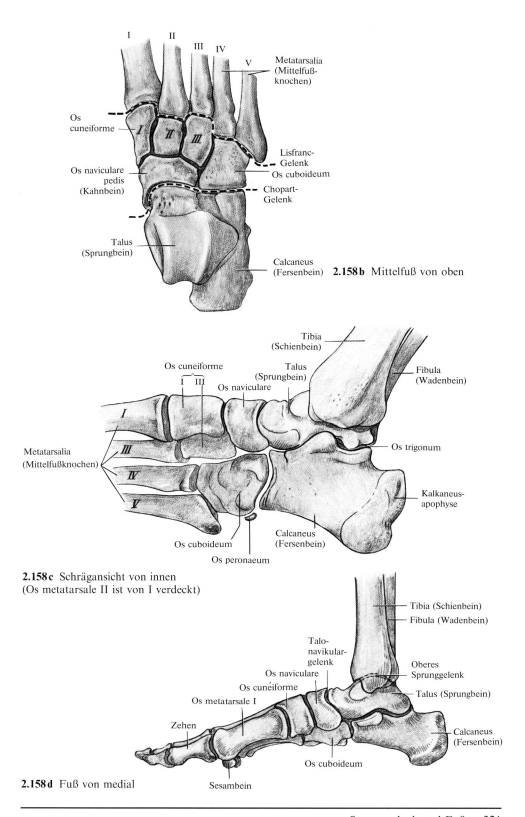

2.158b Mittelfuß von oben

2.158c Schrägansicht von innen
(Os metatarsale II ist von I verdeckt)

2.158d Fuß von medial

Sprunggelenk und Fuß

nen des Fußes werden in diesem Gelenk vorgenommen.

Das Fußwurzel-Mittelfuß-Gelenk (Tarsometatarsalgelenk) heißt Lisfranc-Gelenk und ist ebenfalls für Amputationen wichtig. Es hat keine besondere funktionelle Bedeutung. Die Knochen der Zehen (Ossa digitorum pedis) bestehen wie die Fingerknochen aus einer Grund-, Mittel- und Endphalanx. Sie sind jedoch wesentlich kleiner und kürzer als die Phalangen der Finger. Die Großzehe besitzt ebenso wie der Daumen nur zwei Glieder. An der Plantarseite des Großzehengrundgelenks liegen meist zwei Sesambeine.

Auch die Kleinzehe hat oft nur zwei Phalangen, was durch Synostose (Verschmelzung) der Mittel- und Endphalanx zustandekommt.

Das *untere Sprunggelenk* liegt zwischen Talus, Kalkaneus und Os naviculare. Anatomisch besteht es aus zwei getrennten Gelenken, dem vorderen Abschnitt (Articulatio talocalcaneo naviculare) und dem hinteren Abschnitt (Articulatio subtalaris). Funktionell bilden sie das untere Sprunggelenk, in dem Pro- und Supination verknüpft mit Adduktion und Plantarflexion (Maulschellenbewegung) ablaufen.

Einstellung 146 Oberes Sprunggelenk (talokrurales Gelenk), ventrodorsal

Indikationen

Frakturen, Luxationen und Bandverletzungen. Entzündliche, degenerativ, tumoröse und andere schmerzhafte Erkrankungen.

Aufnahmetechnik

Filmformat: 13/18 cm, hoch.
Film-Folien-Kombination:
Empfindlichkeitsklasse (EK) 200.
Freie Belichtung.
FFA: 100 cm.
Fokusgröße: 0,6 mm.
Aufnahmedaten: 45–50 kV, ca. 20 mAs.

Einstelltechnik

Vorbereitung des Patienten

Unterschenkel und Fuß entkleiden. Gonadenschutz anlegen.

Lagerung des Patienten (Abb. 2.159 a, b)

Der Patient befindet sich in Rückenlage auf dem Untersuchungstisch. Unterschenkel und Ferse liegen flach auf dem Tisch. Die Kassette liegt unter dem Sprunggelenk. Den Fuß dorsalflektieren, so daß Fußsohle und Unterschenkelachse einen Winkel von 90° bilden. Die Fußsohle mit einem Sandsack abstützen. Den Fuß ca. 15° nach innen rotieren, so daß beide Malleolen gleich weit von der Kassette entfernt sind. Unterschenkel mit Sandsack fixieren.

Zentrierung

Zentralstrahl: senkrecht auf das obere Sprunggelenk (1–2 cm über der Innenknöchelspitze) und auf Kassettenmitte.

Strahlengang: ventrodorsal.
Einblenden auf Objekt. Seitenbezeichnung.

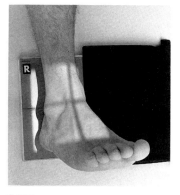
2.159a

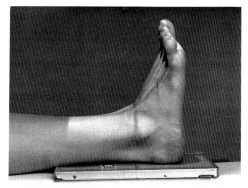
2.159b

Merkmale einer technisch fehlerfreien Aufnahme (Abb. 2.159c)

Frei einsehbares oberes Sprunggelenk, insbesondere im Bereich von Innen- und Außenknöchel und der tibiofibularen Syndesmose (Bandhaft zwischen Schien- und Wadenbein).

Anmerkung

Gelegentlich ist eine stärkere Innenrotation des Fußes erforderlich, um den äußeren oberen Sprunggelenksabschnitt überlagerungsfrei darzustellen. In solchen Situationen empfiehlt sich eine Einstellung unter Durchleuchtung. Bei zu starker Innenrotation oder Spitzfußstellung überlagert das Fersenbein die Außenknöchelspitze. Bei 0° Innenrotation ist die tibiofibulare Syndesmose nicht einsehbar.

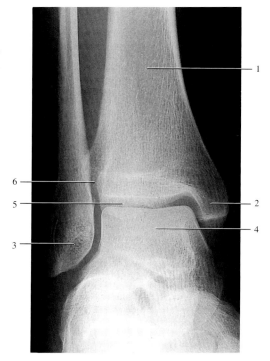

2.159c *Hinweisbezeichnungen:*
1 Schienbein (Tibia)
2 Innenknöchel (Malleolus medialis)
3 Außenknöchel (Malleolus lateralis)
4 Sprungbein (Talus)
5 Oberes Sprunggelenk
6 Bandhaft zwischen Schien- und Wadenbein (tibiofibulare Syndesmose)

Einstellung 147 Oberes Sprunggelenk, seitlich

Indikationen

2. Ebene zur Einstellung 146.

Aufnahmetechnik

Filmformat: 13/18 cm, hoch.
Film-Folien-Kombination:
Empfindlichkeitsklasse (EK) 200.
Freie Belichtung.
FFA: 100 cm.
Fokusgröße: 0,6 mm.
Aufnahmedaten: 45–50 kV, ca. 10 mAs.

Einstelltechnik

Vorbereitung des Patienten

Unterschenkel und Fuß freimachen. Gonadenschutz anlegen.

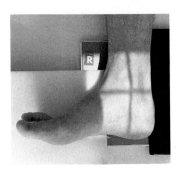

2.159 d

Lagerung des Patienten (Abb. 2.159 d)

Der Patient liegt mit der zu untersuchenden Seite auf dem Untersuchungstisch. Das Bein im Kniegelenk leicht beugen lassen. Der Außenknöchel liegt auf Kassettenmitte. Der Vorfuß wird leicht angehoben und mit einem flachen Keilkissen unterlegt, wodurch sich Außen- und Innenknöchel übereinander

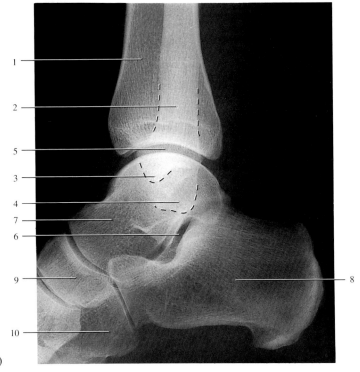

2.159 e *Hinweisbezeichnungen*:

1 Schienbein (Tibia)
2 Wadenbein (Fibula)
3 Innenknöchel
4 Außenknöchel
5 Oberes Sprunggelenk
6 Unteres Sprunggelenk
7 Sprungbein (Talus)
8 Fersenbein (Calcaneus)
9 Kahnbein (Os naviculare)
10 Würfelbein (Os cuboideum)

projizieren und eine seitliche Darstellung des Sprunggelenks erreicht wird. Unterschenkel mit Sandsäcken fixieren.

Zentrierung

Zentralstrahl: senkrecht auf das obere Sprunggelenk (1–2 cm über der Innenknöchelspitze) und auf Kassettenmitte.
Strahlengang: mediolateral.
Einblenden auf Objekt. Seitenbezeichnung.

Merkmale einer technisch fehlerfreien Aufnahme (Abb. 2.159 e)

Seitliche Darstellung des oberen und unteren Sprunggelenks einschließlich Fersenbein (Calcaneus). Planparallele Darstellung der Schienbeingelenkfläche und der Talusrolle (keine Doppelkonturen). Innen- und Außenknöchel projizieren sich aufeinander. Die Fibula projiziert sich in das mittlere bis hintere Drittel der Schienbeingelenkfläche.

Einstellung 148 Sprunggelenk, schräg, in Innenrotation und Außenrotation

Indikationen

Frakturen der Fußwurzelknochen. Ergänzung der Standardprojektionen des Sprunggelenks bei Verdacht auf Frakturen mit kleinen knöchernen Ausrissen, z. B. im Syndesmosenbereich oder zum Nachweis einer sogenannten Abscherfraktur („flake fracture") an der Talusrolle.

Aufnahmetechnik

Filmformat: 13/18 cm, hoch.
Film-Folien-Kombination: Empfindlichkeitsklasse (EK) 200.
Freie Belichtung.
FFA: 100 cm.
Fokusgröße: 0,6 mm.
Aufnahmedaten: 45–50 kV, ca. 10 mAs.

Einstelltechnik

Vorbereitung des Patienten

Unterschenkel und Fuß entkleiden. Gonadenschutz anlegen.

Lagerung des Patienten (Abb. 2.160 a, b)

Der Patient liegt mit gestrecktem Kniegelenk und Neutralstellung im Sprunggelenk (Fußsohle und Unterschenkel bilden einen Winkel von 90°) auf dem Untersuchungstisch.

Aufnahme in Innenrotation

Der Unterschenkel wird 45° einwärts gedreht und der Fuß an ein 45°-Keilkissen angelehnt.

Aufnahme in Außenrotation

Der Unterschenkel wird 45° nach außen gedreht und der Fuß an ein 45°-Keilkissen angelehnt. Der Unterschenkel wird mit einem Sandsack fixiert.

Zentrierung

Zentralstrahl: senkrecht auf Sprunggelenksmitte (1–2 cm über der Innenknöchelspitze bzw. 2–3 cm über der Außenknöchelspitze) und auf Kassettenmitte.
Strahlengang: ventrodorsal.
Einblenden auf Objekt. Seitenbezeichnung.
Zusatzbeschriftung: 45°-Innenrotation bzw. 45°-Außenrotation.

Merkmale einer technisch fehlerfreien Aufnahme (Abb. 2.160 c, d)

Auf der *Innenrotationsaufnahme* gute Einsicht in den hinteren unteren Sprunggelenkabschnitt und in das laterale obere Sprunggelenk mit überlagerungsfreier Darstellung des Außenknöchels. Auf der *Außenrotationsaufnahme* projiziert sich die Fibula in den vorderen Abschnitt der Tibia. Die Tibiahinterkante kommt gut zur Darstellung.

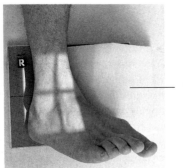

2.160 a

45°-Keilkissen

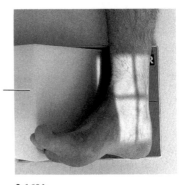

2.160 b

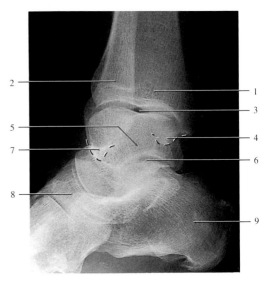

2.160 c 45° Innenrotation

1 Schienbein (Tibia)
2 Innenknöchel
3 Tibiofibulare Syndesmose
4 Oberes Sprunggelenk
5 Außenknöchel
6 Sprungbein (Talus)
7 Hinterer Abschnitt des unteren Sprunggelenks
8 Fersenbein (Calcaneus)
9 Kahnbein (Os naviculare)
10 Würfelbein (Os cuboideum)

2.160 d 45° Außenrotation

1 Schienbein (Tibia)
2 Wadenbein (Fibula)
3 Oberes Sprunggelenk
4 Innenknöchel
5 Sprungbein (Talus)
6 Unteres Sprunggelenk
7 Außenknöchel
8 Kahnbein (Os naviculare)
9 Fersenbein (Calcaneus)

Einstellung 149 Oberes Sprunggelenk, schräg, zur Darstellung des Außenknöchels

Indikationen

Verletzungen des Außenknöchels. Darstellung des talokalkanearen Gelenks.

Aufnahmetechnik

Filmformat: 18/24 oder 13/18 cm, hoch.
Film-Folien-Kombination:
Empfindlichkeitsklasse (EK) 200.
Freie Belichtung.
FFA: 100 cm.
Fokusgröße: 0,6 mm.
Aufnahmedaten: 45–50 kV, ca. 10 mAs.

Einstelltechnik

Vorbereitung des Patienten

Unterschenkel und Fuß freimachen. Gonadenschutz anlegen.

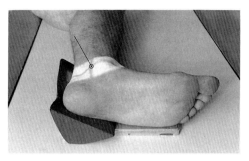

2.161 a

Lagerung des Patienten (Abb. 2.161 a)

Der Patient liegt seitlich mit der zu untersuchenden Seite auf dem Untersuchungstisch, das Kniegelenk gebeugt. Unterschenkellängsachse und Fußlängsachse stehen senkrecht aufeinander. Die Ferse wird etwas angehoben und mit einem kleinen Keilkissen unterlegt. Der Außenknöchel liegt auf der Kassette und das Fersenbein schließt mit dem hinteren Kassettenrand ab.

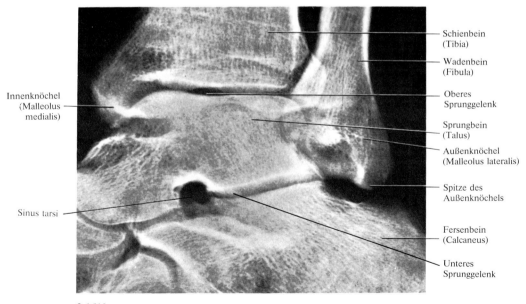

2.161 b

Zentrierung

Zentralstrahl: Der Zentralstrahl zielt in einem 45°-Winkel zwischen Achillessehne und Innenknöchel auf den Außenknöchel und auf Kassettenmitte.

Strahlengang: schräg, mediolateral bzw. dorsoventral in einem 45°-Winkel zur Tischebene.

Einblenden auf Objekt. Seitenbezeichnung.

Merkmale einer technisch fehlerfreien Aufnahme (Abb. 2.161 b)

Der Außenknöchel, insbesondere die Außenknöchelspitze, kommt überlagerungsfrei zur Darstellung. Gute Darstellung der Talusrolle und des unteren Sprunggelenks sowie des Sulcus calcanei und des Sulcus tali, die zusammen den tunnel- oder röhrenförmigen Sinus tarsi bilden.

Anmerkung

Wichtig ist, daß der Fuß angezogen wird, d.h. mit dem Unterschenkel einen Winkel von 90° bildet. Bei Spitzfußstellung überlagert das Fersenbein den Außenknöchel.

Einstellung 150   Streßaufnahme des oberen Sprunggelenks, ventrodorsal

Indikationen

Verdacht auf Außenbandverletzung.

Aufnahmetechnik

Filmformat: 18/24 oder 13/18 cm, hoch.
Film-Folien-Kombination:
Empfindlichkeitsklasse (EK) 200.
Freie Belichtung.
FFA: 100 cm.
Fokusgröße: 0,6 mm.
Aufnahmedaten: 45–50 kV, ca. 10 mAs.

Einstelltechnik

Vorbereitung des Patienten

Unterschenkel und Fuß freimachen. Gonadenschutz anlegen.

Lagerung des Patienten (Abb. 2.162a)

Der Patient liegt mit flach gebeugtem Knie auf dem Untersuchungstisch. Der Untersucher trägt eine Bleigummischürze und Bleigummihandschuhe. Mit einer Hand wird der Unterschenkel sprunggelenknah fixiert und mit der anderen Hand der Rückfuß in eine forcierte Supinationsstellung (Supinationsstreß) gebracht; Anheben des medialen Fußrandes („Fußsohle nach oben drehen"). Die Aufnahme erfolgt während der Krafteinwirkung.

Zentrierung

Zentralstrahl: senkrecht auf den oberen Sprunggelenksspalt und auf Kassettenmitte.

Strahlengang: ventrodorsal.
Einblenden auf Objekt. Seitenbezeichnung.

Zusatzbezeichnung: Streßaufnahme. Bei Anwendung eines Druckapparats soll die Kraft in kp auf dem Röntgenfilm vermerkt werden.

Merkmale einer technisch fehlerfreien Aufnahme (Abb. 2.162 b)

Planparallele Darstellung der Talusrolle und gut einsehbares laterales oberes Sprunggelenk.

Anmerkung

Das Außenband besteht aus drei Abschnitten: Ligamentum fibulotalare anterius, Ligamentum fibulokalkaneare und Ligamentum fibulotalare posterius. Eine laterale Taluskippung von mehr als 10° ist pathologisch und gilt als Nachweis einer Außenbandruptur. Ein Vergleich mit der Gegenseite ist immer erforderlich.

Apparate für gehaltene Aufnahmen gewährleisten eine reproduzierbare Lagerung und eine objektive und definierte Krafteinwirkung. Dies ist insbesondere für Vergleichsaufnahmen und Messungen unerläßlich. Der Supinationsstreß soll 15–20 kp betragen. Apparate für gehaltene Aufnahmen sind auch im Interesse des Untersuchers wegen des Strahlenschutzes wertvoll.

Zur Überprüfung des medialen oder Deltabands wird ein Pronationsstreß mit Lateralverschiebung des Talus im oberen Sprunggelenk provoziert.

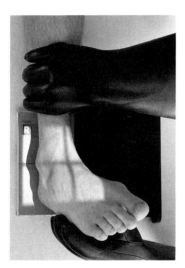
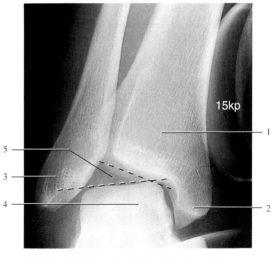

2.162 a

2.162 b Gehaltene Aufnahme des oberen Sprunggelenks im Varusstreß zur Beurteilung des Außenbands. In diesem Fall handelt es sich um eine Außenbandruptur mit einem tibiotalaren Winkel von mehr als 20°

1 Schienbein (Tibia)
2 Innenknöchel
3 Außenknöchel
4 Sprungbein (Talus)
5 Öffnungswinkel zwischen Tibia und Talus (normal: <5°)

Einstellung 151 Streßaufnahme des oberen Sprunggelenks, seitlich

Indikationen

Außenbandruptur, insbesondere Ruptur des Ligamentum talofibulare anterius.

Aufnahmetechnik

Filmformat: 18/24 oder 13/18 cm.
Film-Folien-Kombination:
Empfindlichkeitsklasse (EK) 200.
Freie Belichtung.
FFA: 100 cm.
Fokusgröße: 0,6 mm.
Aufnahmedaten: 45–50 kV, ca. 20 mAs.

Einstelltechnik

Vorbereitung des Patienten

Unterschenkel und Fuß freimachen. Gonadenschutz anlegen.

Lagerung des Patienten (Abb. 2.162c)

Der Patient befindet sich in Rückenlage mit flach gebeugtem Knie auf dem Untersuchungstisch. Die Ferse liegt auf einem ca. 5 cm starken Holzklotz oder Brett, so daß der Unterschenkel nicht auf dem Tisch aufliegt. Der Fuß befindet sich in geringer Plantarflexion und Supination. Die strahlengeschützte Hand des Untersuchers übt einen kräftigen, nach dorsal gerichteten Druck auf den Unterschenkel aus. Die Aufnahme wird während der Krafteinwirkung angefertigt. Die Kassette steht senkrecht an der Außen- (oder Innen-)seite des Sprunggelenks.

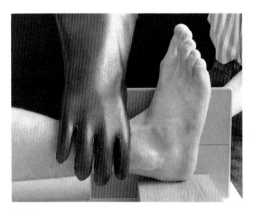

2.162c

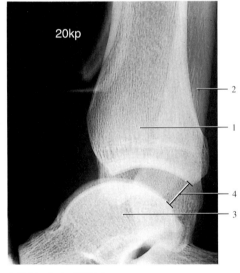

2.162d (*rechts*) Seitliche Streßaufnahme des oberen Sprunggelenks zur Überprüfung des Ligamentum talofibulare anterius. In diesem Fall beträgt die Distanz mehr als 1 cm als Hinweis auf eine Ruptur des Ligamentum fibulotalare anterius

1 Schienbein (Tibia)
2 Wadenbein (Fibula)
3 Sprungbein (Talus)
4 Distanz zwischen hinterer Schienbeingelenkfläche und hinterer Talusrolle (normal: <5 mm)

Zentrierung

Zentralstrahl: auf das obere Sprunggelenk und auf Kassettenmitte.

Strahlengang: horizontal, mediolateral (oder lateromedial).
Einblenden auf Objekt. Seitenbezeichnung. Zusatzbezeichnung: Streßaufnahme. Bei Anwendung eines Druckapparats soll die Kraft in kp auf den Film geschrieben werden.

Merkmale einer technisch fehlerfreien Aufnahme (Abb. 2.162 d)

Exakt seitliche Aufnahme des oberen Sprunggelenks mit planparalleler Darstellung der Talusrolle und der Tibiagelenkfläche. Bei Verletzung des vorderen Anteils des Seitenbands besteht ein „Talusvorschub". Ein Seitenvergleich ist immer erforderlich. Ein Gerät für gehaltene Aufnahmen erlaubt reproduzierbare Lagerung und objektive Krafteinwirkung. Bei der Anwendung eines Geräts für gehaltene Aufnahmen liegt der Patient auf der Seite (Abb. 2.162 e). Der Unterschenkel muß parallel zur Tischebene gelagert werden! Apparate für gehaltene Aufnahmen sind auch im Interesse des Untersuchers wegen des Strahlenschutzes wertvoll.

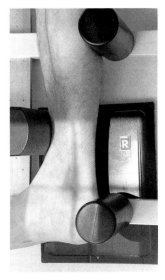

2.162 e

Einstellung 152 Orthoradiographie: Aufnahme zur Beinlängenbestimmung, liegend

Indikationen

Messung der Beinlänge im Seitenvergleich z. B. vor Operation zur Beinverkürzung oder Beinverlängerung. Aus Strahlenschutzgründen wird auf eine Ganzbeinaufnahme verzichtet und statt dessen nur die Gelenke orthograd („Orthoradiographie") mit einer Meßskala zur beidseitigen Beinlängenbestimmung aufgenommen.

Aufnahmetechnik

Filmformat: 35/43 cm oder 40/40 cm, quer.
Film-Folien-Kombination:
Empfindlichkeitsklasse (EK) 200–400.
Rastertechnik. Freie Belichtung.
FFA: 100 cm.

Fokusgröße: <1,3 mm.
Aufnahmedaten:
1. Aufnahme 60–70 kV, 80–100 mAs.
2. Aufnahme 55–60 kV, 50–65 mAs.
3. Aufnahme 45–50 kV, 20–25 mAs.

Einstelltechnik

Vorbereitung des Patienten

Beide Beine von Kleidung befreien, Gonadenschutz anlegen.

Lagerung des Patienten (Abb. 2.163 a–c)

Der Patient liegt mit gestreckten Beinen auf dem Untersuchungstisch (Patellae nach vorn). Zwischen den Beinen befindet sich eine mindestens 110 cm lange Meßlatte mit

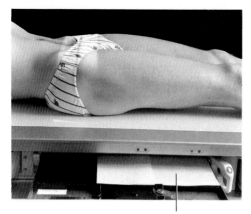

Bleigummiabdeckung

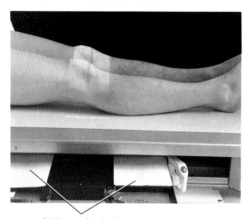

Bleigummiabdeckung

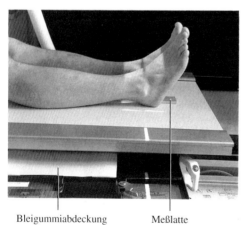

Bleigummiabdeckung   Meßlatte

2.163 a–c

röntgendichter cm-Skala, die vom Becken des Patienten bis zu den Füßen reicht. Für die drei Röntgenaufnahmen werden Patient und Meßlatte nicht bewegt, nur der Untersuchungstisch wird nach kranial verschoben.

1. Aufnahme (Abb. 2.163 a)

Das obere Drittel der Kassette wird in der Rasterlade auf die Hüftgelenke ausgerichtet. Der Rest der Kassette wird strahlendicht abgedeckt.

Zentrierung

Zentralstrahl: senkrecht auf die Mitte zwischen den Hüftgelenken (obere Symphysenbegrenzung) und auf das obere Drittel der Kassette.

Strahlengang: ventrodorsal.
Einblenden auf Kassettenformat (ca. 35/15 cm für das obere Drittel der Kassette). Seitenbezeichnung. Aufnahme in Exspiration und Atemstillstand.

2. Aufnahme (Abb. 2.163 b)

Der Patient wird mit der Tischplatte nach kranial verschoben, bis sich die Kniegelenke auf das mittlere Drittel der Kassette projizieren. Oberes und unteres Kassettendrittel strahlendicht abdecken.

Zentrierung

Zentralstrahl: zwischen die Knie und auf Kassettenmitte.

Strahlengang: ventrodorsal.
Einblendung auf ca. 35 × 15 cm für mittleres Kassettendrittel. Seitenbezeichnung. Aufnahme in Atemstillstand.

3. Aufnahme (Abb. 2.163 c)

Der Patient wird mit der Tischplatte nach kranial verschoben, bis sich die Sprunggelenke auf das untere Drittel der Kassette projizieren.

Zentrierung

Zentralstrahl: zwischen die Sprunggelenke und auf Kassettenmitte.

Strahlengang: ventrodorsal.
Einblenden auf Objekt (ca. 35 × 15 cm). Seitenbezeichnung. Aufnahme in Atemstillstand.

Merkmale einer technisch fehlerfreien Aufnahme (Abb. 2.163 d)

Die Gelenke sind orthograd dargestellt. Die Meßskala ist ablesbar.

Anmerkung

Zur Bestimmung der Beinlänge werden Hilfslinien von der oberen Hüftkopfkontur, vom medialen Tibiakopfplateau und vom oberen Sprunggelenk zur Meßlatte gezogen. Mit Hilfe der Meßskala lassen sich die Ober- und Unterschenkellängen bestimmen. Bei starker Beinlängendifferenz können drei kleinere Filmformate benutzt werden. Das wesentliche ist, daß Patient und Meßlatte liegen bleiben und nur Aufnahmen der Gelenke angefertigt werden (Strahlenschutz!)

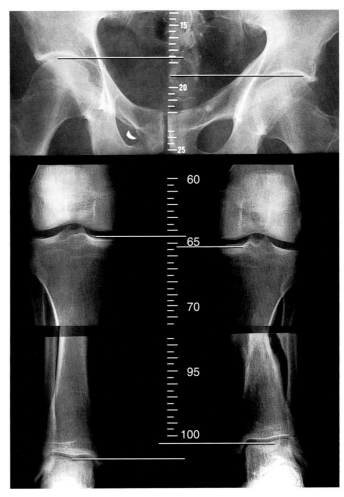

2.163 d

Einstellung 152 Orthoradiographie: Aufnahme zur Beinlängenbestimmung, liegend

Einstellung 153 Ganzaufnahme des Fußes (Doppelaufnahme), dorsoplantar, stehend

Indikationen

Frakturen und Luxationen. Fußachsenbestimmung.

Aufnahmetechnik

Filmformat: 24/30 cm, hoch.
Film-Folien-Kombination:
Empfindlichkeitsklasse (EK) 100–(200).
Freie Belichtung.
FFA: 100 cm.
Fokusgröße: 0,6 mm.
Aufnahmedaten: 45–50 kV, 8–10 mAs.

Einstelltechnik

Vorbereitung des Patienten

Fuß und Unterschenkel freimachen. Gonadenschutz anlegen.

Lagerung des Patienten (Abb. 2.164 a–c)

Der Patient steht mit der Fußsohle flach und fest auf der am Boden liegenden Filmkassette.

1. Aufnahme (Abb. 2.164 a)

Bein und Knie gestreckt halten, während der andere Fuß einen Schritt zurückgenommen wird, um die Balance zu halten.

Zentrierung

Zentralstrahl: senkrecht auf Mittelfuß- und Kassettenmitte.
Strahlengang: dorsoplantar.
Einblenden auf Objekt, d. h. vom Vorfuß bis zum Unterschenkel. Seitenbezeichnung.

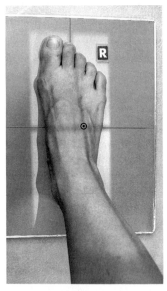

2.164 a

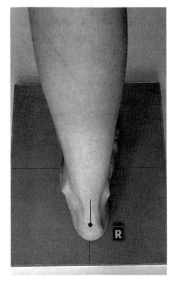

2.164 b

2. Aufnahme (Abb. 2.164 b–c)

Nach der ersten Aufnahme bleibt der Patient mit der Fußsohle auf der Kassette stehen und nimmt den anderen Fuß einen Schritt nach vorne. Das Knie der zu untersuchenden Seite leicht anbeugen, damit der Unterschenkel schräg nach vorn geneigt ist und mit der Fußsohle einen Winkel von 45–50° bildet.

Zentrierung

Zentralstrahl: Senkrecht über 10° von hinten auf das Fersenbein und Kassettenmitte.

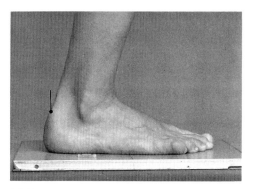

2.164c

Strahlengang: dorsoplantar.
Einblenden auf Objekt, d. h. auf das Fersenbein bis zum Unterschenkel. Seitenbezeichnung.

Merkmale einer technisch fehlerfreien Aufnahme (Abb. 2.164 d)

Überlagerungsfreie Darstellung des ganzen Fußes.

Anmerkung

Der Fuß kommt wie ein anatomisches Präparat ohne Unterschenkel zur Darstellung. Die Aufnahme gelingt nur, wenn der Fuß

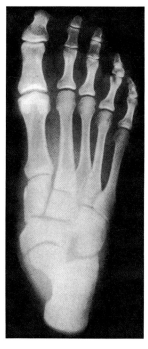

2.164 d

ruhiggehalten wird und genau auf die Längsachse des Fußes zentriert wird, um Doppelkonturen zu vermeiden! Die Längsachse des Unterschenkels dient als „Grenze" zwischen der Einblendung für die Vor- und Mittelfußaufnahme und die Rückfußaufnahme.

Einstellung 154　Fuß, seitlich, liegend

Indikationen

Frakturen, Luxationen. Beurteilung des Fußgewölbes.

Aufnahmetechnik

Filmformat: 24/30 cm, quer.
Film-Folien-Kombination:
Empfindlichkeitsklasse (EK) 100–(200).
Freie Belichtung.

FFA: 100 cm.
Fokusgröße: 0,6 mm.
Aufnahmedaten: 45–50 kV, ca. 10 mAs.

Einstelltechnik

Vorbereitung des Patienten

Unterschenkel und Fuß von Kleidung befreien. Gonadenschutz anlegen.

Lagerung des Patienten (Abb. 2.165a)

Der Patient liegt seitlich auf dem Untersuchungstisch mit der Außenseite des zu untersuchenden Fußes auf der Filmkassette. Der Mittelfuß befindet sich in Filmmitte, das Bein muß mit Sandsäcken leicht unterpolstert werden, damit die Längsachse des Fußes parallel zum Film liegt. Das andere Bein wird vor das zu untersuchende gelagert.

Zentrierung

Zentralstrahl: auf Mittelfuß und Kassettenmitte.

Strahlengang: mediolateral.
Einblenden auf Objekt. Seitenbezeichnung.

Merkmale einer technisch fehlerfreien Aufnahme (Abb. 2.165b)

Gut einsehbares oberes und unteres Sprunggelenk. Die Basen der Mittelfußknochen überlagern sich.

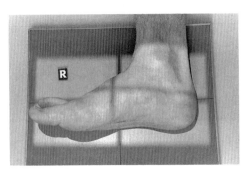

2.165a

2.165b *Hinweisbezeichnungen*:

1 Schienbein (Tibia)
2 Wadenbein (Fibula)
3 Sprungbein (Talus)
4 Fersenbein (Calcaneus)
5 Würfelbein (Os cuboideum)
6 Kahnbein (Os naviculare)
7 Keilbeine (Os cuneiforme I, II und III)
8 Mittelfußknochen (Ossa metatarsalia)
9 Sesambein am Köpfchen des 1. Mittelfußknochens
10 Zehenglieder

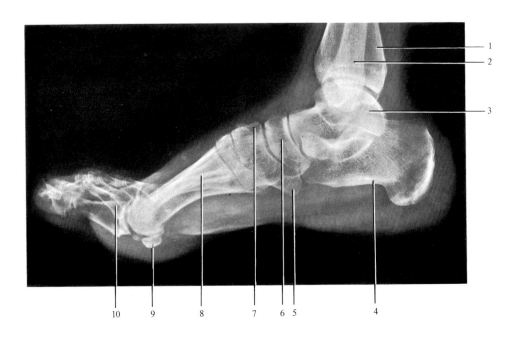

Einstellung 155 Fuß, seitlich, stehend (Einbeinstand)

Indikationen

Senk- und Plattfuß (Pes planus). Beurteilung des Fußgewölbes.

Aufnahmetechnik

Filmformat: 24/30 cm, quer.
Film-Folien-Kombination:
Empfindlichkeitsklasse (EK) 100–(200).
Freie Belichtung.
FFA: 100 cm.
Fokusgröße: 0,6 mm.
Aufnahmedaten: 45–50 kV, 10 mAs.

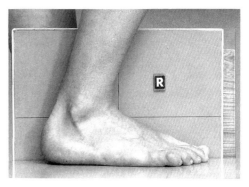

2.165c

Einstelltechnik

Vorbereitung des Patienten

Unterschenkel und Fuß freimachen. Gonadenschutz anlegen.

Lagerung des Patienten (Abb. 2.165c)

Der Patient steht seitlich mit dem zu untersuchenden Fuß am Rasterwandstativ auf einem Hocker oder dicken Holzklotz, gegen den von lateral die Kassette gelehnt wird. Die Höhe des Holzklotzes muß so gewählt werden, daß sich die Fußwurzelmitte auf Filmmitte projiziert. Der Patient hält sich am Stativ fest und hebt das andere Bein an.

Zentrierung

Zentralstrahl: auf die Mitte der Fußwurzelknochen und auf Kassettenmitte.

Strahlengang: horizontal, mediolateral oder lateromedial.
Einblenden auf Objekt. Seitenbezeichnung.

Merkmale einer technisch fehlerfreien Aufnahme (Abb. 2.165d)

Seitliche Aufnahme des ganzen Fußes. Die Mittelfußknochen und Phalangen überlagern sich. Oberes und unteres Sprunggelenk sind gut einsehbar. Überlagerungsfreie Darstellung des Fersenbeins.

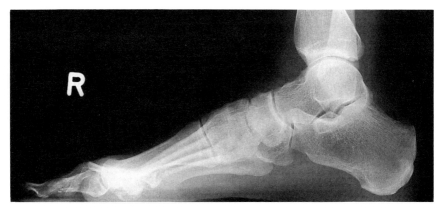

2.165d

Anmerkung

Die Aufnahme wird auch im orthopädischen Schuh zur Stellungskontrolle des Fußes angefertigt. Für die Stehaufnahme kann der Patient (Kind) auch auf dem Untersuchungstisch auf beiden Füßen stehen. Die Kassette wird medial an dem auf einem flachen Klotz stehenden Fuß angelehnt und die Aufnahme bei lateromedialem Strahlengang angefertigt (s. Abb. 2.165c).

Einstellung 156 Fuß, dorsoplantar, bei Säugling und Kleinkind

Indikationen

Mißbildungen und Deformitäten (z. B. Klumpfuß).

Aufnahmetechnik

Filmformat: 13/18 cm oder 18/24 cm, hoch.
Film-Folien-Kombination:
Empfindlichkeitsklasse (EK) 200–(400).
Freie Belichtung.
FFA: 100 cm.
Fokusgröße: 0,6 mm.
Aufnahmedaten: ca. 40 kV, ca. 5 mAs.

Einstelltechnik

Vorbereitung des Patienten

Füße und Unterschenkel freimachen. Das Kind großzügig mit Bleigummischürze abdecken.

Lagerung des Patienten (Abb. 2.166a)

Der Säugling oder das Kleinkind liegt auf dem Untersuchungstisch. Der Fuß wird flach auf die Kassette aufgesetzt, indem der Unterschenkel als Hebelarm vom Untersucher oder einer Hilfsperson (z. B. Eltern) – mit Strahlenschutzschürze und -handschuhen – benutzt wird. Bei Säuglingen ist eine Fixierung des Fußes mit einem Kompressionsband erforderlich.

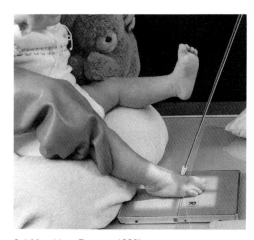

2.166a (Aus Bernau 1990)

Zentrierung

Zentralstrahl: auf Fußwurzel und auf Kassettenmitte.

Strahlengang: 30° kaudokranial.
Einblenden auf Objekt. Seitenbezeichnung.

Merkmale einer technisch fehlerfreien Aufnahme (Abb. 2.166 b)

Orthograde Darstellung des Fußes einschließlich Sprungbein (Talus) und Fersenbein (Calcaneus).

Anmerkung

Kleinkinder können die Füße selbst aufsetzen, wenn sie auf einem Hocker sitzen. Dabei können beide Füße auf *einer* Kassette mit *einer* Exposition aufgenommen werden.

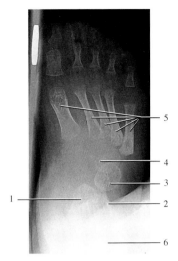

2.166 b *Hinweisbezeichnungen*:
1 Sprungbein (Talus)
2 Fersenbein (Calcaneus)
3 Würfelbein (Os cuboideum)
4 Keilbein [Os cuneiforme laterale (III)]
5 Mittelfußknochen (Ossa metatarsalia)
6 Unterschenkel

Einstellung 157 Fuß, seitlich, bei Säugling oder Kleinkind

Indikationen

Mißbildungen und Deformitäten (z. B. Klumpfuß). 2. Ebene zur Einstellung 156.

Aufnahmetechnik

Filmformat: 13/18 cm oder 18/24 cm, hoch.
Film-Folien-Kombination:
Empfindlichkeitsklasse (EK) 200–(400).
Freie Belichtung.
FFA: 100 cm.
Fokusgröße: 0,6 mm.
Aufnahmedaten: ca. 40 kV, ca. 5 mAs.

Einstelltechnik

Vorbereitung des Patienten

Füße und Unterschenkel freimachen. Das Kind mit einer Bleigummischürze abdecken.

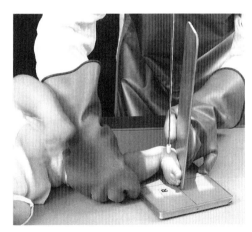

2.166 c (Aus Bernau 1990)

Lagerung des Patienten (Abb. 2.166 c)

Der Patient liegt seitlich auf dem Untersuchungstisch. Der Fuß wird mit der lateralen Fußseite auf Kassettenmitte gelagert. Der Unterschenkel wird von der strahlengeschützten Hand des Untersuchers gehalten und der Fuß mit Hilfe eines gegen die Fußsohle gedrückten Brettchens, soweit wie möglich in Dorsalflexion gebracht.

Zentrierung

Zentralstrahl: auf Fußmitte und Kassettenmitte.

Strahlengang: mediolateral.
Einblenden auf Objekt. Seitenbezeichnung.

Merkmale einer technisch fehlerfreien Aufnahme (Abb. 2.166 d)

Gute seitliche Darstellung des Fußskeletts, so daß eine Winkelbestimmung zwischen der Längsachse des Unterschenkels und der des Fersenbeins (Calcaneus) sowie zwischen Fersenbein und Talus möglich ist.

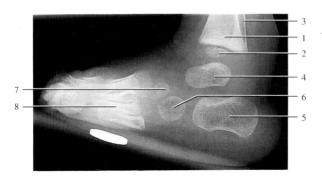

◁ **2.166 d** *Hinweisbezeichnungen*:
1 Tibiametaphyse
2 Tibiaepiphyse
3 Wadenbeinschaft (Fibula)
4 Sprungbein (Talus)
5 Fersenbein (Calcaneus)
6 Knochenkern des Würfelbeins (Os cuboideum)
7 Knochenkern des Keilbeins [Os cuneiforme laterale (III)]
8 Mittelfußknochen

Einstellung 158   Fersenbein (Calcaneus), seitlich

Indikationen

Frakturen, Luxationen, entzündliche, degenerative, tumoröse und andere schmerzhafte Erkrankungen.

Aufnahmetechnik

Filmformat: 13/18 cm, quer.
Film-Folien-Kombination:
Empfindlichkeitsklasse (EK) 100.
Freie Belichtung.
FFA: 100 cm.

Fokusgröße: 0,6 mm.
Aufnahmedaten: 40 kV, ca. 20 mAs.

Einstelltechnik

Vorbereitung des Patienten

Fuß und Unterschenkel entkleiden. Gonadenschutz anlegen.

Lagerung des Patienten (Abb. 2.167a)

Patient befindet sich in Seitenlage auf dem Untersuchungstisch. Die Außenseite des zu untersuchenden Fersenbeins liegt auf Kassettenmitte. Die Ferse wird leicht angehoben und mit einem flachen Keilkissen unterstützt. Sandsäcke über Vorfuß und Unterschenkel. Das andere Bein wird vor das zu untersuchende Bein gelagert.

Zentrierung

Zentrahlstrahl: senkrecht auf Fersenbein- und Kassettenmitte.

Strahlengang: mediolateral.
Einblenden auf Objekt. Seitenbezeichnung.

Merkmale einer technisch fehlerfreien Aufnahme (Abb. 2.167b)

Seitliche Darstellung des Fersenbeins mit scharf gezeichneten Knochenstrukturen und -konturen. Gut einsehbares unteres Sprunggelenk (Articulatio talocalcaneonaviculare) und einsehbares Gelenk zwischen Kalkaneus und Os cuboideum. Auch die Weichteile sollen gut erkennbar sein.

Anmerkung

Zur Beurteilung der Achillessehne bei Verdacht auf Ruptur eignet sich besonders die Weichstrahltechnik (s. S. 422).

Wegen der vielkernig angelegten Fersenbeinapophyse ist bei Kindern mit Frakturverdacht gelegentlich eine Vergleichsaufnahme der Gegenseite erforderlich.

Zur Darstellung des unteren Sprunggelenks bei Verdacht auf eine Knochenabsprengung am Kalkaneus wird der Zentralstrahl um 10–15 Grad kaudokranial auf das Gelenk zwischen Talus und Kalkaneus gerichtet (Aufnahme nach Broden).

Eine Vergleichsaufnahme beider Fersenbeine auf einem Film kann bei sehr gelenkigen Patienten angefertigt werden. Der Patient sitzt auf dem Untersuchungstisch, spreizt die Oberschenkel und beugt die Kniegelenke so weit, daß sich die Fußsohlen berühren und die Außenseiten der Füße auf der Kassette liegen. Bei dieser Einstellung wird das Os trigonum zwischen Talus und Kalkaneus besonders gut dargestellt.

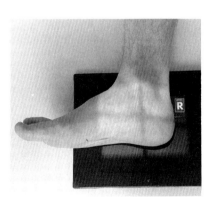

2.167a

2.167b *Hinweisbezeichnungen*:
1 Fersenbein (Calcaneus)
2 Sprungbein (Talus)
3 Kahnbein (Os naviculare)
4 Würfelbein (Os cuboideum)
5 Unteres Sprunggelenk

Einstellung 159 Fersenbein (Calcaneus), axial, stehend

Indikationen

Frakturen. Entzündliche und tumoröse Veränderungen.

Aufnahmetechnik

Filmformat: 13/18 cm, hoch.
Film-Folien-Kombination:
Empfindlichkeitsklasse (EK) 100.
Freie Belichtung.
FFA: 100 cm.
Fokusgröße: 0,6 mm.
Aufnahmedaten: 50 kV, ca. 20 mAs.

Einstelltechnik

Vorbereitung des Patienten

Fuß und Unterschenkel freimachen. Gonadenschutz anlegen.

Lagerung des Patienten (Abb. 2.167c)

Der Patient steht mit dem Fuß flach auf dem Boden, die Filmkassette befindet sich unter dem zu untersuchenden Fersenbein. Der Unterschenkel wird soweit wie möglich nach vorn geneigt (Skifahrerstellung), ohne daß sich die Ferse von der Kassette abhebt. Das Gleichgewicht wird mit dem einen Schritt vorne stehenden anderen Bein und durch Abstützen des Oberkörpers gehalten.

Zentrierung

Zentralstrahl: 45° zur Senkrechten auf Fersenbein- und Kassettenmitte.

Strahlengang: dorsoplantar.
Einblenden auf Objekt. Seitenbezeichnung.

Merkmale einer technisch fehlerfreien Aufnahme (Abb. 2.167d)

Gut belichtete axiale, nicht verzerrte Darstellung des Kalkaneus.

Anmerkung

Wird die Kassette mit einem flachen Keilkissen ca. 15° hinten (fersenseitig) angehoben, kann der Zentralstrahl senkrecht zur Tisch- oder Bodenebene auf das Fersenbein einfallen.

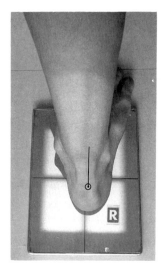

2.167c

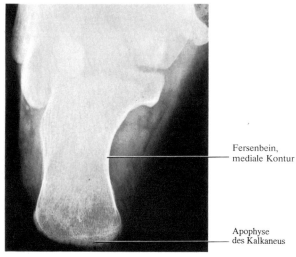

Fersenbein, mediale Kontur

Apophyse des Kalkaneus

2.167d

Einstellung 160 Fersenbein (Calcaneus), axial, liegend

Indikationen: Frakturen, Luxationen.

Aufnahmetechnik

Filmformat: 13/18 cm, hoch.
Film-Folien-Kombination:
Empfindlichkeitsklasse (EK) 100.
Freie Belichtung. FFA: 100 cm.
Fokusgröße: 0,6 mm.
Aufnahmedaten: 50 kV, ca. 20 mAs.

Einstelltechnik

Vorbereitung des Patienten

Fuß und Unterschenkel freimachen. Gonadenschutz anlegen.

Lagerung des Patienten (Abb. 2.167e)

Der Patient befindet sich in Rückenlage auf dem Untersuchungstisch. Die Ferse liegt auf der Kassette. Der Patient umschließt den Vorfuß mit einem festen Band und zieht die Fußspitze soweit wie möglich zu sich. Die Fußachse muß senkrecht zur Unterschenkelachse stehen.

Zentrierung

Zentralstrahl: 45° kaudokranial auf Fersenbein- und Kassettenmitte.

Strahlengang: plantodorsal.
Einblenden auf Objekt. Seitenbezeichnung.

Merkmale einer technisch fehlerfreien Aufnahme (Abb. 2.167f)

Gut belichtete Aufnahme des Kalkaneus, der weder verkürzt noch verlängert zur Darstellung kommt.

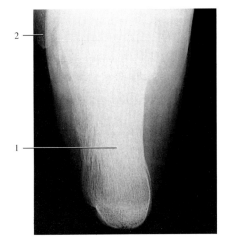

2.167f *Hinweisbezeichnungen:*
1 Fersenbein (Calcaneus), *2* Außenknöchel

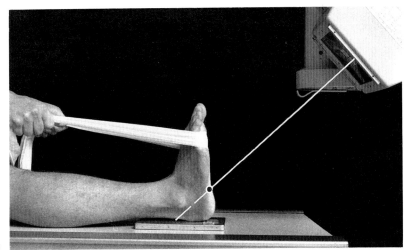

2.167e

Einstellung 161 Mittel- und Vorfuß, dorsoplantar

Indikationen

Frakturen und Luxationen, sog. „Marschfrakturen", Wachstumsstörungen (Köhler-Erkrankung). Fehlstellung der Zehen. Entzündliche, degenerative und tumoröse Erkrankungen.

Aufnahmetechnik

Filmformat: 18/24 cm, hoch.
Film-Folien-Kombination:
Empfindlichkeitsklasse (EK) 100.
Freie Belichtung.
FFA: 100 cm.
Fokusgröße: 0,6 mm.
Aufnahmedaten: 40–45 kV, 13–16 mAs.

Einstelltechnik

Vorbereitung des Patienten

Fuß entkleiden. Gonadenschutz anlegen.

Lagerung des Patienten (Abb. 2.168a)

Patient sitzt oder liegt auf dem Untersuchungstisch. Der Fuß wird mit der Fußsohle flach auf die Kassette gestellt. Zu diesem Zweck muß das Knie gebeugt werden. Mittelfuß auf Kassettenmitte und Reismehlsäckchen auf die Zehen legen, um die unterschiedliche Strahlenabsorption von Mittel- und Vorfuß auszugleichen.

Zentrierung

Zentralstrahl: senkrecht auf Mittelfuß- und Kassettenmitte.

Strahlengang: dorsoplantar.
Einblenden auf Objekt. Seitenbezeichnung.

Merkmale einer technisch fehlerfreien Aufnahme (Abb. 2.168b)

Gut belichtete Aufnahme des Mittel- und Vorfußes.

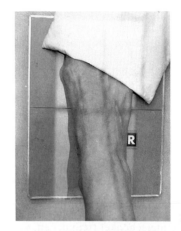

2.168a

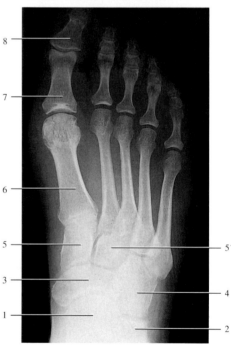

2.168b *Hinweisbezeichnungen*:

1 Sprungbein (Talus)
2 Fersenbein (Calcaneus)
3 Kahnbein (Os naviculare)
4 Würfelbein (Os cuboideum)
5 Keilbein I (Os cuneiforme)
5' Os cuneiforme II und III projizieren sich aufeinander
6 1. Mittelfußknochen (Os metatarsale I)
7 Großzehengrundglied
8 Großzehenendglied

Einstellung 162 Mittel- und Vorfuß, plantodorsal

Indikationen

Frakturen, Luxationen. Entzündliche, degenerative, tumoröse und andere schmerzhafte Erkrankungen, z. B. Durchblutungsstörungen.

Aufnahmetechnik

Filmformat: 18/24 cm, hoch.
Film-Folien-Kombination:
Empfindlichkeitsklasse (EK) 100.
Freie Belichtung.
FFA: 100 cm.
Fokusgröße: 0,6 mm.
Aufnahmedaten: 40–45 kV, 13–16 mAs.

Einstelltechnik

Vorbereitung des Patienten

Fuß und Unterschenkel freimachen. Gonadenschutz anlegen.

Lagerung des Patienten (Abb. 2.168 c)

Der Patient befindet sich in Bauchlage auf dem Untersuchungstisch. Da der Fußrücken direkt auf der Kassette liegen muß, wird diese mit einem flachen Keilkissen kranial leicht angehoben. Der Unterschenkel wird sprunggelenknah auf ein Sandsäckchen gelagert. Unterschenkel und Kniegelenk mit Sandsäcken fixieren.

Zentrierung

Zentralstrahl: Leicht kaudokranial entsprechend der Schräglage der Kassette auf Mittelfuß und senkrecht auf Kassettenmitte.

Strahlengang: plantodorsal.
Einblenden auf Objekt. Seitenbezeichnung spiegelbildlich.

Merkmale einer technisch fehlerfreien Aufnahme (Abb. 2.168 d)

Möglichst überlagerungsfreie Aufnahme der Mittelfußknochen, so daß die Fußwurzel-

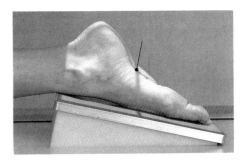

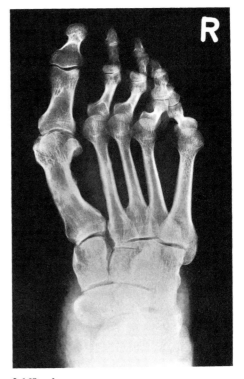

2.168 c, d

Mittelfuß-(Tarsometatarsal-)Gelenke gut erkennbar sind.

Anmerkung

Bei entsprechender Fragestellung kann auch eine Aufnahme von schräg medial oder schräg lateral angefertigt werden.

Einstellung 163   Fuß, schräg, lateromedial

Indikationen

Frakturen, Luxationen. Entzündliche, degenerative und tumoröse Veränderungen.

Aufnahmetechnik

Filmformat: 18/24 cm, hoch.
Film-Folien-Kombination:
Empfindlichkeitsklasse (EK) 100.
Freie Belichtung.
FFA: 100 cm.
Fokusgröße: 0,6 mm.
Aufnahmedaten: 45–50 kV, 10–13 mAs.

Einstelltechnik

Vorbereitung des Patienten

Fuß und Unterschenkel entkleiden. Gonadenschutz anlegen.

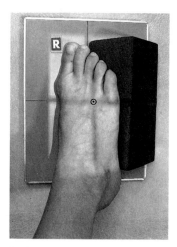

2.168 e

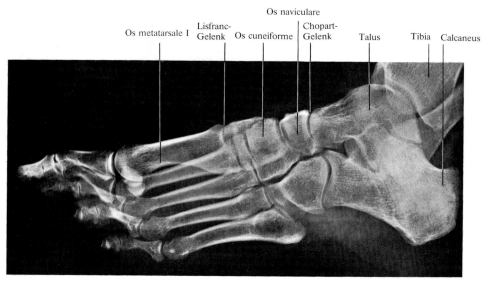

2.168 f

Lagerung des Patienten (Abb. 2.168e)

Der Patient sitzt auf dem Untersuchungstisch und stellt zunächst bei gebeugtem Hüft- und Kniegelenk den Fuß auf die Kassette. Dann wird der laterale Fußrand angehoben, indem Unter- und Oberschenkel um 45° nach medial geneigt werden. Die 45°-Einstellung erfolgt mit einem 45°-Keilkissen. Fußlängsachse und Unterschenkellängsachse bleiben in 90°-Stellung. Die Großzehe liegt filmnah. Evtl. Reismehlsäckchen auf die Zehen legen.

Zentrierung

Zentralstrahl: auf die Basis des 3. Mittelfußknochens und senkrecht auf Kassettenmitte.

Strahlengang: lateromedial und dorsoplantar.
Einblenden auf Objekt. Seitenbezeichnung.

Merkmale einer technisch fehlerfreien Aufnahme (Abb. 2.168f)

Überlagerungsfreie Darstellung der Zehen, der Mittelfußknochen und gute Beurteilbarkeit der Fußwurzelknochen, insbesondere des Lisfranc- und Chopart-Gelenks.

Einstellung 164   Zehen, dorsoplantar

Anatomie: Abb. 2.169

Indikationen

Frakturen, Luxationen. Entzündliche, degenerative und tumoröse Erkrankungen. Gefäßerkrankungen. Mißbildungen und Fehlstellungen (z. B. Hallux valgus).

Aufnahmetechnik

Filmformat: 13/18 cm, quer.
Film-Folien-Kombination:
Empfindlichkeitsklasse (EK) 100.
Freie Belichtung.
FFA: 100 cm.
Fokusgröße: 0,6 mm.
Aufnahmedaten: 40–45 kV, ca. 8 mAs.

Einstelltechnik

Vorbereitung des Patienten

Fuß freimachen. Gonadenschutz anlegen.

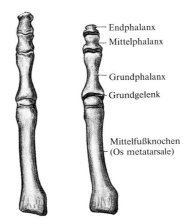

2.169 *Links*: Streckung der Zehen, *rechts*: übliche Beugehaltung

Lagerung des Patienten (Abb. 2.170 a)

Der Patient sitzt auf dem Untersuchungstisch. Der Vorfuß liegt bei angewinkeltem Hüft- und Kniegelenk mit der Fußsohle auf der Kassette. Die Zehen werden mit Zellstoffröllchen gespreizt und die Zehenspitzen mit einem flachen Keilkissen vom Film abgehoben, um eine möglichst orthograde Darstellung der Zehengelenke zu erzielen.

Zentrierung

Zentralstrahl: senkrecht auf das Grundglied der 3. Zehe und auf Kassettenmitte.

Strahlengang: dorsoplantar.
Einblenden auf Objekt. Seitenbezeichnung.

Merkmale einer technisch fehlerfreien Aufnahme (Abb. 2.170 b)

Gut belichtete Aufnahme der Zehenglieder (Phalangen), die sich nicht überlagern und nicht verkürzt durch Beugung der Zehen zur Darstellung kommen.

Anmerkung

Zur Dokumentation von Fehlstellungen und zur Operationsplanung dürfen keine Lage- oder Stellungskorrekturen für die Aufnahme vorgenommen werden.

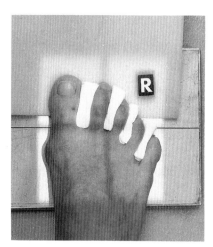

2.170 a

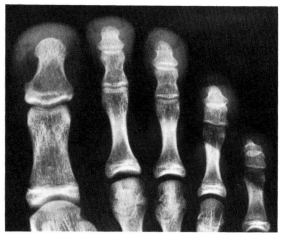

2.170 b

Einstellung 165 Zehen, schräg, mediolateral, plantodorsal

Indikationen

Frakturen, Entzündungen, Tumoren, Arthrose. 2. Ebene zur Einstellung 164.

Aufnahmetechnik

Filmformat: 13/18 cm, quer.
Film-Folien-Kombination:
Empfindlichkeitsklasse (EK) 100.
Freie Belichtung.
FFA: 100 cm.
Fokusgröße: 0,6 mm.
Aufnahmedaten: 40–44 kV, 8 mAs.

Einstelltechnik

Vorbereitung des Patienten

Fuß freimachen. Gonadenschutz anlegen.

Lagerung des Patienten (Abb. 2.170c)

Der Patient liegt mit dem Bauch auf dem Untersuchungstisch. Der Fuß wird innenrotiert, so daß er mit der Außen- und Oberseite auf der Kassette liegt. Die Ferse wird mit einem flachen Keilkissen leicht angehoben und gestützt. Zur besseren Einzeldarstellung werden die Zehen mit Watteröllchen gespreizt.

Zentrierung

Zentralstrahl: senkrecht auf das Grundglied der 3. Zehe und auf Kassettenmitte.

Strahlengang: mediolateral, plantodorsal. Einblenden auf Objekt. Seitenbezeichnung spiegelbildlich.

Merkmale einer technisch fehlerfreien Aufnahme (Abb. 2.170d)

Gut belichtete überlagerungsfreie Darstellung der Zehen.

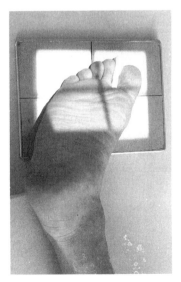

2.170c

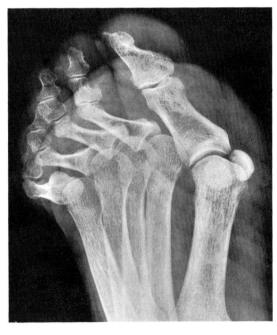

2.170d ▷

Einstellung 166 Großzehe, dorsoplantar

Indikationen

Frakturen und Luxationen. Entzündliche (z. B. Gicht), degenerative und tumoröse Erkrankungen.

Aufnahmetechnik

Filmformat: 13/18 cm 2geteilt, quer.
Film-Folien-Kombination:
Empfindlichkeitsklasse (EK) 100.
Freie Belichtung.
FFA: 100 cm.
Fokusgröße: 0,6 mm.
Aufnahmedaten: 40 kV, ca. 6,4 mAs.

Einstelltechnik

Vorbereitung des Patienten

Fuß freimachen. Gonadenschutz anlegen.

Lagerung des Patienten (Abb. 2.171 a)

Der Patient sitzt auf dem Untersuchungstisch. Die Großzehe muß abgespreizt und flach auf Kassettenmitte gelegt werden.

Zentrierung

Zentralstrahl: senkrecht auf das Großzehengrundgelenk und Kassettenmitte. Die zweite Hälfte der Kassette mit Bleigummi abdekken.

Strahlengang: dorsoplantar.
Einblenden auf Objekt. Seitenbezeichnung.

Merkmale einer technisch fehlerfreien Aufnahme (Abb. 2.171 b)

Überlagerungsfreie Darstellung der Großzehe und ihrer Gelenke.

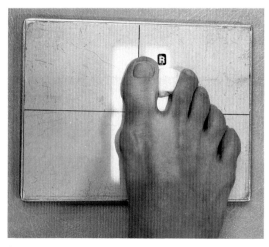

2.171 a

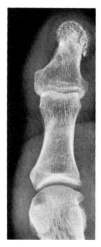

2.171 b

Einstellung 167 Großzehe, seitlich

Indikationen

2. Ebene zur Einstellung 166.

Aufnahmetechnik

Filmformat: 13/18 cm 2geteilt, quer.
Film-Folien-Kombination:
Empfindlichkeitsklasse (EK) 100.
Freie Belichtung.
FFA: 100 cm.
Fokusgröße: 0,6 mm.
Aufnahmedaten: 45 kV, ca. 8 mAs.

Einstelltechnik

Vorbereitung des Patienten

Fuß freimachen. Gonadenschutz anlegen.

Lagerung des Patienten (Abb. 2.171 c)

Der Patient befindet sich in Seitenlage auf dem Untersuchungstisch. Der Fuß liegt mit der Innenseite auf der Kassette, so daß die Großzehe seitlich auf Filmmitte positioniert werden kann. Die übrigen Zehen werden mit einem straffen Band als Zügel fest rückwärts gezogen (dorsalflektiert). Die Längsachse der Großzehe muß parallel zum Film liegen.

Zentrierung

Zentralstrahl: senkrecht auf Großzehengrundgelenk und Kassettenmitte. Die zweite Hälfte der Kassette mit Bleigummi abdekken.

Strahlengang: lateromedial.
Einblenden auf Objekt. Seitenbezeichnung.

Merkmale einer technisch fehlerfreien Aufnahme (Abb. 2.171 d)

Gut belichtete, seitliche Darstellung der Großzehe einschließlich Großzehengrundgelenk.

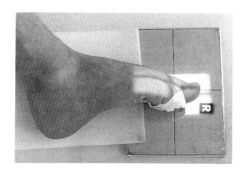

2.171 c

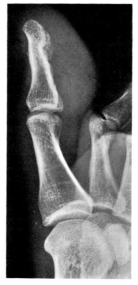

2.171 d

Einstellung 168 Vorfuß, tangential (Darstellung der Sesambeine der Großzehe)

Indikationen

Entzündliche und degenerative Veränderungen der Sesambeine. Frakturen.

Aufnahmetechnik

Filmformat: 13/18 cm 2geteilt, quer.
Film-Folien-Kombination:
Empfindlichkeitsklasse (EK) 100.
Freie Belichtung.
FFA: 100 cm.
Fokusgröße: 0,6 mm.
Aufnahmedaten: 45–50 kV, ca. 8 mAs.

Einstelltechnik

Vorbereitung des Patienten

Fuß freimachen. Gonadenschutz anlegen.

1. Dorso-ventrale Aufnahme

Lagerung des Patienten (Abb. 2.172 a)

Der Patient liegt auf dem Bauch. Der Unterschenkel wird leicht unterpolstert, der Fuß auf die Fußspitze gestellt und die Großzehe maximal dorsalflektiert, so daß sich der Großzehenballen über der Kassettenmitte befindet.

Zentrierung

Zentralstrahl: senkrecht auf den Großzehenballen und Kassettenmitte. Die zweite Hälfte der Kassette mit Bleigummi abdecken.

Strahlengang: horizontal. Die Mittelfußknochen und Zehen werden axial durchstrahlt. Einblenden auf Objekt. Seitenbezeichnung spiegelbildlich.

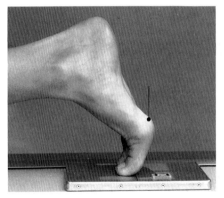

2.172 a

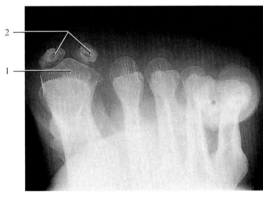

2.172 b *Hinweisbezeichnungen:*
1 Köpfchen des 1. Mittelfußknochens
2 Sesambeine

2. Ventro-dorsale Aufnahme (alternativ)

Lagerung des Patienten

Der Patient befindet sich in Rückenlage auf dem Untersuchungstisch; Ferse auf Kassettenmitte. Die Zehen werden mit einem straffen Band als Zügel dorsal flektiert, so daß sich der Großzehenballen auf Kassettenmitte projiziert.

Zentrierung

Zentralstrahl: senkrecht auf Großzehenballen und Kassettenmitte. Die zweite Hälfte der Kassette mit Bleigummi abdecken.

Strahlengang: tangential.
Einblenden auf Objekt. Seitenbezeichnung.

Merkmale einer technisch fehlerfreien Aufnahme (Abb. 2.172 b)

Gut belichtete, überlagerungsfreie Darstellung der Sesambeine und der Mittelfußköpfchen.

Anmerkung

Sollen alle Mittelfußköpfchen und Sesambeine dargestellt werden, wird der Zentralstrahl auf das Köpfchen des 3. Mittelfußknochens gerichtet wie in Abb. 2.172 b.

3 Innere Organe

3.1 Thoraxorgane

Anatomische Vorbesprechung (Abb. 3.1)

Der Brustkorb (Thorax) besteht aus Rippen (Costae), Brustwirbelsäule und Brustbein (Sternum) sowie rechtem und linkem Schlüsselbein (Clavicula) und rechtem und linkem Schulterblatt (Scapula). Der Brustkorb umschließt den rechten und linken Lungenflügel (Pulmo). Jeder Lungenflügel ist von dem zweiblättrigen Brustfell (Pleura) umgeben. Der dünne Spalt zwischen den zwei Pleuralagen (Rippenfell und Lungenfell) heißt Pleurahöhle. Die beiden Pleurablätter erlauben die Beweglichkeit der Lunge gegenüber dem knöchernen Thorax. Der Thoraxraum wird nach unten durch die rechte und linke Zwerchfellhälfte (Diaphragma) abgeschlossen. Mit der seitlichen Thoraxwand bildet das Zwerchfell einen spitzen Winkel, den Zwerchfell-Rippen-Winkel (Sinus phrenicocostalis) und mit dem Herzschatten den Herz-Zwerchfell-Winkel (Sinus phrenicocordalis). Im Röntgenbild ergibt sich die Lungenstruktur aus der Summation der Lungengefäße. Die größeren Bronchien sind im Querschnitt als Ringfiguren neben dem dichten Querschnitt größerer Arterien zu erkennen. Zwischen dem rechten und linken Lungenflügel liegt der Mittelschatten (Mediastinum), der durch die Aufzweigung der Luftröhre (Bifurcatio tracheae) und der rechten und linken Lungenwurzel (Hilus) in ein vorderes und hinteres Mediastinum aufgeteilt ist. Im vorderen Mediastinum liegen das Herz (Cor) im Herzbeutel (Perikard), Teile der Schilddrüse (Thyreoidea) und bei Kindern die innere Brustdrüse (Thymusdrüse). Durch das hintere Mediastinum ziehen die großen Gefäße (Aorta und V. cava superior), Nerven und Lymphbahnen sowie die Speiseröhre (Ösophagus).

Indikationen

Die Röntgenuntersuchung der Thoraxorgane dient häufig als Basisdiagnostik. Bei allen Herz-, Lungen-, Pleura- und Mediastinalerkrankungen, in der Tumorvor- und -nachsorge sowie in der Akutdiagnostik, in der Traumatologie und in der Intensivtherapie sind Thoraxaufnahmen und Verlaufskontrollen indiziert.

Kontraindikationen

In der Frühschwangerschaft muß die Indikation streng gestellt werden.

Aufnahmetechniken

1. Hartstrahltechnik

(100–140 kV mit bewegtem Hartstrahlraster)

Vorteile: Kurze Aufnahmezeiten. Rippen, Mediastinum und Herzschatten sind transparenter, so daß Lungenstrukturen, retrokardiale und mediastinale Veränderungen und kardiale Verkalkungen besser zur Darstellung kommen. *Stand der Technik ist die Hartstrahltechnik.*

Nachteile: Geringe Dichteunterschiede zwischen weichteil- und kalkdichten Strukturen. Aufhellungen in der Lunge sind schlechter erkennbar. Höhere Gonadenbelastung durch Streustrahlen.

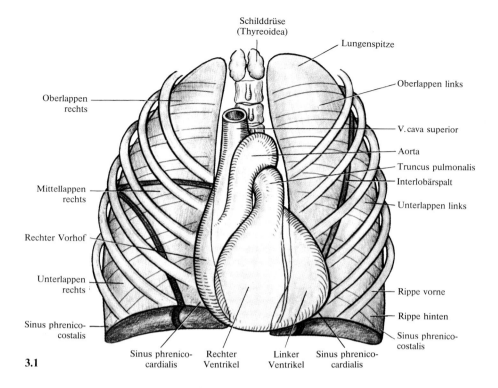

3.1

2. Weichstrahltechnik
(45–60 kV, kein Raster)

Vorteile: Kontrastreichere Darstellung von Lungenstrukturen, Rippen und Verkalkungen.

Nachteile: Lange Aufnahmezeit. Überlagerung der Lungenfelder durch Rippen. Mediastinal- und Retrokardialraum nicht beurteilbar auf p.-a.-Aufnahme. Seitliche Aufnahme wegen hoher Belichtungszeit und Veratmungsartefakten technisch oft nicht durchführbar.

3. Schirmbildtechnik

Die Schirmbildtechnik wird noch vereinzelt bei Thoraxreihenuntersuchungen angewandt. Da bei dem konventionellen Schirmbildverfahren das Durchleuchtungsbild vom Fluoreszenzschirm abfotografiert wird, ist eine weit höhere Strahlendosis als für Übersichtsaufnahmen mit Kassettentechnik erforderlich.

4. Großbildverstärkertechnik

Bei der Großbildverstärkertechnik handelt es sich um eine indirekte Aufnahmetechnik über einen großen Bildverstärker auf 100 × 100 mm-Blattfilme. Gegenüber der konventionellen Aufnahmetechnik wird ca. 1/10 der Dosis benötigt. Die Aufnahmen zeichnen sich – wie alle 100-mm-Kamera-Aufnahmen – durch ein hohes Auflösungsvermögen aus.

Einstellung 169 Thorax, p.-a., im Stehen, Herz-Lungen-Aufnahme

Indikationen

Standarduntersuchung der Thoraxorgane.

Aufnahmetechnik

Filmformat: 35/43 cm, quer oder hoch, 35/35 cm oder 40/40 cm.
Film-Folien-Kombination: Universalfolie, Empfindlichkeitsklasse (EK) 200. Bei adipösen Patienten evtl. auch hochverstärkende Folie: EK 400.
Rasterwandstativ: bewegtes Raster.
Belichtungsautomatik: seitliche Meßfelder anwählen.
FFA: 150–200 cm
(2 m = Herzfernaufnahme).
Fokusgröße: <1,3 mm.
Aufnahmespannung: 110–150 kV (Hartstrahltechnik).
Expositionszeit: <20 ms.

Einstelltechnik

Vorbereitung des Patienten

Oberkörper freimachen. Frauen mit Unterhemd bekleiden. Gürtelschnalle entfernen. Halskette ablegen! Zöpfe und lange Haare hochstecken. Gonadenschutz anlegen.

Lagerung des Patienten (Abb. 3.2 a, b)

Patient preßt den entblößten Oberkörper an das Rasterwandstativ und legt das Kinn auf den oberen Rand des Stativs. Um eine Überlagerung der Lungen durch die Schulterblätter zu vermeiden, werden die Handrücken in die Hüften gestützt und die Ellbogen so weit wie möglich nach vorne gedreht. Schultern hängenlassen. Schwache Patienten legen zum besseren Halt die Arme um das Wandstativ. Oberer Kassettenrand 3 Querfinger über der Schulterhöhe. Bleigummirundschürze zur Streustrahlenbekämpfung anlegen.

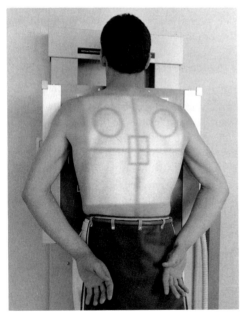

3.2 a

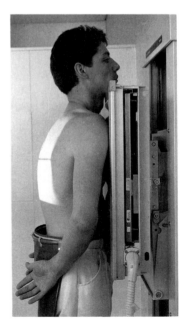

3.2 b

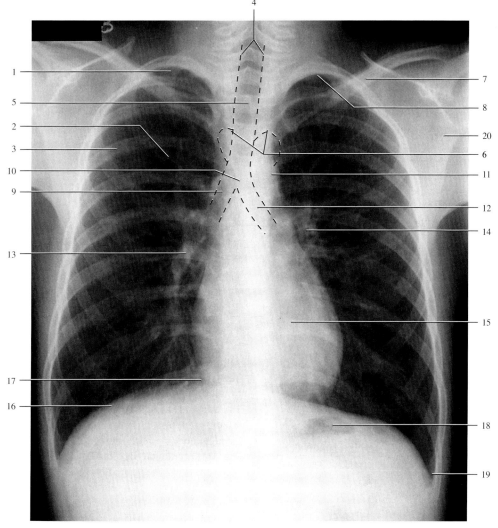

3.2c *Hinweisbezeichnungen*:

1 1. Rippe
2 2. Rippe, ventraler Abschnitt, Knorpel-Knochen-Grenze
3 5. Rippe, dorsaler Abschnitt
4 Luftröhre (Trachea)
5 Dornfortsatz des 3. Brustwirbels
6 Oberer Abschnitt des Brustbeins (Manubrium sterni)
7 Schlüsselbein (Clavicula)
8 Lungenspitze
9 Rechter Hauptbronchus
10 Trachealbifurkation
11 Aortenbogen
12 Linker Hauptbronchus
13 Rechte Pulmonalarterie
14 Linke Lungenwurzel (Hilus)
15 Herz (Cor)
16 Rechter Zwerchfellschenkel (Diaphragma)
17 Herz-Zwerchfell-Winkel (Sinus phrenicocordalis)
18 Magenblase
19 Zwerchfell-Rippen-Winkel (Sinus phrenicocostalis)
20 Schulterblatt (Scapula)

Zentrierung

Zentralstrahl: auf Wirbelsäulenmitte (ca. 6. Brustwirbel) ungefähr in Höhe der Schulterblattspitzen.

Strahlengang: dorsoventral, senkrecht auf Filmmitte.
Seitlich wird auf die Hautgrenze, oben und unten auf Kassettenformat eingeblendet. Seitenbezeichnung spiegelbildlich. Aufnahme in tiefer Inspiration bei Atemstillstand. Atemkommando auf den Patienten abstimmen: nicht zu schnell und den Patienten beobachten! Patient darf auch bei tiefer Inspiration die Schultern nicht hochziehen.

Merkmale einer technisch fehlerfreien Aufnahme (Abb. 3.2c)

Symmetrische Darstellung des Brustkorbs. Die Dornfortsätze des 3. oder 4. Brustwirbels projizieren sich in die Mitte zwischen die Sternoklavikulargelenke (Brustbein–Schlüsselbein–Gelenke) 1.–3. Brustwirbel sind gut erkennbar. Übrige Brustwirbelsäulenabschnitte sind gerade noch durch den Mediastinal- und Herzschatten sichtbar. Die Innenränder der Schulterblätter bilden sich außerhalb des Brustkorbs ab. Die Zwerchfellkuppe projiziert sich unterhalb des dorsalen Anteils der 9. Rippe. Die Rippen-Lungen-Grenze ist von der Lungenspitze bis zum Zwerchfell-Rippenwinkel dargestellt. Hilusstrukturen (zentrale Bronchien und große Gefäße), Herzwand und Zwerchfell sind scharf abgebildet und Gefäße bis in die Lungenperipherie dargestellt. Retrokardiale Lungen- und mediastinale Strukturen sind im Mediastinal- und Herzschatten erkennbar.

Anmerkung

Eine „*Exspirationsaufnahme*" wird bei Verdacht auf Pneumothorax (Kollaps eines Lungenflügels) angefertigt.

Aufnahme- und Einstelltechnik

Wie Thorax p.-a. aber nach maximaler Ausatmung (Exspiration). Damit läßt sich das Ausmaß der kollabierten Lunge exakt beurteilen.

Thoraxaufnahme im Sitzen

Stehunfähige Patienten können auf einem Hocker oder auf dem Bett sitzen, mit dem Rücken am Stativ. Die Aufnahme muß als Aufnahme im Sitzen mit a.-p.-Strahlengang gekennzeichnet werden.

Röntgendurchleuchtung und Zielaufnahmen

Die Durchleuchtung ergänzt die Übersichtsaufnahme. Dynamische Vorgänge (Zwerchfellbeweglichkeit, Herzaktionen und Gefäßpulsationen) können erfaßt werden. Man gewinnt einen besseren räumlichen Eindruck. Pathologische und physiologische Strukturen lassen sich lokalisieren und in geeigneten Projektionen dokumentieren. Zielaufnahmen werden mit 60–75 kV unter Verwendung eines geeigneten Kassettenformats mit einer Film-Folien-Kombination (EK) 200 und Belichtungsautomatik am stehenden oder liegenden Patienten angefertigt.

Einstellung 170 Thorax, seitlich, im Stehen

Indikationen

2. Ebene zur Standardaufnahme.

Aufnahmetechnik

Filmformat: 35/43 cm, quer oder hoch, 35/35 cm oder 40/40 cm.
Film-Folien-Kombination:
Empfindlichkeitsklasse (EK) 200. Bei adipösen Patienten evtl. auch hochverstärkende Folie: EK 400.
Rasterwandstativ: bewegtes Raster.
Belichtungsautomatik: mittleres Meßfeld anwählen.
FFA: 150–200 cm (2 m = Herzfernaufnahme).
Fokusgröße: <1,3 mm.
Aufnahmespannung: 110–150 kV (Hartstrahltechnik).
Expositionszeit: <40 ms.

Einstelltechnik

Vorbereitung des Patienten

Oberkörper freimachen. Halskette ablegen. Lange Haare hochstecken. Strahlenschutzschürze seitlich anlegen.

Lagerung des Patienten (Abb. 3.3a, b)

Der Patient steht mit der linken Körperseite und mit über dem Kopf verschränkten Armen am Rasterwandstativ oder hält sich an einem höhenverstellbaren „Galgen" fest.

Zentrierung

Zentralstrahl: senkrecht auf die hintere Axillarlinie, handbreit unterhalb der Achselhöhle. Bei Männern entspricht dies ungefähr der Höhe der Brustwarze.
Strahlengang: horizontal, transthorakal von rechts nach links. Seitlich auf Hautgrenze einblenden. Aufnahme in tiefer Inspiration bei Atemstillstand. Patient bei Atemkommando beobachten! Anliegende Thoraxseite kennzeichnen.

Merkmale einer technisch fehlerfreien Aufnahme (Abb. 3.3c)

Die Lungenfelder sind von der Lungenspitze bis in den untersten Rippen-Zwerchfell-Winkel dargestellt. Die Abschlußplatten der Brustwirbelkörper sind orthograd getroffen und der dorsale Abschnitt der filmfernen

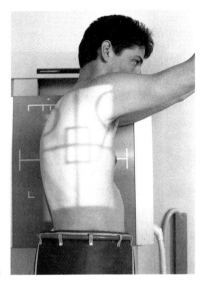
3.3a

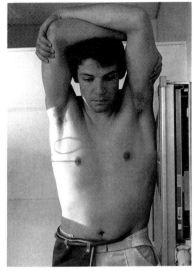
3.3b

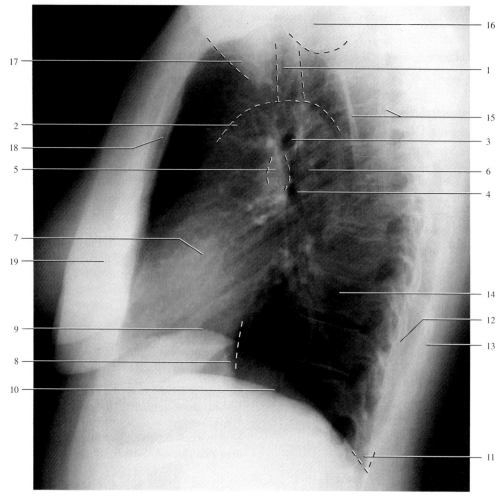

3.3c *Hinweisbezeichnungen*:

1 Luftröhre (Trachea)
2 Aortenbogen
3 Rechter Hauptbronchus
4 Linker Hauptbronchus
5 Truncus pulmonalis
6 Linke Pulmonalarterie
7 Herz (Cor)
8 Untere Hohlvene (V. cava inferior)
9 Rechter Zwerchfellschenkel
10 Linker Zwerchfellschenkel
11 Zwerchfell-Rippen-Winkel (Sinus phrenicocostalis)
12 Filmnahe linke Rippe
13 Filmferne (unscharfe) rechte Rippe
14 10. Brustwirbel
15 Schulterblatt tangential getroffen
16 Oberarmkopf (Caput humeri)
17 Axillarfalte
18 Brustbein (Sternum)
19 Mamma

und filmnahen Rippen decken sich weitgehend. Die Arme überlagern nicht die Lungenoberfelder. Die Mediastinalstrukturen und die retrokardialen Gefäßabschnitte sind gut differenzierbar und der Herzhinterrand scharf begrenzt.

Anmerkung

Eine *rechts anliegende Aufnahme* wird auf entsprechende Anordnung des Arztes oder bei bekanntem rechtsseitigen Lungenprozeß angefertigt.

Einstellung 171 Thorax, bei Säuglingen und Kleinkindern

Indikationen

Herzgeräusche, Atemnot, Zyanose (Blausucht), Mißbildungen der Thoraxorgane.

Aufnahmetechnik

Film-Format: 18/24 cm oder 24/30 cm.
Film-Folien-Kombination:
Hoch- und höchstverstärkende SE-Folien, Empfindlichkeitsklasse (EK) 400 (–800).
Aufnahmeart: ohne Streustrahlenraster.
Freie Belichtung.
Zusatzfilterung: 1 mm Al und 0,1–0,2 mm Cu.
FFA: 100–150 cm.
Fokusgröße: 0,3(–1,3) mm.
Aufnahmespannung:
bei Säuglingen < 60 kV und
bei Klein- und Schulkindern 60–75 kV.
Expositionszeit: < 5 ms, um Bewegungsunschärfen durch Atmung, Herzaktionen und Gefäßpulsationen zu vermeiden.

Einstelltechnik

Vorbereitung des Patienten

Oberkörper freimachen.

Lagerung des Patienten

Da Thoraxaufnahmen immer in aufrechter Projektion angestrebt werden (die Abdominalorgane sinken nach unten und die Lungenbelüftung ist besser), werden Säuglinge – Arme nach oben – in strahlendurchlässige Babix-Cellon-Hüllen eingespannt und am Stativ „aufgehängt". Nur Frühgeborene im Inkubator werden im Liegen geröntgt.

Zentrierung

Zentralstrahl: senkrecht auf Sternummitte (a.-p.) oder Mitte der Wirbelsäule (p.-a.).

Strahlengang: dorsoventral bzw. ventrodorsal.

Strahlenschutz: Bleigummiabdeckung der unmittelbar anschließenden Körperabschnitte und auf exakte Einblendung achten. Seitenbezeichnung.
Aufnahme in Inspiration und Atemstillstand. Atmung beobachten.

Merkmale einer technisch fehlerfreien Aufnahme

Symmetrische und scharfe Darstellung des Thorax. Gute Beurteilbarkeit der Lungenstrukturen.

Anmerkung

Angestrebt wird eine p.-a.-Aufnahme. Da die Säuglinge jedoch ruhiger bzw. leichter ablenkbar sind, wenn sie in den Raum schauen (und nicht gegen das Stativ) und die Atmung besser beobachtet werden kann, werden die Aufnahmen häufig a.-p. angefertigt. Wichtig ist, daß immer dasselbe Verfahren gewählt wird, damit die Aufnahmen vergleichbar sind.
Ab dem 9.–10. Lebensjahr soll die Hartstrahltechnik (100–120 kV) mit bewegtem Streustrahlenraster im dorsoventralen Strahlengang angewandt und falls erforderlich durch eine seitliche Thoraxaufnahme ergänzt werden.

Einstellung 172 Thorax, schräg, im ersten schrägen Durchmesser (Fechterstellung, 60°)

Anatomie: Abb. 3.4a.

Indikationen

Abklärung von Herzfehlern. Beurteilung der Aorta.

Aufnahmetechnik

Filmformat: 35/43 cm, quer oder hoch, 35/35 cm oder 40/40 cm.
Film-Folien-Kombination: Universalfolie Empfindlichkeitsklasse (EK) 200. Bei adipösen Patienten evtl. auch hochverstärkende Folie: EK 400.
Rasterwandstativ: bewegtes Raster.
Belichtungsautomatik: seitliche Meßfelder anwählen.
FFA: 150–200 cm (2 m = Herzfernaufnahme).
Fokusgröße: <1,3 mm.
Aufnahmespannung: 110–150 kV (Hartstrahltechnik).
Expositionszeit: <20 ms.

Einstelltechnik

Vorbereitung des Patienten

Oberkörper freimachen, Halsschmuck ablegen. Zöpfe und lange Haare hochstecken. Gonadenschutz von hinten anlegen.

Lagerung des Patienten (Abb. 3.4b)

Der Patient steht in einem 45°-Winkel mit der rechten Schulter am Stativ, das Gesicht dem Stativ zugewandt, die linke Schulter befindet sich filmfern. Arme über Kopf, stirnnah verschränkt.

Zentrierung

Zentralstrahl: links paravertebral ungefähr in Höhe der Schulterblattspitze senkrecht auf Filmmitte.

Strahlengang: transthorakal, dorsoventral. Auf Hautgrenzen einblenden. Seitenbezeichnung spiegelbildlich. Anliegende Seite (R) bezeichnen. Aufnahme in Inspiration bei Atemstillstand.

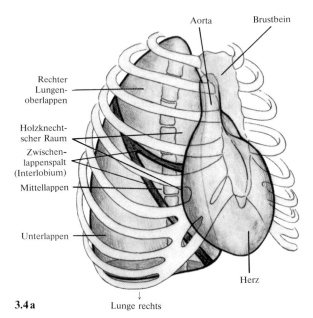

3.4a

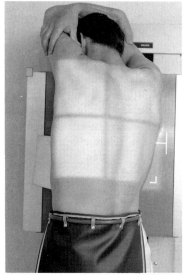

3.4b

Merkmale einer technisch fehlerfreien Aufnahme (Abb. 3.4c)

Der Herzschatten ist von der Wirbelsäule freiprojiziert. Der Aortenbogen ist äußerst verkürzt dargestellt.
Der Bereich zwischen Wirbelsäule und Herzschatten wird als Holzknecht-Raum bezeichnet. Auf einer 45°-Aufnahme projiziert sich die Aorta descendens auf die Wirbelsäule und in den Holzknecht-Raum. Mit der 50–60°-Drehung (rechte Schulter weiter nach vorne) erreicht man, daß sich die Aorta descendens vor die Wirbelsäule projiziert. Die der Wirbelsäule zugewandte Herzkontur wird als Vorhofbogen bezeichnet und besteht hauptsächlich aus dem rechten Vorhof. An der äußeren Herzgefäßkontur lassen sich 3 Bögen unterscheiden: oberer Bogen = Aorta ascendens, mittlerer Bogen = A. pulmonalis, unterer Bogen = linker Ventrikel.

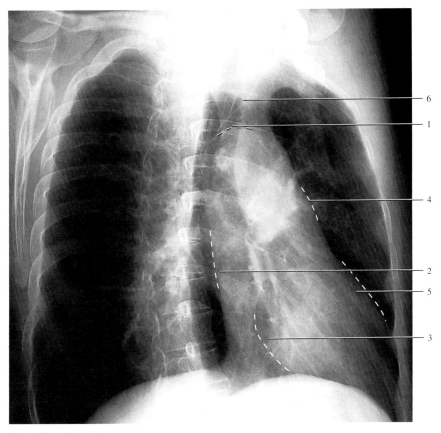

3.4c *Hinweisbezeichnungen*:
1 Aortenbogen
2 Aorta descendens
3 Rechter Vorhof
4 Arcus pulmonalis (Pulmonalisbogen)
5 Linker Ventrikel
6 Oberes Mediastinum

Einstellung 173 Thorax, schräg, im zweiten schrägen Durchmesser (Boxerstellung, 45°)

Anatomie: Abb. 3.5a.

Diese Aufnahme wird auch als LAO-Aufnahme bezeichnet (LAO = left anterior oblique)

Indikationen

Herzfehler.

Aufnahmetechnik

Filmformat: 35/43 cm, quer oder hoch, 35/35 cm oder 40/40 cm.
Film-Folien-Kombination: Universalfolie Empfindlichkeitsklasse (EK) 200. Bei adipösen Patienten evtl. hochverstärkende Folie: EK 400.
Rasterwandstativ: bewegtes Raster.
Belichtungsautomatik: seitliche Meßfelder anwählen.
FFA: 150–200 cm (2 m = Herzfernaufnahme).

Fokusgröße: < 1,3 mm.
Aufnahmespannung: 110–150 kV (Hartstrahltechnik).
Expositionszeit: < 20 ms.

Einstelltechnik

Vorbereitung des Patienten

Oberkörper freimachen, Schmuck ablegen, lange Haare hochstecken. Strahlenschutzschürze anlegen.

Lagerung des Patienten (Abb. 3.5b)

Patient steht im Winkel von 30–45° mit der linken Schulter am Rasterwandstativ; die rechte Schulter befindet sich filmfern. Beide Arme sind über dem Kopf, stirnnah verschränkt.

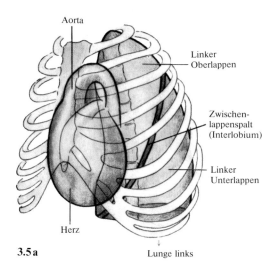

3.5a

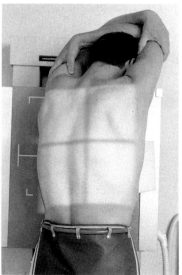

3.5b

Zentrierung

Zentralstrahl: rechts paravertebral in Höhe der Schulterblattspitze senkrecht auf Filmmitte.

Strahlengang: dorsoventral.
Auf Hautgrenze einblenden. Seitenbezeichnung spiegelbildlich. Anliegende Seite (L) bezeichnen.
Aufnahme in tiefer Inspiration und Atemstillstand.

Merkmale einer technisch fehlerfreien Aufnahme (Abb. 3.5c)

Der Aortenbogen zeigt sich in seiner vollen Ausdehnung. Der absteigende Aortenast ist teilweise von der Brustwirbelsäule überlagert. Die Herzkontur auf der linken Bildseite wird größtenteils vom rechten Vorhof gebildet. Die Herzkontur auf der rechten Bildseite wird oben vom linken Vorhof und unten vom linken Ventrikel gebildet.

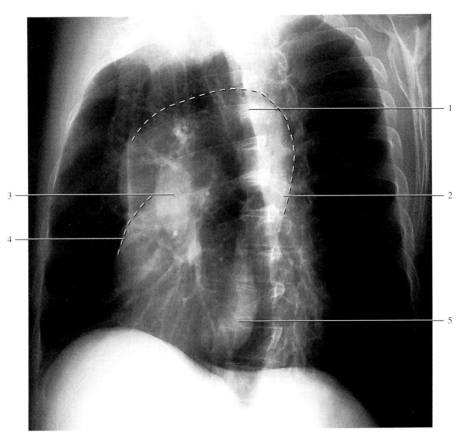

3.5c *Hinweisbezeichnungen*:
1 Aortenbogen   *3* Truncus pulmonalis   *5* Linker Vorhof
2 Aorta descendens   *4* Rechter Vorhof

Einstellung 174 Thorax, in Seitenlage mit horizontalem Strahlengang

Indikationen

Differenzierung von Pleuraergüssen und Pleuraschwarten. Nachweis eines kleinen Pleuraergusses.

Aufnahmetechnik

Filmformat: Großformat wie für Lungenübersicht oder 24/30 cm, quer, für eine Thoraxhälfte.
Film-Folien-Kombination:
Empfindlichkeitsklasse (EK) 200–400.
Hartstrahltechnik. Bei Hemithorax mittlere Meßkammer, bei großformatiger Thoraxaufnahme seitliche Meßkammern anwählen.
FFA: 100–150 cm.
Fokusgröße: <1,3 mm.
Aufnahmespannung: ca. 120 kV.
Expositionszeit: <20 ms.

Einstelltechnik

Vorbereitung des Patienten

Oberkörper von Kleidung und Schmuck befreien. Strahlenschutzschürze anlegen.

Lagerung des Patienten

Patient liegt auf einer Unfalliege, auf der Seite, die abgeklärt werden soll, mit dem Rücken am Rasterwandstativ; die Arme sind über dem Kopf verschränkt.

Zentrierung

Zentralstrahl: senkrecht auf Sternummitte oder Mitte der aufzunehmenden Thoraxhälfte und auf Kassettenmitte.

Strahlengang: ventrodorsal.
Seitenbezeichnung: Rechts- oder Linksseitenlage.
Aufnahme in tiefer Inspiration und Atemstillstand.

Merkmale einer technisch fehlerfreien Aufnahme (Abb. 3.6)

Gute Abgrenzbarkeit der seitlichen Rippenanteile, der Lungenstruktur und pleuraler Verschattungen.

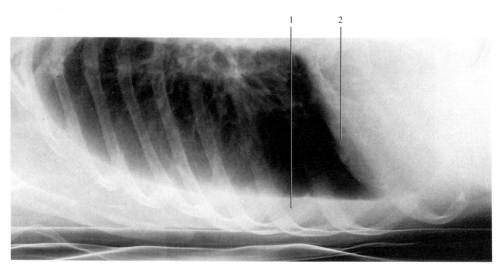

3.6 *Hinweisbezeichnungen:* *1* Pleuraerguß, *2* Rechter Zwerchfellschenkel

Einstellung 175 Lungenspitzen, a.-p.; Lordoseaufnahme nach Castellani

Indikationen

Tumoröse oder entzündliche Prozesse in der Lungenspitze.

Aufnahmetechnik

Filmformat: 24/30 cm, quer.
Film-Folien-Kombination:
Empfindlichkeitsklasse (EK) 200–400.
Rasterwandstativ, mittleres Meßfeld anwählen.
FFA: 100–150 cm.
Fokusgröße: <1,3 mm.
Aufnahmespannung: ca. 75 kV.

Einstelltechnik

Vorbereitung des Patienten

Oberkörper freimachen. Schmuck ablegen. Lange Haare und Zöpfe hochstecken. Gonadenschutz anlegen.

Lagerung des Patienten (Abb. 3.7a, b)

Patient steht einen Schritt vor dem Rasterwandstativ mit dem Rücken zum Stativ. Er beugt den Oberkörper so weit nach hinten, daß er mit den Schultern das Stativ berührt und kreuzt die Arme vorne. Dadurch werden die Schultern stark nach innen gedreht und die Schulterblätter gleiten nach außen.

Zentrierung

Zentralstrahl: kaudokranial (ca. 35°-Winkel auf das Manubrium sterni und Kassettenmitte.

Strahlengang: ventrodorsal.
Seitenbezeichnung. Aufnahme in Inspiration bei Atemstillstand.

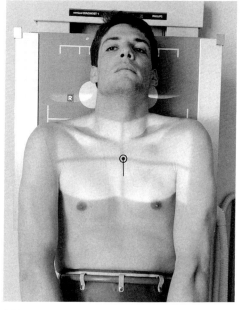

3.7 a

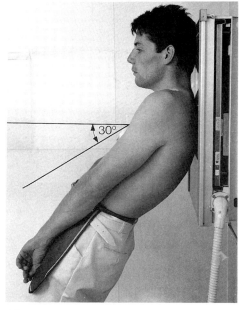

3.7 b

Merkmale einer technisch fehlerfreien Aufnahme (Abb. 3.7c)

Lungenspitzen und -oberfelder sind nicht durch die Schlüsselbeine (Claviculae) überlagert, denn sie projizieren sich oberhalb der Lungenspitze.

Anmerkung

Für Aufnahmen am liegenden Patienten müssen die Oberarme bzw. Schultern mit 20°-Keilkissen unterlegt werden.

Lungenspitzen, liegend, kraniokaudal (Abb. 3.8)

Bei einer kraniokaudalen Röhrenkippung von ca. 30° mit Zentrierung auf das Jugulum (Drosselgrube) projiziert sich die Klavikula in das Lungenober- und -mittelfeld, so daß man ebenfalls eine Lungenspitzenaufnahme ohne Überlagerung erhält. An einem Durchleuchtungsgerät mit Obertischröhre lassen sich problemlos Lungenspitzenaufnahmen mit kraniokaudalem oder kaudokranialem Strahlengang anfertigen.

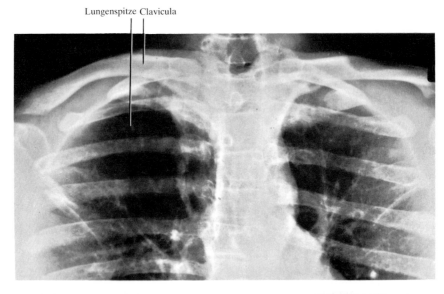

3.7c

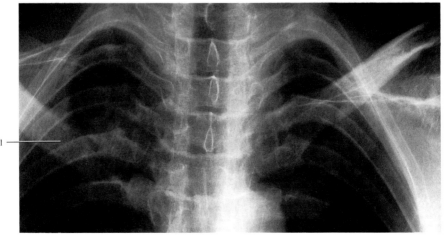

3.8

1 Schlüsselbein (Clavicula)

Einstellung 176 Thorax, im Liegen; „Behelfsaufnahme" oder „Bettaufnahme"

Indikationen

25–30% aller Thoraxaufnahmen müssen am liegenden Patienten im Bett, häufig außerhalb der Röntgenabteilung, z. B. auf einer Intensivstation angefertigt werden, weil der Patient nicht aufstehen kann, nicht transportfähig ist oder einer intensiven Überwachung bedarf.

Aufnahmetechnik

Die aufnahmetechnischen Qualitätskriterien für die Thoraxstandardaufnahme gelten auch für Liegend- oder Bettaufnahmen. Dies ist jedoch nur mit leistungsstarken fahrbaren Röntgeneinrichtungen erreichbar.
Filmformat:
35/43 cm, 35/35 cm oder 40/40 cm.
Film-Folien-Kombination:
Empfindlichkeitsklasse (EK) 200–400. Bei sehr adipösen Patienten kann auch eine Film-Folien-Kombination mit der Empfindlichkeitsklasse (EK) 800 zur Anwendung kommen.
Hartstrahltechnik: Als Streustrahlenraster wird ein Stehraster (Rasterkassette, Rasterrahmen oder Rastertunnel) eingesetzt.
FFA: 100–150 cm.
Fokusgröße: <1,3 mm.
Aufnahmedaten: 100–120 kV, 1,0–3,0 mAs.

Einstelltechnik

Vorbereitung des Patienten

Oberkörper freimachen. Halsschmuck ablegen. Strahlenschutz anlegen.

Lagerung des Patienten

Der Patient liegt mit leicht erhobenem Oberkörper (Kopfende von Bett oder Liege 15–20° anheben). Die Kassette wird sorgfältig unter dem gerade liegenden Patienten positioniert. Die Schultern werden unterpolstert, damit die Schulterblätter die Lunge nicht überlagern und Kabel, Sonden u. a. – falls erlaubt – entfernt.

Zentrierung

Zentralstrahl: senkrecht auf Sternummitte und Kassettenmitte.

Strahlengang: ventrodorsal.
Einblenden auf Objekt. Seitenbezeichnung. Aufnahme in tiefer Inspiration bei Atemstillstand.

Merkmale einer technisch fehlerfreien Aufnahme

Es gelten die Kriterien der Standardtechnik! Die Lungenfelder sind von der Lungenspitze bis in den untersten Zwerchfellrippenwinkel dargestellt. Die Schulterblätter projizieren sich nicht auf die Lunge. Durch den Mediastinal- bzw. Herzschatten erkennt man Gefäß- und Lungenstrukturen.

Anmerkung

Expositionsdaten und FFA werden auf der Röntgenaufnahme vermerkt, damit bei Kontrollen technisch vergleichbare Aufnahmen gewährleistet sind bzw. Belichtungskorrekturen vorgenommen werden können. Bei beatmeten Patienten empfiehlt es sich, den Beatmungsdruck (PEEP = *p*ositive *e*nd-*e*xpiratory *p*ressure) auf dem Film zu dokumentieren, da es sich um eine für die Beurteilung der Lungen wichtige Information handelt.
Eine ergänzende *Herz-Lungen-Aufnahme im Bett*, sitzend, ist bei differentialdiagnostischen Problemen (Erguß oder Atelektase) erforderlich. Der Informationsgehalt der Thoraxaufnahme eines bettlägerigen Patienten ist stark eingeschränkt, wenn er nicht aufrecht sitzen kann, sondern in sich zusammengesunken im Bett kauert. Das Zwerchfell steht unnötig hoch und überlagert das Herz und die Lungenunterfelder.

Alternative Untersuchungsmethoden

Fehlbelichtungen kommen bei Anwendung der digitalen Lumineszenzradiographie nicht mehr vor (s. S. 506).

3.2 Halsweichteile

Anatomische Vorbesprechung

An die Nasen- und Mundhöhle schließt sich der gemeinsame Teil des Luft- und des Speisewegs, der *Rachen* oder Schlund (Pharynx) an. Im Pharynx kreuzen sich Luft- und Speiseweg. Ein geordneter Bewegungsablauf der Schlundmuskulatur sorgt dafür, daß die Speisen beim Schlucken den richtigen Weg gehen und wir uns nicht „verschlucken". Die Speiseröhre (Oesophagus) liegt unmittelbar vor der Wirbelsäule.

Der *Kehlkopf* (Larynx) ist in das obere Ende der Luftröhre eingebaut. Der Kehldeckel (Epiglottis) verschließt beim Schlucken den Kehlkopfeingang. Der Kehlkopf ist in 3 Etagen eingeteilt. Die obere Etage ist der Kehlkopfeingang. In der mittleren Etage (Spatium glotticum) befinden sich die Stimmfalten mit Stimmritze. Die untere Etage des Kehlkopfs (Spatium subglotticum) geht in die Luftröhre (Trachea) über. Der Kehlkopf und die Trachea liegen vor der Speiseröhre. Kehlkopf, Rachen und Speiseröhre sind von der Schlund- und Kehlkopfmuskulatur umgeben. Rechts und links der Trachea befindet sich die Schilddrüse. In die Halsmuskulatur sind die hirnversorgenden Gefäße (A. carotis communis, A. carotis interna und externa), die hirnabführenden Venen (V. jugularis interna und externa) und Lymphbahnen mit Lymphknoten eingebettet.

Einstellung 177   Halsweichteile

Indikationen

Tumoröse und entzündliche (abszedierende) Raumforderungen im Bereich des Halses und des oberen Mediastinums. Prävertebrale Hämatome nach Halswirbelsäulenverletzungen und Verletzungen des Kehlkopfs. Lokalisation von verschluckten Fremdkörpern (Hühnerknöchelchen, Fischgräten u.a.). Präoperative Dokumentation von Trachea und Ösophagus vor Kropf-(Struma-)Operation.

Durchführung der Untersuchung (Abb. 3.9)

Zur Diagnostik von Einengungen und Verdrängungen des oberen Luftröhren- und Speiseröhrenabschnitts werden an einem Durchleuchtungsgerät mit Bildverstärkerfernsehkette am stehenden Patienten eine a.-p. oder p.-a.-Aufnahme und eine fast seitliche Aufnahme des Halses und des Brustkorbeingangs (obere Thoraxapertur) angefertigt. Anschließend erfolgt eine Wiederholung der Aufnahmen mit Darstellung des Ösophagus mit Hilfe eines Kontrastmittelbrei-(Bariumsulfat-)schlucks.

Zur Lokalisation von im oberen Ösophagus steckengebliebenen *Fremdkörpern* (Fischgräten oder kleine „spitze" Knöchelchen, bei Kindern: kleines Spielzeug, Münzen, Knöpfe usw.) wird an einem Durchleuchtungsgerät oder an einem Rasterwandstativ eine *seitliche Aufnahme der prävertebralen Weichteile mit ca. 50 kV* angefertigt: Der Zentralstrahl ist auf den Kieferwinkel gerichtet und die Aufnahme wird während der Inspiration bei geschlossenem Mund angefertigt. Auf relativ weichen Bildern lassen sich auch kleine und nur mäßig schattengebende Fremdkörper feststellen (Abb. 3.10). Im Falle einer Durchspießung der Speiseröhrenrückwand ist Luft in den retroösophagealen bzw. prävertebralen Weichteilen nachweisbar.

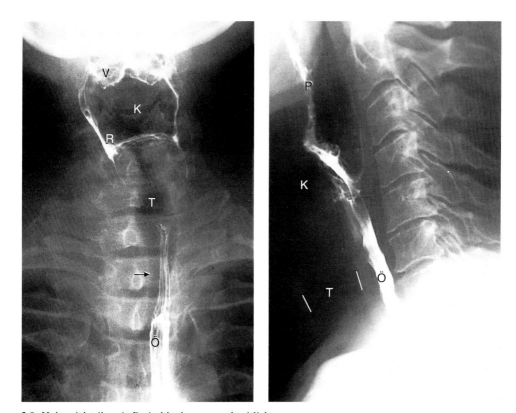

3.9 Halsweichteile mit Breischluck a.-p. und seitlich
K Kehlkof, *V* Valleculae (Schleimhautnische), *R* Recessus piriformis (Schleimhauttasche),
T Trachea, *Ö* Ösophagus, *P* Pharynx

3.10 Seitliche Aufnahme der Halsweichteile ▷

1 Rachen (Pharynx)
2 Kehlkopf (Larynx)
3 Os hyoideum (Zungenbein)
4 Schildknorpel (Cartilago thyreoidea)
5 Luftröhre (Trachea)
6 Zwei kleine spitze Hühnerknöchelchen, die in der Speiseröhre feststecken

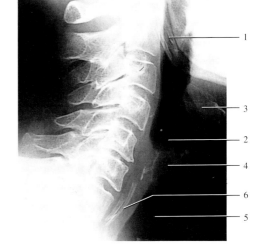

Alternative Untersuchungsmethoden

Computertomographie. Sonographie bei tumorösen und entzündlichen Veränderungen am Hals.

Anmerkung

Bei Schluckstörungen (Dysphagie) und Fremdkörpergefühl (Globusgefühl) ist zur Erfassung der schnellen Bewegungsvorgänge des Schluckakts eine Arriflex-35-mm-Kinokamera mit 50–200 Bildern pro Sekunde (*Hochfrequenzkinematographie*) an einer Bildverstärkerfernsehkette eines Röntgenarbeitsplatzes für Magen-Darm-Untersuchungen am geeignetsten.

Im Stehen werden im dorsoventralen oder bei Obertischgeräten im ventrodorsalen Strahlengang sowie seitlich mehrere Schluckvorgänge gefilmt. Die Untersuchung der Peristaltik des Oesophagus erfolgt im ersten schrägen Durchmesser (RAO).

Empfohlene Literatur

Hannig CHR, Wuttge-Hannig A (1987) Stellenwert der Hochfrequenzkinematographie in der Diagnostik des Pharynx und Oesophagus. Röntgenpraxis 40:358–377

3.3 Bauchraum (Abdomen)

Anatomische Vorbesprechung (Abb. 3.11)

Die Bauchhöhle wird von dem Bauchfell (Peritoneum) wie von einer Tapete ausgekleidet. Im Bauchfellsack (intraperitoneal) liegen:

- im rechten Oberbauch: Leber (Hepar) und Gallenblase (Vesica fellea),
- im linken Oberbauch: Milz (Lien oder Splen) und Magen (Ventriculus),
- der übrige intraperitoneale Raum wird von Dünndarm (Jejunum und Ileum) und Dickdarm (Colon) aufgefüllt.
- hinter der Peritonealhöhle (retroperitoneal) liegen vor der Wirbelsäule: die Bauchschlagader (Aorta) und die untere Hohlvene (Vena cava inferior), die Bauchspeicheldrüse (Pankreas) und der Zwölffingerdarm (Duodenum); neben der Wirbelsäule: rechte und linke Niere (Ren) mit Harnleiter (Ureter),
- Harnblase (Vesica) und Geschlechtsorgane (Genitalorgane) sowie der Enddarm (Rectum) befinden sich extraperitoneal.

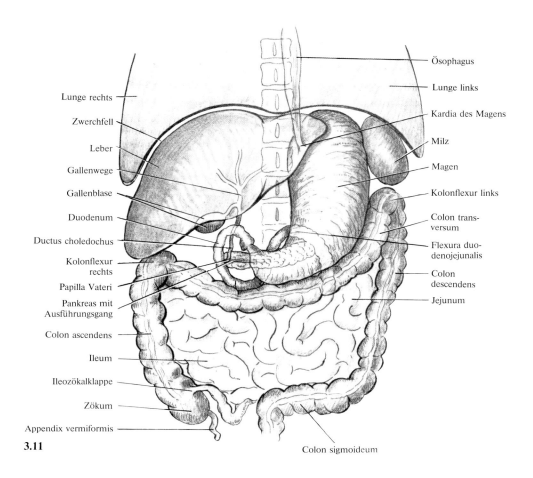

3.11

Einstellung 178 Abdomen in Rückenlage, vertikaler Strahlengang (Nierenleeraufnahme)

Indikationen

Akutes Abdomen (akute Bauchschmerzen), Nieren- und Gallenkoliken, stumpfe Bauchverletzung. Wichtige diagnostische Hinweise sind:

- pathologische Flüssigkeits- und Luftansammlung im Darm bei Ileus (Darmverschluß),
- Luft in den Gallenwegen bei schweren Gallenwegsinfekten,
- Luft in der freien Bauchhöhle nach Magen-Darmperforationen,
- Luft in Abszessen,
- abnorme Organkonturen bei retro- oder intraperitonealen Blutungen, Verletzungen oder Tumoren,
- kalkdichte Steine im Bereich der Gallenblase, der Gallenwege, der Nieren und der ableitenden Harnwege,
- Verkalkungen von Lymphknoten, Tumoren u. a.

Aufnahmetechnik

Filmformat: 35/43 cm, hoch oder 30/40 cm, hoch.
Film-Folien-Kombination:
Empfindlichkeitsklasse (EK) 400(-800).
Rastertechnik. Mittleres Meßfeld anwählen.
FFA = 100 cm.
Fokusgröße: <1,3 mm.
Aufnahmespannung: 70-90 kV.
Expositionszeit: <100 ms.

Einstelltechnik

Vorbereitung des Patienten

Patient bis auf Unterhose entkleiden. Bei Männern Gonadenschutz anlegen.

Lagerung des Patienten

Patient in Rückenlage auf dem Untersuchungstisch, Arme liegen am Körper, Knierolle zur bequemen Lagerung.

Zentrierung

Zentralstrahl: knapp oberhalb des Nabels, senkrecht auf Kassette.

Strahlengang: ventrodorsal.
Auf Hautgrenze einblenden. Seitenbezeichnung. Aufnahme in Exspiration und Atemstillstand.

Merkmale einer technisch fehlerfreien Aufnahme (s. Abb. 3.29 a, S. 409)

Untere Bildbegrenzung: Symphyse. Obere Bildbegrenzung: möglichst beide Zwerchfellkuppen. Wirbelsäule in der Mitte.

Einstellung 179 Abdomen, in Linksseitenlage, horizontaler Strahlengang

Indikationen

Ergänzung zur Einstellung 178.

Aufnahmetechnik

Filmformat: 35/43 cm, quer.
Film-Folien-Kombination:
Empfindlichkeitsklasse (EK) 400(-800).
Rasterwandstativ. Hartstrahltechnik. Mittleres Meßfeld.
FFA: 100 cm.
Fokusgröße: <1,3 mm.
Aufnahmespannung: 90-100 kV.
Expositionszeit: <100 ms.

Einstelltechnik

Vorbereitung des Patienten

Patient bis auf Unterhose entkleiden.

Lagerung des Patienten (Abb. 3.12 a)

Der Patient liegt auf einer Unfalliege mit dem Rücken oder mit dem Bauch am Rasterwandstativ (Kompressionseffekt). Damit sich Luft unter dem Rippenbogen ansammeln kann, muß der Patient mindestens 5 min auf der linken Seite liegen.

Zentrierung

Zentralstrahl: handbreit über dem Beckenkamm auf Wirbelsäule und auf Kassettenmitte.

Strahlengang: horizontal.
Auf Hautgrenze von oben einblenden, evtl. Bleigummi- oder „Strahlenkranz" auflegen zur Streustrahlenabsorption. Seitenbezeichnung: Linksseitenlage. Aufnahme in Exspiration und Atemstillstand.

Merkmale einer technisch fehlerfreien Aufnahme (Abb. 3.12 b)

Bildbegrenzung: Zwerchfellkuppen bis Becken. Gute Darstellung der rechten Brustwand- und Flankenkontur, unter der sich ggf. „freie Luft" angesammelt hat.

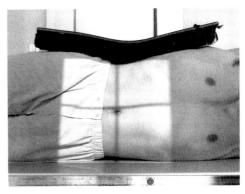

3.12 a

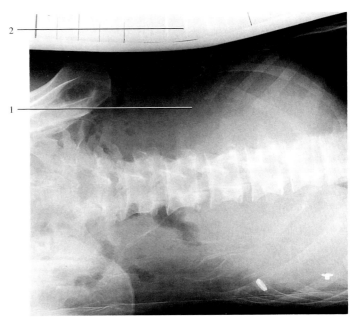

3.12 b *Hinweisbezeichnungen:* *1* Leber, *2* Bleigummiabdeckung („Indianer") zur Streustrahlenreduktion

Einstellung 180 Abdomenübersicht im Stehen, dorsoventral

Indikationen

Hierbei handelt es sich um eine noch immer verbreitete und beliebte Aufnahmetechnik, obwohl die Bildqualität und damit der Informationsgehalt, insbesondere bei adipösen Patienten oft zu wünschen übrig läßt. Zudem können schwerkranke Patienten nicht oder nicht ohne Hilfe stehen. Der Nachweis von freier Luft unter dem Zwerchfell gelingt häufig erst nach längerem Stehen und bei einer größeren Luftmenge, da die lufthaltigen Lungenanteile im vorderen und hinteren Zwerchfellwinkel kleine Luftmengen unter dem Zwerchfell überdecken. In Linksseitenlage wird bereits wenig freie Luft zwischen Leber und Brustwand sichtbar.

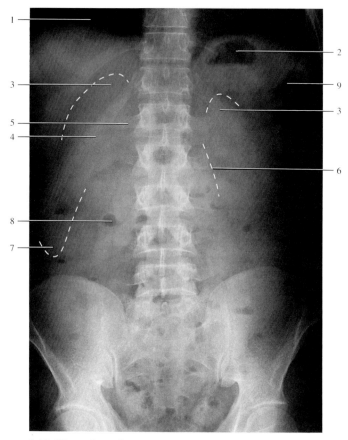

3.13 *Hinweisbezeichnungen*:
1 Zwerchfell
2 Magenblase
3 Nierenschatten
4 12. Rippe
5 Querfortsatz des 1. Lendenwirbels
6 Psoasschatten
7 Leberunterrand
8 Luft im Dünndarm
9 Luft in der linken Kolonflexur

Aufnahmetechnik

Filmformat: 35/43 cm, hoch.
Film-Folien-Kombination:
Empfindlichkeitsklasse (EK) 400(−800).
Rasterwandstativ. Mittleres Meßfeld.
FFA: 100 cm.
Fokusgröße: <1,3 mm.
Aufnahmespannung: 70–90 kV.
Expositionszeit: <100 ms.

Einstelltechnik

Vorbereitung des Patienten

Patient bis auf Unterhose entkleiden.

Lagerung des Patienten

Der Patient preßt den Bauch an das Rasterwandstativ (Kompressionseffekt). Arme vom Körper etwas abspreizen oder Rasterwandstativ „umarmen".

Zentrierung

Zentralstrahl: auf die Wirbelsäule, etwas über dem Beckenkamm, senkrecht auf Filmmitte. Oberer Kassettenrand reicht bis an die Achselhöhle; beim Mann ist das in Brustwarzenhöhe.

Strahlengang: dorsoventral.
Seitenbezeichnung spiegelbildlich. Aufnahme in Exspiration und Atemstillstand.

Merkmale einer technisch fehlerfreien Aufnahme (Abb. 3.13)

Die Zwerchfellkuppen müssen gut erkennbar (nicht überbelichtet) sein.

Anmerkung

Bei schwerkranken Patienten läßt sich eine *Bauchübersichtsuntersuchung am Röntgen-Durchleuchtungsgerät* durchführen. Aus der Horizontalen wird der Patient langsam aufgerichtet. Unter Durchleuchtung werden 3 großformative Aufnahmen (35/35 cm) vom rechten Zwerchfellbereich, vom linken Zwerchfellbereich und vom Mittel-Unter-Bauch angefertigt.
In jedem Fall empfiehlt sich eine *ergänzende Thoraxübersichtsaufnahme* – wenn möglich *im Stehen* – anzufertigen. Auf der Thoraxaufnahme sind geringe Mengen freier Luft unter dem Zwerchfell als Luftsichel besser erkennbar als auf der Abdomenaufnahme im Stehen und nicht selten wird ein akutes Abdomen verursacht durch eine Erkrankung der Lunge, z. B. durch eine Pneumonie.

Alternative Untersuchungsmethoden

Sonographie, Computertomographie.

Einstellung 181 „Schwangerschaftsaufnahme"

Anatomische Vorbesprechung (Abb. 3.14)

In der Schwangerschaft wird die Muskulatur der Gebärmutter gedehnt. Der sich entwickelnde Fetus (Leibesfrucht) liegt in einem mit Fruchtwasser gefüllten Sack, der Eihaut (Amnion). Als Ernährungsorgan des kindlichen Organismus dient der Mutterkuchen (Placenta), der an der Gebärmutterwand haftet. Ab dem 5. Schwangerschaftsmonat sind röntgenologisch Verknöcherungszentren im Skelett des Fetus erkennbar.

Zur Geburt tritt der kindliche Kopf durch die Beckenlichtung hindurch, deren engste Stelle sich zwischen der Vorderkante des 5. Lendenwirbels bzw. des 1. Sakralwirbels (Promontorium) und der Symphyse befindet. Diese Distanz (Conjugata vera) ist ein wichtiges Maß in der Geburtshilfe.

Indikationen

Zur Lage- und Größenbestimmung des kindlichen Körpers in der Spätschwangerschaft. Ermittlung von Reifezeichen. Mehrlingsschwangerschaften. Verdacht auf Fruchttod (Verschiebung der Schädelknochen gegeneinander). Da mit Hilfe der Sonographie eine ausgezeichnete Überwachung und Kontrolle der Entwicklung des Fetus bereits ab der 6. Schwangerschaftswoche möglich ist und auch Mehrlingsschwangerschaften ebenso wie bedrohliche oder krankhafte Kindsentwicklungen und Lagenanomalien erkannt werden können, ist die Indikation zu einer Röntgenaufnahme kaum noch gegeben.

Aufnahmetechnik

Filmformat: 35/43 cm, hoch.
Film-Folien-Kombination:
Empfindlichkeitsklasse (EK) 800.
Hartstrahltechnik mit bewegtem Raster. Belichtungsautomatik, wenn diese auf die

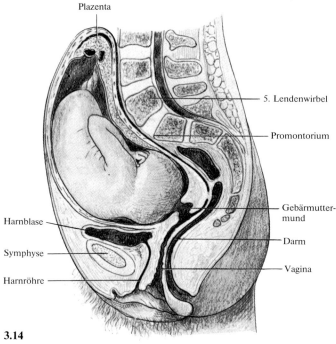

3.14

höchstverstärkende Folie programmiert ist, sonst freie Belichtung.
FFA: 100 cm.
Fokusgröße: 1,2 mm.
Aufnahmespannung: 90–110 kV.

Einstelltechnik

Lagerung der Patientin

Die Patientin sollte auf dem Bauch liegen, Arme am Körper. Falls dies nicht möglich ist, kann die Aufnahme auch in Rückenlage, möglichst mit Kompression des Bauchs angefertigt werden.

Zentrierung

Zentralstrahl: in Höhe des Beckenkamms auf die Dornfortsatzlinie, senkrecht auf Kassettenmitte.
Strahlengang: dorsoventral.
Seitenbezeichnung. Aufnahme in Inspiration. Atemstillstand.

Merkmale einer technisch fehlerfreien Aufnahme (Abb. 3.15)

Oberer Rand der Symphyse am unteren Bildrand.

Anmerkung

Zur Beckenmessung (Pelvimetrie) wird heute, statt einer seitlichen Aufnahme oder einer Beckeneingangsaufnahme im Sitzen, eine computertomographische Aufnahme angefertigt.

Alternative Untersuchungsmethoden

Sonographie. Computertomographie und Kernspintomographie: hoher diagnostischer Informationsgehalt; in Akutsituationen relativ zeitaufwendig.

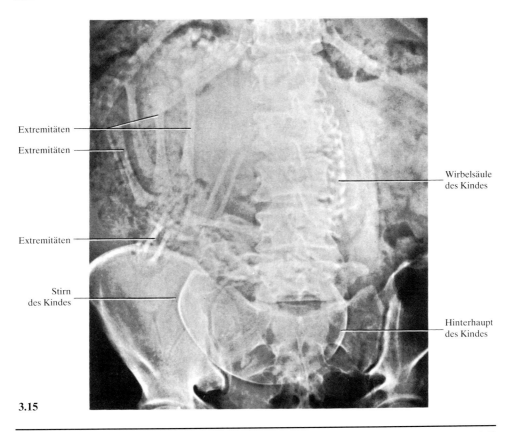

3.15

3.4 Gastrointestinaltrakt (Speiseröhre, Magen und Dünndarm)

Anatomische Vorbesprechung (Abb. 3.16)

Die Verdauung beginnt in der Mundhöhle. Die Nahrung wird mit den Zähnen unter Mithilfe der Zunge zerkleinert, vermengt und mit dem Speichel zu einem dickflüssigen Brei verarbeitet. Als Sekretionsorgane dienen die *Speicheldrüsen*: Ohrspeicheldrüse (Parotis), Mundspeicheldrüsen (Glandula submandibularis und Glandula sublingualis). Mit dem Schluckvorgang gelangt der Speisebrei über den Schlund (Pharnyx = gemeinsamer Teil des Luft- und Speisewegs) in die *Speiseröhre* (Oesophagus), die als Muskelschlauch die Speise weitertransportiert. Die *Speiseröhre* ist ca. 25 cm lang und besteht aus 3 Abschnitten: dem 1. Abschnitt im Halsbereich (Pars cervicalis), dem 2. und längsten, vor der Wirbelsäule gelegenen Abschnitt im Brustkorb (Pars thoracalis), und nach dem Durchtritt des Ösophagus durch das Zwerchfell (Hiatus oesophageus), dem 3. kurzen Abschnitt (Pars abdominalis). Am Magenmund (Cardia) mündet der Ösophagus in den Magen.

Der *Magen* (Ventriculus oder Gaster) stellt eine sackartige Erweiterung des Verdauungsrohrs dar und ist dem Darm als Speisereservoir vorgeschaltet. Die Form des Magens ist individuell verschieden und vom Füllungszustand sowie von Alter, Geschlecht und Körperbau abhängig. Er liegt in der Bauchhöhle auf der linken Seite unter dem Zwerchfell. Da der Ösophagus nicht an der höchsten Stelle des Magens einmündet sondern rechts daneben, entsteht links davon eine Kuppel (Fundus, Fornix), auch Magenblase genannt, die beim stehenden Patienten auf Röntgenbildern einen Orientierungspunkt darstellt. Dem Magenfundus schließt sich der Magenkörper (Corpus ventriculi) bogenförmig an, mit einer Großbogenseite und einer Kleinbogenseite (große und kleine Magenkurvatur). Der Magenkörper biegt am Magenwinkel (Angulus) in einen horizontal verlaufenden, magenausgangnahen Abschnitt (präpylorischer Abschnitt oder Antrum) um. Der Magenausgang wird durch einen kräftigen Muskel, den Magenpförtner (Pylorus) geschlossen und geöffnet.

Der *Zwölffingerdarm* (Duodenum) schließt an den Magen an und hat die Form eines lateinischen C, in dessen Konkavität der Kopf der Bauchspeicheldrüse (Pankreas) eingebettet ist. Röngenologisch bedeutsam ist der obere horizontale Schenkel des Duodenums (Bulbus duodeni), da hier am häufigsten das Zwölffingerdarmgeschwür (Ulcus duodeni) auftritt. In den absteigenden Schenkel (Pars descendens) mündet der Ausführungsgang des Pankreas (Ductus pancreaticus major oder Ductus Wirsungianus) zusammen mit dem Gallengang (Ductus choledochus) in der Papilla Vateri. Die Pars inferior duodeni steigt dann allmählich gegen die Wirbelsäule zu an (Pars ascendens) und tritt am Übergang zum Jejunum (Flexura duodenojejunalis) aus dem Retroperitonealraum in die Bauchhöhle ein. Ab hier führt der Dünndarm den Namen Jejunum. Jejunum (Leerdarm) und Ileum (Krummdarm) bilden zusammen mit dem Duodenum den *Dünndarm* (Intestinum). Das ca. 3 m lange Dünndarmknäuel ist an der Gekrösewurzel (Radix mesenterii) befestigt und rahmenartig vom Dickdarm umgeben. Das Ileum mündet an der Bauhin-Klappe (Ileozökalklappe) in den Dickdarm. Diese markante Stelle des Darmrohrs befindet sich im rechten Unterbauch. Entzündliche Dünndarmerkrankungen (z. B. Morbus Crohn) spielen sich häufig am klappennahen Abschnitt des Ileum (Ileum terminale) ab. Die röntgenologisch typische jejunale Schleimhautfiederung aus Kerckring-Falten dient durch Oberflächenvergrößerung der besseren Resorption. Das Ileum zeichnet sich röntgenologisch durch eine Förderperistaltik mit Quer- und Längsfalten aus.

Ca. 60 cm oralwärts von der Bauhin-Klappe kommt am Ileum gelegentlich eine finger-

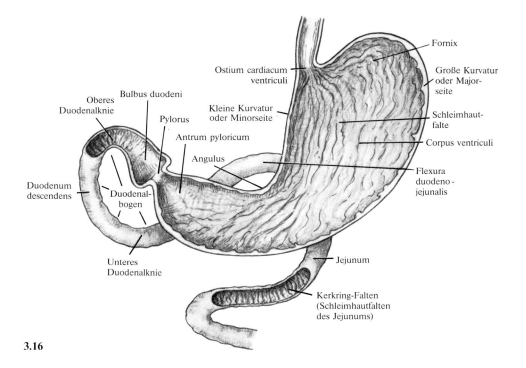

3.16

förmige Ausstülpung (Meckel-Divertikel) vor. Es kann sich wie die Appendix entzünden oder, wenn es magensaftproduzierende Magenschleimhaut enthält, blutende Geschwüre bilden.

Untersuchungsmethoden

1. Röntgenuntersuchung von Speiseröhre, Magen und Zwölffingerdarm. Doppelkontrastmethode.
2. Röntgenuntersuchung von Ösophagus, Magen und Dünndarm mit wasserlöslichem jodhaltigem Kontrastmittel.
3. Doppelkontrastmethode des Dünndarms mit Sonde:
   a) Doppelkontrastmethode nach Sellink mit Bariumsulfatsuspension (positives Röntgenkontrastmittel) und Wasser (negatives Röntgenkontrastmittel).
   b) Doppelkontrastmethode mit Bariumsulfatsuspension (positives Röntgenkontrastmittel) und Methylzellulose (negatives Röntgenkontrastmittel).

Einstellung 182 Speiseröhre, Magen, Zwölffingerdarm (Doppelkontrastmethode)

Die volle Entfaltung von Ösophagus, Magen und Duodenum mit Darstellung des Schleimhautreliefs gelingt durch die kombinierte Anwendung einer Bariumsulfatsuspension (positives Röntgenkontrastmittel) und einem oral zugeführten Gasbildner (negatives Kontrastmittel) in Hypotonie, welche durch die intravenöse Injektion eines Spasmolytikums zur Erschlaffung des Magen-Darm-Trakts erzielt wird.

Indikationen

Ösophagusvarizen. Entzündliche und tumoröse Erkrankungen an Ösophagus, Magen und Dünndarm. Häufige entzündliche Erkrankungen sind: Magen- und Zwölffingerdarmgeschwür (Ulcus ventriculi und Ulcus duodeni). Ösophagus- und Magenkarzinome. Dünndarmentzündungen verschiedener Ursache (z. B. Morbus Crohn). Postoperative Kontrollen nach Ösophagus-, Magen-, Darmoperationen. Tumornachsorge.
Zwerchfellbruch (Hiatushernie). Verdacht auf Darmverschluß (Ileus).

Kontraindikationen

Die Röntgenuntersuchung des Magens und Dünndarms mit einer Bariumsulfatsuspension ist bei Ileus (Darmverschluß), Verdacht auf eine Magen-Darm-Perforation oder postoperativer Anastomosen-(Naht-)insuffizienz kontraindiziert. Die Untersuchung wird in diesen Fällen mit wasserlöslichem, jodhaltigem Röntgenkontrastmittel durchgeführt.

Vorbereitung des Patienten

Der Patient muß nüchtern sein. Vor der Untersuchung sollen keine Reize auf die Schleimhaut erfolgen, wie sie durch Nikotin, scharfe Zahnpasta oder Kaugummi entstehen. Der Patient wird darüber informiert, daß er nach Verabreichung eines Spasmolytikums (krampflösendes Medikament) für ca. eine 1 h mit vermindertem Reaktionsvermögen und eingeschränkter Sehfähigkeit zu rechnen hat und für ca. 2 h nicht aktiv am Straßenverkehr teilnehmen darf. Bei Glaukom (grüner Star = erhöhter Augendruck) wird als Spasmolytikum ausschließlich Glucagon (Insulinantagonist) verabreicht. Diabetiker sollten nicht zu lange auf die Röntgenuntersuchung warten müssen.

Vorbereitung der Untersuchung

200–250 ml einer handelsüblichen Bariumsulfatsuspension für die Magen-Darm-Diagnostik (Kontrastmittel niedriger Viskosität und hoher Röntgendichte) im Becher und 1–2 Päckchen Gasbildner (Brausepulver). Spasmolytikum (Buscopan oder Glucagon) zur i.v.-Injektion.

Aufnahmetechnik

Filmformat: 18/24 cm, 24/30 cm und 35/35 cm.
Film-Folien-Kombination:
Empfindlichkeitsklasse (EK) (200)–400.
Belichtungsautomatik: mittleres Meßfeld anwählen.
FFA: 70–100 cm.
Fokusgröße:
Kassettentechnik: <1,3 mm.
100-mm-Technik: 0,6 mm.
Aufnahmespannung: ca. 100 kV.
Expositionszeit: <100 ms.

Durchführung der Untersuchung

Die Untersuchung wird an einem Röntgendurchleuchtungsgerät mit Bildverstärker, Ober- oder Untertischröhre, Kassettentechnik oder Bildverstärkerkameratechnik (100 × 100-mm-Kamera) durchgeführt.
Um eine ausreichend sichere diagnostische Aussage machen zu können, ist eine vollständige und übersichtliche Darstellung der einzelnen Ösophagus-, Magen- und Duode-

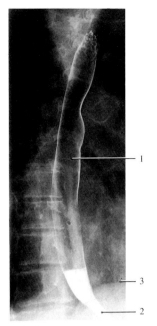

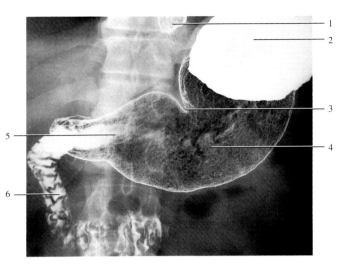

3.17a Speiseröhre (Oesophagus) im Doppelkontrast

1 Pars thoracalis des Ösophagus
2 Pars abdominalis des Ösophagus
3 Zwerchfell

3.17b Magen im Doppelkontrast

1 Ösophagus
2 Magenfornix oder -fundus
3 Angulus
4 Korpusabschnitt mit Feinrelief
5 Antrum pyloricum
6 Zwölffingerdarm (Duodenum)

3.17c Zwölffingerdarm (Duodenum) im Doppelkontrast

1 Präpylorischer Antrumabschnitt des Magens
2 Pylorus
3 Bulbus duodeni
4 Pars descendens duodeni
5 Papilla Vateri
6 Pars ascendens duodeni

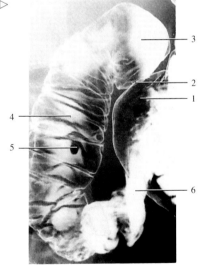

nalabschnitte erforderlich. Die Untersuchung des Ösophagus beginnt mit dem Schluckakt (s. auch „Röntgendiagnostik der Halsweichteile" und „Kinematographie"). Es folgen Doppelkontrastaufnahmen des Ösophagus in mindestens 2 Ebenen (Abb. 3.17a). Die einzelnen Magenabschnitte werden so dokumentiert, daß eine Orientierung und topographische Zuordnung auch für einen Zweitbetrachter möglich ist. Auf jeden Fall werden Übersichts- und Zielaufnahmen (z.B. 18/24 cm, 24/30 cm 4geteilt oder 100-mm-Kameratechnik) von den einzelnen Magenabschnitten im Liegen, in Schräglage sowie in unterschiedlichen Positionen unter Palpation und dosierter Kompression am Magen und am Zwölffingerdarm angefertigt (Abb. 3.17 b, c). Die Übersichtsaufnahme im Stehen ist nicht mehr obligat, da mit dem sehr schweren „high-density"-KM keine „Prallfüllung" erzielt werden kann. Die im Anschluß an die Magenuntersuchung durchgeführten sequentiellen Durchleuchtungen zur Beurteilung der Dünndarmpassage (sog. Magen-Darm-Passage = MDP) sind wenig effizient und werden aus Gründen des Strahlenschutzes nur in Ausnahmefällen durchgeführt (Abb. 3.18; s. „Doppelkontrastuntersuchung des Dünndarms mit Sonde", S. 385 und 386).

Anmerkung

Um sich auf Zielaufnahmen rasch orientieren zu können (was ist oben und unten?), wird empfohlen, die Kassette immer identisch in das Zielgerät zu geben, z. B. Identifikation: links oder unten.
Überbelichtete Aufnahmen entstehen, wenn das Meßfeld durch viel Kontrastmittel überlagert ist.

Alternative Untersuchungsmethoden

Die Endoskopie (Magen-Darm-Spiegelung) von Ösophagus und Magen ist der Doppelkontrastmethode gleichwertig. Der Vorteil der Endoskopie besteht in der Möglichkeit der Gewebeentnahme zur histologischen Untersuchung.

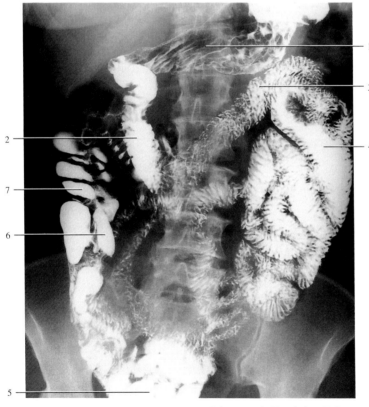

3.18 Magen-Darm-Passage

1 Magen
2 Zwölffingerdarm (Duodenum)
3 Flexura duodenojejunalis
4 Jejunum mit Kerckring-Falten
5 Ileum
6 Terminales Ileum
7 Dickdarm (Colon ascendens)

Einstellung 183 Ösophagus, Magen, Dünndarm (wasserlösl., jodhaltiges Kontrastmittel)

Indikationen

Darmverschluß (Ileus). Wenige Tage nach operativen Eingriffen am Ösophagus, Magen und Dünndarm mit der Frage nach der Lokalisation einer Stenose, einer Perforation oder einer Nahtinsuffizienz.

Vorbereitung des Patienten

Patient soll nüchtern sein.

Vorbereitung der Untersuchung

Bereitstellung von 100 ml eines wasserlöslichen jodhaltigen Röntgenkontrastmittels (z. B. Gastrografin oral, Peritrast) zur oralen Verabreichung.

Aufnahmetechnik

Filmformat: 18/24 cm, 24/30 cm und 35/35 cm.
Film-Folien-Kombination:
Empfindlichkeitsklasse (EK) (200)–400.
Belichtungsautomatik: mittleres Meßfeld anwählen.
FFA: 70–100 cm.
Fokusgröße:
Kassettentechnik: <1,3 mm,
100-mm-Technik: 0,6 mm.
Aufnahmespannung: ca. 100 kV.
Expositionszeit: <100 ms.
Das wasserlösliche Kontrastmittel (evtl. 1:1 mit Wasser verdünnt) wird mit einer Schnabeltasse oder über eine liegende Magensonde verabreicht, und die Kontrastmittelpassage unter Durchleuchtung kontrolliert. Bedeutsame Befunde werden auf Kassettenfilm oder 100 x 100-mm-Film festgehalten. Röntgenuntersuchungen von schwerkranken Patienten mit Infusionsflaschen, Drainagen, Kathetern usw. sind personal- und zeitaufwendig. Die Mithilfe des Pflegepersonals und/oder der/des MTRAs ist oft unerläßlich.

Anmerkung

Die Aspiration von Gastrografin ist wegen seiner stark hygroskopischen (wasseranziehenden) Wirkung nicht ungefährlich und reizt die Schleimhaut mehr als geringe Mengen Bariumsulfat, die der Patient abhusten kann.

Einstellung 184 Dünndarm (Doppelkontrastuntersuchung mit Sonde)

Indikationen

Morbus Crohn und andere entzündliche Dünndarmprozesse. Verdauungsstörungen. Stoffwechselerkrankungen (z. B. Zöliakie), Meckel-Divertikel, Stenosen, Tumoren, Fehlbildungen. Darmblutungen.

Kontraindikationen

Akutes Abdomen mit Zeichen des Ileus (Darmverschluß). Peritonitis (Bauchfellentzündung).

Komplikationen

Nur bei unsachgemäßer Anwendung kann es zu Blutungen und Perforation des Nasenrachenraums und des Ösophagus mit der Sonde kommen. Gefahr der Dünndarmperforation durch den Druck des einlaufenden Kontrastmittels bei hochgradigen Stenosen im Dünndarm und Dickdarm.

1. Doppelkontrastmethode nach Sellink

Als positives Röntgenkontrastmittel wird eine Bariumsulfatsuspension und als negatives Röntgenkontrastmittel Wasser eingesetzt.

Vorbereitung des Patienten

Der Patient wird über Notwendigkeit, Zweck und Art der Untersuchung aufgeklärt und gibt schriftlich seine Einverständniserklärung ab.
Die Vorbereitung des Patienten erfolgt wie zur Dickdarmdoppelkontrastuntersuchung (s. S. 390). Am Tag vor der Untersuchung: flüssige Kost, viel trinken und Abführmittel. Nur bei Durchfallerkrankungen kann ggf. auf das Abführmittel verzichtet werden. Am Untersuchungstag muß der Patient nüchtern sein. Er soll die Harnblase vor der Untersuchung *nicht* entleeren. Die volle Harnblase verdrängt den Dünndarm aus dem Becken, so daß er der Palpation und Kompression besser zugänglich ist.

Vorbereitung der Untersuchung

Spezialsonden für die Enteroklysis (Dünndarmeinlauf) gibt es als sog. Duodenalsets (z. B. Bilbao-Dotter-Sonde, endständig offen oder geschlossen mit passendem Führungsdraht). Länge der Sonde: 125–150 cm. Das Kontrastmittel wird über die Duodenalsonde mit dem Pneumocolongerät oder besser mit einer motorischen Pumpe infundiert. Wichtig ist, daß eine passende Verbindung zwischen der Dünndarmsonde und dem Kontrastmittelbehältnis vorhanden ist. Weiterhin werden benötigt: Anästhesiegel für die Duodenalsonde. Venöse Verweilkanüle, Buscopan, evtl. Paspertin zur i.v. Injektion, Zellstoff und eine Nierenschale.

Kontrastmittelzubereitung

1 Teil Bariumsulfatfertigsuspension für Magenuntersuchung und 2 Teile Wasser (z. B. 300 ml Micropaque flüssig und 600 ml lauwarmes bis warmes Leistungswasser). Als negatives Kontrastmittel wird zusätzlich 1 Liter lauwarmes Leitungswasser benötigt.

Aufnahmetechnik

Filmformat: 18/24 cm, 24/30 cm und 35/35 cm.
Film-Folien-Kombination: Empfindlichkeitsklasse (EK) (200)–400.
Belichtungsautomatik: mittleres Meßfeld anwählen.
FFA: 70–100 cm.
Fokusgröße:
Kassettentechnik: <1,3 mm,
100-mm-Technik: 0,6 mm.
Aufnahmespannung: ca. 100 kV.
Expositionszeit: <100 ms.

Durchführung der Untersuchung

Die Untersuchung wird an einem Röntgendurchleuchtungsgerät mit Ober- oder Untertischröhre durchgeführt.
Die mit einem Anästhesiegel bestrichene Duodenalsonde wird transnasal oder transoral vom Arzt evtl. unter zusätzlicher Verwendung eines Nasen-Rachen-Anästhetikums als Spray eingeführt und mit Hilfe des Führungsdrahts und unter Durchleuchtungskontrolle bis an den duodenojejunalen Übergang gelenkt.
Die *Doppelkontrastuntersuchung* besteht aus *2 Phasen*: in der 1. Phase läuft die Bariumsulfatsuspension ein, in der 2. Phase das Wasser (Sellink-Methode). Wichtig für eine gute Doppelkontrastuntersuchung ist die Einlaufgeschwindigkeit. Sie soll 75 ml/min betragen. Die Einlaufphase wird mit einer Übersichtsaufnahme dokumentiert. Hat die Bariumsulfatsuspension das terminale Ileum erreicht, wird ohne Verzögerung mit der gleichen Geschwindigkeit 1 Liter lauwarmes Wasser nachgegeben. Das Wasser treibt das Kontrastmittel voran, dehnt den Dünndarm auf und macht ihn transparent (durchsichtig). Die im Doppelkontrast erscheinenden Jejunal- und Ileumschlingen werden auf Übersichts- und Zielaufnahmen, evtl. unter dosierter Kompression dokumentiert (ca. 2–3 großformatige Übersichtsauf-

nahmen – 35/35 cm – und 5 oder mehr Zielaufnahmen, evtl. mit 100-mm-Kamera-Technik). Die Sonde wird belassen, bis die Röntgenfilme entwickelt und beurteilt worden sind.

2. Doppelkontrastmethode mit Bariumsulfatsuspension und Methylzellulose

Anstelle von Wasser als negatives Kontrastmittel wird Methylzellulose gegeben, welche den Dünndarm aufgrund ihrer gallertartigen Konsistenz besser entfaltet und füllt.

Kontrastmittelzubereitung

300 ml Bariumsulfatfertigsuspension für Magenuntersuchung (z. B. Micropaque flüssig) und 600 ml lauwarmes bis warmes Leitungswasser.

10 g Methylzellulose (z. B. Tylose) in 200 ml heißem Wasser anrühren und diese Stammlösung mit 1800 ml Leitungswasser verdünnen. Die Lösung kann vor der Untersuchung, aber auch am Vortag zubereitet werden. Die Methylzelluloselösung muß gut gerührt werden, damit keine Klumpen entstehen. Die Infusionslösung soll ungefähr Raumtemperatur haben.

Durchführung der Untersuchung

Die Untersuchung wird wie die Sellink-Methode durchgeführt. Zunächst wird über die Duodenalsonde das Kontrastmittel mit einer motorischen Pumpe infundiert. Anstelle von Wasser wird als negatives Kontrastmittel die Methylzellulose nachinfundiert.
Es werden Übersichts- und Zielaufnahmen unter Durchleuchtungskontrolle angefertigt (Abb. 3.19a, b).

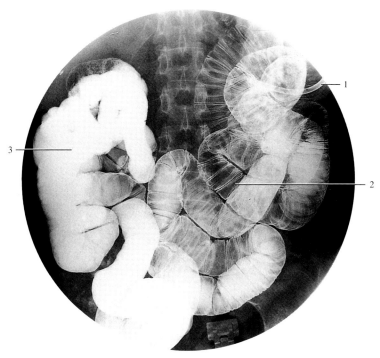

3.19a Dünndarmdoppelkontrast (Sellink-Methode)
1 Duodenalsonde *2* Jejunum *3* Ileum

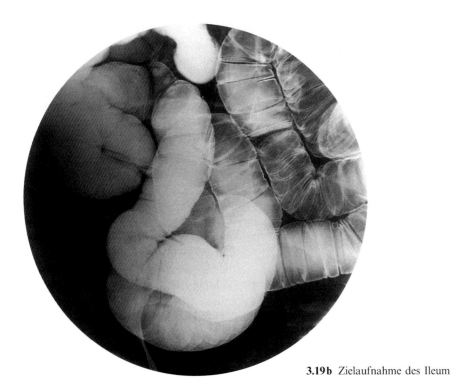

3.19 b Zielaufnahme des Ileum

Anmerkung

Als *hypotone Duodenographie* wird die selektive Doppelkontrastuntersuchung des Zwölffingerdarms mit einer Bariumsulfataufschwemmung und Luft bezeichnet, wobei Kontrastmittel und Luft über eine Duodenalsonde eingebracht werden.

Die sog. *fraktionierte Dünndarmpassage*, bei der die Kontrastmittelpassage im Darm in kurzen Zeitabständen unter Durchleuchtung kontrolliert und dokumentiert wird, wird heute nur noch als „orientierende Untersuchungsmethode" eingesetzt.

Alternative Untersuchungsmethoden

Da die Dünndarmdoppelkontrastuntersuchung zu den invasiven Untersuchungsmethoden gerechnet werden muß, sollten Ultraschall, Computertomographie und eine Röntgenuntersuchung von Magen und Duodenum vorausgegangen sein (der Endoskopie sind große Abschnitte des Dünndarms nicht zugänglich).

Empfohlene Literatur

Antes G, Eggemann F (1986) Dünndarmradiologie. Springer, Berlin Heidelberg New York

Treichel J (1990) Doppelkontrastuntersuchung des Magens. Thieme, Stuttgart

3.5 Dickdarm (Kolon)

Anatomische Vorbesprechung (Abb. 3.20)

Da der Dünndarm seitlich in den Dickdarm mündet, entsteht ein Blindsack: der *Blinddarm* (Coecum). Der *Wurmfortsatz* (Appendix vermiformis) ist ein wurmförmiger Anhang, von den Klinikern als „Appendix" bezeichnet. Die normale Lage der ca. 8 cm langen Appendix entspricht dem McBurney-Punkt auf der Verbindungslinie vom Nabel zur Spina iliaca anterior superior. Der MacBurney-Punkt ist wichtig bei der Diagnostik einer akuten Entzündung des Wurmfortsatzes (Appendizitis).

Das *Kolon* (Grimmdarm) umgibt wie ein Rahmen den Dünndarm. Das Colon ascendens beginnt an der Ileozökalklappe (Bauhin-Klappe) und reicht bis zur rechten Flexur, wo das Kolon der Leber eng anliegt. Das Colon transversum verläuft ungefähr horizontal, überkreuzt das Duodenum, zieht am unteren Rand des Pankreas entlang und reicht bis zur linken Kolon- oder Milzflexur (Flexura coli sinistra, Flexura lienalis). Die linke Flexur steht höher als die rechte und ist spitzwinklig. Der absteigende Ast (Colon descendens) geht im unteren Abschnitt in eine mehr oder weniger ausgeprägte S-förmige Schlängelung, das *Sigma* (Colon sigmoideum), über. Der Dickdarm unterscheidet sich vom Dünndarm durch

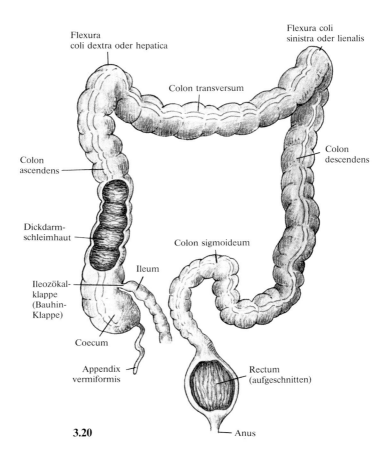

3.20

Haustren. Die Haustren sind tiefe Einschnürungen der Ringmuskulatur, die dem Dickdarm im Röntgenbild die typische Kontur geben. Der letzte Abschnitt des Dickdarms liegt dem Kreuzbein an und heißt *Mastdarm* (Rektum). Er endet am After (Anus), welcher das Darmrohr nach außen verschließt.

Untersuchungsmethoden

1. Doppelkontrastmethode nach Welin,
2. Monokontrastverfahren,
3. Dickdarmuntersuchung mit wasserlöslichem jodhaltigem Röntgenkontrastmittel,
4. Dickdarmuntersuchung über Anus praeter,
5. Defäkographie.

Einstellung 185   Dickdarm (Doppelkontrastmethode nach Welin)

Im Doppelkontrastverfahren werden 2 Kontrastmittel kombiniert angewandt: Bariumsulfatsuspension (positives Kontrastmittel) und Luft (negatives Kontrastmittel). Voraussetzungen sind ein gut gereinigter Darm, eine geeignete Bariumsulfatsuspension, die eine gleichmäßig dünne Beschichtung der Darmwand bewirkt und eine ausreichende Luftinsufflation zur Entfaltung des medikamentös erschlafften Darms.

Indikationen

Entzündliche (z. B. Kolitis, Morbus Crohn, Appendizitis) und tumoröse Erkrankungen des Dickdarms, Polypen, Divertikel (Ausstülpung der Darmwand), Darmblutungen, postoperative Kontrollen, Tumornachsorge.

Kontraindikationen

Bei Ileus (Darmverschluß), Verdacht auf Darmperforation und Peritonitis (Bauchfellentzündung) ist die Untersuchung des Dickdarms mit bariumsulfathaltigem Kontrastmittel kontraindiziert. In diesen Fällen wird die Untersuchung mit einem wasserlöslichen jodhaltigen Röntgenkontrastmittel durchgeführt.

Komplikationen

Nur bei unsachgemäßer Anwendung kann es beim Einführen des Darmrohrs zur Darmperforation kommen.

Vorbereitung des Patienten

Aufklärung des Patienten über die Indikation und den Ablauf der Untersuchung mit schriftlicher Einverständniserklärung.
Mindestens 2 Tage vor der Untersuchung schlackenarme Kost. Keine Milch, Obst und Hülsenfrüchte. Reichlich trinken.
Ein Tag vor der Untersuchung nur flüssige Kost und Abführmittel nach Vorschrift. Patient soll reichlich (falls keine Gegenindikationen bestehen) trinken: 2–4 l Tee oder stilles Wasser. Am Tag der Untersuchung bleibt der Patient nüchtern. Diabetiker nicht zu lange auf die Untersuchung warten lassen. Da dem Patienten zur Untersuchung ein Spasmolytikum (Buscopan oder Glucagon) verabreicht wird, muß er darauf aufmerksam gemacht werden, daß sein Reaktionsvermögen und die Sehfähigkeit nach der Untersuchung herabgesetzt sind. Der Patient darf mindestens 2 h nicht aktiv am Straßenverkehr teilnehmen.
Für die Untersuchung entkleidet sich der Patient vollständig und erhält ein „Untersuchungshemd".

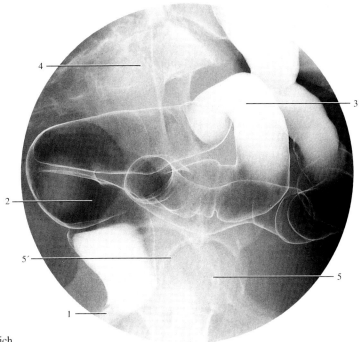

3.21 a Rektum/Sigma seitlich

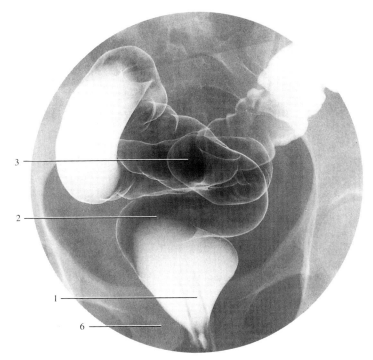

3.21 b Rektum/Sigma a.-p.

1 Darmrohr
2 Rektum
3 Sigmaschlinge
4 Kreuzbein (Os sacrum) seitlich
5 Filmnaher Hüftkopf
5' Filmferner Hüftkopf
6 Symphyse

Vorbereitung der Untersuchung

Die Bariumsulfatsuspension für die Doppelkontrastmethode wird aus Bariumsulfat und Wasser (z. B. 800 g Micropaque colon und 1200 ml körperwarmes Wasser) hergestellt. Mit einem elektrischen Handmixer läßt sich unter Zusatz von Emulgatoren = Entschäumer (z. B. Sab simplex oder Paractol) eine homogene, blasenfreie Suspension zubereiten. Die aufgequollene Kontrastmittelsuspension wird gesiebt und in ein Pneumocolongerät (verschraubtes Gefäß mit einem Schlauchanschluß für das Kontrastmittel und einem Anschluß für Luft) oder in einen Irrigator abgefüllt.

Darmrohr (bei Darminkontinenz evtl. mit Ballon), Vaseline (nicht zu viel, da Bariumsulfat in der Suspension ausflockt), Rizinusöl oder Glyzerin und Klemme.

2 A (40 mg) Buscopan oder 10–20 mg Glucagon als Spasmolytikum. Evtl. Atropin-i.v. oder Atropin-Tabletten zur Unterdrückung der Darmsekretion. Wasserdichte Unterlage auf dem Röntgentisch. Zellstoff.

Transportliege für Übersichtsaufnahmen am Stativ.

Aufnahmetechnik

Bei Kassettentechnik:
Filmformat 18/24 cm, 24/30 cm und 35/35 cm.
Film-Folien-Kombination:
Empfindlichkeitsklasse (EK) 400.
Belichtungsautomatik, mittleres Meßfeld.
FFA: 70–100 cm.
Fokusgröße:
Kassettentechnik: 1,3 mm,
100-mm-Kameratechnik: 0,6 mm.
Aufnahmespannung: 100–110 kV.
Expositionszeit:
Kassettentechnik: <100 ms.

Durchführung der Untersuchung

Die Röntgenuntersuchung des Dickdarms wird wie die des Magens- und Dünndarms an einem Durchleuchtungsgerät (Ober- oder Untertischröhre mit Belichtungsautomatik) durchgeführt. Die Dokumentation erfolgt mit Hilfe der Kassettentechnik oder 100-mm-Kameratechnik.

Nach der Füllung des Dickdarms über das Darmrohr bis zur rechten Kolonflexur wird unter Druck stehendes, überschüssiges Kontrastmittel über das Darmrohr in eine Nierenschale abgelassen (Schlauch zum Pneumocolon wird abgeklemmt) oder der Patient geht kurz auf die Toilette. Nach Injektion eines Spasmolytikums (2 A = 40 mg Buscopan i.v. oder 2 A Glucagon) erfolgt die Füllung des hypotonen (erschlafften) Darms mit Luft über das Pneumocolonsystem oder über ein Darmrohr. Der dünne Kontrastmittelbeschlag an der Darmwand läßt den Dickdarm milchglasartig transparent erscheinen. In verschiedenen Projektionen und Positionen *am stehenden und liegenden Patienten* werden alle Dickdarmabschnitte überlagerungsfrei in mehreren Ebenen unter Durchleuchtungskontrolle zur Darstellung gebracht und dokumentiert (Abb. 3.21 a, b und 3.22 a). Eine überlagerungsfreie Darstellung des Rektum-Sigma-Übergangs gelingt am besten mit gekippter Röntgenröhre z. B. an einem Röntgendurchleuchtungsgerät mit Übertischröhre oder auf einem Rastertisch. Abschließend fertigt die/der MTRA am Rasterwandstativ Abdomenübersichtsaufnahmen in Rechts- und Linksseitenlage mit horizontalem Strahlengang und eine Abdomenaufnahme im Stehen (Abb. 3.22 b) mit dorsoventralem Strahlengang an.

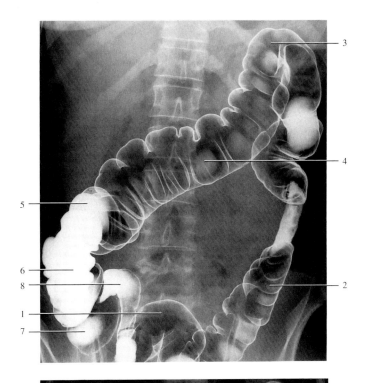

3.22 a Im Liegen
(Dickdarm, Doppel-
kontrastmethode)

1 Sigmaschlinge
2 Colon descendens
3 Linke Kolonflexur
4 Colon transversum
5 Rechte Kolonflexur
6 Colon ascendens
7 Blinddarm (Coecum)
8 Terminales Ileum
9 Wurmfortsatz
  (Appendix vermiformis)

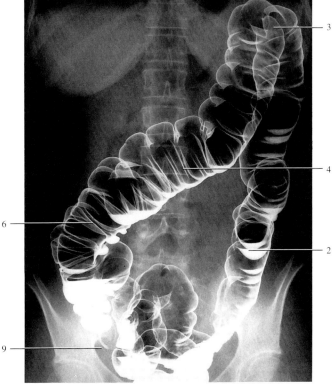

3.22 b Im Stehen
(Dickdarm, Doppel-
kontrastmethode)

Einstellung 186   Monokontrastverfahren (Kolonkontrasteinlauf)

Indikationen

Das Monokontrastverfahren kommt fast nur noch bei Kindern zur Anwendung: entzündliche Darmerkrankungen, Darmerweiterungen (Hirschsprung-Erkrankung), Invagination.

Vorbereitung des Patienten

Die Reinigung des Dickdarms erfolgt mit Einlauf oder wie zur Doppelkontrastuntersuchung (S. 390).

Vorbereitung der Untersuchung

Die Bariumsulfatsuspension wird wie für die Doppelkontrastmethode angesetzt (S. 392).

Aufnahmetechnik

Filmformat: 35/35 cm, 24/30 cm, 18/24 cm.
Film-Folien-Kombination:
Empfindlichkeitsklasse (EK) 600–800.
Belichtungsautomatik, mittlere Meßkammer.

FFA: 70–100 cm.
Aufnahmespannung: 70–90 kV.
Expositionszeit: < 100 ms.

Durchführung der Untersuchung

Der Dickdarm wird über ein Darmrohr mit der Bariumsulfatsuspension gefüllt. Dann werden Übersichts- und Zielaufnahmen (Einlauf- oder Füllungsbild) und nach der Darmentleerung eine Schleimhautreliefaufnahme des Dickdarms (Entleerungsbild) unter Durchleuchtungskontrolle angefertigt.
Aus strahlenhygienischen Gründen eignen sich für die Dickdarmuntersuchung von Kindern die Bildverstärkeraufnahmetechnik (100 × 100-mm-Technik) und die digitale Bildverstärkertechnik besonders.

Strahlenschutz: Bleigummiabdeckung der unmittelbar anschließenden Körperabschnitte, vor allem Sternum und Rippen; Hodenkapsel bei Knaben.

Einstellung 187   Dickdarm (wasserlösliches, jodhaltiges Röntgenkontrastmittel)

Indikationen

Verdacht auf Dickdarmperforation, Darmverschluß oder wenige Tage nach einer Darmoperation.

Vorbereitung des Patienten

Einlauf oder Abführmaßnahmen wie zur Doppelkontrastuntersuchung (S. 390).

Vorbereitung der Untersuchung

Wasserlösliches orales jodhaltiges Röntgenkontrastmittel (z. B. Gastrografin oral oder Peritrast) wird 1:1 oder 1:2 mit Wasser verdünnt. Es gibt auch fertige wasserlösliche Röntgenkontrastmittel für die Dickdarmuntersuchung (z. B. Gastrografin rektal). Die Kontrastmittelapplikation erfolgt mit Hilfe eines Irrigators oder einer Blasenspritze über ein Darmrohr.

Aufnahmetechnik

S. „Doppelkontrastmethode" (S. 392).

Durchführung der Untersuchung

Unter Durchleuchtungskontrolle werden Ziel- oder Übersichtsaufnahmen des kontrastmittelgefüllten Dickdarms angefertigt.

Alternative Untersuchungsmethoden

Rekto-, Sigmoideo- und Koloskopie, die gleichzeitig eine Gewebeentnahme zur histologischen Untersuchung erlauben.

Einstellung 188   Dickdarm, über Anus praeter (künstlicher Darmausgang)

Indikationen

Bei endständigem Anus praeter: Beurteilung des belassenen Dickdarms.
Bei doppelläufigem Anus praeter: Untersuchung des aboralen oder abführenden Dickdarmabschnitts nach einer Teilresektion und Anastomose mit der Frage nach der Durchgängigkeit der Anastomose (Verbindung) oder nach einem Tumorrezidiv. Ist der doppelläufige Anus praeter notfallmäßig bei Ileus angelegt worden, so ist das Ziel der Untersuchung die Ursache des mechanischen Hindernisses festzustellen.
Bei doppelläufigem Anus praeter kann auch der orale Dickdarmschenkel dargestellt werden.

Vorbereitung des Patienten

Wie zur Doppelkontrastmethode oder Reinigungseinlauf.

Vorbereitung der Untersuchung

Bariumsulfatsuspension wie bei der Doppelkontrastmethode oder wasserlösliches, jodhaltiges Röntgenkontrastmittel.

Durchführung der Untersuchung

Ein handelsüblicher Anus-praeter-Katheter oder ein dicklumiger, urologischer Ballonkatheter (20–24 Charrière) wird mit Vaseline bestrichen und vorsichtig über den Darmafter in den Dickdarm eingeführt, wobei man sich durch Austasten des Darms über die Verlaufsrichtung des Dickdarms orientiert. Der Ballon am Blasenkatheter wird mit 10–20 ml Luft aufgeblasen, um einen Reflux des Kontrastmittels über den Anus praeter zu vermeiden oder der Patient wird aufgefordert, mit seiner Hand das Stoma (Darmöffnung) zuzudrücken. Evtl. auslaufendes Kontrastmittel läßt sich im Anus-praeter-Beutel auffangen, wenn dieser für die Untersuchung belassen und zum Einführen des Katheters mit einem kleinen Loch versehen wird. Zellstoff bereitlegen.
Unter Röntgendurchleuchtungskontrolle wird der Dickdarm mit wasserlöslichem, jodhaltigem Kontrastmittel als Monokontrastuntersuchung oder mit einer Bariumsulfatsuspension wie zum Kolondoppelkontrast über einen Irrigator oder mit einer großen Blasenspritze gefüllt.
Wie bei der Doppelkontrastmethode nach Welin kann über den Katheter Luft eingegeben werden. Die Doppelkontrastmethode wird in der Regel erst bei länger bestehendem Anus praeter, z.B. zur Tumornachsorge angewandt.

Einstellung 189 Defäkographie (Funktionsuntersuchung des Enddarms)

Indikationen

Entleerungsstörung des Enddarms meist mit Inkontinenz. Darüber hinaus gibt es auch die sog. „Überkontinenz" mit erschwerter Darmentleerung.

Durchführung der Untersuchung

120–150 ml einer sehr dickflüssigen Bariumsulfatsuspension werden über ein Darmrohr in den Enddarm eingebracht. Im seitlichen Strahlengang wird die Entleerung unter Röntgendurchleuchtung verfolgt. Die Untersuchung läßt sich als Doppelbelichtungsdefäkographie durchführen, indem die eingelegte Filmkassette unter Ruhebedingungen und unter Defäkation bei unveränderter Kassetten- und Bildverstärkereinstellung zweimal belichtet wird. Für die Beurteilung des Funktionsablaufs ist der anorektale Winkel von Bedeutung.

Empfohlene Literatur

Welin C-S, Welin G (1980) Die Doppelkontrastuntersuchung des Dickdarms. Thieme, Stuttgart

3.6 Gallenblase und Gallenwege

Anatomische Vorbesprechung (Abb. 3.23)

In der größten Verdauungsdrüse, der Leber (Hepar), wird unter anderem Galle produziert und in den intrahepatischen Gallengängen gesammelt. Sie vereinigen sich am Leberhilus *zum gemeinsamen Gallengang* (Ductus hepaticus communis). Die ständig produzierte Galle wird zunächst über den *Gallenblasengang* (Ductus cysticus) in die *Gallenblase* (Vesica fellea) geleitet, dort gespeichert, eingedickt und bei Bedarf – entsprechend den Mahlzeiten – in den *großen Gallengang* (Ductus choledochus) abgegeben. Die Galle entleert sich über die Papilla Vateri in den Zwölffingerdarm (Duodenum). Mit dem Ductus choledochus mündet auch der Pankreasgang (Ductus pancreaticus oder Wirsungianus) in das Duodenum.

Untersuchungsmethoden

1. Galle-Leeraufnahme.
2. Orale Cholezystographie.
3. I.v.- und Infusionscholezystocholangiographie.
4. Intraoperative Cholangiographie.
5. Postoperative Cholangiographie.
6. *Endoskopisch-retrograde Cholangiopancreaticographie* (ERCP).
7. *Perkutane transhepatische Cholangiographie* (PTC; s. S. 496).

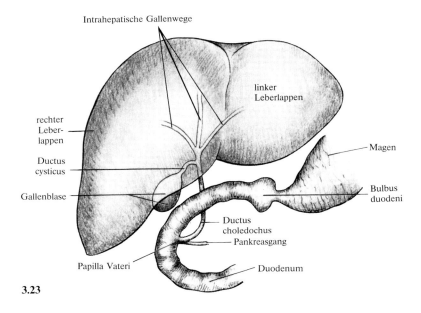

3.23

Einstellung 190 Gallenblase-Leeraufnahme

Indikationen

Jede röntgenologische Untersuchung des Gallenwegsystems beginnt mit einer Übersichtsaufnahme der Gallenblase, einer *Leeraufnahme*. Sie muß bei der oralen Cholezystographie am Tage vor der Untersuchung und bei der i.v.-Cholezystographie vor der Kontrastmittelapplikation vorgenommen werden. Die Leeraufnahme dient der Entdeckung von kalkhaltigen Gallensteinen, von Verkalkungen der Gallenblasenwand (Porzellangallenblase), einer sog. Kalkmilchgalle oder von Verkalkungen außerhalb der Gallenblase. (Sonographisch ist keine Aussage über die Zusammensetzung von Konkrementen in der Gallenblase möglich, denn alle Konkremente verursachen ab einer bestimmten Größe einen „Schallschatten".)

Vorbereitung des Patienten

Am Tage vor der Untersuchung empfiehlt sich eine medikamentöse Darmreinigung und eine knapp bemessene schlackenarme, nicht blähende Kost. Frisches Brot, Obst, Gemüse, Hülsenfrüchte und kohlensäurehaltige Getränke sind zu vermeiden. Am Untersuchungstag bleibt der Patient nüchtern!

Durchführung der Untersuchung

Aufnahmetechnik:
Film-Format: 24/30 cm, hoch (bei schlanken Patienten genügt 18/24 cm).
Film-Folien-Kombination:
Empfindlichkeitsklasse (EK) 200–(400).
Rastertechnik, bei Belichtungsautomatik mittleres Meßfeld.
FFA: 100 cm.

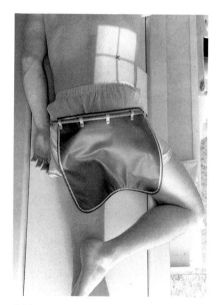

3.24a

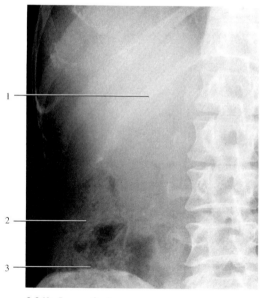

3.24b Leeraufnahme
1 12. Rippe
2 Stuhl und Luft im Kolon
3 Beckenkamm

Fokusgröße: 0,6–1,2 mm.
Aufnahmespannung: 65–75 kV.
Expositionszeit: <100 ms.

Einstelltechnik

Vorbereitung des Patienten

Patient bis auf Unterhose entkleiden. Gonadenschutz anlegen.

Lagerung des Patienten (Abb. 3.24a)

Der Patient befindet sich in Bauchlage mit leicht angehobener rechter Seite (20–30°) auf dem Röntgentisch. Die Arme liegen entlang dem Körper. Das rechte Bein soll angewinkelt werden, um dem Patienten eine möglichst bequeme Lage zu ermöglichen. Die angehobene Körperseite wird mit einem Schaumstoffkeil unterpolstert. Bei schlanken Patienten kann eine stärkere Anhebung notwendig werden, um den Gallengang und die schlanke Gallenblase aus der Wirbelsäule zu projizieren. Je dicker die Patienten sind, desto weiter lateral und desto mehr horizontal liegt die Gallenblase. Dicke Patienten werden besser in Rückenlage mit Bauchkompression untersucht. Bei gebrechlichen und unbeweglichen Patienten empfiehlt sich ebenfalls, die Aufnahme in Rückenlage mit angehobener linker Seite und bei Patienten mit rechtskonvexer Skoliose eine Aufnahme in einfacher Rückenlage anzufertigen.

Zentrierung

Zentralstrahl: 3 Querfinger über dem Beckenkamm oder zwischen Beckenkamm und Rippenbogen, Handbreit lateral von der Dornfortsatzlinie. Die Zentrierung wird auf der Haut des Patienten mit einem Fettstift markiert, um für spätere Aufnahmen einen festen Bezugspunkt zu haben.

Strahlengang: dorsoventral. Senkrecht auf die Mitte der Kassette, Seitenbezeichnung spiegelbildlich.

Kennzeichnung: „Leeraufnahme". Aufnahme in Exspiration bei Atemstillstand.

Merkmale einer technisch fehlerfreien Aufnahme (Abb. 3.24b)

Darstellung des rechten oberen Bauchquadranten mit Zwerchfell und Beckenkamm, Wirbelsäule und lateraler Bauchwand.

Einstellung 191 Orale Cholezystographie

Indikationen

Steine (Konkremente) in der Gallenblase und in den Gallenwegen. Tumoröse und entzündliche Veränderungen der Gallenblase und der Gallenwege. Vor Stoßwellenlithotrypsie (Steinzertrümmerung mit Stoßwellen) zur Feststellung der Durchgängigkeit des Ductus cysticus, der Kontraktilität der Gallenblase und zur Differenzierung von schattengebenden (kalkhaltigen) und nicht schattengebenden Steinen (Cholesterinkonkremente). Durch die Ultraschalldiagnostik sind die Indikationen zur Röntgendiagnostik der Gallenblase und -wege stark zurückgegangen.

Kontraindikationen

Kontrastmittelallergie. Schilddrüsenüberfunktion.

Komplikationen

Das Nebenwirkungsrisiko ist bei der oralen Cholegraphie geringer als bei der i.v.-Kontrastmittelgabe. Die lebergängigen Röntgenkontrastmittel sind weniger gut verträglich als die nierengängigen.

Durchführung der Untersuchung

Am Abend vor der Untersuchung nimmt der Patient nach Gebrauchsanweisung das *jodhaltige, lebergängige Röntgenkontrastmittel* (KM) ein. Das KM wird über die Leber in die intrahepatischen Gallengänge ausgeschieden. Es gelangt über die großen Gallengänge und die Gallenblase in das Duodenum. Ca. 12 h nach der Kontrastmitteleinnahme wird die erste Röntgenaufnahme angefertigt.

Füllungsaufnahme der Gallenblase

Aufnahme- und Einstelltechnik

S. „Leeraufnahme" (S. 398).

Bei guter Füllung der Gallenblase mit Kontrastgalle können Zielaufnahmen am Röntgendurchleuchtungsgerät im Stehen und Liegen durchgeführt werden (Abb. 3.25).

Röntgenaufnahme der Gallenblase nach Reizmahlzeit

Aufnahme- und Einstelltechnik

S. „Leeraufnahme" (Filmformat: 18/24 cm). Das Kontraktionsvermögen der Gallenblase wird 30–45 min nach Einnahme einer „Reizmahlzeit" geprüft. Die „Reizmahlzeit" war bisher als Trockenpulver erhältlich. Sie enthielt Trockenei und Sorbid (z. B. Biloptin-Reizmahlzeit, Schering). Falls kein Trockenpulver zur Verfügung steht, kann eine halbe Tafel Vollmilchschokolade oder 1–2 rohe Eigelb mit Zucker und Butterbrot verabreicht werden (Vorsicht bei Diabetikern). Nicht selten stellt sich auf der Röntgenaufnahme nach Reizmahlzeit auch der Gallengang dar. (Mit einer zweiten oralen Kontrastmittelgabe am Morgen – 2–3 h vor der Röntgenuntersuchung – kann ebenfalls eine Darstellung der Gallenwege versucht werden.)

Anmerkung

In diagnostischen Zweifelsfällen sind folgende Zusatzaufnahmen hilfreich:

– Zielaufnahmen am Röntgendurchleuchtungsgerät im Stehen und im Liegen mit Kopftieflage,
– Profilaufnahme der Gallenblase in Rechtsseitenlage des Patienten mit frontalem Strahlengang, d. h. Strahlengang von links nach rechts,

- dorsoventrale Aufnahme in Rechtsseitenlage bei horizontalem Strahlengang am Rasterwandstativ,
- bei Überlagerung der Gallenblase durch luft- und stuhlhaltigen Darm sind Tomo- oder Zonographie angezeigt.

Weist die Gallenblase keine Kontrastmittelanreicherung auf, so kann dies verschiedene Ursachen haben:

1. Hat der Patient das Kontrastmittel am Abend zuvor eingenommen?
2. Störungen im Magen-Darm-Kanal können die Resorption verzögert haben.
3. Bei einem Verschluß des Ductus cysticus gelangt keine Kontrastgalle in die Gallenblase.
4. Nicht selten erfolgt die Anreicherung der Kontrastgalle verzögert, so daß Aufnahmen nach 4, 6 oder 24 h empfehlenswert sind.

Bei kreislaufstabilen, nierengesunden Patienten bestehen keine Bedenken, an das negative orale Cholezystogramm ein i.v.-Cholangiocholezystogramm anzuschließen.

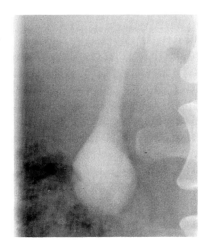

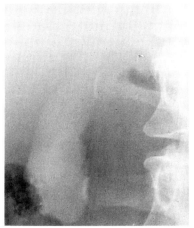

3.25 *Oben*: im Stehen, *unten*: im Liegen

Einstellung 192 i.v.- oder Infusionscholangio- und Cholezystographie

Bei dieser Untersuchung wird ein lebergängiges jodhaltiges Röntgenkontrastmittel verwendet.

Indikationen

Fehlende Darstellung der Gallenblase bei der oralen Cholezystographie (ausgeschlossene Gallenblase). Steine in der Gallenblase und in den Gallenwegen. Tumoröse und entzündliche Veränderungen der Gallenblase und der Gallenwege. Vor Steinzertrümmerung mit Stoßwellen (Stoßwellenlithotrypsie) zur Feststellung der Durchgängigkeit des Ductus cysticus und der Kontraktilität der Gallenblase.

Kontraindikationen

Kontrastmittelallergie. Schilddrüsenüberfunktion. Plasmozytom und Ig-M-Gammopathie, z. B. Morbus Waldenström. Schlechter Allgemeinzustand, Herzrhythmusstörungen. Schwere Leber- und Nierenschädigungen, die die Ausscheidung des Kontrastmittels über Leber und Nieren erschweren. Eine Leberschädigung oder eine akute Entzündung der Gallenblase und der Gallenwege stellen zwar keine eigentliche Kontraindikation dar. In der Regel ist bei diesen Erkrankungen jedoch keine aussagekräftige Darstellung der Gallenblase und der Gallenwege zu erzielen.

Komplikationen

Bei langsamer i.v.-Infusion oder Injektion sind Reaktionen wie Übelkeit und Erbrechen selten. Hustenreiz, Niesen, Gähnen und Hautjucken sind Vorboten einer allergischen Reaktion. KM-Applikation sofort abbrechen und ggf. Sofortmaßnahmen gegen allergische Reaktionen ergreifen. Notfallkoffer bereitstellen. S. „Empfehlungen zur Prophylaxe und Behandlung von Kontrastmittelzwischenfällen" (s. S. 526).

Vorbereitung des Patienten

Aufklärung des Patienten über die Notwendigkeit und den Ablauf der Untersuchung, die sich über 1–3 und mehr Stunden erstrecken kann. Während der Untersuchungszeit darf der Patient nicht essen und nicht rauchen. Am Tage vor der Untersuchung empfiehlt sich eine medikamentöse Darmreinigung und eine knapp bemessene, schlackenarme, nicht blähende Kost. Frisches Brot, Obst, Gemüse, Hülsenfrüchte und kohlesäurehaltige Getränke sind zu vermeiden. Am Untersuchungstag bleibt der Patient nüchtern.

Vorbereitung der Untersuchung

Kontrastmittel: lebergängiges jodhaltiges Röntgenkontrastmittel zur Infusion (50–100 ml). KM auf Körpertemperatur anwärmen. Notfallkoffer bereitstellen.

Durchführung der Untersuchung

Nach der *Leeraufnahme* wird das KM langsam über eine i.v.-Verweilkanüle, die für die Dauer der Untersuchung liegen bleibt, injiziert bzw. infundiert (Injektionszeit und Infusionsdauer bei Kurzzeitinfusion – 50 ml – nicht unter 10 min). Bei Infusionen von 100–250 ml KM wird die Tropfgeschwindigkeit so eingestellt, daß die Infusion in 30–120 min (Langzeitinfusion) einläuft. Patient muß während der Infusion überwacht werden!

1. Röntgenaufnahme der Gallenwege (Cholangiogramm)

Aufnahme- und Einstelltechnik

S. „Leeraufnahme" (Filmformat: 18 × 24 cm). Die erste Röntgenaufnahme zur Darstellung der Gallenwege wird 20–30 Minuten nach Beendigung der i.v.-Injektion oder der Infusion angefertigt (Empfehlungen des KM-Herstellers beachten!), da bei ungestörter Leberfunktion nach dieser Zeit die großen Gallenwege von der Gabelung des Ductus hepaticus bis zur Einmündung des Ductus choledochus in das Duodenum gut kontrastiert sind. Eine Kontrollaufnahme 60 min nach der Injektion ist nur erforderlich, wenn die erste Aufnahme keine ausreichende Kontrastmittelfüllung der Gallenwege zeigt. Sind die Gallenwege durch Luft überlagert und Konkremente nicht auszuschließen, wird eine Tomo- oder Zonographie angeschlossen.

Wurde bei dem Patienten die Gallenblase bereits entfernt, ist mit der Diagnostik der Gallenwege die Untersuchung beendet.

2. Röntgenaufnahme der Gallenblase (Cholezystogramm) (Abb. 3.26)

Aufnahme- und Einstelltechnik

S. „Leeraufnahme" (Filmformat: 18 × 24 cm). Ein optimaler Füllungszustand der Gallenblase ist in der Regel 2 h nach Injektions- bzw. Infusionsende erreicht. Es wird entweder eine Aufnahme in Bauchlage angefertigt oder die Gallenblase am Durchleuchtungsgerät im Stehen und in Kopftieflage herausgezielt. Kleine Konkremente können sich auf der Aufnahme im Liegen in der prall mit Kontrastgalle gefüllten Gallenblase dem Nachweis entziehen. Sie sind auf Aufnahmen im Stehen als bodenständiges Sediment oder als schwebende Steine besser zu erkennen als auf der Aufnahme im Liegen.

Anmerkung

Eine heterotope (Fehl-)Ausscheidung des Röntgen-KM über die Nieren ist nicht selten, tritt jedoch besonders häufig bei eingeschränkter Leberfunktion auf.

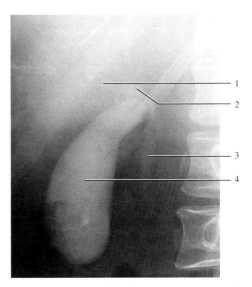

3.26 Cholangio- und Cholezystogramm 60 min nach Infusion eines lebergängigen Röntgenkontrastmittels
1 Intrahepatischer Gallengang
2 Ductus hepaticus
3 Ductus choledochus
4 Gallenblase

3. Röntgenaufnahme der Gallenblase nach Reizmahlzeit

Aufnahme- und Einstelltechnik

S. „Leeraufnahme" (Filmformat: 18 × 24 cm). Der letzte Schritt der Untersuchung besteht wie bei der oralen Cholezystographie in der Überprüfung der Kontraktilität der Gallenblase nach Reizmahlzeit. Die Röntgenaufnahmen werden 30–45 min nach Reizmahlzeit (Eigelb, Zucker, Butterbrot) am Durchleuchtungsgerät herausgezielt. Kleine Konkremente und Gallenblasenpolypen sind häufig erst nach Entleerung der Gallenblase zu erkennen.

Anmerkung

Auf die Verabreichung der Reizmahlzeit wird bei fehlender Darstellung der Gallenblase („ausgeschaltete Gallenblase", „negatives Cholezystogramm") oder bei einer akuten Entzündung der Gallenblase und der Gallenwege verzichtet.
Die Kontrastmitteldosierung für Untersuchungen im Kindesalter (selten!) sind dem Beipackzettel der Kontrastmittelherstellerfirma zu entnehmen.

Alternative Untersuchungsmethoden

Die Sonographie ist die primäre diagnostische Methode bei Erkrankungen der Gallenblase und der Gallengänge. Bei Tumorverdacht: Computertomographie.

Einstellung 193 Intraoperative Cholangiographie

Bei der intraoperativen Cholangiographie handelt es sich um eine *direkte* Darstellung des Gallengangs. Sie wird vom Operateur durch direkte Injektion eines *nierengängigen* Röntgenkontrastmittels in den Gallengang vorgenommen, um Steine im Gallengang nachzuweisen bzw. auszuschließen und um den Galleabfluß in das Duodenum zu überprüfen. Die intraoperative Cholangiographie erfordert viel Geschick von der/dem Röntgenassistent/in, da die Untersuchungsbedingungen während der Operation oft ungünstig sind. Die Röntgenaufnahmen können nicht beliebig oft wiederholt werden, so daß eine verläßliche Belichtungstabelle mit guten Erfahrungswerten im Operationssaal nicht fehlen sollte. In modernen Operationsräumen stehen Röntgengeräte mit Bildverstärkerfernsehkette und 100 × 100-mm-Kamera-Technik oder eine Bildspeichertechnik mit Multiformatdokumentation zur Verfügung, so daß fehlbelichtete Aufnahmen selten vorkommen.

Einstellung 194 Postoperative Cholangiographie über T-Drainage

Indikationen

6–10 Tage nach einer Gallenblasenoperation zum Ausschluß von zurückgebliebenen Konkrementen im Gallengang und zum Nachweis eines ungehinderten Galleabflusses in das Duodenum.

Aufnahmetechnik

Filmformat: 18/24 cm oder 24/35 cm, 2–4geteilt.
Film-Folien-Kombination:
Empfindlichkeitsklasse (EK) 200.
Belichtungsautomatik. Mittleres Meßfeld.
FFA: 70–100 cm.
Fokusgröße: <1,3 cm.
Aufnahmespannung: 65–75 kV.
Expositionszeit: <100 ms.

Durchführung der Untersuchung

Über den in den Gallengang intraoperativ eingelegten T-förmigen Drain (T-Drainage) werden ca. 10 ml eines 30%igen nierengängigen Röntgenkontrastmittels unter Durchleuchtungskontrolle vorsichtig (um einen Kontrastmittelreflux in den Pankreasgang zu vermeiden) injiziert. Durch Kopftieflage gelangt Kontrastmittel in die intrahepatischen Gallenwege. In Linksseitenlage fließt das Kontrastmittel in die linken intrahepatischen Gallenwege. Es werden durchleuchtungsgerichtete Aufnahmen der Gallenwege im Stehen und Liegen angefertigt.

Einstellung 195 Endoskopisch-retrograde Cholangiopankreatikographie (ERCP)

Indikationen

Fehlende Darstellung des Gallengangs und der Gallenblase nach i.v.-Cholangio- und Cholezystogramm. Verschluß oder Stenose des Gallen- und/oder Pankreasganges durch Tumor, Steine oder Entzündungen.

Kontraindikationen

Akute Pankreatitis. Akute Cholangitis (Gallengangsentzündung).

Durchführung der Untersuchung

Bei der ERCP handelt es sich um ein invasives endoskopisch-radiologisches Verfahren. Über ein in das Duodenum transoral eingebrachtes Endoskop wird die Papilla Vateri (Mündung des Pankreasgangs = Ductus Wirsungianus und des Gallengangs = Ductus choledochus) unter Sicht sondiert und retrograd ein nierengängiges jodhaltiges Röntgenkontrastmittel eingespritzt. Die Kontrastmittelfüllung des Pankreas- bzw. Gallengangs wird unter Röntgendurchleuchtung beobachtet. In geeigneten Projek-

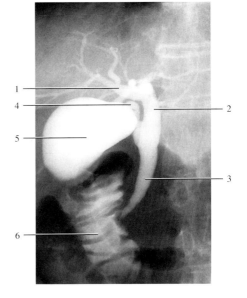

3.27a Endoskopisch-retrograde Cholangiographie (ERC) nach Entfernen des Endoskops

1 Intrahepatische Gallengänge
2 Ductus hepaticus
3 Ductus choledochus
4 Ductus cysticus
5 Gallenblase
6 Duodenum

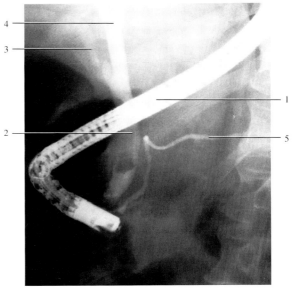

3.27b Endoskopisch-retrograde Cholangiopankreatikographie (ERCP)

1 Endoskop im Dünndarm
2 Erweiterter Gallengang mit Stein
3 Ductus cysticus
4 Ductus hepaticus
5 Ductus pancreaticus

tionen werden Zielaufnahmen angefertigt (Abb. 3.27a, b)

Alternative Untersuchungsmethoden

Gallengangdarstellung: Nichtinvasiv: Sonographie, Computertomographie.
Invasiv: perkutane transhepatische Cholangiographie (PTC)

Pankreasgangdarstellung: Nichtinvasiv: Sonographie, Computertomographie.

Perkutane transhepatische Cholangiographie (PTC): S. „Interventionelle Radiologie" (S. 496).

Empfohlene Literatur

Schinz HR (1990) Radiologische Diagnostik. In Klinik und Praxis. (Hrsg Frommhold W), Bd. III/1: Gastrointestinaltrakt I. Thieme, Stuttgart

3.7 Harnableitende Organe

Anatomische Vorbesprechung (Abb. 3.28)

Die Harn- und Geschlechtsorgane werden als *Urogenitalsystem* zusammengefaßt.
Die Harnorgane: Niere (Ren), Harnleiter (Ureter) und Harnblase (Vesica urinaria) sind bei beiden Geschlechtern gleich. Die weibliche Harnröhre (Urethra) ist ein Harnausführungsgang, während die männliche Harnröhre von der Einmündung der samenableitenden Wege in Höhe der Vorsteherdrüse (Prostata) einen Teil des Urogenitalsystems bildet. Die Niere als das größte Organ im Retroperitonealraum ist paarig angelegt, 10–12 cm lang und liegt neben der Wirbelsäule, mit ihrem oberen Pol ungefähr in Höhe des 12. Brustwirbels. Die Längsachse divergiert nach unten. Die rechte Niere steht etwas tiefer. Dem oberen Nierenpol sitzt beidseits die Nebenniere auf.
In den Nieren wird der Harn gebildet und über Sammelröhrchen in die *Nierenkelche* (Calices renales) und das *Nierenbecken* (Pyelon) abgeleitet. Aus dem im Nierenhilus eingebetteten Nierenbecken gelangt der Harn in den *Harnleiter* (Ureter). Die ca. 30 cm langen Harnleiter durchbohren schräg die Wand der Harnblase (Vesica urinaria) nahe dem Harnblasenboden. Die *Harnblase* ist ein muskulöses Hohlorgan, in dem der aus dem Harnleiter abtropfende Harn gesammelt wird und durch eine willkürliche Entleerung (Miktion) über die *Harnröhre* (Urethra) abgelassen wird. Die Harnblase liegt im kleinen Becken hinter dem Schambein.

Untersuchungsmethoden

1. Urographie.
2. Retrograde Pyelographie (s. S. 441).
3. Retrograde Miktionszystourethrographie (s. S. 442).
4. Retrograde Urethrographie (s. S. 443).
5. Vasovesikulographie (s. S. 444).
6. Nierenangiographie (s. S. 470).
7. Perkutane Nephrostomie (s. S. 497).

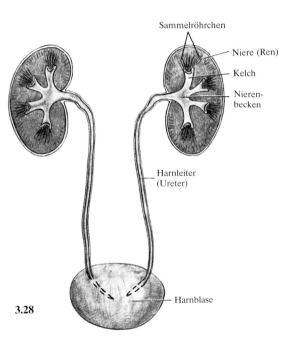

3.28

Einstellung 196 Urographie

Die Urographie ist die Darstellung der Nieren und harnableitenden Wege mittels Röntgenkontrastmittel.

Statt i.v.-Urogramm oder Ausscheidungsurogramm (AUG) hat sich fälschlich die Bezeichnung i.v.-Pyelogramm (Darstellung des Nierenbeckens) eingebürgert.

Indikationen

Entzündliche (Pyelonephritis) und tumoröse Erkrankungen der harnableitenden Wege. Steinleiden (Nephrolithiasis), Nierenverkalkungen, Harnstauungsniere (Hydronephrose). Fehl- und Mißbildungen. Funktionsstörungen. Nierenblutungen. Nieren-, Harnleiter- und Blasenverletzungen. Postoperative Kontrollen. Kontrolle nach Nierentransplantation.
Durch die Sonographie und Computertomographie ist die Zahl der i.v.-Urogramme zurückgegangen. Der Vorteil der Röntgenuntersuchung gegenüber der Sonographie besteht darin, daß neben morphologischen Veränderungen funktionelle Störungen besser erfaßt werden können.

Kontraindikationen

Stark eingeschränkte Nieren-, Leber- und Herzfunktion. Kontrastmittelunverträglichkeit. Schilddrüsenüberfunktion. Schwangerschaft. Bei einigen Plasmozytomformen besteht die Gefahr eines Nierenversagens nach Kontrastmitteluntersuchung.

Komplikationen

Bei Abflußhindernissen oder Harnleiterverschluß kann es nach KM-Gabe infolge erhöhter Urinproduktion zu Spontanrupturen des Nierenbeckenkelchsystems (Fornixruptur) kommen. Die Kontrastmittelurinansammlung (Urinom) bildet sich meist spontan zurück.

Vorbereitung des Patienten

Der Patient wird über Zweck und Art der Untersuchung aufgeklärt und gibt sein Einverständnis schriftlich ab. Der Patient sollte zur Untersuchung nüchtern (bessere Konzentration des Kontrasturins) und gut abgeführt sein (überlagerungsfreie Darstellung der Nieren und der Harnleiter).

Vorbereitung der Untersuchung

Kompressorium. Stoppuhr oder Zeituhr. Gonadenschutz. Brechschale und Zellstoff. Notfallkoffer.

Kontrastmittel: nierengängiges ionisches oder nichtionisches jodhaltiges Röntgenkontrastmittel zur i.v.-Injektion oder Infusion.
Vorteil der Infusionsurographie gegenüber der i.v.-Urographie: Durch die schnelle Infusion einer größeren Menge eines nierengängigen jodhaltigen Röntgenkontrastmittels kommt es zu einer vermehrten Ausscheidung des Kontrasturins über die Nieren und einer vollständigeren und kontrastreicheren Füllung des Nierenbeckens und der Harnleiter.

Durchführung der Untersuchung

Die Untersuchung wird an einem Röntgentisch mit Rastertechnik durchgeführt. Da häufig Schichtaufnahmen der Nieren erforderlich sind, ist ein Schichtzusatz wünschenswert.

1. Nierenleeraufnahme oder Nativaufnahme ohne Kontrastmittel

Sie geht jeder Kontrastmitteluntersuchung voraus und informiert über Lage und Größe der Nieren, Gas- und Stuhlgehalt des Darms und schattengebende Konkremente (Abb. 3.29 a).

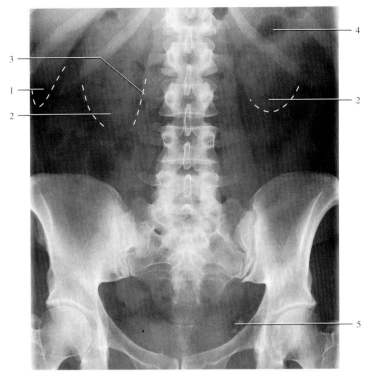

3.29a Nierenleeraufnahme
1 Leberunterrand
2 Niere
3 M. Psoas (sog. Psoasschatten)
4 Luft im Dickdarm
5 Venensteine (Phlebolithen)

Aufnahmetechnik

Filmformat: 35/43 cm oder 30/40 cm, hoch.
Film-Folien-Kombination:
Empfindlichkeitsklasse (EK) (200)–400,
bei Kindern EK 400–800.
Rastertechnik. Mittleres Meßfeld anwählen.
FFA: 100 cm. Fokusgröße: <1,3 mm.
Aufnahmespannung: 75–80 kV.
Expositionszeit: <100 ms.

Einstelltechnik

Vorbereitung des Patienten

Patient bis auf Unterhose entkleiden.

Lagerung des Patienten

Der Patient liegt mit einem Untersuchungshemd bekleidet oder mit einem Tuch bedeckt auf dem Rücken – Hände am Körper – auf dem Rastertisch. Bequeme Lagerung durch Kissenrolle unter den Knien.
Bei Frauen kein Gonadenschutz!
Bei Männern: Hodenkapsel.

Zentrierung

Zentralstrahl: ca. 1 Querfinger über dem Nabel bzw. in Beckenkammhöhe (Markierung mit einem Stift, um einen Bezugspunkt für weitere Aufnahmen zu haben) und Kassettenmitte.

Strahlengang: ventrodorsal.
Seitlich auf Hautgrenze einblenden.
Seitenbezeichnung und „Leeraufnahme" aufbelichten. Aufnahme bei Atemstillstand in Exspiration.

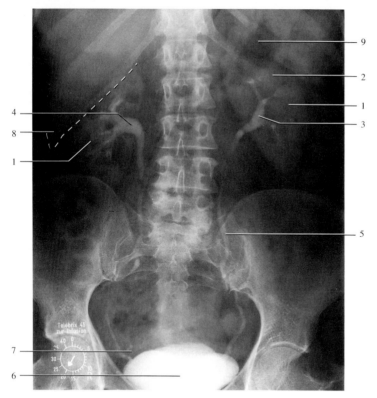

3.29b Nierenablaufaufnahme

1 Niere (Ren)
2 Nierenkelche (Calices)
3 Kelchhals
4 Nierenbecken (Pyelon)
5 Harnleiter (Ureter)
6 Kontrastmittelgefüllte Harnblase (Vesica urinaria)
7 Venensteine (Phlebolithen), die sich auf den Harnleiter projizieren und mit Harnleitersteinen verwechselt werden können
8 Leberunterrand
9 Luft im Magen

Merkmale einer technisch fehlerfreien Aufnahme (Abb. 3.29a)

Bildunterkante: Symphyse.
Bildoberkante: oberer Nierenpol oder Zwerchfellkuppen, da Lageanomalien der Nieren möglich sind.

Anmerkung

Sind die Nieren von zu viel Stuhl, Luft oder Kontrastmittelresten im Darm überlagert, wird die Untersuchung abgebrochen und der Patient mit entblähenden Medikamenten oder weiteren Abführmaßnahmen nochmals vorbereitet.

Wird nach Verkalkungen oder kleinen verkalkten Konkrementen in der Niere gefragt, sind Schichtaufnahmen (Tomographie) erforderlich.

2. Nierenübersichtsaufnahme oder 1. Ablaufaufnahme (Abb. 3.29b)

5–10 min nach Injektion bzw. nach Beendigung der raschen Kontrastmittelinfusion über eine Verweilkanüle (die Infusion des Röntgenkontrastmittels darf nur vom Arzt vorgenommen werden) wird eine *Ablaufaufnahme* – Aufnahme- und Einstelltechnik wie Nierenleeraufnahme –, oder eine *Nieren-*

übersichtsaufnahme (Filmformat 24/30 cm, quer nur für die Nieren = Pyelogramm) angefertigt. Über die Lage der Nieren orientiert man sich anhand der Leeraufnahme und zentriert entsprechend höher. Ablaufaufnahme bei Männern mit Gonadenschutz!

Anmerkung

Lassen sich die Nieren nicht abgrenzen, erfolgt eine *Zonographie*: Schichtwinkel: ca. 8°. Schichttiefe: 6–9 cm.

3. Kompressionsurographie

Sind die Nierenkelche und das Nierenbecken bei gutem Abfluß ungenügend mit Kontrastmittel gefüllt, wird eine Kompression angelegt, die den zu raschen Abfluß des Kontrastmittels über die Harnleiter (Ureter) verhindert. Die Ureteren werden in Höhe der Kreuzbeinflügel mit Hilfe von 2 walzenförmigen Pelotten (Ballon oder selbst hergestellte fest gewickelte Verbandsrollen) und einem breiten Kompressionsgut bzw. Plexiglasrahmen gegen den Lendenmuskel gepreßt. *Vorsicht*: Nicht die Bauchaorta komprimieren! Keine Kompression bei akuten Schmerzen, Harnleitersteinen, verzögerter Kontrastmittelausscheidung oder verzögertem Kontrastmittelabfluß! Die Kompression bleibt ca. 5 min liegen. Unter Kompression wird eine *Nierenaufnahme* (Pyelogramm), Filmformat 24/30 cm, quer (evtl. auch eine Zonographie) angefertigt. Unmittelbar nach Lösen der Kompression = *Dekompressionsaufnahme* wird nochmals eine Nierenablaufaufnahme (Filmformat 35/43 cm, hoch) exponiert = *Dekompressionsaufnahme*.

4. Nierenablaufaufnahme (Abb. 3.29 b)

Ca. 20 min nach Kontrastmittelgabe oder unmittelbar nach Lösen der Kompression (s. Kompressionsurographie) wird eine Übersichtsaufnahme der Nieren (Aufnahme- und Einstelltechnik: s. Leeraufnahme) angefertigt. Ziel der *Ablaufaufnahme* ist die Darstellung der Harnleiter (Ureteren) im gesamten Verlauf. Da dies nicht immer gelingt, kann eine Aufnahme in Bauchlage oder im Stehen hilfreich sein.

Anmerkung

Schrägaufnahmen oder *Zielaufnahmen der Nieren* unter Durchleuchtung können zur überlagerungsfreien Darstellung des Harnleiterabgangs angefertigt werden.
Spätaufnahmen: Bei verzögerter Kontrastmittelausscheidung oder verzögertem Kontrastmittelabfluß z. B. durch einen Harnleiterstein werden Übersichtsaufnahmen 1, 2 oder mehr Stunden nach Kontrastmittelgabe angefertigt.

Nierenablaufaufnahme im Stehen

Indikationen

Senkniere, Darstellung der Ureteren im gesamten Verlauf.

Durchführung der Untersuchung

Rasterwandstativ oder Durchleuchtungsgerät.

Aufnahmetechnik

Filmformat: 35/43 cm oder 30/40 cm.
Film-Folien-Kombination:
Empfindlichkeitsklasse (EK) (200–)400.
Belichtungsautomatik. Mittleres Meßfeld anwählen.
FFA: 100 cm.
Fokusgröße: <1,3 mm.
Aufnahmespannung. 80–100 kV (mehr kV als für Nierenaufnahme auf Rastertisch).
Expositionszeit: <100 ms.

Einstelltechnik

Lagerung des Patienten

Patient steht mit dem Rücken am Stativ, Arme am Körper. Bei dicken Patienten breites Kompressionsgut anlegen. Wirbelsäule in Kassettenmitte. Bei Männern Gonadenkapsel anlegen.

Zentrierung

Zentralstrahl: ca. 1 Querfinger *unter* dem Beckenkamm auf Körpermitte und senkrecht auf Kassettenmitte.
Strahlengang: ventrodorsal.
Einblenden auf Hautgrenze. Seitenbezeichnung. Aufnahme in Exspiration und Atemstillstand.

Merkmale einer technisch fehlerfreien Aufnahme

Bildunterkante: gesamte Symphyse einschließlich Blasenboden.
Bildoberkante: oberer Nierenpol. Einblendung auf Hautgrenze sichtbar.

5. Miktionsaufnahme (Aufnahme nach Entleerung der Harnblase)

Indikationen

Restharnbestimmung. Beurteilung des distalen Harnleiterabschnitts, der auf den Ablaufaufnahmen oftmals durch die mit Kontrasturin gefüllte Harnblase überlagert ist.

Aufnahmetechnik

Filmformat: 18/24 cm oder 24/30 cm, quer.
Film-Folien-Kombination:
Empfindlichkeitsklasse (EK) 400.
Rastertechnik. Mittleres Meßfeld anwählen.
FFA: 100 cm.
Fokusgröße: <1,3 mm.
Aufnahmespannung: ca. 70 kV.

Einstelltechnik

Lagerung des Patienten

Patient liegt unmittelbar nach Entleerung der Harnblase auf dem Rastertisch oder steht im Durchleuchtungsgerät. Bei Männern Gonadenkapsel anlegen.

Zentrierung

Zentralstrahl: senkrecht auf Symphysenoberrand und Kassettenmitte.
Strahlengang: ventrodorsal.
Einblendung mindestens auf Filmformat.
Seitenbezeichnung. Aufnahme in Exspiration bei Atemstillstand.

Anmerkung

Schrägaufnahmen mit Anheben der abzuklärenden Beckenseite um 30° werden zur Darstellung der Harnleitermündung oder zur Lokalisation von Verkalkungen und Steinen angefertigt.

6. Veratmungspyelographie

Indikationen

Bei Verdacht auf eine Entzündung oder einen Abszeß in der Umgebung der Niere (wenn keine Computertomographie zur Verfügung steht oder eine ausreichende Abklärung mit der Sonographie nicht möglich ist).

Durchführung der Untersuchung

Aufnahme und Einstelltechnik

S. „Leeraufnahme" mit folgender Abweichung: Um das Ausmaß der Atemverschieblichkeit der Nieren zu beurteilen, wird der Röntgenfilm doppelt belichtet mit ca. 80 kV, jedoch mit halbem mAs-Produkt. Die erste Belichtung erfolgt nach maximaler Inspiration in Atemstillstand, die zweite Belichtung nach maximaler Exspiration in Atemstillstand. Gesunde Nieren sind ungefähr 3 Querfinger atemverschieblich. Erkrankte Nieren zeigen keine Atemverschieblichkeit (Fehlinterpretationen durch Verwachsungen und ähnliches sind jedoch möglich).

Alternative Untersuchungsmethoden

Ultraschall und Computertomographie haben die Indikation zur Urographie insbesondere im Kindesalter stark eingeschränkt.

4 Spezielle röntgendiagnostische Methoden

4.1 Röntgendiagnostik der weiblichen (und männlichen) Brust

Anatomische Vorbesprechung (Abb. 4.1 a)

Die Brust oder *Milchdrüse* (Mamma) ist die größte Hautdrüse, deren Sekret, die Milch (Lac) dem neugeborenen Säugling zur Nahrung dient.

Die Mamma besteht aus dem Drüsenkörper (Corpus mammae) und einem ihn umhüllenden Fettpolster, dessen schwankende Ausdehnung die individuellen Größenunterschiede der Mammae bedingt. Das eigentliche Drüsengewebe (Glandula mammaria) besteht aus 15–20 kegelförmigen Lappen (Lobuli glandulae), die einen abgeplatteten, radiär um die Brustwarze angeordneten Brustdrüsenkörper bilden. Die Drüsenlappen sind durch Bindegewebe voneinander getrennt. Das Bindegewebe oder der Halteapparat der Brust verleiht der Mamma die individuell unterschiedliche Festigkeit.

Die Ausführungs- oder *Milchgänge* (Ductus lactiferi) ziehen zur Brustwarze und erweitern sich zu Milchsäckchen (Sinus lactiferi), bevor sie mit feinen Öffnungen in den Milchporen auf der Brustwarze münden.

Untersuchungsmethoden

1. Mammographie.
2. Aufnahme der Axilla und der vorderen Achselfalte.
3. Galaktographie (Röntgenuntersuchung der Milchgänge mit Röntgenkontrastmittel).
4. Pneumozystographie der Mamma (Röntgenuntersuchung der Mamma nach Einbringung von Luft in einer Zyste).
5. Xeromammographie.

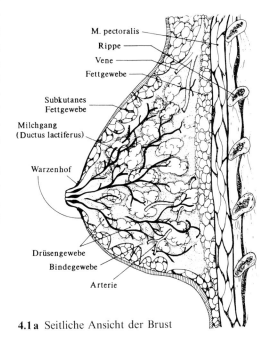

4.1a Seitliche Ansicht der Brust

Einstellung 197 Mammographie (Röntgenuntersuchung der Mamma in Weichstrahltechnik)

Im Mammogramm werden die Absorptionsunterschiede zwischen Haut, Fettgewebe, Drüsengewebe und Milchgängen, Bindegewebe, zystischen und soliden Tumoren und Verkalkungen wiedergegeben.

Indikationen

Diagnostik von Entzündungen, gut- und bösartigen Tumoren. Die Mammographie ist derzeit die beste Methode zur Frühdiagnostik des Mammakarzinoms.

Kontraindikationen

In der Frühschwangerschaft sollte die diagnostische Anwendung von Röntgenstrahlen vermieden werden.

Aufnahmetechnik

Aufnahmegerät:
Mammographiegerät für Weichstrahltechnik mit einer Molybdän (Mo)-Drehanodenröhre, 0,003 mm Mo oder 1,5-mm-Al-Filter.
Filmformat: 18/24 cm (24/30 cm).
Film-Folien-Kombination: spezielle hochauflösende Kombination.
Empfindlichkeitsklasse (EK) 20–40.
Belichtungsautomatik und spezielle Anordnung des Meßfelds.
Weichstrahlraster (Streustrahlraster) bei dichter und dicker Mamma (Durchmesser >4 cm unter Kompression).
FFA: 60 cm.
Fokusgröße: <0,6 mm.
Aufnahmespannung: 28–32 kV (Weichstrahltechnik).
Expositionszeit: <2 s.

Einstelltechnik

Vorbereitung der Patientin

Oberkörper entkleiden.

**1. Aufnahme
mit kraniokaudalem Strahlengang (axial)**

Lagerung der Patientin

Die Brust wird auf den Filmhalter gelegt und der Oberkörper der Patientin soweit zur Gegenseite gedreht, daß das im äußeren oberen Quadranten gelegene Drüsengewebe mit dem axillären Drüsenausläufer vollständig im Mammogramm abgebildet wird. (70% aller Tumoren befinden sich im äußeren oberen Quadranten der Brust.) Durch die starke (für die Patientin noch erträgliche) *Kompression* der Brust wird die unterschiedliche Dicke des konisch geformten Drüsenkörpers ausgeglichen und das Fettgewebe zwischen die bindegewebsreichen Strukturen des Drüsenkörpers gepreßt, das Drüsengewebe auseinandergedrängt und so eine gute Darstellung aller Strukturen erzielt. Die *Mamille* muß auf allen Aufnahmen *im Scheitel* der Mamma liegen.

Zentrierung

Zentralstrahl: senkrecht auf die Mitte der Brust.

Strahlengang: kraniokaudal.
Seitenbezeichnung und Strahlengang: kraniokaudal. Aufnahme in Atemstillstand.

**2. Aufnahme
mit mediolateralem Strahlengang (seitlich)**

Lagerung der Patientin

Die Brust wird entweder seitlich oder etwas schräg zwischen Tubus und Filmhalter komprimiert. Bei der schrägen Aufnahme sind Röhre und Filmhalter 15–20° gekippt, so daß der Filmhalter weit in die Achselhöhle hineinreicht. Dadurch kann das gesamte Brustdrüsengewebe, besonders der äußere obere Abschnitt mit Teilen der Achselhöhle erfaßt werden. Die Brust wird so kompri-

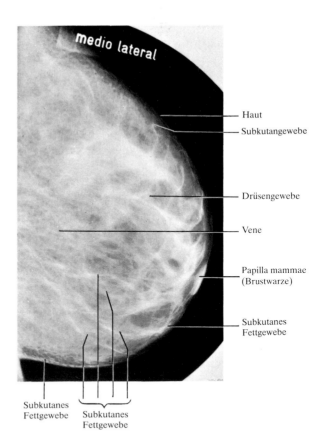

4.1b Mammogramm im mediolateralen Strahlengang

— Haut
— Subkutangewebe
— Drüsengewebe
— Vene
— Papilla mammae (Brustwarze)
— Subkutanes Fettgewebe

Subkutanes Fettgewebe   Subkutanes Fettgewebe

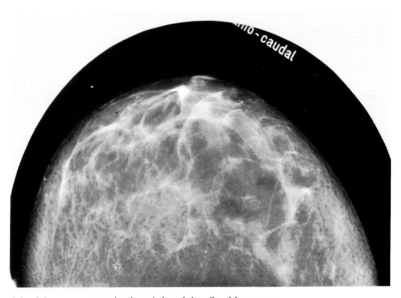

4.1c Mammogramm im kraniokaudalen Strahlengang

miert, daß sich die Mamille in Filmmitte befindet und der untere Brustrand den unteren Filmrand erreicht.

Zentrierung

Zentralstrahl: Der Fußpunkt des Zentralstrahls ist auf die Mitte der Brust etwas über die Mamillenhöhe zentriert, damit der Axillaausläufer dargestellt wird.
Strahlengang: mediolateral.
Seitenbezeichnung und Strahlengang: mediolateral. Aufnahme in Atemstillstand.

Merkmale einer technisch fehlerfreien Aufnahme (Abb. 4.1b, c)

Kontrastreiche Darstellung des gesamten Drüsenkörpers einschließlich Teile der Thoraxwand und Axillarfalte. Erkennbar scharfe Wiedergabe der Haut und Unterhaut. Erkennbarkeit von Mikroverkalkungen mit einem Durchmesser von 0,2 mm. Freiprojizierte Mamille (tangential).

Anmerkung

Mit der leicht schrägen mediolateralen Aufnahme erübrigt sich eine zusätzliche Aufnahme der Axillarfalte. Über die Standardeinstellung hinaus können Zielaufnahmen – um verdächtige Strukturen auf Konstanz zu überprüfen oder Überlagerungseffekte auszuschließen – indiziert sein. Bei *lateromedialem Strahlengang* läßt sich oftmals das Brustdrüsengewebe besser komprimieren als umgekehrt.

Auch bei Männern können Mammographieaufnahmen indiziert sein: Mammatumor und Gynäkomastie.

Es empfiehlt sich, die Mammographien an speziellen einblendbaren Filmbetrachtungsgeräten und mit Lupe zu betrachten.

Vergrößerungstechnik: Die direkte Vergrößerungsmammographie ist eine Ergänzung der Rastermammographie und dient der Interpretation von Mikrokalk. Mit einer leistungsfähigen Mammographieröhre mit einem Mikrofokus von 0,1 mm und einem „high-speed"-Film-Folien-System erreicht man eine ca. 2fache Vergrößerung.

Strahlenbelastung: Die mittlere Parenchymdosis pro Aufnahme beträgt abhängig von der Dicke und Dichte der Brust und vom Film-Folien-System (empfindiches oder hochempfindliches System) <10 mGy.

Einstellung 198   Aufnahme der Axilla und der vorderen Achselfalte

Indikationen

Vergrößerte Lymphknoten in der Achselhöhle.

Aufnahmetechnik: s. S. 414 oder 40 kV, Alu-Filter.

Einstelltechnik

Lagerung der Patientin

Die Patientin lehnt sich mit dem Schulterblatt und der Schulter der zu untersuchenden Seite an den Filmträger, leicht schräg gedreht (Schulter der Gegenseite etwas nach vorne). Der Oberarm wird bis zur Horizontalen abgespreizt. Mit der anderen Hand schiebt die Patientin die Brust nach medial, damit die vordere Achselfalte gut von vorne komprimiert werden kann. Die Oberkante des Filmlagerungstischs schließt mit der Oberseite des Oberarms ab.

Zentrierung

Zentralstrahl: auf die Mitte der vorderen Achselfalte und auf Kassettenmitte.
Strahlengang: ventrodorsal.
Seitenbezeichnung und Axilla. Aufnahme in Atemstillstand.

Einstellung 199 Galaktographie (Füllung der Milchgänge mit Röntgenkontrastmittel)

Indikationen

Sezernierende (Flüssigkeit absondernde) Mamille. Blutende Mamille bei Verdacht auf Milchgangskarzinom oder Papillom.

Komplikationen

Brustdrüsenentzündung (Mastitis) – selten.

Durchführung der Untersuchung

Die Galaktographie wird im Anschluß an eine Mammographie durchgeführt.
Die Patientin liegt. Die Brustwarze wird von Krusten gereinigt und desinfiziert. Unter dosiertem Druck tritt aus einem oder mehreren der auf der Brustwarze endenden Milch-

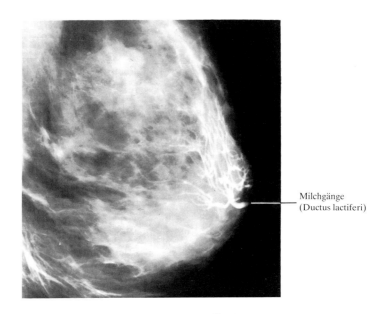

Milchgänge (Ductus lactiferi)

4.2a Mediolateraler Strahlengang

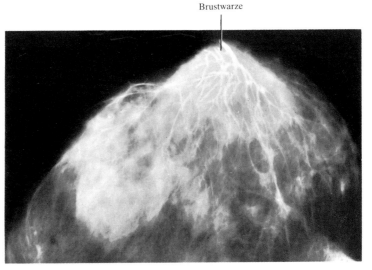

Brustwarze

4.2b Kraniokaudaler Strahlengang

gänge Sekret aus. Vor der Galaktographie wird ein Abstrich vom Mamillensekret zur zytologischen Untersuchung genommen. Die Öffnung eines sezernierenden Gangs wird mit einer speziellen stumpfen Nadel (auch eine Lymphographienadel ohne Mandrin ist geeignet) sondiert, dilatiert und 1– 3 ml wasserlösliches 30%iges jodhaltiges Röntgenkontrastmittel mit einer leichtgängigen (Tuberkulin)-Spritze langsam eingespritzt. Wenn die Patientin zunehmend ziehende Schmerzen angibt, sind die Milchgänge gefüllt. Ein Kontrastmittelübertritt in das umgebende Bindegewebe ist nicht erwünscht. Nach dem Entfernen der Kanüle wird die Brustwarze zusammengedrückt und „Kollodium flüssig" auf die Brustwarze aufgetragen. Der rasch trocknende Klebstoff verhindert, daß das Kontrastmittel während der *Aufnahmen im mediolateralen und kraniokaudalen Strahlengang unter mäßiger Kompression* aus den Milchgängen ausgepreßt wird (Abb. 4.2 a,b).

Abschließend wird der getrocknete Kollodiumfilm von der Brustwarze abgezogen und das Kontrastmittel vorsichtig ausgepreßt. Die Patientin wird darauf hingewiesen, daß eine leichte Brustentzündung auftreten kann, die mit kühlen Umschlägen zu behandeln ist.

Einstellung 200 Pneumozystographie der Mamma

Indikationen

Beurteilung der Zysteninnenwand.

Durchführung der Untersuchung

Die Patientin liegt. Die Haut wird desinfiziert, das zystenverdächtige Gebilde zwischen Zeige- und Mittelfinger fixiert und mit dem üblichen Punktionsbesteck (Nadel und Spritze in einem Punktionshalter) punktiert (Abb. 4.3). Der Zysteninhalt wird abgesaugt. Über die im Zystenkavum liegende Nadel wird die Zyste mit Luft gefüllt. Anschließend wird eine *Mammographie in 2 Ebenen* unter mäßiger Kompression angefertigt (Abb. 4.4a, b).

Der Zysteninhalt wird zentrifugiert, das Sediment auf einem Objektträger ausgestrichen und zytologisch untersucht.

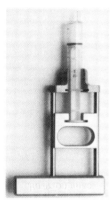

4.3 Punktionshalter für 10 ml-Spritze

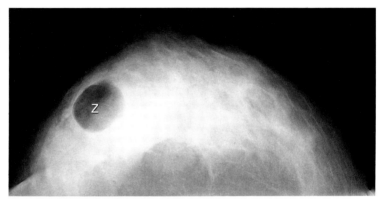

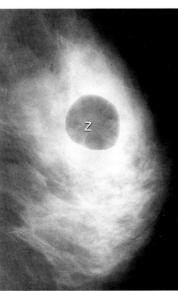

4.4a, b (*oben, unten links*) Pneumozystogramm der linken Mamma (Z luftgefüllte Zyste)

Einstellung 201 Xeromammographie

Bei der Xeroradiographie handelt es sich um ein elektrostatisches Aufnahmeverfahren (Elektroradiographie):
Eine mit Selen beschichtete Aluminiumplatte (XR-Platte) wird in einer lichtdichten Kassette elektrisch aufgeladen. Durch die Röntgenstrahlung erfolgt eine Entladung, die ein elektrostatisches Ladungsbild auf der Oberfläche der Selenplatte erzeugt. Die Selenplatte wird mit einem elektrostatischen Pulver (Toner) bestäubt, das sich in den Bereichen gegensinniger Ladung anreichert. Das so entstandene Bild der örtlichen Ladungsverteilung auf der Aluminium-Selen-Platte (Negativbild) wird auf eine Kunststoff-Papier-Folie gepreßt, erhitzt und fixiert. Es entsteht ein fotografisches Positiv. Die Platten sind wiederverwendbar.

Vorteil: Großer Belichtungsspielraum. Großer Kontrastumfang: Mikroverkalkungen sind deutlich erkennbar.

Nachteil: Höhere Strahlenbelastung. „Auslöschphänomen" feinster Strukturen in der Nachbarschaft grober Strukturen.

Ergänzende Untersuchungsmethoden

1. Mammasonographie

Die Mammasonographie ergänzt die Mammographie, z. B. zur Differenzierung von soliden und zystischen Tumoren (Abb. 4.5). Außerdem wird die Sonographie zur ultraschallgesteuerten Mammapunktion eingesetzt.

2. Mammathermographie

Messung und Aufzeichnung der Wärmeverteilung in der Brust.

a) Platten- oder Kontaktthermographie nach Tricoire: Die auf einer wärmeleitenden Folie aufgebrachten mikroverkapselten Flüssigkristalle ändern temperaturabhängig bei der Berührung mit der Körperoberfläche ihre Farbe und ergeben ein Wärmebild, mit dem Tumoren entdeckt werden können.

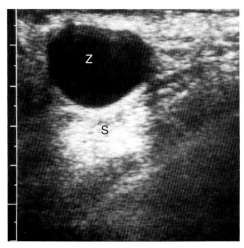

4.5 Sonographie der Mamma. 2 cm große, echofreie, scharf begrenzte Zyste (*Z*) in der linken Mamma mit Schallverstärkung (*S*)

b) Infrarot- oder elektronische Thermographie: Bei der Infrarotthermographie wird die von der Körperoberfläche oder der Brust abgestrahlte Wärme in sog. Halbleitern (Detektoren) in elektromagnetische Impulse umgewandelt, verstärkt und als Wärmebild auf einem Monitor in Grau- oder Farbtönen wiedergegeben. Bestimmte Tumoren und entzündliche Prozesse geben vermehrt Wärme ab.

Die Platten- und auch die Infrarotthermographie sollten nur in Ausnahmefällen als einziges diagnostisches Verfahren eingesetzt werden.

3. Mammapunktion

Tumorverdächtige tastbare Knoten werden mit Hilfe des tastenden Fingers oder besser unter Sonographiekontrolle punktiert. (Spritze mit Nadel befinden sich in einem Punktionshalter (s. Abb. 4.3), der eine problemlose Aspiration von Zellmaterial erlaubt.) Das aspirierte Material wird mit der Spritze aus der Nadel auf einen Objektträger ausgespritzt, ausgestrichen, getrocknet oder fixiert und zur Färbung und zytologischen Untersuchung eingesandt.

Anmerkung

Für nichttastbare, mammographisch tumorverdächtige Befunde gibt es zur exakten Lokalisation Zusatzeinrichtungen am Mammographiegerät zur *stereotaktischen* Markierung und Feinnadelpunktion.

Alternative Untersuchungsmethoden

Kernspintomographie der Mamma (sehr zeit- und kostenintensiv).

Empfohlene Literatur

Barth V (1979) Brustdrüse. Röntgen wie? wann? Thieme, Stuttgart

4.2 Weichteil- und Knochendiagnostik an Händen und Füßen in Weichstrahltechnik

Der hochauflösende Mammographiefilm erlaubt eine sehr detaillierte Beurteilung der Weichteile, der Knochenkonturen und -strukturen von kleinen Knochen.

Indikationen

Kapsel-, Band-, Sehnen- und Weichteilerkrankungen, Fremdkörpernachweis, Tumoren, systemische Knochenerkrankungen (z. B. Osteoporose, renale Osteopathie bei Dialysepatienten), Früherkennung rheumatischer Erkrankungen und Gefäßerkrankungen.

Durchführung der Untersuchung

1. Hand: Die Hand wird in einem Wasser- oder 70%igen Alkoholbad am Mammographiegerät oder an einem konventionellen Röntgengerät geröngt (Abb. 4.6a). Das Wasserbad dient dem Dickenausgleich von Mittelhand und Fingern. Das Alkoholbad hat zudem den Vorteil der Konturbetonung der Haut wegen seiner geringeren Dichte gegenüber der Haut (Abb. 4.6b und 4.7a–c).

2. Achillessehne: Die seitliche Aufnahme der Achillessehne am Mammographiegerät dient dem Nachweis von degenerativen Veränderungen oder Rupturen der Achillessehne (Abb. 4.8). Ebensogut kann die Sonographie eingesetzt werden.

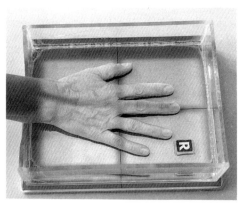

4.6 a

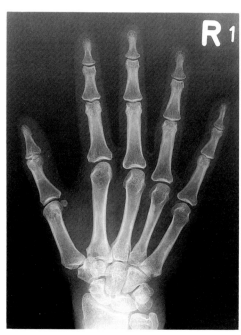

4.6 b

3. Fremdkörperlokalisation: Die Weichstrahltechnik eignet sich hervorragend zur Lokalisation kleiner und kleinster, wenig schattengebender Fremdkörper (z. B. Holz- und Glassplitter) in der Hand und im Fuß. Zur exakten Lokalisation sind *Aufnahmen in 2 senkrecht zueinanderstehenden Ebenen* erforderlich (s. „Fremdkörperlokalisation im Auge", S. 181).

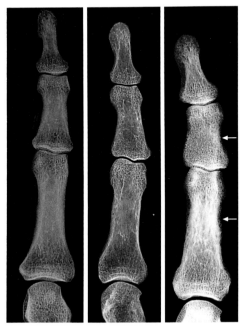

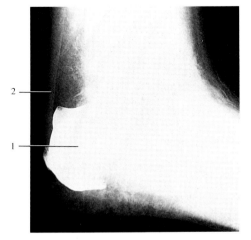

4.7 a–c Weichstrahltechnik. Hohe Detailerkennbarkeit am Knochen. 5. Finger
a normal; **b** Osteoporose: vermehrte Strahlentransparenz des Knochens durch Strukturrarefizierung und Verschmälerung der Kompakta; **c** renale Osteopathie = sekundärer Hyperparathyreoidismus bei chronischer Niereninsuffizienz und Dialyse: verwaschene Knochenstruktur und Zähnelung der Kontur

4.8 *Hinweisbezeichnungen:*
1 Fersenbein
2 Achillessehne

4.3 Röntgendiagnostik der Gelenke

Die *Arthrographie* (Darstellung der Gelenkräume mit Röntgenkontrastmittel) liefert Informationen über den knorpeligen Gelenküberzug, die Gelenkzwischenscheiben (Meniscus) und die Gelenkkammern (Recessus) und deren Gelenkflüssigkeit (Synovia); teilweise auch über extraartikuläre Strukturen (z. B. Schleimbeutel, Sehnenscheiden).

Indikationen

Degenerative, traumatische, tumoröse und entzündliche Gelenkveränderungen, Gelenkfehlbildungen und freie Gelenkkörper.

Kontraindikation

Kontrastmittelallergie.

Komplikationen

Infektion des Gelenks, Reizergüsse.

Untersuchungsmethoden

1. Arthrographie mit Röntgenkontrastmittel (positives Kontrastmittelverfahren).
2. Arthrographie mit Luft (negatives Kontrastmittelverfahren = Pneumarthrographie).
3. Arthrographie mit positivem und negativem Kontrastmittel (Doppelkontrastarthrographie).

Vorbereitung des Patienten

Der Patient wird wie bei allen invasiven Untersuchungsmethoden über Zweck und Art der Untersuchung sowie deren Komplikationen aufgeklärt. Der Patient gibt seine Einverständniserklärung schriftlich ab.

Vorbereitung der Untersuchung

Die Untersuchung wird unter strenger Asepsis durchgeführt. Auf einem sterilen Beistelltisch befinden sich:
Sterile Handschuhe, eine ca. 5–10 cm lange Injektionsnadel, Einmalspritze mit 5–10 ml Röntgenkontrastmittel, Injektionsspritze für Luftinsufflation, evtl. Lokalanästhetikum, Tupfer und Pflaster.
Vor der *Hautdesinfektion* ist das Hautareal ggf. zu rasieren. Gonadenschutz, Seitenbezeichnung.

Kontrastmittel

Zur Arthrographie werden wasserlösliche jodhaltige ionische und nichtionische nierengängige Röntgenkontrastmittel verwendet. Um eine rasche Resorption des Kontrastmittels bzw. die Einströmung von Flüssigkeit aus dem umgebenden Gewebe in das Gelenk zu vermeiden, was zu einer schlechten Benetzung und damit schlechten Kontrastierung der Gelenkflächen führt, kann dem Kontrastmittel Adrenalin (1:10000 verdünnt) zugegeben werden.

Durchführung der Untersuchung

Allgemein: Die Punktion des Gelenks erfolgt an einem Durchleuchtungsgerät mit Ober- und Untertischröhre und wird meist unter Durchleuchtungskontrolle durchgeführt. Die standardisierten Aufnahmen werden entweder durchleuchtungsgerichtet und/oder am Rastertisch bzw. Rasterwandstativ angefertigt.

Aufnahmetechnik

Filmformat: je nach Gelenk 18/24 cm und 24/30 cm, mehrfach geteilt.
Film-Folien-Kombination:
Empfindlichkeitsklasse (EK) 100–200.
Belichtungsautomatik oder freie Einstellung.
FFA: 70–100 cm.
Fokusgröße: 0,6 mm.
Aufnahmespannung: 40–70 kV.

Einstellung 202 Arthrographie des Kiefergelenks

Anatomische Vorbesprechung

Das Kiefergelenk (Articulatio temporomandibularis) besteht aus der Fossa mandibularis und dem vor der Pfanne (Fossa) gelegenen Gelenkhöcker (Tuberculum articulare) des Schläfenbeins sowie aus dem Köpfchen (Caput) und Hals (Collum mandibulae) am Gelenkfortsatz des Unterkiefers (Mandibula). Der an der Gelenkkapsel befestigte Discus articularis gleicht die Inkongruenz zwischen dem mit Pfanne und Tuberkulum artikulierenden Köpfchen weitgehend aus und teilt das Gelenk in eine obere und untere Kammer.

Indikationen

Posttraumatische, degenerative und entzündliche Erkrankungen.

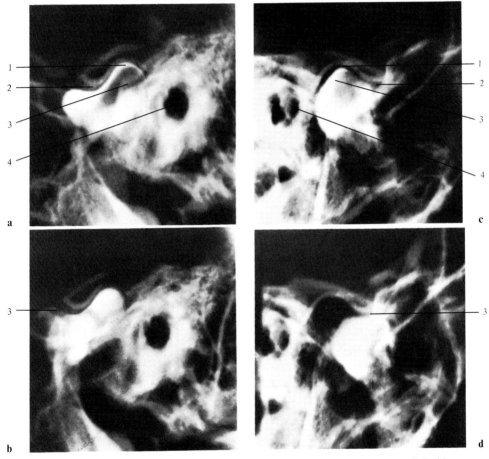

4.9 Arthrographie der oberen Gelenkkammer, **a** bei geschlossenem und **b** bei geöffnetem Mund

1 Gelenkpfanne (Fossa mandibularis)
2 Gelenkhöcker (Tuberculum articulare)

4.9 Arthrographie der unteren Gelenkkammer, **c** bei geschlossenem und **d** bei geöffnetem Mund

3 Kieferköpfchen (Caput mandibulae)
4 Äußerer Gehörgang (Meatus acusticus externus)

Durchführung der Untersuchung

Auf dem Durchleuchtungstisch wird in Seitenlage die obere Gelenkkammer vor dem Tragus (lappenförmiger, knorpeliger Vorsprung an der Ohröffnung) punktiert und mit 1–2 ml 30%igem, jodhaltigem, nierengängigem Röntgenkontrastmittel gefüllt. Anschließend werden eine seitlich schräge transkraniale Kiefergelenksaufnahme mit ca. 20° nach kaudal gerichtetem Strahlengang (flache Schüller-Aufnahme) bei geschlossenem und maximal geöffnetem Mund angefertigt (Abb. 4.9a, b).
Die Füllung des unteren Kiefergelenkanteils wird 15–30 min später vorgenommen, wenn das Kontrastmittel aus der oberen Gelenkkammer resorbiert ist. Die Darstellung wird in der Regel nur bei unauffälliger oberer Gelenkkammer vorgenommen (Abb. 4.9c, d). Es genügen 0,5–1 ml Röntgenkontrastmittel.
Es werden wieder Funktionsaufnahmen des Kiefergelenks mit geschlossenem und offenem Mund mit ca. 20° nach kaudal gerichtetem Strahlengang (flache Schüller-Aufnahme) angefertigt.

Alternative Untersuchungsmethoden

Computertomographie, Kernspintomographie, evtl. Sonographie.

Einstellung 203 Arthrographie des Schultergelenks

Anatomische Vorbesprechung

Das Schultergelenk ist eine Art Kugelgelenk, das aus dem Oberarmkopf (Caput humeri) und der kleinen Pfanne des Schulterblatts (Scapula) gebildet wird und weder eine Knochen- noch eine Bandführung, sondern eine Muskelführung (Rotatorenmanschette) besitzt. Durch das Schultergelenk zieht die lange dünne Ursprungssehne des Bizepsmuskels.

Indikationen

Ruptur der Muskelsehnenplatte (Rotatorenmanschettenruptur), entzündliche und degenerative Kapsel- und Gelenkveränderungen, entzündliche oder degenerative Veränderungen und Rupturen der Bizepssehne.

Aufnahmetechnik

Filmformat: 18/24 cm, 24/30 cm, 2geteilt.
Film-Folien-Kombination:
Empfindlichkeitsklasse (EK) 200.
Belichtungsautomatik oder freie Belichtung.
FFA: 100 cm.
Fokusgröße: 0,6–1,2 mm.
Aufnahmespannung: 65 kV.

Durchführung der Untersuchung

Am liegenden Patienten wird bei adduziertem und leicht außenrotiertem Arm unter Durchleuchtung die Mitte des röntgenologischen Gelenkspalts markiert, dann wird von ventral mit einer langen Nadel (z. B. Nadel für Lumbalpunktionen) direkt punktiert und 10–15 ml 30%iges jodhaltiges nierengängiges Röntgenkontrastmittel (Monokontrastmethode) oder 3–6 ml Röntgenkontrastmittel (positives KM) und 10–15 ml Luft (negatives KM) zur Doppelkontrastmethode injiziert. Durch aktive und passive Bewegungen im Schultergelenk erzielt man eine gute Verteilung des Kontrastmittels. Standardmäßig wird der sog. *„Schwedenstatus"* (Abb. 4.10a–c) unter Durchleuchtung oder am Rasterwandstativ durchgeführt (alle Aufnahmen Doppelkontrast).

1. Aufnahme im Sitzen, Innenrotation
(Abb. 4.10 a)

Arm adduziert, Ellbogen gebeugt und Handinnenfläche auf dem Nabel. Damit sich das Schulterblatt parallel zur Kassette befindet, wird die Gegenseite ca. 45° angehoben.

Zentrierung

Zentralstrahl: 15–20° kraniokaudal auf den Oberarmkopf.
Strahlengang: ventrodorsal.

2. Aufnahme im Sitzen, Außenrotation
(Abb. 4.10 b)

Der Arm wird um 70° außenrotiert und bleibt im Ellbogen gebeugt. Die Gegenseite wird um ca. 45° angehoben.

Zentrierung

Zentralstrahl: 15–20° kraniokaudal.
Strahlengang: ventrodrosal.

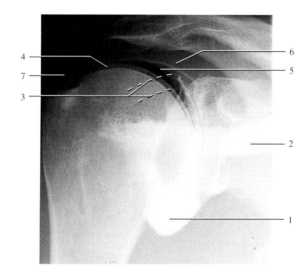

4.10 a *Hinweisbezeichnungen*:
1 Recessus axillaris
2 Bursa subscapularis
3 Bizepssehne
4 Gelenkknorpel
5 Luftgefüllter Gelenkspalt
6 Intakte Rotatorenmanschette
7 Verkalkung der Supraspinatussehne

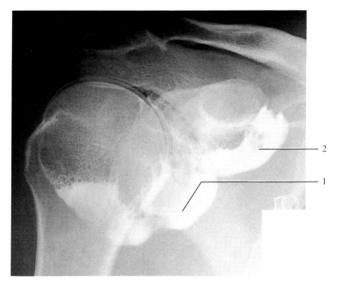

4.10 b *Hinweisbezeichnungen*:
1 Recessus axillaris
2 Bursa subscapularis

3. Aufnahme im Liegen, Außenrotation, Elevation (Abb. 4.10c)

Der Arm wird 90° abduziert und außenrotiert. Im Ellbogen bleibt er 90° gebeugt.

Zentrierung

Zentralstrahl: ca. 10° kaudokranial

Strahlengang: ventrodorsal.
Diese Aufnahme kann bei starken Schmerzen oft nicht durchgeführt werden.

4. Axiale und/oder transthorakale Aufnahme im Sitzen (Abb. 4.10d; s. S. 100, 101)

Eine Tangentialaufnahme der Schulter (Sulcus intertubercularis) oder andere Spezialaufnahmen (s. „Schultergelenk", S. 93–107) können erforderlich sein.

Alternative Untersuchungsmethoden

Sonographie zur Diagnostik der Rotatorenmanschettenruptur. Ergänzend zur Doppelkontrastarthrographie bietet sich die Arthrocomputertomographie für Knochen, Knorpel und Weichteilveränderungen an. Kernspintomographie (kostenintensiv).

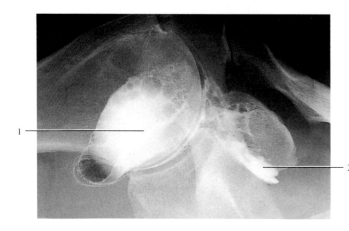

4.10c *Hinweisbezeichnungen:*
1 Recessus axillaris
2 Bursa subscapularis

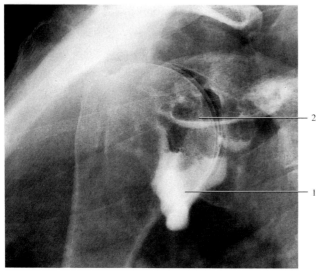

4.10d *Hinweisbezeichnungen:*
1 Recessus axillaris
2 Bursa subscapularis

Einstellung 204 Arthrographie des Ellenbogengelenks

Anatomische Vorbesprechung

Das Ellenbogengelenk ist ein Winkel- oder Scharniergelenk. In ihm sind 3 Knochen gelenkig verbunden:
Oberarmknochen (Humerus) und die beiden Unterarmknochen Speiche (Radius) und Elle (Ulna). Funktionell besteht das Ellenbogengelenk aus 3 Teilgelenken.

1. Articulatio humeroulnaris.
2. Articulatio humeroradialis.
3. Articulatio radioulnaris proximalis.

Die 3 Teilgelenke sind von einer gemeinsamen Gelenkkapsel umschlossen.

Indikationen

Degenerative und posttraumatische Gelenkveränderungen. Freie Gelenkkörper.

Aufnahmetechnik

S. S. 79, 81 Einstellung 22 und 23 „Ellenbogen a.-p. und seitlich".

Durchführung der Untersuchung

Am liegenden Patienten wird das Gelenk in Pronation und leichter Flexion dorsolateral zwischen Olekranon und Epicondylus radialis punktiert und 1–2 ml 30%iges, jodhaltiges nierengängiges Röntgenkontrastmittel und ca. 10 ml Luft (negatives KM) = Doppelkontrastmethode oder ca. 5 ml KM für Monokontrastuntersuchung injiziert. Unter Durchleuchtung werden die verschiedenen Gelenkanteile herausgezielt sowie seitliche Aufnahmen in Streck- und Beugestellung angefertigt.

Alternative Untersuchungsmethoden

Nativtomographie, Computertomographie.

Einstellung 205 Arthrographie des Handgelenks

Anatomische Vorbesprechung

Das Handgelenk besteht aus mehreren Gelenkteilen (Kompartimenten): radiokarpales und inferiores radioulnares Kompartiment, Gelenke zwischen den Handwurzelknochen und Handwurzel-Mittelhandknochen sowie zwischen Os pisiforme (Erbsenbein) und Os triquetrum (Dreieckbein). Die größte und wichtigste Gelenkkammer ist das radiokarpale Kompartiment zwischen Radius und proximaler Handwurzelreihe (ohne Os pisiforme) und einem triangulären meniskusähnlichen Knorpel, der das radiokarpale Gelenk von dem inferioren radioulnaren Kompartiment trennt.

Indikationen

Degenerative, posttraumatische und entzündliche Gelenkveränderungen.

Aufnahmetechnik

S. S. 73, 74. Einstellung 18 und 19 „Handgelenk a.p. und seitlich."

Durchführung der Untersuchung

Unter Durchleuchtungskontrolle wird das radiokarpale Gelenk von dorsal zwischen Kahnbein und Speiche punktiert und ca. 2 ml 30%iges, jodhaltiges nierengängiges Röntgenkontrastmittel eingegeben. Nach vorsichtiger Bewegung im Handgelenk werden dorsopalmare, laterale und Schrägaufnahmen vorgenommen.

Alternative Untersuchungsmethoden

Computertomographie, Kernspintomographie.

Einstellung 206 Arthrographie des Hüftgelenks

Anatomische Vorbesprechung

Das Hüftgelenk ist ein Kugelgelenk. In der Pfanne (Acetabulum) des Hüftbeins (Os ilium) artikuliert der Kopf des Oberschenkels (Caput femoris). Die Gelenkkapsel ist trichterförmig gestaltet. Sie entspringt am knöchernen Rand des Azetabulum und ist am Oberschenkel vorne an der Linea intertrochanterica, hinten in der Mitte des Schenkelhalses befestigt. Das Gelenk ist zudem durch Bänder verstärkt.

Indikationen

Im Säuglings- und Kleinkindesalter: angeborene Hüftluxationen und Dysplasie.
Im Erwachsenenalter: posttraumatische und postoperative Veränderungen, Komplikationen nach Gelenkersatz, freie Gelenkkörper.

Aufnahmetechnik

S. S. 286 „Beckenübersicht beim Säugling und Kleinkind"; 70 kV.

Durchführung der Untersuchung

Bei Kleinkindern ist häufig eine Sedierung oder Allgemeinnarkose erforderlich. Das Gelenk wird von ventral unterhalb des Leistenbands und lateral der A. femoralis unter Durchleuchtungskontrolle punktiert. Bei Säuglingen und Kleinkindern genügen 1–2 ml 30%iges jodhaltiges nierengängiges Röntgenkontrastmittel. Bei Erwachsenen werden 7–12 ml Röntgenkontrastmittel benötigt. Es werden Aufnahmen im a.-p.-Strahlengang, in Ab- und Adduktion, Außen- und Innenrotation und eine Lauenstein-Aufnahme angefertigt. Bei Kindern empfiehlt sich aus Strahlenschutzgründen die 100 × 100-mm-Bildverstärkertechnik.

Alternative Untersuchungsmethoden

Die Diagnostik der angeborenen Hüftluxationen und Dysplasie erfolgt im Säuglingsalter fast ausschließlich *sonographisch*. Im Erwachsenenalter bietet sich als nichtinvasive Methode die Computertomographie und Kernspintomographie an.

Einstellung 207 Arthrographie des Kniegelenks

Anatomische Vorbesprechung

Das Kniegelenk ist das größte Gelenk. Es ist ein Winkel- und Drehgelenk. Im Knie treffen Oberschenkel (Femur) und Schienbein (Tibia) aufeinander. Dazwischen sind die Gelenkscheiben (Menisci) eingeschoben (der Meniskus ist keine Scheibe, sondern ein C-förmiges Knorpelstück mit einem keilförmigen Querschnitt, d.h. es ist außen dicker und innen dünner). Durch die Menisci wird das Kniegelenk (Articulatio femorotibialis) in 4 Nebengelenke unterteilt: auf jeder Seite ist eine Articulatio meniscofemoralis und meniscotibialis. Als fünftes Nebengelenk kommt die Verbindung zwischen Oberschenkel und Kniescheibe (Patella) = Articulatio femoropatellaris hinzu. Die *Patella* ist ein großes Sesambein in der Quadrizepssehne.

Das Kniegelenk besitzt eine kräftige Bandführung: inneres Seitenband und äußeres Seitenband (Lig. collaterale tibiale und fibulare) und die Kreuzbänder (Ligg. cruciatae), die sich im Kniegelenk überkreuzen. Die Kreuzbänder hemmen die Beugung, Streckung und Innenrotation.

Die Kniegelenkskapsel weist eine große vordere und hintere Ausbuchtung (Recessus) auf. Der vordere obere Rezessus ist eigentlich ein Schleimbeutel (Bursa oder Recessus suprapatellaris).

Indikationen

Degenerative und traumatische Meniskusschäden, postoperative Kontrolle, freie Gelenkkörper. *Bakerzyste*, Poplitea- oder Unterschenkelzyste (Schleimbeutel in der Kniekehle, der mit dem Gelenk in Verbindung steht).

Aufnahmetechnik

Filmformat: 24/30 cm, 8- oder 9geteilt bzw. 18/24 cm, 6geteilt.
Film-Folien-Kombination:
Empfindlichkeitsklasse (EK) 200.

Freie Belichtung.
FFA: 100 cm.
Fokusgröße: 0,6–1,2 mm.
Aufnahmespannung: 60 kV, 16 mAs.

Durchführung der Untersuchung

Außer dem üblichen Arthrographiebesteck wird eine elastische Binde benötigt.
Um eine zu rasche Resorption des Kontrastmittels zu vermeiden (nach 15 min ist die Benetzung der Gelenkfläche mit Röntgenkontrastmittel nicht mehr dicht genug) kann dem KM Adrenalin (1:10000) zugesetzt werden.
Das Kniegelenk wird von lateral hinter der Kniescheibe punktiert. Die Punktion wird dadurch erleichtert, daß man am entspannten Knie die Kniescheibe nach außen wegdrückt und damit den zu punktierenden lateralen Anteil des femoropatellaren Gelenks erweitert. Eine Lokalanästhesie ist meist nicht erforderlich. Die Aspiration von Gelenkflüssigkeit (normale Gelenkflüssigkeit ist hell bernsteinfarben) und die widerstandslose Injektion des Röntgenkontrastmittels (evtl. unter Durchleuchtungskontrolle) bestätigen den korrekten Sitz der Nadel. Ergüsse müssen vollständig abgesaugt und evtl. zur bakteriologischen Untersuchung eingesandt werden.
Für das am häufigsten angewandte Doppelkontrastverfahren werden zunächst 4–6 ml 30%iges jodhaltiges nierengängiges Röntgenkontrastmittel (positives KM) und anschließend 35–45 ml Raumluft (negatives KM) eingespritzt. Die Nadel wird entfernt und zur optimalen Verteilung des Kontrastmittels wird das Knie aktiv und passiv bewegt. Um eine Ansammlung des Kontrastmittels in dem weiten Recessus suprapatellaris zu verhindern, wird der Rezessus durch das Anlegen einer straffen Binde oberhalb des Gelenks komprimiert. Von der gesamten Zirkumferenz des Innen- und Außenmeniskus werden durchleuchtungsgerichtete Auf-

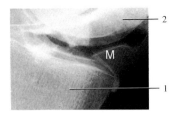

4.11a Vorderhorn des Innenmeniskus (*M*)
1 Schienbein-(Tibia-)kopf
2 Oberschenkelkondylus

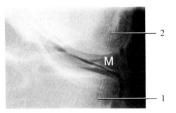

4.11b Pars media des Außenmeniskus (*M*)
1 Schienbein-(Tibia-)kopf
2 Oberschenkelkondylus

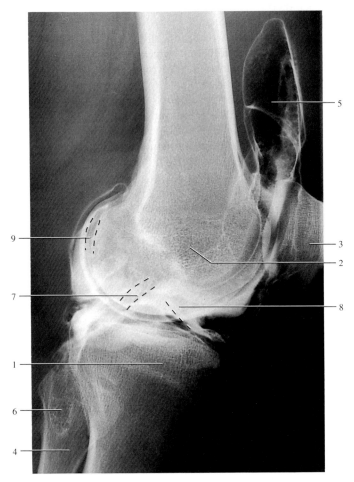

4.11c Seitliche Kniegelenksaufnahme nach Arthrographie
1 Schienbein-(Tibia-)kopf
2 Oberschenkelkondylus
3 Kniescheibe (Patella)
4 Wadenbein (Fibula)
5 Recessus suprapatellaris
6 Popliteal- oder Bakerzyste
7 Hintere Kreuzbandkontur
8 Vordere Kreuzbandkontur
9 Gelenkknorpel

nahmen angefertigt. Die Belichtungsautomatik sollte, um unterschiedliche Belichtungen zu vermeiden, ausgeschaltet sein.

Man beginnt mit der Untersuchung des Innenmeniskus: Der Patient liegt auf der zu untersuchenden Seite. Durch schrittweise Drehung des Patienten auf den Bauch und etwas weiter auf die gesunde Seite läßt sich der Innenmeniskus vom Vorder- bis zum Hinterhorn darstellen (Abb. 4.11 a).

Zur Darstellung des Außenmeniskus dreht sich der Patient von der überdrehten Bauchlage schrittweise bis zur Ausgangsposition in Seitenlage zurück. Für die Innen- und Außenmeniskusuntersuchung werden je ca. 12 eingeblendete Aufnahmen benötigt. Um eine vollständige und überlagerungsfreie Darstellung der Menisken zu erreichen, werden die Innenmeniskusaufnahmen im Valgusstreß mit einem Hypomochlion an der Unterschenkelinnenseite und die Außenmeniskusaufnahmen im Varusstreß mit einem Gegenlager an der Unterschenkelinnenseite angefertigt (Abb. 4.11 b).

Den Zielaufnahmen folgen Übersichtsaufnahmen, wobei die seitliche Aufnahme mit angestellter Kassette und horizontalem Strahlengang bei leichter Innenrotation angefertigt wird (Abb. 4.11 c). Zur Darstellung des vorderen Kreuzbands wird bei 90° abgewinkeltem Knie vom Untersucher Zug auf den Unterschenkel nach vorn und zur Darstellung des hinteren Kreuzbands Druck auf den Unterschenkel nach hinten ausgeübt. Abschließend werden axiale Patellaaufnahmen en défilé bei 30, 60 und 90° gebeugtem Knie angefertigt. Gonadenschutz nicht vergessen. (S. auch Einstellung 310 „Patella, axial".)

Nach der Untersuchung wird die suprapatellare Kompression entfernt. Der Patient soll mindestens 24 h Ruhe bzw. eine Entlastung des Knies zur Vermeidung eines Reizergusses einhalten.

Alternative Untersuchungsmethoden

Invasive Methode: Arthroskopie.
Nichtinvasive Methoden: Ultraschall, Computertomographie und Kernspintomographie.

Einstellung 208 Arthrographie des oberen Sprunggelenks

Anatomische Vorbesprechung

Das *obere Sprunggelenk* ist ein Scharniergelenk. Am Aufbau des oberen Sprunggelenks beteiligen sich die distalen Enden der beiden Unterschenkelknochen, Schienbein (Tibia) und Wadenbein (Fibula) sowie das Sprungbein (Talus). Schien- und Wadenbein umfassen mit dem Innen- und Außenknöchel (Malleolus medialis und lateralis) die Talusrolle wie eine Zange (Malleolengabel). Die Gelenkkapsel ist an den Seiten durch Seitenbänder verstärkt: Das äußere oder fibulare Seitenband ist in 3 Bänder aufgeteilt:

1. Lig. fibulotalare anterius.
2. Lig. fibulocalcaneare.
3. Lig. fibulotalare posterior.

Das innere oder tibiale Seitenband bildet eine dreieckige Platte = Deltaband (Lig. deltoideum).

Das *untere Sprunggelenk* wird von Sprungbein (Talus), Fersenbein (Calcaneus) und Kahnbein (Os naviculare) gebildet.

Indikationen

Außenband- und Syndesmosenrupturen, freie Gelenkkörper.

Aufnahmetechnik

S. S. 322 ff Einstellung 146, 147 „Sprunggelenk a.-p. und seitlich".

Durchführung der Untersuchung

Am einfachsten läßt sich das obere Sprunggelenk am liegenden Patienten von ventromedial zwischen Innenknöchel und Sehne des M. tibialis anterior, der sich bei Dorsalflexion des Fußes gut tasten läßt, punktieren. Unter kurzer Durchleuchtungskontrolle erfolgt die Injektion von ca. 6 ml 30% jodhaltigem nierengängigem Röntgenkontrastmittel (positives KM) = Monokontrastverfahren. Beim Doppelkontrastverfahren werden noch ca. 5 ml Luft (negatives KM) nachgespritzt. Durch aktive und passive Bewegungen im oberen Sprunggelenk kommt es zu einer guten Verteilung des Kontrastmittels. Im allgemeinen genügen eine a.-p.- und Seitaufnahme sowie Schrägaufnahmen in Innen- und Außenrotation (Abb. 4.12a, b im Monokontrastverfahren). Zusätzlich können Streßaufnahmen zur Beurteilung der Taluskippung im a.-p.-Strahlengang und angestellter Kassette erforderlich sein, wobei auf den Unterschenkel zur Prüfung des Talusvorschubs Druck ausgeübt wird.

Alternative Untersuchungsmethoden

Tomographie zum Nachweis von freien Gelenkkörpern. Computertomographie. Kernspintomographie. Die Erfahrungen mit der Sonographie sind auf diesem Gebiet noch begrenzt.

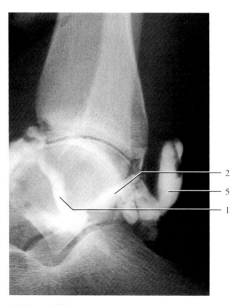

4.12a seitlich   4.12b a.-p.

1 Ventraler Gelenkrezessus
2 Dorsaler Gelenkrezessus
3 Partielle Ruptur des Lig. fibulotalare
4 Ruptur des Recessus tibiofibulare Syndesmosenruptur
5 Sehnenscheide des M. fibularis

Einstellung 209 Arthrographie der kleinen Gelenke

Indikationen

Prinzipiell lassen sich alle Gelenke, insbesondere auch die Mittelhand- und Mittelfuß- sowie die Interphalangeal-(Finger-)gelenke darstellen. Indikationen sind meist entzündliche oder posttraumatische Beschwerden sowie postoperative Kontrollen nach Gelenkersatz bei rheumatischen Erkrankungen.

Bursographie

Indikationen

Präoperative Diagnostik bei Schleimbeutelerkrankung.

Durchführung der Untersuchung

Große Schleimbeutel am Olekranon oder an der Hüfte werden punktiert und mit Röntgenkontrastmittel gefüllt, um ihre Ausdehnung festzustellen.

Alternative Untersuchungsmethoden

Ultraschall.

Empfohlene Literatur

Kauffmann GW, Rau WS (1984) Röntgenfibel. Springer, Berlin Heidelberg New York

4.4 Disko- oder Nukleographie

Einstellung 210 Darstellung des Bandscheibenkerns

Der strahlendurchlässige Bandscheibenkern kann mit Hilfe eines Röntgenkonstrastmittels dargestellt werden.

Anatomische Vorbesprechung

Die Zwischenwirbel- oder Bandscheiben sind druckelastische Polster zwischen den Wirbelkörpern, die aus einem weichen Kern (Nucleus pulposus) und einem umgebenden Faserknorpelring (Anulus fibrosus) bestehen. Ihre Ober- und Unterseite ist von einer dünnen Knorpelschicht überzogen.

Indikationen

Nachweis eines Bandscheibenschadens. Vor einer Chemonukleolyse, evtl. vor einer perkutanen Nukleotomie (s. S. 497).

Komplikationen

Spätschäden durch sekundäre Degeneration nach Diskuspunktion. Infektion (Spondylodiszitis).

Durchführung der Untersuchung

Die Diskographie läßt sich nur an der Hals- und Lendenwirbelsäule durchführen. Die Punktion der Halswirbelsäulenbandscheibe erfolgt von ventral nach vorheriger Lokalanästhesie. Im lumbalen Bereich liegt der Patient auf dem Bauch oder in Rechtsseitenlage. Die Punktion erfolgt mit einer (gekrümmten) Spezialnadel von paravertebral. Unter 2-Ebenen-Durchleuchtung wird die Injektion von 1–2 ml Röntgenkontrastmittel in den Nucleus pulposus vorgenommen und durchleuchtungsgerichtete Aufnahmen in 2 Ebenen angefertigt. Mit der digitalen Subtraktionsangiographie läßt sich eine überlagerungsfreie Darstellung des Nucleus pulposus mit wenig Röntgenkontrastmittel erzielen.

Alternative Untersuchungsmethoden

Computertomographie, Kernspintomographie.

Empfohlene Literatur

Dalinka MK (1980) Arthrography. Springer, Berlin Heidelberg New York
Kauffmann G, Rau W (1984) Röntgenfibel. Praktische Anleitung für Eingriffe in der Röntgendiagnostik. Springer, Berlin Heidelberg New York

4.5 Bronchographie

Einstellung 211 Bronchographie (Darstellung des Bronchialbaums mit Röntgenkontrastmittel)

Anatomische Vorbesprechung

Die Atmungsorgane bestehen aus den zuführenden Luftwegen:

- Nasenhöhle (Cavum nasi),
- Rachen oder Schlund (Pharynx) = gemeinsamer Luft- und Speiseweg,
- Luftröhre (Trachea) und
- Luftröhrenäste (Bronchien).

In die zuführenden Luftwege ist der Kehlkopf (Larynx) mit der Stimmfalte und der Stimmritze zur Stimmbildung zwischengeschaltet.
Die aus Knorpelspangen bestehende *Luftröhre* beginnt unterhalb des Ringknorpels (Cartilago cricoidea) des Kehlkopfs und endet mit der Aufzweigung in die beiden Hauptbronchien (Bifurcatio tracheae). Als *Bronchialbaum* wird die Gesamtheit der sich in Lappen- und Segmentbronchien aufzweigenden Luftwege bezeichnet.
Die *rechte Lunge* besteht aus 3 Lappen: Ober-, Mittel- und Unterlappen und die *linke Lunge* aus 2 Lappen: Oberlappen mit Lingula und Unterlappen. Rechts teilt sich der Oberlappen in 3 Segmente mit entsprechenden Segmentbronchien; der Mittellappen in 2 Segmente und der Unterlappen in 5 Segmente auf. Die linke Lunge besteht aus einem 5-segmentigen Oberlappen (Segment 4 und 5 werden als Lingula bezeichnet) und einem 4-segmentigen Unterlappen. Die Segmente werden von 1–10 durchnumeriert, wobei das Segment 7 links normalweise nicht angelegt ist. Die Bronchialarterien folgen dem Verlauf der Bronchien.

Indikationen

Verdacht auf Bronchiektasen (krankhafte Erweiterung der Bronchien), Hämoptoe (Bluthusten), Mißbildungen des Tracheobronchialbaums und der Lunge im Hinblick auf Sequestration und Nebenlunge. Angeborene und erworbene Fisteln zwischen Tracheobronchialbaum und Ösophagus, Mediastinum oder Pleura. Als Ergänzung zur Bronchoskopie: zur genauen Lokalisation peripherer Lungentumoren.

Kontraindikationen

Schwere Dyspnoe (Kurzatmigkeit), schwere Herzinsuffizienz, Jodallergie.

Komplikationen

Krampfanfälle oder Herzrhythmusstörungen (selten bis zum Herzstillstand) bei Überdosierung des Lokalanästhetikums.
Durch Kontrastmittel verursachter Bronchospasmus.
Blutungen durch das instrumentelle Vorgehen.

Vorbereitung des Patienten

Der Patient wird über Ziel und Durchführung der Untersuchung einschließlich Komplikationen vom Arzt möglichst 24 h vor der Untersuchung (Bedenkzeit) unter Zeugen aufgeklärt. Der Patient gibt seine Einverständniserklärung schriftlich, z.B. auf einem Formblatt, ab, das individuell über spezielle Aufklärungs- oder Gesprächspunkte ergänzt wird.
Der Patient bleibt am Tage der Untersuchung nüchtern. Vor der Untersuchung sind Zahnprothesen zu entfernen.

Vorbereitung der Untersuchung

Instrumentarium: Nierenschale, Zellstoff, Lichtquelle, Stirnreflektor, Kehlkopfspiegel und Kompressen zum Halten der Zunge. Bronchographiekatheter (Metras-Katheter mit starker und schwacher Krümmung) Sauerstoff und Nasensonde.

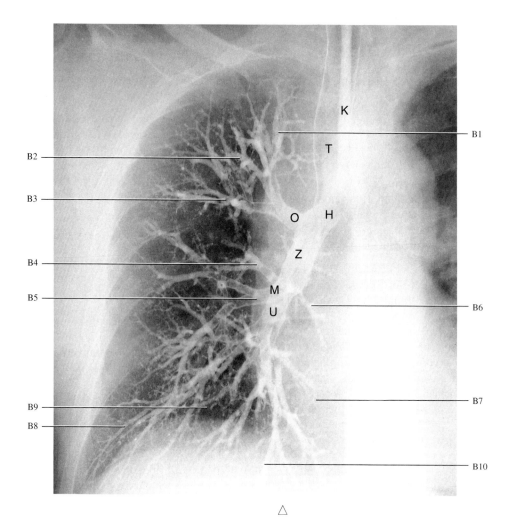

Medikamente: Atropin und ein Sedativum zur Vorbereitung des Patienten je nach Gepflogenheit. Lokalanästhetikum unverdünnt für Mund und Rachen und verdünnt für Kehlkopf. Anästhesiegel. Venöse Verweilkanüle. Notfallkoffer bereithalten, insbesondere Steroide und Antihistaminika für den Fall eines Bronchospasmus.

Kontrastmittel: ca. 25 ml auf Körpertemperatur erwärmtes wasserlösliches jodhaltiges Röntgenkontrastmittel für Bronchographie: Dionosil oder Hytrast. Dionosil reizt die Bronchialschleimhaut weniger und der Hustenreiz ist nicht so ausgeprägt.

4.13a Bronchogramm der rechten Lunge (a.-p.)
K Katheter
T Trachea
H Hauptbronchus
O Oberlappenbronchus
Z Zwischenbronchus
M Mittellappenbronchus
U Unterlappenbronchus

B1 Apikaler Oberlappenbronchus
B2 Posteriorer Oberlappenbronchus
B3 Anteriorer Oberlappenbronchus
B4 Lateraler Mittellappenbronchus
B5 Medialer Mittellappenbronchus
B6 Superiorer Unterlappenbronchus
B7 Mediobasaler Unterlappenbronchus
B8 Anteriobasaler Unterlappenbronchus
B9 Laterobasaler Unterlappenbronchus
B10 Posteriobasaler Unterlappenbronchus

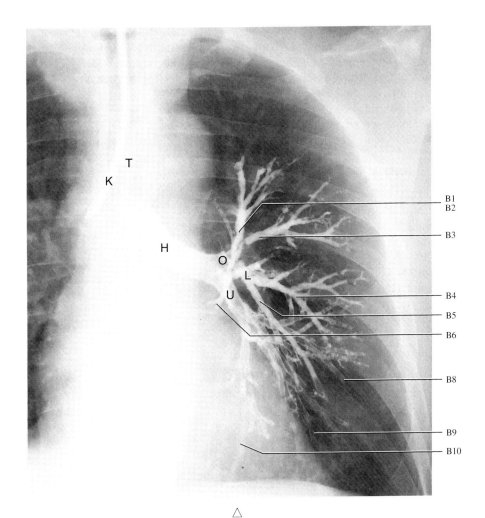

4.13b Bronchogramm der linken Lunge (a.-p.)

- K Katheter
- T Trachea
- H Hauptbronchus
- O Oberlappenbronchus
- L Lingula
- U Unterlappenbronchus

- B1, 2 Apikal-posteriorer Oberlappenbronchus
- B3 Anteriorer Oberlappenbronchus
- B4 Superiorer Lingulabronchus
- B5 Inferiorer Lingulabronchus
- B6 Superiorer Unterlappenbronchus
- B8 Anteriorer mediobasaler Unterlappenbronchus
- B9 Laterobasaler Unterlappenbronchus
- B10 Posterobasaler Unterlappenbronchus

Durchführung der Untersuchung

Die Untersuchung wird in Lokalanästhesie, bei Kindern in Narkose an einem Röntgendurchleuchtungsgerät, bevorzugt mit Obertischröhre, Bildverstärkerfernsehtechnik und Rastertechnik, durchgeführt. Nach guter Anästhesie des Nasen-Rachen-Raums und des Kehlkopfs wird über die Nase (transnasal) oder seltener über den Mund (peroral) der Bronchographiekatheter bis in einen Hauptbronchus oder bei Bronchusstenosen gezielt in einen Lappenbronchus unter Durchleuchtungskontrolle eingeführt. Über den Katheter wird der Bronchialbaum einer Lunge in tiefer In- und Exspiration mit ca. 25 ml Kontrastmittel gefüllt. Dabei liegt der Patient zunächst auf der zu untersuchenden Seite. Durch Aufrichten des Untersuchungstischs und langsame Drehung des Patienten auf den Rücken verteilt sich das Kontrastmittel gleichmäßig in allen Lappen- und Segmentbronchien. Nach Füllung des Bronchialbaums werden standardmäßig folgende Röntgenaufnahmen angefertigt:

Aufnahmetechnik

Filmformat: 24/30 cm, hoch.
Film-Folien-Kombination:
Empfindlichkeitsklasse (EK) 200.
Rastertechnik mit Belichtungsautomatik.
FFA: 100 cm.
Fokusgröße: 0,6–1,2 mm.
Aufnahmespannung: 90–120 kV.

Einstelltechnik

Unter der Durchleuchtungskontrolle werden a.-p.- (bzw. p.-a.-) Aufnahmen des kontrastmittelgefüllten Bronchialbaums herausgezielt (Abb. 4.13a und b).

Seitliche Aufnahme: die zu untersuchende Thoraxseite liegt kassettennah.

Schrägaufnahmen: bei Untersuchung der rechten Lunge – „Boxerstellung" (LAO).
Bei Untersuchung der linken Lunge – „Fechterstellung" (RAO).
Ggf. sind Zielaufnahmen erforderlich. Auch Schichtaufnahmen können indiziert sein.
Wenn die Bronchographie beendet ist, wird das Röntgenkontrastmittel soweit wie möglich unter Röntgendurchleuchtungskontrolle abgesaugt oder der Patient zum Abhusten des Kontrastmittels aufgefordert und auf die nicht untersuchte Seite gelagert. Bis zum Abklingen der Rachenanästhesie darf der Patient nicht essen und trinken.

Alternative Untersuchungsmethoden

Hochauflösende Computertomographie als nichtinvasive Untersuchungsmethode. Der Bronchographie geht meist eine Bronchoskopie voraus.

Empfohlene Literatur

Kauffmann GW, Rau WS (1984) Röntgenfibel. Praktische Anleitung für Eingriffe in der Röntgendiagnostik. Springer, Berlin Heidelberg New York

4.6 Röntgendiagnostik des Urogenitalsystems

Einstellung 212 Retrograde Pyelographie

Bei der retrograden Pyelographie werden Nierenbecken und Harnleiter von unten her (retrograd) mit Kontrastmittel gefüllt.

Indikationen

Die retrograde Pyelographie wird dann durchgeführt, wenn die vorausgegangene Urographie keine genügende Darstellung des Nierenhohlsystems oder eine stumme Niere erbracht hat.

Kontraindikationen

Infekt der Harnblase mit Gefahr der Keimverschleppung.

Komplikationen

Ureterperforation. Urosepsis.

Aufnahmetechnik

Filmformat: 30/40 cm oder 24/30 cm, hoch.
Film-Folien-Kombination: Empfindlichkeitsklasse (EK) (200)–400. Belichtungsautomatik. Mittleres Meßfeld.
FFA: 100 cm. Fokusgröße: 0,6–1,2 mm.
Aufnahmespannung: 70–80 kV.
Expositionszeit: <100 ms.

Durchführung der Untersuchung

Die Untersuchung wird an einem Röntgendurchleuchtungsgerät (am besten mit Obertischröhre) mit Kassetten- oder Bildverstärkeraufnahmetechnik (100 × 100-mm-Kamera) durchgeführt.
Unter sterilen Bedingungen wird mit Hilfe eines Zystoskops ein dünner, röntgendichter Ureterkatheter durch das Ureterostium in den Harnleiter bis an die Abgangsstelle des Ureters aus dem Nierenbecken eingeführt. Zur Füllung des Nierenbeckens werden 3–5 ml 30%iges nierengängiges Röntgenkontrastmittel benötigt. Die Darstellung des Ureters erfolgt unter Durchleuchtungskontrolle durch langsames Zurückziehen des Ureterkatheters bei gleichzeitiger Injektion von Kontrastmittel (5–10 ml). Es werden durchleuchtungsgerichtete Aufnahmen des Nierenbeckens und des Harnleiters im gesamten Verlauf in mehreren Ebenen angefertigt (Abb. 4.14). Wird zusätzlich Luft insuffliert, handelt es sich um eine *Pneumopyelographie*, die zur Entdeckung nichtschattengebender Konkremente geeignet ist.

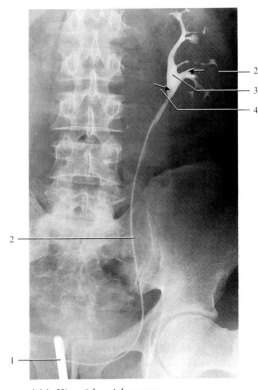

4.14 *Hinweisbezeichnungen:*
1 Zystoskop in der Harnblase
2 Ureterkatheter im linken Ureter
2' Ende des Ureterkatheters im Nierenbecken
3 Kontrastmittelgefülltes Nierenbecken
4 Nichtschattengebendes Konkrement im Nierenbecken am Ureterabgang

Einstellung 213 Retrograde Miktionszystourethrographie

Die retrograde Miktionszystourethrographie dient zur Funktionsuntersuchung von Harnblase und Harnröhre mittels Röntgenkontrastmittel.

Indikationen

Vesikoureteraler Reflux (VUR). Hindernisse in der Harnröhre (Urethra).

Durchführung der Untersuchung

Die Untersuchung wird an einem Röntgendurchleuchtungsgerät mit Obertischröhre, Kassetten- oder Bildverstärkeraufnahme- (100 × 100 mm) Technik durchgeführt. Zur Dosisreduktion bietet sich die digitale Bildverstärkertechnik an.

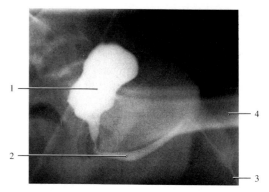

4.15 Miktionszystourethrographie, seitliche Aufnahme im Sitzen

1 Kontrahierte, zum Teil entleerte Harnblase
2 Männliche Harnröhre
3 Harnstrahl während der Miktion
4 Oberschenkelschaft

1. Leeraufnahme

Aufnahme und Einstelltechnik

Wie „Nierenleeraufnahme" (s. S. 374).

2. Refluxaufnahme

Die Harnblase wird katheterisiert und über den Katheter verdünntes Kontrastmittel infundiert, bis der Patient sehr starken Harndrang angibt.

Aufnahme und Einstelltechnik

Wie Nierenleeraufnahme (s. S. 374).
Tritt bereits bei niedrigem Druck Röntgen-KM in den Harnleiter über (vesikoureteraler Reflux), handelt es sich um einen Niederdruckreflux. Tritt der Reflux beim Pressen auf, handelt es sich um einen Hochdruckreflux.
Der Katheter wird entfernt und der Patient am Röntgendurchleuchtungsgerät im Stehen aufgefordert, in ein Plastikgefäß zu urinieren. Zum Nachweis eines Kontrastmittelrefluxes aus der Harnblase in die Harnleiter muß während des gesamten Miktionsvorganges durchleuchtet werden (Miktionsreflux), um auch einen kurzzeitigen oder geringen Reflux zu erfassen. Zur Dokumentation wird eine *Nierenübersichtsaufnahme* angefertigt.
Kommt es auf Veränderungen in der Harnröhre an, muß sich der Patient möglichst schräg (ohne Überlagerung der Oberschenkelköpfe) stellen. Die *Aufnahme* wird angefertigt, *wenn der Urin im vollen Strahl fließt* (Abb. 4.15). Bei Kindern erfordert die Untersuchung viel Geduld und Einfühlungsvermögen. Aus strahlenhygienischen Gründen empfiehlt sich die Anwendung von 100 × 100 mm-Kamera-Technik und der digitalen Bildverstärkertechnik zur Dokumentation. Videoaufzeichnungen sind in Zweifelsfällen hilfreich.

Einstellung 214 Retrograde Urethrographie

Ziel der Untersuchung ist die Darstellung der Harnröhre mittels Röntgenkontrastmittel.

Indikationen

Harnröhrenveränderungen beim Mann.

Aufnahmetechnik

Filmformat: 18/24 cm oder 24/30 cm, quer.
Film-Folien-Kombination:
Empfindlichkeitsklasse (EK) (200)–400.
Belichtungsautomatik. Mittleres Meßfeld.
Überdeckung des Meßfelds durch Kontrastmittel ist zu vermeiden.
FFA: 70–100 cm.
Fokusgröße: 0,6–1,2 mm.
Aufnahmespannung: 70–80 kV.
Expositionszeit: <100 ms.

Durchführung der Untersuchung

Die Untersuchung wird an einem Röntgendurchleuchtungsgerät mit Kassetten- oder Bildverstärkertechnik (100 × 100 mm) durchgeführt. Zur Dosisreduktion bietet sich die digitale Verstärkerradiographie an.
Die Injektion des Kontrastmittels erfolgt mit dem Instrumentarium nach Knutsson, das aus einer Penisklemme mit fixierbarer Kanüle und konusförmigem Gummiansatz zur Einführung in die äußere Urethramündung besteht. Die Harnröhrenschleimhaut wird mit einem sterilen Gleitmittel und einem Lokalanästhetikum unempfindlich gemacht, ein flexibler Katheter weit in die Urethra eingeführt und unter Durchleuchtungskontrolle

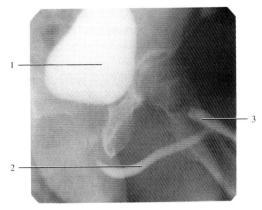

4.16 *Hinweisbezeichnungen*:
1 Kontrastmittelgefüllte Harnblase
2 Männliche Harnröhre
3 Penisklemme

10–20 ml jodhaltiges nierengängiges Röntgenkontrastmittel in die Harnröhre injiziert, bis das Kontrastmittel in die Harnblase übertritt. Während der Kontrastmittelinjektion wird der Penisschaft durch Zug an der Klemme waagerecht gestreckt. Die durchleuchtungsgerichtete Aufnahme erfolgt in Schräglage im Augenblick der *Prallfüllung* (Abb. 4.16).

Einstelltechnik

Leeraufnahme und Prallfüllungsaufnahme der Urethra werden in Schräglage mit Abwinkelung der kassettennahen Extremität und Streckung der kassettenfernen Extremität angefertigt.

Einstellung 215 Vasovesikulographie

Ziel der Untersuchung ist die Darstellung von Samenleiter, Samenblase und Ductus ejaculatorius mit Röntgenkontrastmittel.

Anatomische Vorbesprechung (Abb. 4.17)

Man unterscheidet innere und äußere männliche Geschlechtsorgane. Die inneren männlichen Geschlechtsorgane beinhalten: Hoden (Testis) und Nebenhoden (Epididymis). Der *Hoden* ist paarig im Hodensack (Skrotum), der zu den äußeren Geschlechtsorganen gehört, untergebracht. Im Hoden werden die Samenzellen gebildet.

Der *Nebenhoden* (Epididymis) liegt dem Hoden am hinteren Rand an. Der Nebenhoden hat die Funktion eines Samenspeichers. Der Samenleiter (Ductus deferens) zieht durch den Leistenkanal in das kleine Becken und erreicht unter dem Bauchfell verlaufend den Blasengrund. Das zugespitzte Ende des Samenleiters durchbohrt mit dem Spritzkanal (Ductus ejaculatorius) die Vorsteherdrüse (Prostata) und mündet in die Harnröhre, die von hier ab als Harn-Samenröhre bezeichnet wird. Kurz zuvor nehmen die Samenleiter noch die Ausführungsgänge der Samenblasen (Vesiculae seminales) auf. Prostata und Samenblasen liefern Bestandteile der Samenflüssigkeit.

Die äußeren männlichen Geschlechtsorgane bestehen aus dem männlichen Glied (Penis) und dem Hodensack (Skrotum) (s. Abb. 3.28).

Indikationen

Entzündliche und tumoröse Veränderungen der Samenblasen. Überprüfung der Durchgängigkeit der Samenleiter (Ductus deferentes).

Komplikationen

Perforation der zarten Gangsysteme.

Vorbereitung des Patienten

Aufklärung des Patienten über Indikation und Art der Untersuchung mit schriftlicher Einverständniserklärung.

Aufnahmetechnik

Filmformat: 18/24 cm oder 24/30 cm, quer oder 100 × 100 mm Filme.
Film-Folien-Kombination:
Empfindlichkeitsklasse (EK) 200–400.

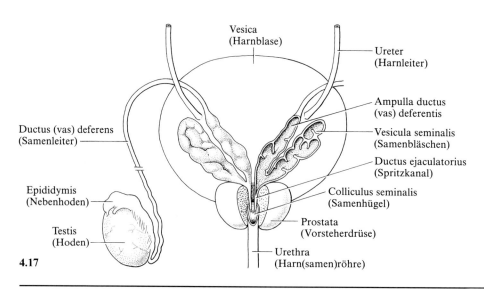

4.17

Belichtungsautomatik. Mittleres Meßfeld.
FFA: 70–100 cm.
Fokusgröße: 0,6–1,2 mm.
Aufnahmespannung: ca. 70 kV.
Expositionszeit: <100 ms.

Durchführung der Untersuchung

Die Untersuchung wird an einem Röntgendurchleuchtungsgerät (am besten mit Obertischröhre) mit Kassetten- oder Bildverstärkeraufnahmetechnik (100 × 100 mm-Kameratechnik) durchgeführt.
Die Samenleiter werden operativ freigelegt und über eine Kanüle oder einen Plastikkatheter 2–3 ml jodhaltiges nierengängiges Röntgenkontrastmittel injiziert. Das KM gelangt über die Samenleiter in die Samenblasen und fließt über die Ductus ejaculatorii in die Urethra und Harnblase ab. Während der KM-Injektion werden durchleuchtungsgerichtete Aufnahmen in verschiedenen Ebenen angefertigt.

Zentrierung

Zentralstrahl: senkrecht auf Symphyse und Kassettenmitte.
Einblenden auf Objekt. Seitenbezeichnung.

Alternative Untersuchungsmethoden

Die Darstellung der Samenbläschen gelingt computertomographisch und sonographisch.

Einstellung 216 Hysterosalpingographie

Ziel der Untersuchung ist die Darstellung der Gebärmutterhöhle und der Eileiter mit Röntgenkontrastmittel.

Anatomische Vorbesprechung (Abb. 4.18)

Man unterscheidet äußere und innere weibliche Geschlechtsorgane. Zu den inneren weiblichen Geschlechtsorganen gehören: Der rechte und linke olivenförmige *Eierstock* (Ovar) und die paarigen *Eileiter* (Tuben).
Der schlauchförmige Eileiter ragt mit seiner trichterförmigen Öffnung (Infundibulum) in die freie Bauchhöhle, um nach dem Follikelsprung das Ei aufzufangen. Das andere Ende der 10–12 cm langen, sehr zartlumigen Tube mündet am Tubenwinkel in die Gebärmutter.
Die *Gebärmutter* (Uterus) hat die Form einer auf den Kopf gestellten von vorn und hinten abgeplatteten Birne. Man unterscheidet den Uteruskörper (Corpus uteri) mit Uterushöhle (Cavum uteri) und den Gebärmutterhals (Cervix uteri) mit Gebärmuttermund (Portio). Der Gebärmutterhals ragt zapfenförmig in die Scheide (Vagina).
Die äußeren weiblichen Geschlechtsorgane werden unter dem Namen der weiblichen Scham zusammengefaßt und beinhalten Mons pubis, große und kleine Schamlippen, Scheidenvorhof und die Clitoris (Schwellkörper).

Indikationen

Prüfung der Eileiterdurchgängigkeit bei Unfruchtbarkeit (Sterilität) der Frau. Anomalien und Mißbildungen der Gebärmutter und ihrer Anhangsgebilde.

Kontraindikationen

Akute, entzündliche Bauchprozesse (Peritonitis).

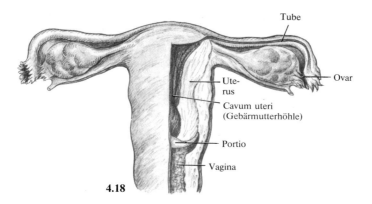

4.18

Komplikationen

Uterus- oder Tubenruptur sind extrem selten. Nach der Untersuchung kann vorübergehend ein peritonitischer Reiz auftreten.

Vorbereitung der Patientin

Aufklärung der Patientin über Indikation und Art der Untersuchung mit schriftlicher Einverständniserklärung. Die Untersuchung wird in der Mitte des Zyklus durchgeführt. Vor der Untersuchung wird ein Reinigungseinlauf gemacht, um unnötige Überlagerungen zu vermeiden. Entleerung der Harnblase. Die Patientin sollte nüchtern sein. Vor der Untersuchung erhält die Patientin eine schmerzstillende oder krampflösende Spritze.

Vorbereitung der Untersuchung

Steriles Material: Handschuhe, Tupfer, Kornzange.
Spekulum. Portiofaßzange. Hegar-Stifte und Salpingographiespritze mit Adapter oder Saugglocke. Großes Tuch für den Untersuchungstisch. Weiterhin sollte eine Desinfektionslösung bereitgestellt werden. Die Beleuchtung muß gut sein.

Kontrastmittel: ca. 10 ml 30%iges nierengängiges ionisches oder nichtionisches Röntgenkontrastmittel.

Aufnahmetechnik

Filmformat: 18/24 cm, quer oder 100 × 100 mm-Kamera-Technik.
Film-Folien-Kombination: Empfindlichkeitsklasse (EK) 200.
Belichtungsautomatik. Mittleres Meßfeld anwählen.
FFA: 70–100 cm.
Fokusgröße: 0,6–1,2 mm.
Aufnahmespannung: ca. 70 kV.
Expositionszeit: <100 ms.

Durchführung der Untersuchung

Die Untersuchung wird an einem Röntgendurchleuchtungsgerät (am besten mit Obertischröhre) mit Kassetten- oder Bildverstärkeraufnahmetechnik (100 × 100-mm-Kameratechnik) durchgeführt, an dem sich Beinstützen anschrauben lassen.
Nachdem die Salpingographiespritze mit Adapter oder Saugglocke in die Portio oder auf die Portio bei der in Steinschnittlage gelagerten Patientin angebracht und fixiert wurde, wird die Patientin auf dem Tuch soweit kopfwärts gezogen, daß das Röntgenkontrastmittel (ca. 10 ml) unter Durchleuchtungskontrolle injiziert werden kann. Seitenbezeichnung einblenden.
Die Aufnahme auf Kassettenfilm oder auf 100 × 100-mm-Film erfolgt in dem Moment, in dem die Gebärmutter und das zarte Tubenlumen kontrastmittelgefüllt sind bzw. das Kontrastmittel über die Tuben in die freie Bauchhöhle abfließt (Abb. 4.19). Ab-

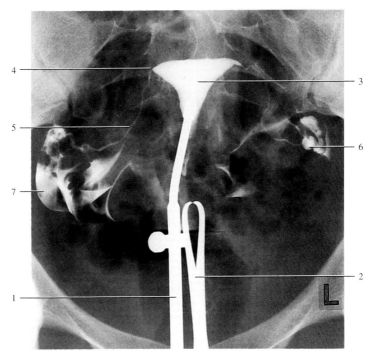

4.19 *Hinweisbezeichnungen*:

1 Instrument, das durch den Gebärmutterhals (Cervix uteri) in die Gebärmutter (Uterus) eingeführt ist
2 Portiofaßzange
3 Kontrastmittelgefüllte Gebärmutterhöhle (Cavum uteri)
4 Mündung des Eileiters (Tube) in die Gebärmutter (Isthmus)
5 Zartes Tubenlumen
6 Erweiterter infundibulärer Abschnitt der Tube
7 Kontrastmittel in der Bauchhöhle, zwischen den Darmschlingen

schließend wird eine Aufnahme im *Stehen* angefertigt, um die Kontrastmittelpfützen im Douglasraum bzw. zwischen den Darmschlingen als Nachweis der Tubendurchgängigkeit zu dokumentieren.
Die Patientin sollte nach der Untersuchung 24 h Bettruhe einhalten.

Alternative Untersuchungsmethoden

Statt Kontrastmittel kann ein Farbstoff injiziert werden und der Austritt des Farbstoffs über die Tuben *laparoskopisch* beobachtet werden.

Empfohlene Literatur

Lange S (1983) Niere und ableitende Harnwege. Thieme, Stuttgart
Schinz HR (1980) Radiologische Diagnostik. In Klinik und Praxis. (Hrsg Frommhold W) Bd IV: Harnsystem und männliche Genitalorgane, Nebennieren, Retroperitonealraum, Gynäkologie und Geburtshilfe, Lymphsystem. 7. Aufl. Thieme, Stuttgart

4.7 Röntgendiagnostik von Gängen, Höhlen und Fisteln

Einstellung 217 Sialographie

Ziel der Untersuchung ist die Darstellung der Speicheldrüsen (Glandula submandibularis und Glandula parotis) mit jodhaltigem Röntgenkontrastmittel.

Anatomische Vorbesprechung

Die *Ohrspeicheldrüse* (Glandula parotis) ist die größte der Mundspeicheldrüsen. Der Hauptteil der Drüse liegt in der Fossa retromandibularis nahe dem Ohr. Der Ausführungsgang (Ductus parotideus = Stenoni) mündet in der Wagenschleimhaut gegenüber dem zweiten oberen Backenzahn (Molaren) in einer kleinen Papille (Papilla parotidea). Die *Glandula sublingualis* und die *Glandula submandibularis* liegen im Mundhöhlenboden. Der Ausführungsgang der Submandibulardrüse (Wharton-Gang) liegt am Zungengrund unmittelbar neben dem Zungenbändchen.
Die Unterzungendrüse (Glandula sublingualis) ist die kleinste Mundspeicheldrüse und hat ein kompliziertes Ausführungsgangsystem, das sich nicht darstellen läßt.

Indikationen

Speichelsteine, entzündliche und tumoröse Schwellung der Speicheldrüsen.

Vorbereitung des Patienten

Damit der Speichelfluß angeregt wird, gibt man dem Patienten evtl. Zitrone zu lutschen.

Aufnahmetechnik

Filmformat: 18/24 cm oder 24/30 cm, 2geteilt.
Film-Folien-Kombination:
Empfindlichkeitsklasse (EK) 50–100.
Belichtungsautomatik. Mittleres Meßfeld anwählen.

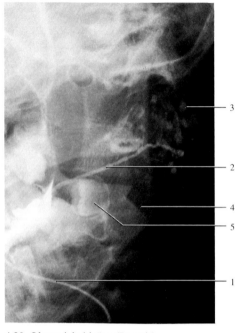

4.20 Ohrspeicheldrüse (Parotis)
1 Katheter
2 Ausführungsgang (Ductus parotideus/Stenoni)
3 Drüsenläppchen (chronische Parotitis)
4 Unterkiefer (Mandibula)
5 Weisheitszahn

FFA: 70–100 cm.
Fokusgröße: 0,6 mm.
Aufnahmespannung: ca. 60 kV.

Durchführung der Untersuchung

Die Untersuchung erfolgt an einem Röntgendurchleuchtungsgerät mit Unter- oder Obertischröhre, Kassetten- oder Bildverstärkeraufnahmetechnik (100 × 100-mm-Kamera).
Mit einem speziellen Set (flexibler dünner Kunststoffkatheter mit stumpfem Mandrin) wird der Speichelgang sondiert und 1–2 ml 30%iges nierengängiges ionisches oder nicht-

ionisches jodhaltiges Röntgenkontrastmittel unter Röntgendurchleuchtungskontrolle vorsichtig injiziert.
Durchleuchtungsgezielte Aufnahmen werden im a.-p. und seitlichen Strahlengang, bei Bedarf auch in anderen Projektionen angefertigt (Abb. 4.20). Für die überlagerungsfreie Darstellung der feinen Drüsengänge eignet sich besonders die digitale Subtraktionstechnik.

Alternative Untersuchungsmethoden

Ultraschall.

Einstellung 218 Dakryozystographie oder Nasolakrimographie

Ziel der Untersuchung ist die Darstellung der Tränenwege mit Röntgenkontrastmittel.

Anatomische Vorbesprechung

Die Tränenflüssigkeit wird von der lateral oben in der Orbita gelegenen *Tränendrüse* (Glandula lacrimalis) gebildet. Die Tränenflüssigkeit gelangt über die ableitenden Tränenwege in die Nasenhöhle. An der hinteren Lidkante des inneren oder nasalen Augenwinkels beginnen an einer mit dem bloßen Auge gut sichtbaren, feinen, punktförmigen Öffnung, dem Tränenpunkt (Punctum lacrimale) die Tränenkanälchen (Canaliculi lacrimales). Ein oberes und ein unteres Tränenkanälchen münden getrennt oder gemeinsam in den Tränensack (Saccus lacrimalis). Der Tränensack setzt sich nach unten in den Ductus nasolacrimalis fort, der in dem gleichnamigen Kanal des Oberkieferknochens liegt. Der Ductus nasolacrimalis mündet in den unteren Nasengang.

Indikationen

Chronisches Tränenträufeln. Dakryolithen (Tränengangsteine).

Aufnahmetechnik

S. „Sialographie".

Durchführung der Untersuchung

Mit einem speziellen Instrumentarium wird der Tränenkanal am inneren unteren Lidrand sondiert und vorsichtig unter Durchleuchtungskontrolle ca. 1 ml eines 30%igen wasserlöslichen jodhaltigen Röntgenkontrastmittels injiziert. Die Dokumentation erfolgt in 2 Ebenen (okzipitofrontal und seitlicher Strahlengang) und nach Bedarf in anderen Projektionen. Für eine überlagerungsfreie Darstellung des zarten Tränenkanals bietet sich die digitale Subtraktionstechnik an.

Einstellung 219 Sinusographie (Füllung der Kieferhöhle mit Röntgenkontrastmittel)

Anatomische Vorbesprechung

Die lufthaltigen, mit Schleimhaut ausgekleideten *Nasennebenhöhlen* stehen in offener Verbindung mit der Nasenhöhle: rechte und linke Kieferhöhle (Sinus maxillaris), Siebbeinzellen oder Siebbeinlabyrinth (Sinus ethmoidalis oder Labyrinthus ethmoidalis) und Stirnhöhle (Sinus frontalis) sowie Keilbeinhöhle (Sinus sphenoidalis).
Die Kieferhöhle ist die größte der Nebenhöhlen. Da die physiologische Verbindung zwischen Nasenhöhle und Kieferhöhle hoch oben liegt, kann es zu Abflußstörungen kommen (Sinusitis maxillaris).

Indikationen

Verdacht auf entzündliche oder tumoröse Schleimhautveränderungen der Kieferhöhle.

Aufnahmetechnik

S. „Sialographie".

Durchführung der Untersuchung

Die Kieferhöhlenpunktion (unter dem Ansatz der unteren Nasenmuschel) wird in der Regel von einem HNO-Arzt durchgeführt. Über die Punktionskanüle erfolgt die Injektion von je ca. 4 ml wasserlöslichem jodhaltigem Röntgenkontrastmittel in die Kieferhöhle.
Am sitzenden Patienten werden eine p.-a.- (Abb. 4.21) und eine seitliche Nasennebenhöhlenaufnahme (s. Einstellung 54, „Profilaufnahme des Gesichtsschädels", S. 137) mit hängendem Kopf angefertigt.

Alternative Untersuchungsmethode

Computertomographie, Ultraschall.

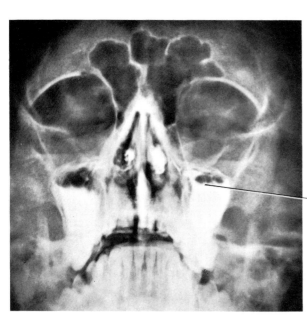

4.21 — Niveau des Kontrastmittels in der linken Kieferhöhle mit darüberstehender Luft

Einstellung 220 Fistulographie (Fisteldarstellung mit Röntgenkontrastmittel)

Anatomische Vorbesprechung

Bei *Fisteln* handelt es sich um angeborene (kongenitale), krankhaft erworbene (entzündliche) oder künstliche, d.h. operativ angelegte Gänge, die an der Körperoberfläche münden (äußere Fisteln). Mehrere untereinander in Verbindung stehende (kommunizierende) Fisteln evtl. mit mehreren Ausführungsgängen bilden ein fuchsbauartiges Fistelsystem.

Indikationen

Beurteilung von Verlauf, Ausdehnung und Ursprung einer an der Körperoberfläche mündenden Fistel.

Vorbereitung der Untersuchung

Als Standardinstrumentarium dient ein *Fistelbesteck*: Knopfkanülen und Knopfsonden unterschiedlichen Kalibers und unterschiedlicher Länge, Fistelolive und/oder flexible, je nach Fistelstärke dünn- oder dicklumige Katheter (abgeschnittene Butterflyschläuche oder Verbindungsschläuche, Blasenkatheter u.a.), Schere, sterile Tupfer. Einmalspritze und wasserlösliches jodhaltiges Röntgenkontrastmittel.

Durchführung der Untersuchung

Die Untersuchung wird an einem Röntgendurchleuchtungsgerät mit Ober- oder Untertischröhre durchgeführt.
Je nach Dicke bzw. Feinheit der Fistelöffnung wählt man eine geeignete Sondenkanüle oder einen flexiblen Katheter, mit dem auch gewundene Gänge – besser als mit einer Knopfkanüle – sondiert werden können. Nach guter Fixation des Katheters am Fisteleingang wird das Kontrastmittel injiziert. Die Menge hängt von der Ausdehnung des Fistelsystems ab. In geeigneten Projektionen werden Röntgenaufnahmen unter Durchleuchtungskontrolle angefertigt (Abb. 4.22).

Alternative Untersuchungsmethoden

Ultraschall, Computertomographie.

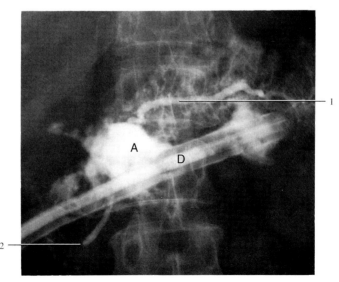

A Abszeß
D Drainage
1 Ductus pancreaticus (Wirsingianus)
2 Mündung des Pankreasgangs in das Duodenum

4.22 Über einen nach außen drainierten Pankreasabszeß ist Kontrastmittel injiziert. Es stellt sich der Pankreasgang mit Seitenästen und zarten Drüsenläppchen dar

Einstellung 221 Peritoneographie (Darstellung der Bauchhöhle mit Röntgenkontrastmittel)

Indikationen

Nicht tastbare Leisten- und Bauchfellbrüche (Hernien). Rezidivhernien. Traumatische Hernien.

Kontraindikationen

Kontrastmittelunverträglichkeit. Bauchfellentzündung (Peritonitis).

Komplikationen

Verletzung der Eingeweide (selten).

Vorbereitung des Patienten

Aufklärung des Patienten über den Zweck der Untersuchung, Risiko und Komplikationen sowie Ablauf der Untersuchung. Schriftliche Einverständniserklärung des Patienten.

Venösen Zugang legen. Notfallkoffer in Reichweite.

Vorbereitung der Untersuchung

Steriles Instrumentarium: Handschuhe, Abdecktuch, Tupfer, Spezialnadel (z. B. Verres-Nadel, mit stumpfer flexibler Teflonaußenkanüle und kurz angeschliffenem Mandrin), Verlängerungsschlauch. Hautdesinfektionsmittel, Lösung zur Lokalanästhesie, Stilett oder Skalpell, physiologische Kochsalzlösung, große Einmalspritze (50–60 ml).

Kontrastmittel: 60–80 ml nierengängiges 30%iges ionisches oder nichtionisches Röntgenkontrastmittel (KM).

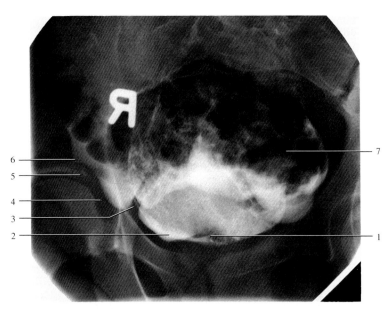

4.23 Aufnahme in Bauchlage mit Kontrastmittel in der Bauchhöhle. Das Kontrastmittel markiert die Falten und Buchten am vorderen Bauchfellsack (Peritonealhöhle)

1 Plica umbilicalis mediana
2 Fossa supravesicalis
3 Plica umbilicalis medialis
4 Fossa inguinalis medialis
5 Plica umbilicalis lateralis
6 Fossa inguinalis lateralis
7 Luftgefüllte Dünndarmschlingen

Durchführung der Untersuchung

Die Untersuchung wird an einem Durchleuchtungsgerät mit Ober- oder Untertischröhre durchgeführt.

Vor der Untersuchung soll der Patient die Harnblase entleeren. Unter sterilen Bedingungen wird in Lokalanästhesie und nach Stichinzision der Haut die Bauchhöhle mit der Spezialnadel im linken Unterbauch am Übergang vom mittleren zum lateralen Drittel der Monro-Linie (zwischen Nabel und Spina iliaca anterior superior) punktiert und unter Durchleuchtungskontrolle 60–80 ml Kontrastmittel injiziert. Um eine Ansammlung des Kontrastmittels im Douglas-Raum (hinter der Harnblase) zu vermeiden, wird der Patient zunächst in Bauchlage gebracht. Am aufgerichteten Durchleuchtungsgerät werden Aufnahmen des Unterbauchs beim Pressen und bei Bedarf Schrägaufnahmen angefertigt (Abb. 4.23).

Der Nachweis von Nabelhernien, epigastrischen Hernien und Bauchwandbrüchen erfolgt am liegenden Patienten mit tangentialer Einstellung unter Durchleuchtungskontrolle.

Nach der Untersuchung soll der Patient noch ca. 1 h überwacht werden.

Alternative Untersuchungsmethoden

Computertomographie, Sonographie.

Empfohlene Literatur

Fenn K, Keller G, Kühn R (1982) Die Peritoneographie zum Nachweis nicht tastbarer Hernien. Radiologe: 166–169

4.8 Röntgendiagnostik der Arterien (Arteriographie)

Anatomische Vorbesprechung (Abb. 4.24)

Das *Herz* (Cor) ist der Motor des Blutkreislaufs. Das Innere des Herzens besteht aus der rechten und linken Herzkammer (Ventriculus dexter et sinister) und den beiden Vorhöfen (Atrium dexter und sinister). Die beiden Herzhälften werden durch die dicke Kammerscheidewand (Septum interventriculare) und die dünne Vorhofscheidewand (Septum interatriale) voneinander getrennt. Die Kammern pumpen das während der Diastole aus den Vorhöfen eingeströmte Blut in den Körper- bzw. Lungenkreislauf. Über die *obere und untere Hohlvene* (V. cava superior und inferior) wird dem rechten Vorhof das kohlensäurebeladene, sauerstoffarme (venöse) Blut zugeführt. *Rechter Vorhof* und *rechte Kammer* sind durch die dreizipfelige Segelklappe (Valva tricuspidalis) getrennt. Die rechte Kammer pumpt das sauerstoffarme Blut durch die Pulmonalklappe – eine Taschenklappe – (Valva pulmonalis) über den Truncus pulmonalis in die Lungen-(Pulmonal-)arterien. In den Lungenalveolen kommt es zum Gasaustausch. Die Lungen-(Pulmonal-)venen bringen das mit Sauerstoff angereicherte Blut über die Lungenvenen in den linken Vorhof. Damit ist der kleine oder Lungenkreislauf beendet. Zwischen *linkem Vorhof* und *linker Kammer* befindet sich die zweizipflige Segelklappe (Valva mitralis). Der muskelstarke linke Ventrikel pumpt das Blut durch die Aortenklappe – eine Taschenklappe – (Valva aortae) in die *Aorta* und damit in den *großen Kreislauf*.

Die Blutversorgung des Herzens geschieht über die *Herzkranzgefäße*. Die rechte und die linke Herzkranzarterie gehen aus der Aorta ascendens in unmittelbarer Nähe der Aortenklappen (Bulbus aortae) ab.

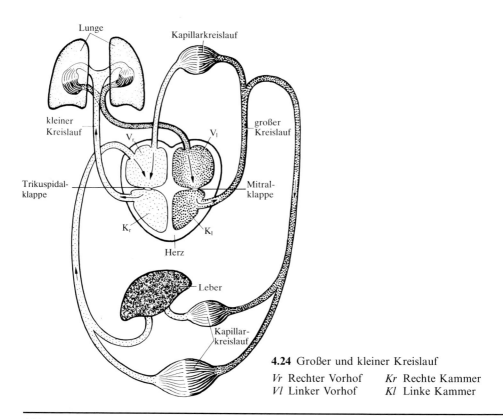

4.24 Großer und kleiner Kreislauf
Vr Rechter Vorhof   *Kr* Rechte Kammer
Vl Linker Vorhof   *Kl* Linke Kammer

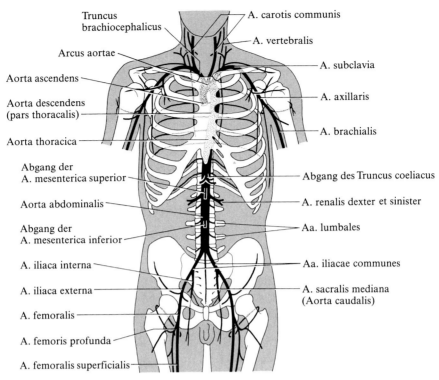

4.25 Die großen Arterienstämme des Rumpfs

Die *Aorta* (Abb. 4.25) beginnt an der Aortenklappe als Aorta ascendens. Sie krümmt sich dann als Aortenbogen (Arcus aortae) über die linke Lungenwurzel und steigt an der linken Seite der Wirbelsäule als Aorta descendens im Rumpf herab. Die Aorta descendens führt in der Brusthöhle den Namen *Aorta thoracalis*. Nach ihrem Durchtritt durch das Zwerchfell im Hiatus aorticus wird sie Aorta abdominalis genannt. Alle Arterien des Körperkreislaufs entspringen aus der Aorta.

Aus der konvexen Seite des Aortenbogens gehen die großen Arterienstämme für Kopf und Arm = *brachiozephale Äste* ab. Links ist dies die A. carotis communis sinistra und die A. subclavia sinistra, rechts der gemeinsame Stamm für Arm und Kopf, Truncus brachiocephalicus, aus welchem die rechte A. carotis communis und die rechte A. subclavia hervorgehen. Aus der A. subclavia geht rechts und links die A. vertebralis für das Kleinhirn ab. Die A. carotis communis teilt sich in die äußere und innere Kopfschlagader (A. carotis externa und interna). Die A. subclavia heißt im Achselbereich A. axillaris, dann A. brachialis. Am Unterarm teilt sie sich in die A. radialis, A. ulnaris und A. interossea. Die A. radialis und A. ulnaris bilden im Mittelhandbereich den Arcus palmaris profunda und superficialis. Aus dem Artierenbogen gehen die Mittelhand- und Fingerarterien ab.

Aorta abdominalis: Die Aorta abdominalis zweigt sich ungefähr in Höhe des 4. Lendenwirbels in die rechte und linke Beckenarterie (A. iliaca communis) auf.
In Höhe von TH12/L1 geht aus der Aorta nach ventral ein kurzer dicker Stamm, der *Truncus coeliacus*, ab. Er teilt sich nach rechts in die A. hepatica communis und nach links in die A. lienalis. Aus der A. hepatica communis gehen Gefäße für Magen, Zwölffingerdarm und Pankreas ab.

Nur wenige Millimeter unterhalb des Truncus coeliacus entspringt aus der Aorta die *A. mesenterica superior*. Sie versorgt den Dünndarm und den Dickdarm bis zum Querkolon.

In Höhe von L1/L2 gibt die Aorta nach rechts und links die rechte und linke *Nierenarterie* (*A. renalis*) ab.

Etwa in Höhe des 3.–4. Lendenwirbels entspringt die *A. mesenterica inferior* für die Versorgung des Colon transversum, Colon descendens und des Rektums.

Aus der Aorta gehen außerdem segmental angeordnet die Interkostalarterien und Lumbalarterien für die Rippen-, Bauch- und Rückenmuskulatur sowie für das Lendenmark ab.

Die *Beckenarterie* (*A. iliaca communis*) teilt sich in die A. iliaca interna, für die Versorgung des gesamten Beckens, und in die A. iliaca externa auf. Nach dem Durchtritt der A. iliaca externa unter dem Leistenband heißt sie *A. femoralis*. Aus dem Hauptstamm der A. femoralis geht die A. femoris profunda für die Muskulatur des Oberschenkels und des Oberschenkelkopfs ab.

In Kniekehlenbereich trägt die Beinarterie (A. femoralis superficialis) den Namen Kniekehlenarterie (*A. poplitea*). Die A. poplitea teilt sich am Unterschenkel in A. tibialis anterior, A. tibialis posterior und A. fibularis auf. Die A. tibialis posterior übernimmt die Versorgung der Fußsohle (Arcus plantaris) und die A. tibialis anterior versorgt den Fußrücken über die A. dorsalis pedis.

Indikationen

Die Darstellungen kontrastmittelgefüllter Gefäße (Arteriographie, Angiographie) und kontrastmitteldurchströmter Organe lassen Aussagen über die Beschaffenheit der Gefäßwand und über die Funktion der Organe zu.

Spezielle Indikationen: s. jeweilige angiographische Untersuchungen.

Kontraindikationen

Erhöhte Blutungsneigung durch Gerinnungsstörung, z. B. unter gerinnungshemmender (Marcumar-)Therapie (i.v.-DSA kann trotzdem durchgeführt werden!).
Schwere Herzinsuffizienz.
Eingeschränkte Leber- und Nierenfunktion.
Schilddrüsenüberfunktion: Jodhaltiges Kontrastmittel kann eine lebensbedrohliche Schilddrüsenüberfunktion (Thyreotoxikose) auslösen.

Komplikationen

Kontrastmittelunverträglichkeit. *Notfallkoffer bereitstellen!* Blutungen aus der punktierten Arterie. Thrombenbildung. Perforation oder Dissektion eines Gefäßes mit dem Katheter. Arteriosklerotische Wandplaques oder Thromben können mit dem Katheter losgelöst und abgeschwemmt werden und kleinere Arterien verschließen, evtl. mit irreversiblen Schädigungen z. B. am Gehirn.
Infektion am Ort der Gefäßpunktion.

Untersuchungsmethoden

1. Direkte Arteriographie

Die zu untersuchende Arterie wird perkutan (durch die Haut) punktiert und das Kontrastmittel über die Angiographienadel (Nadelangiographie) in Richtung des Blutstroms (antegrad) injiziert (z. B. direkte Karotis-, Femoralis- oder Brachialisangiographie).

2. Indirekte Arteriographie (Katheterangiographie)

Eine periphere Arterie, z. B. in der Leiste oder in der Achselhöhle, wird nach Seldinger-Technik transfemoral oder transaxillar punktiert und ein Katheter in die zu untersuchende Strombahn eingebracht.

a) Übersichtsangiographie: Katheter befindet sich in der thorakalen (Brust-) oder ab-

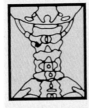 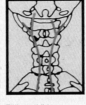 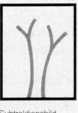

4.26 Prinzip der digitalen Subtraktionsangiographie (DSA)

Leerbild = „Maske" Füllungsbild Subtraktionsbild

dominalen (Bauch-) Aorta zur Darstellung der Aorta und der aus ihr abgehenden Gefäße.

b) Selektive Angiographie: Katheter befindet sich selektiv in einer Arterie zur Darstellung einer bestimmten Strombahn und/oder eines Organs.

3. Digitale Subtraktionsangiographie (DSA)

Bei der DAS handelt es sich um eine elektronische Subtraktion von digitalen Bildern. Von einem Leerbild (ohne Kontrastmittel) A, der „Maske", wird das Füllungsbild (mit Kontrastmittel) B subtrahiert (Abb. 4.26). Bei Deckungsgleichheit zwischen Maske und Füllungsbild sind die gesamten Knochen- und Weichteilstrukturen im Subtraktionsbild ausgelöscht. Jede Informationsdifferenz, z. B. eine geringe Kontrastmittelanreicherung in den Gefäßen wird nach elektronischer Verstärkung auf dem Monitor sichtbar (Echtzeitdarstellung des Kontrastmittelflusses). Alle Bilddaten werden digital gespeichert und sind abrufbar. Mit Hilfe von Nachverarbeitungsprogrammen („post processing") z. B. durch geeignete Maskenwahl, „pixel-shift", Kantenanhebung u.a. lassen sich Patientenbewegungen oder Überlagerungen (Artefakte) korrigieren und in den meisten Fällen eine einwandfreie Bildqualität erzielen.

Voraussetzung für eine erfolgreiche DSA ist ein kooperativer Patient mit guter Herz- und Lungenfunktion, der still liegen und für mehrere Sekunden die Luft anhalten kann. Zur Ausschaltung der Darmperistaltik wird ein Spasmolytikum (Buscopan oder Glucagon) i.v. verabreicht.

a) Venöse (i.v.) digitale Subtraktionsangiographie (DSA): Bei der venösen DSA wird das Kontrastmittel entweder in eine periphere Vene über eine flexible Venenverweilkanüle z. B. in die Kubital- oder Femoralvene bzw. zentralvenös über einen dünnen Katheter in die obere bzw. untere Hohlvene eingebracht. Zur Angiographie werden 30–40 ml eines nierengängigen jodhaltigen Röntgenkontrastmittels als Bolus, d.h. maschinell mit einer Flußgeschwindigkeit (flow) von 10–15 ml/s oder bei zentraler Katheterlage bis 18 ml/s injiziert. Da die Qualität des Angiogramms von der Joddosis pro Injektion und weniger von der Injektionsgeschwindigkeit abhängig ist, kommen Kontrastmittel mit hohem Jodgehalt (ca. 300 mg/ml) zur Anwendung. Für eine überlagerungsfreie Darstellung einzelner Gefäßabschnitte sind meist mehrere Projektionen erforderlich, so daß für eine vollständige Untersuchung hohe Kontrastmittelmengen benötigt werden. Als Faustregel gilt, daß die Gesamtdosis 3 ml Kontrastmittel pro kg Körpergewicht nicht überschreiten soll. Die DSA-Technik stellt besondere Anforderungen an die Verträglichkeit des Kontrastmittels (s. „Kontrastmittel", S. 517). Der *Vorteil der i.v.-DSA* im Vergleich zur arteriellen Katheterangiographie besteht in der geringen Invasivität bei kurzer Untersuchungszeit.

b) Arterielle (i.a.) digitale Subtraktionsangiographie (DSA): Bei der arteriellen DSA wird wie bei der konventionellen Angiographie ein Katheter in die zu untersuchende

Strombahn eingebracht. Es genügt ¼ – ⅓ der Jodmenge. Bei der i.a.-DSA ist das räumliche Auflösungsvermögen wesentlich besser als bei der i.v.-DSA.

Indikationen zur i.v.-DSA

Darstellung der thorakalen Aorta mit supraaortalen Ästen, Pulmonalarterien, Bauchaorta und ihrer großen Äste, insbesondere Nierenarterien, Becken-Bein-Arterien, Arterien der oberen Extremitäten, Herzbinnenraum, obere und untere Hohlvene (V. cava), Becken-, Schulter- und Armvenen, arteriovenöse (a.-v.-Shunts bei Dialysepatienten, postoperative Kontrollen nach Gefäßoperationen.

Indikationen zur i.a.-DSA

Darstellung sämtlicher großen und kleinen Gefäße. Indirekte Pfortader-, Nieren- und Mesenterialvenendarstellung. Transplantatniere und a.-v.-Shunts bei Dialysepatienten.

Vorbereitung des Patienten zur Arteriographie

Die Aufklärung des Patienten über die Indikation zur Untersuchung, die Art der Untersuchung, ihre Risiken und Komplikationen, ggf. auch über alternative Untersuchungsmethoden wird möglichst 24 h vor der Untersuchung (Bedenkzeit für den Patienten) von dem Arzt, der die Untersuchung durchführt, unter Zeugen vorgenommen. Der Patient gibt sein Einverständnis durch Unterschrift, z.B. auf ein Formblatt, das durch Notizen über den Inhalt des individuellen Aufklärungsgespräches ergänzt ist.
Folgende klinische und labor-chemischen Daten sollen vorliegen: Blutdruck, EKG, Herz-Lungen-Befund, *Gerinnungsstatus* (Quick >60%), Kreatinin oder Harnstoff. Zur Untersuchung soll der Patient *nüchtern* sein. Bei transfemoraler oder transbrachialer Katheterangiographie müssen Leiste bzw. Achselhöhle rasiert sein.

Angiographiearbeitsplatz

Röntgengeräte für Angiographien ermöglichen durch eine spezielle Anordnung der Röntgenbildverstärkerfernsehkette nach dem U- oder C-Bogenprinzip Untersuchungen des Patienten in allen Ebenen ohne Umlagerungen.

Für schnelle Aufnahmeserien stehen folgende Techniken zur Verfügung:

1. *Großformatiger Blattfilmwechsler* (AOT oder Puck) für das Format 35/35 cm (abdominelle Angiographie) oder 24/30 cm (zerebrale Angiographie). Für die zerebrale Angiographie wurde bis zur Einführung der i.a.-DSA ein simultaner 2-Ebenen-Blattfilmwechsler für alternierende Aufnahmen mit horizontalem und vertikalem Strahlengang bevorzugt, so daß nur eine Kontrastmittelinjektion für die 2-Ebenen-Darstellungen benötigt wurde.

2. *Mittelformatkameratechnik* oder indirekte Aufnahmetechnik über das Bildverstärkerausgangsbild mit 100 × 100-mm-Film (Spot-Film-Technik). Durch die Bildverstärkertechnik lassen sich Strahlendosis und Filmmaterial einsparen. Außerdem erzielt man bei vollautomatischer Belichtungsregelung mit kleinem Brennfleck Bilder von hohem Auflösungsvermögen.

3. *16-mm-oder 35-mm-Kinokamera* = Angiokinematographie oder Kineangiokardiographie für Herzkranzgefäßdarstellungen (Koronarangiographie). Die Methode der Kineangiographie dient der Erfassung sehr schnell ablaufender Bewegungsabläufe am Herzen und an den Gefäßen.

4. *Digitale Subtraktionsangiographie* (DSA). Mit der Echtzeitbildverarbeitung ist die Kontrastmittelserie während der Untersuchung auf dem Monitor sichtbar und die digital gespeicherten Bilddaten stehen jederzeit zum Abruf auf dem Bildschirm zur Verfügung. Damit fällt das Warten auf die zu entwickelnden Bilder fort. Von der Serienangiographie werden über eine Multifor-

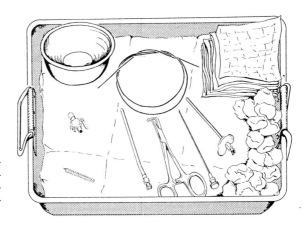

4.27 Steriles Angiographieset mit Tupfern, Kompressen, Schälchen, Führungsdraht, auseinandergenommene Seldinger-Nadel, Klemme, Aufziehkanüle, Luer-Hähnchen und Lanzette

matkamera die diagnostisch bedeutsamen Bilder auf Transparenzfilm dokumentiert.

Instrumentarium zur Arteriographie

Die/der MTRA muß das spezielle Angiographiegerät und die Assistenz bei der Untersuchung „wie im Schlaf" beherrschen, denn in der Akutdiagnostik, insbesondere in der Nacht, ist keine Hilfe oder Unterstützung vom Krankenpflegepersonal oder Kollegen/innen zu erwarten. Auch der Arzt hat alle Hände voll zu tun. Eine gerätetechnische *Checkliste* und eine Liste für das Instrumentarium sind eine wertevolle Hilfe. Sie geben der/dem MTRA die notwendige Sicherheit und Ruhe bei der Untersuchung.
Folgendes Instrumentarium und Zubehör wird steril auf einem steril abgedeckten Beistelltisch oder Wagen aufgelegt (Abb. 4.27):
Steril: Abdecktücher, Mäntel, Handschuhe, Kompressen und Tupfer. Skalpell oder Lanzette zur Hautinzision. Hautdesinfektionsmittel. Lokalanästhetikum in 10 ml Einmalspritze mit Injektionsnadel (lang).
10-ml-Spritze mit Luer-Lock-Anschluß für physiologische Kochsalzlösung.
10-ml-Spritze (mit Fingerhalter) mit Luer-Lock-Anschluß für Röntgenkontrastmittel.
1 Schälchen für Röntgenkontrastmittel.
1 Schälchen für physiologische Kochsalzlösung (evtl. mit Heparin vermischt: 1000 I.E. Heparin auf 500 ml physiologische NaCl-Lösung).
Punktionsbesteck (Seldinger-Nadel) und Aufziehkanüle.
Führungsdraht und Angiograhiekatheter nach Angaben des Arztes. Luer-Hähnchen. Abweichungen und Ergänzungen sind je nach Untersuchung, Gepflogenheit des Instituts und des Untersuchers möglich und nötig.

Hochdruckinjektor

Mit Ausnahme der selektiven Organangiographie und der zerebralen Angiographie wird das Röntgenkontrastmittel maschinell mit Hilfe eines Hochdruckinjektors über den liegenden Katheter eingespritzt. An dem Hochdruckinjektor wird die Kontrastmittelmenge pro Zeiteinheit (flow) eingestellt. Dabei ist auch eine herzphasengesteuerte Kontrastmittelinjektion bei Koronarangiographien, Angio-Kardiographien oder Pulmonalisangiographien möglich. Die Kontrastmittelinjektion läßt sich mit der Serienangiographie individuell synchronisieren. Auf ein luftfreies System ist besonders zu achten! Hochdruckinjektoren gehören nach der medizinischen Geräteverordnung (MedGV) zur Geräteklasse I, d.h. der Gesetzgeber schreibt dem Anwender eine Einführung im Umgang mit dem Gerät vor und *die Überprüfung der Funktionstüchtigkeit des Hochdruckinjektors vor jeder Untersuchung.* Über

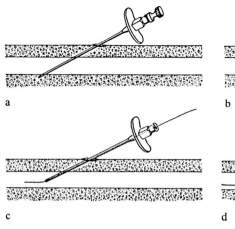
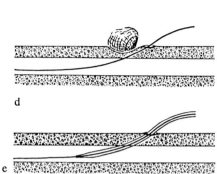

4.28 a–e Seldinger-Technik. **a** Punktion der Arterie mit der Seldinger-Nadel. Dabei wird auch die dorsale Gefäßwand perforiert. **b** Nach Entfernen des Mandrin wird die Seldinger-Nadel vorsichtig zurückgezogen, bis hellrotes Blut kräftig pulsierend oder spritzend austritt. **c** In die Seldinger-Hohlnadel wird der Führungsdraht eingeführt. **d** Die Seldinger-Nadel wird entfernt und die Punktionsstelle an der Arterie mit Hilfe eines Tupfers manuell komprimiert, um eine Blutung entlang des Drahts zu vermeiden. **e** Ein Katheter wird über den Führungsdraht geschoben. Schließlich wird der Führungsdraht entfernt, der Katheter mit Kochsalz durchgespült und mit dem Luer-Hähnchen verschlossen

die durchgeführte Einführung und Kontrollen ist Buch zu führen. Zudem wird eine halbjährliche Wartung des Hochdruckinjektors vom Gesetzgeber verlangt.

Röntgenkontrastmittel

Verwendet werden wasserlösliche nierengängige jodhaltige Kontrastmittel (s. „Kontrastmittel", S. 517). Die Jodkonzentration bestimmt die Strahlenabsorption und damit die Kontrastgebung. Unter den nierengängigen Kontrastmitteln wird zwischen ionischem und nichtionischem KM unterschieden. Obwohl die nichtionischen KM wesentlich teurer sind, sollten sie wegen ihrer allgemein besseren Verträglichkeit und geringeren Toxizität auf Herz, Nieren und Gefäße dem ionischen KM vorgezogen werden. Dies gilt besonders für sog. Risikopatienten mit Bluthochdruck, Herzerkrankungen, ein-

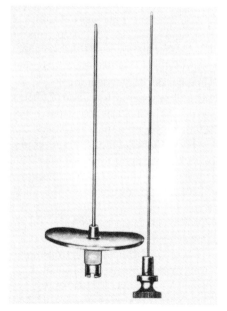

4.29 Seldinger-Nadel (2teilig). *Links:* Hohlnadel, *rechts:* Mandrin

460 Spezielle röntgendiagnostische Methoden

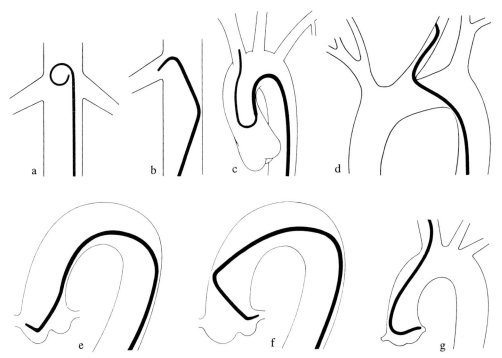

4.30 a–g Katheterformen und ihre Anwendung. **a** Pigtail-Katheter in der Bauchaorta zur Übersichtsangiographie; **b** Renovasographiekatheter in der Nierenarterie; **c** Head-Hunter-Katheter zur Sondierung der supraaortalen Gefäße (hier: im Truncus brachiocephalicus); **d** aufgerichteter Sidewinder-Katheter in der linken A. carotis communis; **e, f** Koronarangiographiekatheter in der rechten bzw. linken Koronararterie über transfemoralen Zugang; **g** Selektivkatheter zur Koronarangiographie bei transbrachialem Zugang

geschränkter Nierenfunktion, Diabetes mellitus, Schäden des zentralen Nervensystems und Gefäßerkrankungen sowie für Kinder. Die maximale Jodkonzentration liegt bei 370 mg/ml. Während für die i.v.-DSA und die konventionelle Arteriographie eine Jodkonzentration von 300 mg/ml sinnvoll ist, genügen für die i.a.-DSA Jodkonzentrationen von 100–200 mg/ml.

Durchführung von Katheterangiographien

Alle Arteriographien werden in Lokalanästhesie durchgeführt. Nur bei sehr unruhigen, nicht kooperationsfähigen Patienten und Kindern kann eine Sedierung oder Narkose notwendig sein. Das Einbringen des Angiographiekatheters von der Leiste über die A. femoralis oder von der Achsel über die A. axillaris erfolgt üblicherweise nach der Seldinger-Technik (Abb. 4.28). Nach Lokalanästhesie und Stichinzision wird die Arterie schräg mit einer Seldinger-Nadel (Abb. 4.29) punktiert. Liegt die Nadel in der Arterie, spritzt Blut aus der Nadel beim Entfernen des Mandrain. Durch die Hohlnadel wird ein Führungsdraht in das Gefäß eingeführt, die Seldinger-Nadel entfernt und über den teflonbeschichteten flexiblen Führungsdraht mit weicher Spitze ein röntgendichter, drehstabiler Kunststoffkatheter in die Arterie eingeführt und schließlich der Führungsdraht entfernt. Der Katheter wird mit einem Luer-Hähnchen verschlossen. Für Übersichts- und selektive Angiographien gibt es Katheter unterschiedlicher Stärke mit vorgeformten Spitzen, die das Einführen des

Katheters unter Röntgendurchleuchtungskontrolle in das gewünschte Gefäß erleichtern (Abb. 4.30). Führungsdrähte und Katheter sind für den einmaligen Gebrauch hergestellt und empfindliche Systeme, die durch Biegen und Knicken leicht beschädigt werden.

Da die Durchleuchtungszeit zur selektiven Angiographie beträchtlich sein kann, ist auf eine Einblendung im Interesse des Strahlenschutzes für Patient und Untersucher zu achten.

Nach Beendigung der Untersuchung und Entfernen des Katheters wird die Arterie an ihrer Punktionsstelle vom Arzt angemessen komprimiert. Abschließend muß ein Druckverband über der Punktionsstelle angelegt werden. Der Patient soll wegen der Gefahr der Nachblutung mindestens 5 h strenge und 24 h allgemeine Bettruhe einhalten. Er wird aufgefordert, ausreichend zu trinken, damit das KM rasch über die Nieren ausgeschieden wird.

Einstellung 222 Übersichtsarterio-(angio)graphie

Indikationen

Gefäßstenosen oder -verschlüsse, insbesondere Abgangsstenosen an den Nieren- und Eingeweidearterien.

Durchführung der Untersuchung

Für die Darstellung der Aorta thoracalis und abdominalis und ihrer großen Äste ist die i.v.- und i.a.-DSA geeignet.

Für die i.v.-DSA werden pro Serie 30–40 ml KM, für die i.a.-DSA ca. 20 ml KM benötigt. Für die Katheterangiographie (ohne DSA) werden 50–70 ml KM mittels Hochdruckinjektor mit einem flow von 20–25 ml/s injiziert. Zur überlagerungsfreien Darstellung der Gefäßabgänge sind Schrägprojektionen erforderlich. Es werden 2–6 Bilder/s über ein Intervall von mindestens 10 s angefertigt (Abb. 4.31 a–c).

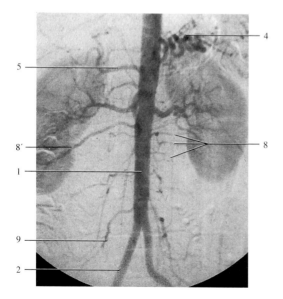

4.31 a I.v.-DSA der Bauchaorta (Übersichtsaufnahme)

Hinweisbezeichnungen für **4.31 a–c**: ▷
1 Bauchaorta
2 Beckenarterie
3 Truncus coeliacus
4 A. lienalis
5 A. hepatica
6 A. mesenterica superior
7 Rechte und linke Nierenarterie
7' Aus der distalen Bauchaorta abgehende untere Polarterie der rechten Niere
8 Jejunalarterien aus der A. mesenterica superior
8' A. colica dextra aus der A. mesenterica superior
9 Lumbalarterie

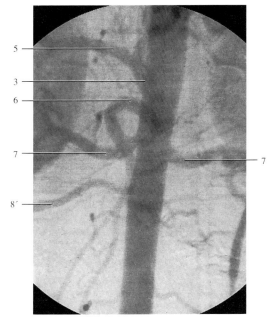
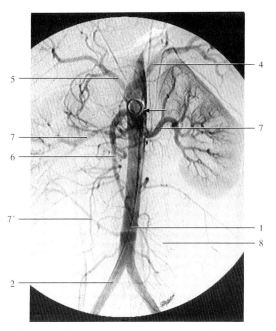

4.31 b Ausschnittsvergrößerung bei leichter Schrägprojektion

4.31 c I.a.-DSA der Bauchaorta: bessere Detailerkennbarkeit der Gefäße und ihrer Aufzweigungen im Vergleich zur i.-v.-DSA. ← Pigtail-Katheter in der Bauchaorta

Einstellung 223 Translumbale Aortographie

Indikationen

Verschluß der Beckenarterien.

Komplikationen

Blutungen aus der Aorta.

Durchführung der Untersuchung

Der Patient liegt auf dem Bauch. Für die translumbale Aortographie wird in Lokalanästhesie oder Allgemeinnarkose links paravertebral die Aorta in Höhe von Th11/12 (hohe, subdiaphragmale Aortenpunktion) oder in Höhe von L2/L3 (tiefe lumbale Aortenpunktion) mit einer Spezialkanüle direkt punktiert. Von der korrekten Nadellage überzeugt man sich durch eine manuelle Kontrastmittelinjektion unter Röntgendurchleuchtungskontrolle. Anschließend wird das KM (ca. 50 ml) zur Darstellung der Aorta und der Beckenarterien maschinell injiziert. Seit Einführung der i.v.-DSA kann auf die direkte, translumbale Aortographie, wenn der Zugang über die Leistenarterie und die Armarterie durch Gefäßveränderungen und Verschlüsse versperrt ist, meistens verzichtet werden.

Einstellung 224 Dextrokardiographie

Ziel der Untersuchung ist die Darstellung der rechten Herzbinnenräume mit Röntgenkontrastmittel (Angiokardiographie = Darstellung der Herzbinnenräume).

Indikationen

Darstellung und Beurteilung der Form, Größe und Funktion der Herzkammern und der Herzklappen. Mißbildungen.

Durchführung der Untersuchung

Von der V. cubitalis in der Ellenbeuge oder V. femoralis in der Leiste wird ein Pigtail-Katheter über die Hohlvene bis in den rechten Vorhof – unter EKG-Kontrolle, da Rhythmusstörungen auftreten können – vorgeschoben. 50–70 ml KM werden mittels Hochdruckinjektor (ca. 30 ml/s) injiziert. Da eine schnelle Bildfolge mit 3–6 Bildern erforderlich ist, bietet sich die Cineangiographie an.

Einstellung 225 Pulmonalarteriographie

Die Pulmonalarteriographie ist die Darstellung der Lungenarterien mit Röntgenkontrastmittel.

Indikationen: Lungenembolien. Pulmonalarterienstenosen.

Durchführung der Untersuchung

Der Spezialkatheter wird von einem venösen Zugang über den rechten Vorhof und rechten Ventrikel bis in die pulmonale Ausflußbahn unter EKG-Kontrolle vorgeschoben. 50 ml KM werden mit einem flow von 25–30 ml/s mit schneller Bildfolge, evtl. EKG-getriggert, injiziert.
Zur Beurteilung der Pulmonalarterien bei Verdacht auf Lungenembolien wird die i.v.- und i.a.-DSA erfolgreich angewendet (s. Abb. 4.32). Voraussetzung ist die Kooperationsfähigkeit des Patienten.

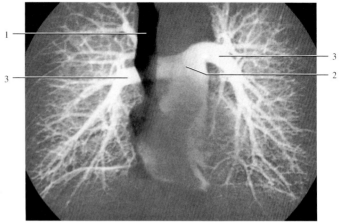

4.32 I.v.-DSA der Pulmonalarterien

1 V. cava superior
2 Truncus pulmonalis
3 Rechte und linke Pulmonalarterie mit ihren Aufzweigungen

Einstellung 226 Lävokardiographie

Ziel der Untersuchung ist die Darstellung der linken Herzbinnenräume mit Röntgenkontrastmittel.

Indikationen

Herzmuskelerkrankungen, Klappenfehler, Mißbildungen.

Durchführung der Untersuchung

In Seldinger-Technik wird ein Katheter über die A. femoralis oder die A. brachialis in den linken Ventrikel eingeführt und 50 ml KM mit einem flow von 30–40 ml/s injiziert. Zur schnellen Bildfolge eignet sich die Kineangiographie (Abb. 4.33 a und b).

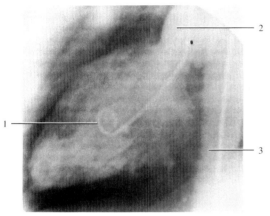 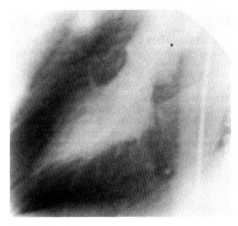

4.33 Lävokardiographie, **a** Systole
1 Pigtail-Katheter im linken Ventrikel
2 Aorta ascendens
3 Aorta descendens

4.33 b Diastole

Einstellung 227 Koronarangiographie

Ziel der Untersuchung ist die Darstellung der Herzkranzgefäße mit Röntgenkontrastmittel.

Indikationen

Stenosen und Verschlüsse der Herzkranzgefäße. Postoperative Kontrollen nach koronarer Bypass-Operation.

Durchführung der Untersuchung

1. Semiselektive Koronarangiographie

Über einen Pigtail-Katheter, der im Aortenbulbus liegt, werden bei schneller Bildserie (Kineangiographie) 50–60 ml KM mit einem flow von 25–30 ml/s injiziert. Auf diese Weise stellen sich die aus dem Bulbus aortae abgehende rechte und linke Herzkranzarterie mit ihren Aufzweigungen dar.

2. Selektive Koronarangiographie

Bei der *Judkins-Methode* wird über den transfemoralen Seldinger-Zugang ein vorgeformter Katheter in die rechte und linke Koronararterie eingebracht, während bei der *Sones-Methode* der Katheter über die freigelegte A. brachialis in die Koronararterien eingeführt wird.

Anmerkung

Zur Koronarangiographie bietet sich die *i.a.-DSA* mit geringer KM-Menge an. Die Kontrastmittelmenge soll pro Injektion 5 ml nicht überschreiten. Um den gesamten Verlauf der Koronararterien übersichtlich darzustellen, sind mehrere Projektionen erforderlich (a.-p., LAO und RAO). Die Dokumentation erfolgt kinematographisch auf 35 mm Film (Kineangiographie) (Abb. 4.34).

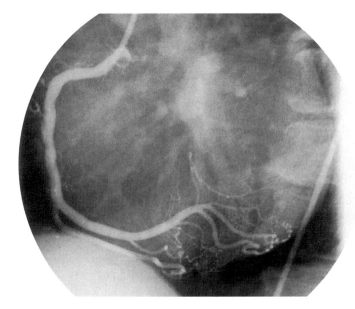

4.34a Rechte Koronararterie

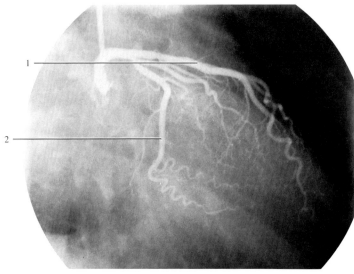

4.34b Linke Koronararterie
 1 Ramus interventricularis anterior (RIVA)
 2 Ramus circumflexus sinister

Einstellung 228　Zerebrale Angiographie

Bei der zerebralen Angiographie werden die hirnversorgenden Gefäße mit Hilfe von Röntgenkontrastmittel dargestellt.

Indikationen

Gefäßstenosen und Verschlüsse, Aneurysmen, Angiome, Tumoren. In der Traumatologie spielt die zerebrale Angiographie in der Diagnostik intrazerebraler Blutungen seit der Einführung der Computertomographie keine Rolle mehr.

Komplikationen

Die selektive Hirnangiographie ist eine *risikoreiche Untersuchung*, da Minderdurchblutungen während der Angiographie oder intrazerebral verschleppte arteriosklerotische Wandplaques irreversible Hirnschädigungen hervorrufen können.

Durchführung der Untersuchung

Zur Erfassung extrakranieller Gefäßstenosen und -verschlüsse, wie sie häufig an der Aufteilung der A. carotis communis in die A. carotis interna und externa entstehen,

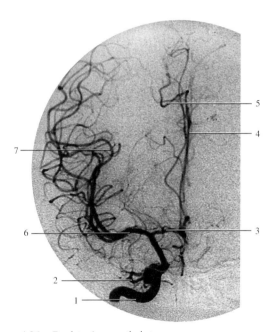

4.35 Supraaortale Gefäße

1 Pigtail-Katheter in der Aorta ascendens
2 Truncus brachiocephalicus
3 A. subclavia links
4 A. carotis communis links
5 A. carotis communis rechts aus dem Truncus branchiocephalicus
6 A. carotis interna
7 A. carotis externa
8 A. vertebralis
9 A. subclavia rechts
10 A. thoracica interna

4.36a Rechte A. carotis interna, a.-p.

1 A. carotis interna (Siphon)
2 A. ophthalmica
3 A. cerebri anterior
4 A. pericallosa
5 A. callosomarginalis
6 A. cerebri media
7 Inselregion

kommt die *i.v.-DSA* und *i.a.-DSA* des *Aortenbogens mit Darstellung der brachiozephalen (Arm und Kopf versorgenden) Gefäße* (Abb. 4.35) oder die *selektive Angiographie der supraaortalen Äste* zur Anwendung.

Zur Diagnostik eines intrakraniellen Krankheitsprozesses ergibt sich je nach Lokalisation die Notwendigkeit einer *selektiven* Angiographie der *A. carotis* (Abb. 4.36a–c) oder einer selektiven Angiographie der *A. vertebralis* (Abb. 4.37a und b), die in der Regel als transfemorale oder transbrachiale Katheterangiographie durchgeführt wird. Erfahrene Untersucher bevorzugen die direkte Karotis- oder Vertebralispunktion. Bei einer manuellen Kontrastmittelinjektion von 5–10 ml KM werden als schnelle Serie oder als Kinematographie in zwei oder mehr Ebenen die arterielle, kapilläre und venöse Phase erfaßt. Bei der a.-p.-Projektion ist darauf zu achten, daß der Karotissiphon durch Anziehen des Kinns auf die Brust oder kraniokaudale Röhrenkippung freiprojiziert wird. Bei der simultanen biplanen Methode mit zwei Blattfilmwechslern und zwei Röntgenröhren kommt man mit einer Kontrastmittelinjektion für zwei Ebenen aus. Zur Minderung des Untersuchungsrisikos empfiehlt sich die Anwendung der *i.a.-DSA*.

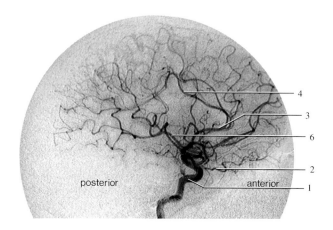

4.36b Rechte A. carotis interna, seitlich. Arterielle Phase

1 A. carotis interna (Siphon)
2 A. ophthalmica
3 A. cerebri anterior
4 A. pericallosa
6 A. cerebri media

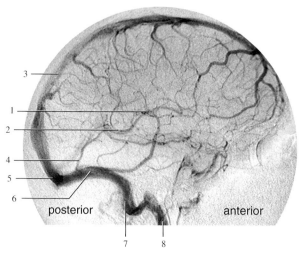

4.36c Venöse Phase

1 V. cerebri interna
2 V. cerebri magna
3 Sinus sagittalis superior
4 Sinus rectus
5 Confluens sinuum
6 Sinus transversus
7 Sinus sigmoideus
8 V. jugularis interna

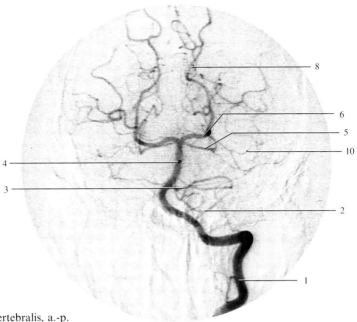

4.37 a Linke A. vertebralis, a.-p.

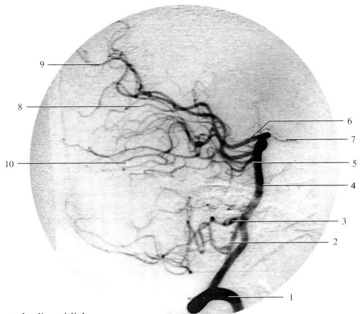

4.37 b Linke A. vertebralis, seitlich

1 A. vertebralis
2 A. cerebelli inferior posterior
3 A. cerebelli inferior anterior
4 A. basilaris
5 A. cerebelli superior
6 A. cerebri posterior
7 A. communicans posterior
8 A. occipitalis interna
9 A. parieto-occipitalis
10 A. occipitotemporalis

Einstellung 229 Selektive Nierenangiographie

Indikationen

Gefäßstenosen, Gefäßmißbildungen, entzündliche Nierenerkrankungen, -tumoren, -verletzungen.

Durchführung der Untersuchung

Mit einem vorgeformten Katheter wird transfemoral unter Durchleuchtungskontrolle der Abgang der rechten oder linken Nierenarterie aus der Aorta in Höhe von L1/L2 aufgesucht. Es werden ca. 10 ml unverdünntes KM bei der konventionellen Angiographie oder 3–5 ml KM bei der i.a.-DSA manuell injiziert und 2 Bilder/s über ein Intervall von 10 s zur Erfassung der arteriellen, parenchymatösen und venösen Phase angefertigt (Abb. 4.38).

Nebennierenangiographie

Ihre Äste entspringen aus der A. renalis. Durch die Computertomographie ergibt sich kaum noch eine Indikation zur Nebennierenarteriographie.

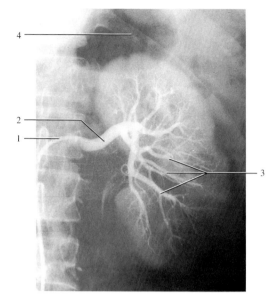

4.38 Linke Niere (arterielle Phase)
1 Katheter in der A. renalis
2 A. renalis
3 Aa. interlobares
4 Luft im Magen

Einstellung 230 Angiographie einer transplantierten Niere

Indikationen

Verdacht auf Abstoßung der Spenderniere. Gefäßstenose.

Durchführung der Untersuchung

Zur überlagerungsfreien Darstellung der arteriellen Gefäßanastomose (die Nierenarterie der in die Fossa iliaca implantierten Niere anastomosiert mit der A. iliaca communis oder A. iliaca interna) wird eine Beckenarteriographie (DSA-Technik) in einer oder mehreren Ebenen durchgeführt (Abb. 4.39).

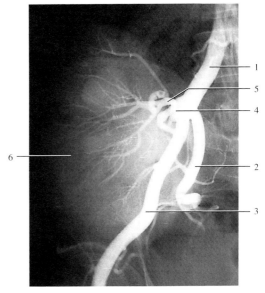

4.39 *Hinweisbezeichnungen*:
1 A. iliaca communis
2 A. iliaca interna
3 A. iliaca externa
4 Anastomose der A. renalis mit der Beckenarterie
5 Geschlängelter Verlauf der Nierenarterie
6 Transplantatniere

Einstellung 231 Angiographie der Viszeralarterien (Eingeweidearterien)

Indikationen

Gefäßstenosen. Gefäßmißbildungen. Leber-, Milz-, Pankreas-, Darmtumoren. Magen-Darm-Blutungen.

Durchführung der Untersuchung

Zöliakographie

Der in Höhe des 12. Brustwirbels aus der Aorta abgehende Truncus coeliacus mit Milz- und Leberarterie wird mit einem vorgeformten Katheter sondiert. Zur selektiven Darstellung der Milz (Splenographie), der Leber (Hepatikographie) oder der gastroduodenalen Gefäße für den Magen und Zwölffingerdarm sowie der Pankreasarterien für die Bauchspeicheldrüse wird der Katheter so weit wie möglich in die entsprechenden Gefäße (superselektiv) manipuliert. Um eine ausreichende Darstellung des Truncus coeliacus und seiner Äste zu erzielen, sind für die konventionelle Angiographie 30–40 ml und 15–20 ml in der DSA-Technik mit einem flow von 8–10 ml/s erforderlich (Abb. 4.40a). Mit dem venösen Abfluß des Kontrastbluts aus der Milz kommt die V. lienalis und die Pfortader (*indirekte Splenoportographie*) zur Darstellung (Abb. 4.40b).

Abb. 4.40a, b s. S. 473.

Angiographie der A. mesenterica superior und der A. mesenterica inferior (Mesenterikographie)

Die *A. mesenterica superior* entspringt aus der Aorta in Höhe von Th12/L1 nach ventral, unmittelbar unterhalb des Truncus coeliacus und versorgt den Dünndarm, das Zökum, den aufsteigenden und den querverlaufenden Dickdarmabschnitt. Die *A. mesenterica inferior* geht als dünnes Gefäß aus der Aorta in unterschiedlicher Höhe ab. Sie versorgt den Dickdarm von der linken Flexur bis zum Rektum. Zur Kontrastierung der A. mesenterica superior über den selektiv in das Gefäß eingebrachten Katheter werden in der konventionellen Angiographietechnik ca. 30 ml KM oder 15 ml KM in DSA-Technik maschinell injiziert. Zur Darstellung der A. mesenterica inferior genügen 20 ml bzw. 10 ml in DSA-Technik. Um die venöse Phase zu erfassen, ist eine Filmserie über 12–15 s erforderlich (Abb. 4.41).

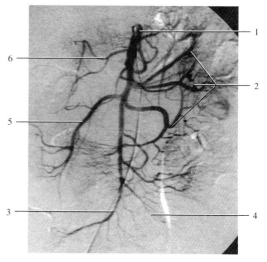

4.41 Mesenterikographie

1 A. mesenterica superior
2 Aa. jejunales
3 A. ileocolica
4 Aa. ilei
5 A. colica dextra
6 A. colica media

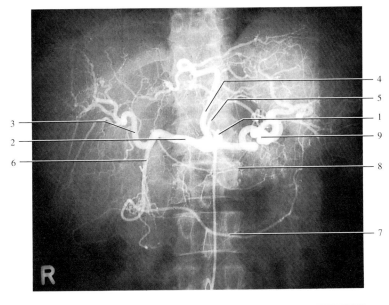

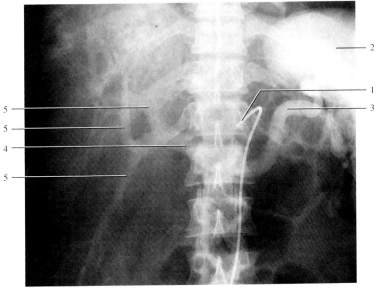

4.40 a (*oben*) Zöliakographie

1 Katheterspitze im Truncus coeliacus
2 A. hepatica communis
3 A. hepatica dextra
4 A. hepatica sinistra
5 A. gastrica sinistra
6 A. gastroduodenalis
7 A. gastro-epiploica (entlang der großen Kurvatur des Magens)
8 Pankreasgefäße
9 A. lienalis (typischer, geschlängelter Verlauf)

4.40 b (*unten*) Indirekte Splenoportographie

1 Katheter im Truncus coeliacus
2 Milz
3 V. lienalis
4 V. portae (Pfortader)
5 Intrahepatische Pfortaderäste

Einstellung 232   Angiographie der Becken- und Bein-Arterien

Indikationen

Gefäßstenosen und Verschlüsse. Tumoren. Kontrolle nach Gefäßoperationen.

Durchführung der Untersuchung

Mit Hilfe der i.v.-DSA läßt sich ein Überblick über den Gefäßstatus der Becken- und Bein-Arterien verschaffen. Mit der i.a.-DSA gelingt auch noch bei langstreckigen Gefäßverschlüssen eine gute Darstellung der distalen Strombahn (wichtig für operatives Vorgehen).

In der *konventionellen Technik der Becken-Bein-Angiographie* wird über einen transfemoralen Zugang ein Pigtail-Katheter mit Seitenlöchern in den distalen Abschnitt der Bauchaorta plaziert und mit dem Hochdruckinjektor 50 ml KM mit einem flow von 20 ml/s injiziert. Über ein Schrittschaltwerk, das die Tischplatte mit dem Patienten schrittweise verschiebt, lassen sich mit *einer* Kontrastmittelinjektion distale Bauchaorta, Beckenarterien, Oberschenkel-, Knie- und Unterschenkelarterien beidseits abschnittweise darstellen. Wiederholungen der Serie

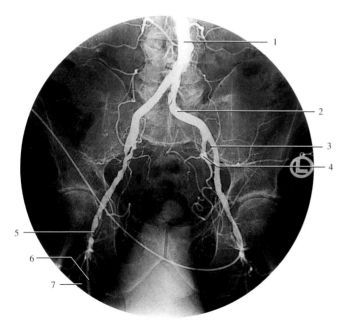

1 Distale Bauchaorta
2 A. iliaca communis
3 A. iliaca externa
4 A. iliaca interna
5 A. femoralis communis
6 A. femoralis superficialis
7 A. femoralis profunda

4.42 a Konventionelle transfemorale Katheterangiographie der Beckenarterien: Deutlich erkennbar sind die arteriosklerotischen, das Gefäßlumen einengenden Wandplaques

mit geändertem Programmablauf für die Schrittverschiebung werden erforderlich, wenn der Kontrastmittel-Blut-Fluß infolge von Stenosen oder Verschlüssen in den Beinen seitendifferent erfolgt.

Die *i.v.- und i.-a.-DSA-Technik* erfordert für jeden Abschnitt (Becken, Oberschenkel, Knie, Unterschenkel) eine erneute KM-Injektion, so daß für die i.v.-DSA der Becken-Bein-Arterien eine Gesamtkontrastmittelmenge von ca. 150 ml benötigt wird (Abb. 4.42a und b).

Als *Nadelangiographie* wird die selektive Angiographie eines Beins über die antegrad (in Richtung des Blutstroms) in Seldinger-Technik punktierte A. femoralis bezeichnet.

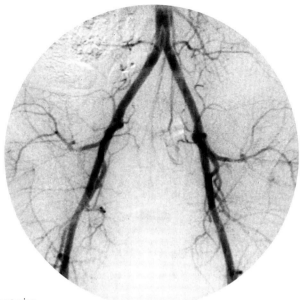

4.42 b Zentralvenöse DSA der Beckenarterien

Einstellung 233 Angiographie der oberen Extremitäten

Indikationen

Gefäßstenosen, Verschlüsse. Tumoren. Gefäßmißbildungen.

Durchführung der Untersuchung

Wie bei der Arteriographie der unteren Extremitäten kommt die i.v.- und i.a.-DSA-Technik zur Anwendung. Zur selektiven Darstellung der Hand- und Fingerarterien kann die A. brachialis über der Ellenbeuge direkt punktiert (Nadelangiographie) werden. Die kleinen Arterien an den Fingern lassen sich am Besten mit Hilfe der DSA-Technik darstellen (Abb. 4.43).

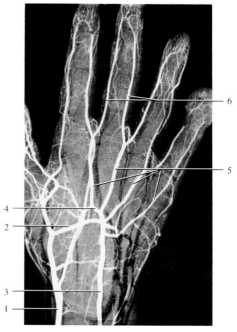

4.43 Arteriographie der rechten Hand (Subtraktionsaufnahme)

1 A. radialis
2 Arcus palmaris profundus (tiefer Hohlhandbogen)
3 A. ulnaris
4 Arcus palmaris superficialis (oberflächlicher Hohlhandbogen)
5 Mittelhandarterien aus dem oberflächlichen Hohlhandbogen
6 Fingerarterien

Einstellung 234 Angiographie arteriovenöser Kurzschlüsse (a.-v.-Shunts)

Indikationen

Stenosen an a.-v.-Shunts bei Dialysepatienten.

Durchführung der Untersuchung

1. Mit der venösen DSA (vom anderen Arm ausgehend) läßt sich sowohl die (Unterarm-) Arterie als auch die mit der Arterie anastomosierende Vene darstellen.

2. Durch Direktpunktion der mit der Vene anastomosierenden Arterie kommt der a.-v.-Kurzschluß besser zur Darstellung.

3. Über die arterialisierte Vene läßt sich die Anastomose und Arterie retrograd darstellen, wenn der arterielle Blutfluß kurzfristig durch einen Stauschlauch oder Blutdruckmanschette (am Oberarm) unterbunden wird.

Einstellung 235 Bronchialarteriographie

Indikation

Verdacht auf Gefäßmißbildungen (Angiome), die mit Bluthusten (Hämoptoe) einhergehen.

Durchführung der Untersuchung

Die den Bronchialbaum versorgenden Bronchialarterien gehen in unterschiedlicher Zahl aus der absteigenden Aorta thoracalis ab und müssen mit einem vorgeformten Katheter einzeln aufgesucht werden. Mit Hilfe der i.a.-DSA-Technik kommen auch kleine Gefäßaufzweigungen der in der Regel dünnkalibrigen Bronchialarterien gut zur Darstellung.

Alternative Untersuchungsmethoden

Am Herzen: Echokardiographie, Computertomographie, Kernspintomographie.
An den großen Bauchgefäßen, Extremitäten- und Halsgefäßen: Dopplersonographie, Duplexsonographie, Computertomographie mit KM, evtl. Kernspintomographie.
Die Indikation zur selektiven Organangiographie in der Tumordiagnostik ist durch die *Computertomographie* und die *Ultraschalldiagnostik* seltener gegeben. Zunehmende Bedeutung gewinnt die *Kernspintomographie*.

Einstellung 236 Pharmakoangiographie

Unter Pharmakoangiographie versteht man eine selektive Gefäßdarstellung nach Gabe eines Pharmakons (Medikaments), das gefäßerweiternd (vasodilatativ) oder gefäßverengend (vasokonstriktiv) wirkt. Da Tumorgefäße auf vasokonstriktive oder vasodilatative Medikamente nicht ansprechen, kann die Anwendung von gefäßwirksamen Medikamenten zur Differenzierung von Tumorgefäßen und normalen Gefäßen herangezogen werden. Außerdem lassen sich auf diese Weise diagnostische und therapeutische Effekte kontrolliert darstellen: Durch einen Vasospasmus kann eine arterielle Blutung gestoppt werden oder es kann bei einem Gefäßspasmus an den Händen (Morbus Raynaud) eine Gefäßerweiterung erreicht werden.

Empfohlene Literatur

Gmelin E, Arlat IP (1987) Digitale Subtraktionsangiographie. Thieme, Stuttgart
Kauffmann G, Rau W (1984) Röntgenfibel. Praktische Anleitung für Eingriffe in der Röntgendiagnostik. Springer, Berlin Heidelberg New York

4.9 Röntgendiagnostik der Venen (Veno- oder Phlebographie)

Anatomische Vorbesprechung (Abb. 4.44)

Die Venen sind Gefäße, welche das Blut aus den Organen zum Herzen zurückführen. Die meisten Arterien werden von ein oder zwei Venen begleitet.

Das Blut aus der oberen Körperhälfte fließt durch die obere Hohlvene (V. cava superior), aus der unteren Körperhälfte durch die untere Hohlvene (V. cava inferior) zum rechten Herzvorhof.

Die *obere Hohlvene* entsteht durch den Zusammenfluß der beiden Vv. brachiocephalicae. Außerdem mündet die V. azygos (Brustkorbvene) in die obere Hohlvene. Die V. brachiocephalica entsteht durch die Vereinigung der Venen vom Kopf (Jugularvenen = Vv. jugulares) und den Arm- und Schultervenen (V. brachialis – V. axillaris – V. subclavia).

Die *untere Hohlvene* entsteht durch den Zusammenfluß der beiden Beckenvenen. Diese wiederum sammeln das Blut aus dem Becken und der unteren Extremität. Die untere Hohlvene nimmt die rechte und linke Nierenvene auf.

Die Lebervenen (Vv. hepaticae) münden als 3 kurze, starke Äste unmittelbar in die untere Hohlvene, dicht unter dem Zwerchfell.

Pfortader (V. portae)

Die unpaaren Baucheingeweide (Magen, Darm, Milz und Bauchspeicheldrüse) geben ihr venöses Blut an einen gemeinsamen Venenstamm ab, welcher als V. portae in die Leber eindringt. Der Pfortaderkreislauf bildet ein eigenes Kreislaufsystem.

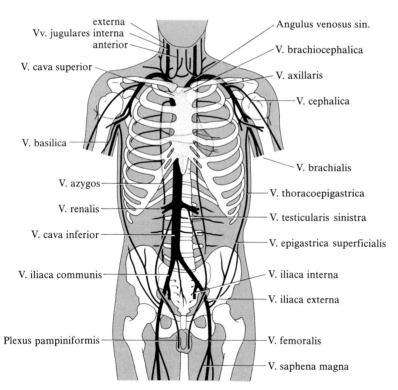

4.44 Die großen Venenstämme des Rumpfs

Venen der unteren Extremität

Die tiefen Venen entsprechen den Arterien und sind am Unterschenkel paarig angelegt. Knie- und Oberschenkelvene (V. poplitea und V. femoralis) sind selten doppelläufig. Die oberflächlichen Beinvenen bilden ein ausgedehntes Venennetz. Aus ihm gehen zwei große Venenstämme hervor: Die V. saphena parva, die an der Rückseite des Unterschenkels verläuft und in der Regel in die V. poplitea mündet. Die V. saphena magna, an der Innenseite des Unterschenkels und schräg über die Innenseite des Oberschenkels ziehend, mündet in die V. femoralis. Die tiefen und oberflächlichen Beinvenen stehen über die Perforansvenen (Vv. perforantes) und die tiefen paarigen Unterschenkelvenen untereinander über die Vv. communicantes in Verbindung.

Venen der oberen Extremität

Die tiefen Venen entsprechen den Arterien und sind von der Peripherie bis einschließlich V. brachialis als doppelte Begleitvenen mit den Arterien in einem gemeinsamen Gefäßnervenstrang vereinigt. Nur die V. axillaris ist ein unpaares Gefäß.
Die oberflächlichen Armvenen verlaufen ohne Zuordnung zu Arterien: Die V. cephalica gelangt an der Daumenseite des Unterarms rumpfwärts und mündet in die V. axillaris oder V. subclavia. Die V. basilica zieht an der Ulnar-(Innen-)seite des Unterarms rumpfwärts. Am Oberarm verschwindet sie in der Tiefe und mündet in die Vv. brachiales oder in die V. axillaris ein. Am Unterarm und der Ellenbeuge gibt es zahlreiche Verlaufsvarianten.

Untersuchungsmethoden

1. Direkte Phlebographie.
2. Selektive retrograde (Organ)Phlebographie.

Einstellung 237   Aszendierende Phlebographie des Beins (direkte Phlebographie)

Indikationen

Thrombose. Varizen (Krampfadern). Kontrolle nach Thrombosebehandlung.

Kontraindikation

Kontrastmittelunverträglichkeit. Schilddrüsenüberfunktion.

Komplikationen

Gelegentlich können entzündliche Reaktionen an den Venen durch Reizung der mit dem Röntgenkontrastmittel in Kontakt gebrachten Venenwand auftreten.

Vorbereitung des Patienten

Aufklärung des Patienten über Indikation, Komplikationen und Art der Untersuchung. Schriftliche Einverständniserklärung. Patient sollte nüchtern sein. Für den Notfall: venösen Zugang an der Armvene legen.

Vorbereitung der Untersuchung

Instrumentarium

50 ml Spritze. Butterfly-Kanüle oder dünne Verweilkanüle. Physiologische Kochsalzlösung. Verlängerungsschlauch. Tupfer, Stauschlauch. Meßlatte mit Bleimarkierungen. Notfallkoffer in Reichweite!

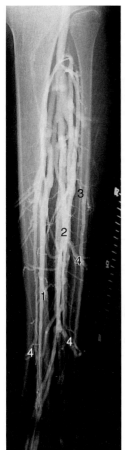 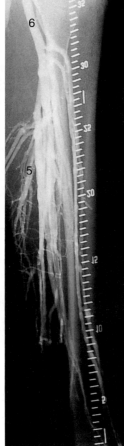 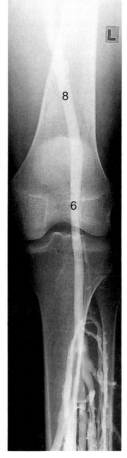

4.45 a,b Venographie des linken Beins in 2 Ebenen. **b** s. S. 481

1 Vv. tibiales posteriores
2 Vv. fibulares
3 Vv. tibiales anteriores
4 Vv. perforantes (Verbindung zu den oberflächlichen Venen)
5 Soleus-(Muskel)Venen
6 V. poplitea
7 Gastrocnemius (Muskel)-Venen
8 V. femoralis
9 V. iliaca externa

Röntgenkontrastmittel

Wegen der besseren Verträglichkeit sollte ein nichtionisches KM einem ionischen KM vorgezogen werden. Das gilt besonders für sog. Risikopatienten.

Durchführung der Untersuchung

Die Untersuchung wird an einem kippbaren Röntgengerät mit Bildverstärkerfernsehkette, Ober- oder Untertischröhre mit Kassetten- oder 100 × 100-mm-Kamera-Technik durchgeführt. Zur Darstellung der tiefen Beinvenen wird ein Stauschlauch über der Knöchelregion, um den Abfluß des KM über die oberflächlichen Venen zu verhindern angelegt. Die Injektion von ca. 50 ml KM erfolgt in eine periphere Fußrückenvene am fast stehenden Patienten; der Untersuchungstisch mit dem auf dem Rücken liegenden Patienten wird aus der Horizontalen 60–65° aufgerichtet. Der Patient entla-

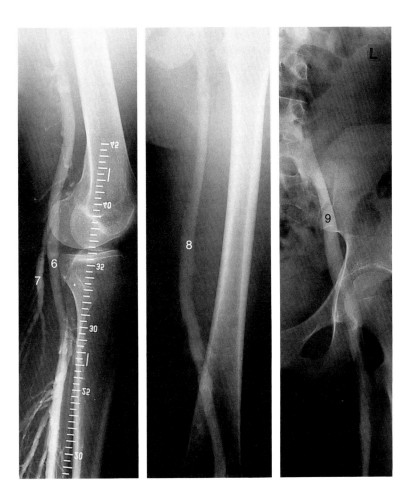

Abb. 4.45 b
Legende s. S. 480

stet das zu untersuchende Bein, indem er sich an Haltegriffen abstützt. Unter Durchleuchtungskontrolle werden Aufnahmen der kontrastmittelgefüllten tiefen Beinvenen im a.-p. und seitlichen Strahlengang angefertigt (Abb. 4.45a und b). Nach Lösen der Stauung füllen sich die oberflächlichen Venen. Die Kontrastmittelfüllung der Beckenvene bis in die untere Hohlvene wird durch das Zurückkippen des Röntgenuntersuchungstischs in die Horizontale erreicht.

Nach der Untersuchung wird der Patient angehalten, das Bein für 3 Tage tagsüber zu wickeln, um eine Reizung der Venenwand (Thrombophlebitis) zu vermeiden. Um genaue Angaben über die Lokalisation von Thromben oder Venenveränderungen machen zu können, empfiehlt es sich, eine Meßlatte an der Außenseite des Unterschenkels anzubringen.
Als *Varikographie* wird die Direktpunktion und KM-Injektion in eine oberflächliche, varikös umgewandelte Vene bezeichnet.

Einstellung 238 Beckenphlebographie und untere Kavographie

Diese Untersuchung dient zur Darstellung der Beckenvenen und der unteren Hohlvene mit Röntgenkontrastmittel (direkte Phlebographie).

Indikationen

Beckenvenenthrombose.

Durchführung der Untersuchung

In Seldinger-Technik (s. „Arteriographie") wird die rechte und/oder linke Femoralvene in der Leiste punktiert und über einen Y-förmigen Verbindungsschlauch mit einem Hochdruckinjektor ca. 50 ml wasserlösliches jodhaltiges Röntgenkontrastmittel injiziert. Aufnahmen werden in rascher Bildfolge mit 100 × 100-mm-Kameratechnik, Blattfilmwechsler oder in DSA-Technik angefertigt (Abb. 4.46).

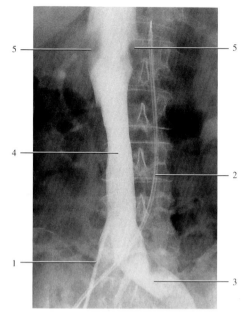

4.46 Untere Kavographie

1 Katheter (über die rechte Femoralvene in die untere Hohlvene eingeführt)
2 Katheter in der Aorta nach vorausgegangener Aortographie
3 Kontrastmittelreflux in die linke Beckenvene
4 V. cava inferior (untere Hohlvene)
5 Einmündung der rechten und linken Nierenvene in die untere Hohlvene

Einstellung 239 Schulter-Arm-Phlebographie und obere Kavographie (direkte Phlebographie)

Indikationen: Thrombose.

Durchführung der Untersuchung

Bei Verdacht auf Thrombose der V. subclavia (Paget-van-Schrötter-Syndrom) werden manuell in eine periphere Handrücken- oder Unterarmvene ca. 20 ml KM injiziert und Zielaufnahmen unter Durchleuchtungskontrolle oder Serienaufnahmen angefertigt (Abb. 4.47).

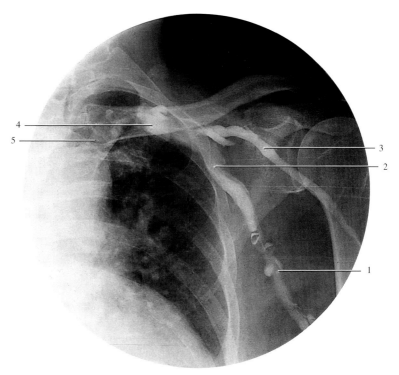

4.47 Schulter-Arm-Phlebographie
1 V. brachialis mit Klappen
2 V. axillaris
3 V. cephalica
4 V. subclavia
5 V. brachiocephalica

Einstellung 240 Selektive retrograde (Organ-)Phlebographie

Indikationen

Z. B. Nierenvenenthrombose. Tumoreinbruch in die Vene. Venenmißbildungen.

Durchführung der Untersuchung

Transfemoral wird in Seldinger-Technik auf venösem Wege ein vorgeformter Katheter z. B. in die Nierenvene eingebracht, Röntgenkontrastmittel retrograd injiziert und eine Bildserie mit 100 × 100-mm-Kameratechnik, DSA-Technik oder auf große Blattfilme aufgenommen (Abb. 4.48). Nebennierenphlebographie, spinale Phlebographie, Orbitophlebographie u.a. selektive Phlebographien sind durch die Computertomographie weitgehend ersetzt worden.

Alternative Untersuchungsmethoden

Doppler- und Duplexsonographie. Computertomographie.

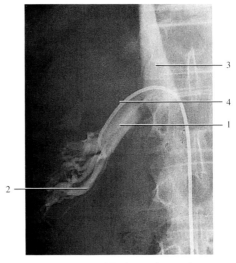

4.48 Phlebographie der rechten Niere
1 Nierenvene 3 Untere Hohlvene
2 Segmentvenen 4 Katheter

Empfohlene Literatur

Hach W (1985) Phlebographie der Bein- und Bekkenvenen. Schnetztor, Konstanz

Kauffmann G, Rau W (1984) Röntgenfibel. Praktische Anleitung für Eingriffe in der Röntgendiagnostik. Springer, Berlin Heidelberg New York

May R, Nissl R (1973) Die Phlebographie der unteren Extremität. Thieme, Stuttgart

4.10 Röntgendiagnostik der Lymphgefäße und -knoten

Einstellung 241   Lymphangioadenographie

Die Lymphangioadenographie ist die Darstellung der Lymphgefäße und -knoten mit öligem, jodhaltigem Röntgenkontrastmittel.

Anatomische Vorbesprechung

Das Lymphgefäßsystem befindet sich im Nebenschluß des großen Kreislaufs. Die in der Peripherie ausgetretene Blutflüssigkeit wird von den Lymphgefäßen gesammelt und in den großen Lymphbahnen über den Ductus thoracicus, der im Brustraum in den linken Venenwinkel (Angulus venosus sinister = Zusammenfluß der V. jugularis und V. subclavia) mündet, wieder dem großen Kreislauf zugeführt. In die Bahn der Lymphgefäße sind Lymphknoten eingeschaltet. Die Lymphknoten haben Filterfunktion und bilden Lymphozyten.

Die *Lymphknoten* liegen einzeln über den ganzen Körper verteilt oder in Gruppen, deren Lokalisation von Bedeutung für die Ausbreitung von Krebserkrankungen ist.

Indikationen

Erkrankungen (tumorös, metastatisch) der Lymphdrüsen.

Kontraindikationen

Lymphstauung. Kontrastmittelallergie. Hyperthyreose (Schilddrüsenüberfunktion). Allergie auf Patentblau-Farbstoff.

Komplikationen

Öleinschwemmung in die Lunge bei venöser Röntgenkontrastmittelapplikation.

Untersuchungsmethode

Zur Darstellung der retroperitonealen Lymphknoten (parailiakal und paraaortal) wird die *bipedale* (von beiden Fußrücken) *Lymphographie* durchgeführt. Wesentlich seltener kommt die Lymphographie der axillären Lymphknoten vom Handrücken aus zur Anwendung.

Vorbereitung des Patienten

Aufklärung über Indikation, Komplikationen und Art der Untersuchung mit schriftlicher Einverständniserklärung. Der Patient wird darauf aufmerksam gemacht, daß sich durch das Patentblau vorübergehend der Urin grün und die Haut grün-blaß verfärben. Vor der Untersuchung sollte der Patient ein reinigendes Fußbad nehmen. Die Präparation der Lymphgefäße und das Einlaufen des öligen Röntgenkontrastmittels kann ca. 2 h dauern.

Vorbereitung der Untersuchung

Steriles Instrumentarium: kleines chirurgisches Besteck mit kleiner Schere, Pinzetten, Skalpell. Tupfer, physiologische Kochsalzlösung, Verlängerungsschlauch, Handschuhe, Abdecktuch, Lokalanästhetikum, 2-ml-Spritze für Patentblau und zwei 10-ml-Rekord-Spritzen für öliges jodhaltiges Röntgenkontrastmittel.
Evtl. Lupenbrille. Gute Beleuchtung.
Injektor für Lymphographie zur standardisierten langsamen Infusion (10 ml/120 min) des Röntgenkontrastmittels.

Kontrastmittel: Patentblau. 2 · 10 ml öliges jodhaltiges Röntgenkontrastmittel (Lipiodol Ultra-Fluid für Lymphographie).

Durchführung der Untersuchung

Liege mit Röntgendurchleuchtungsmöglichkeit.
Zur Anfärbung der farblosen Lymphe injiziert man subkutan in die Schwimmhäute zwischen 1., 2. und 3. Zehe pro Fuß 1 ml mit

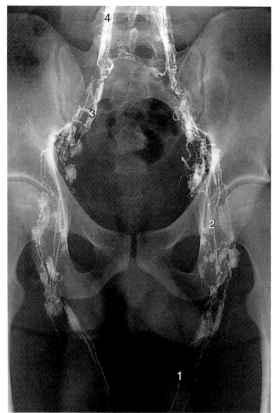

4.49a Lymphangiogramm
1 Femorale Lymphgefäße
2 Inguinale Lymphgefäße
3 Parailiakale Lymphgefäße
4 Paraaortale Lymphgefäße

4.49b Lymphangiogramm
1 Präsakrale Lymphgefäße
2 Ductus thoracicus

einem Lokalanästhetikum vermischtes Patentblau. Nach einer halben bis einer Stunde wird am rechten und linken Fußrücken ein mit blauer Lymphe angefärbtes Lymphgefäß freipräpariert, mit einer Spezialnadel mit Mandrin punktiert, der Mandrin entfernt und die Nadel mit einer Ligatur im Gefäß fixiert. Über die fixierte Hohlnadel erfolgt die maschinelle Injektion von 5–7 ml Lipiodol in 1–2 h. Die gleichmäßige Füllung der Lymphbahnen am Unter- und Oberschenkel wird unter Röntgendurchleuchtung kontrolliert. Im Anschluß an die Untersuchung und nach Versorgung des Lymphgefäßes durch Ligatur und Naht der Präparationsstelle werden *Röntgenaufnahmen der kontrastmittelgefüllten Lymphgefäße* angefertigt (Abb. 4.49a und b).

Aufnahmetechnik

Filmformat: 35/43 cm, hoch.
Film-Folien-Kombination:
Empfindlichkeitsklasse (EK) 200.
Rastertechnik, mittlere Kammer anwählen.
FFA: 100 cm.
Fokusgröße: <1,3 mm.
Aufnahmespannung: ca. 75 kV.

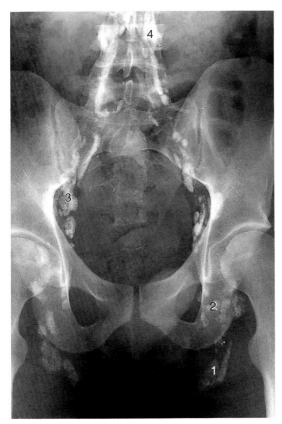 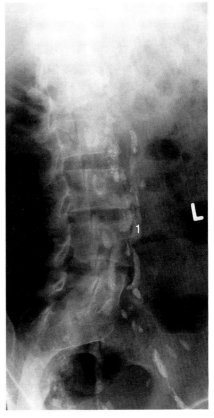

4.49 c Lymphadenogramm
1 Subinguinale Lymphknoten
2 Inguinale Lymphknoten
3 Parailiakale Lymphknoten

4.49 d Lymphadenogramm
1 Paraaortale Lymphknoten mit feingranulärem KM-Speichermuster

Einstelltechnik

1. Aufnahme: Wie „Nierenleeraufnahme" (s. S. 374) aber eine Handbreite tiefer zentriert.

2. Aufnahme: Lendenwirbelsäule im Liegen a.-p.
Anschließend muß der Patient 24 h Bettruhe einhalten. In dieser Zeit findet die Speicherung des Röntgenkontrastmittels in den Lymphknoten statt.
Speicheraufnahmen nach 24 oder 48 h (Abb. 4.49 c und d).

Aufnahmetechnik

S. Aufnahme der Lymphgefäße.

Einstelltechnik

1. Aufnahme: Tief eingestellte Nierenleeraufnahme (35/43 cm), auf der die inguinalen Leistenlymphknoten mitdargestellt sind.

2. und 3. Aufnahme: Rechte und linke Seite ca. 40° angehoben.

4.–7. Aufnahme: LWS im Liegen (20/40 cm): a.-p., seitlich und rechte und linke Seite ca. 40° angehoben.

8. Aufnahme: Thoraxaufnahme p.-a. stehend. Mit dieser Aufnahme wird kontrolliert, ob eine Öleinschwemmung in die Lunge stattgefunden hat, und es werden supraklavikuläre und mediastinale Lipiodolspeichernde Lymphknoten dargestellt.

Alternative Untersuchungsmethoden

Ultraschall und Computertomographie. Bei negativem Ultraschall- und computertomographischem Befund wird die Lymphographie durchgeführt, um tumoröse Veränderungen an noch normal großen Lymphknoten festzustellen.

Empfohlene Literatur

Kauffmann G, Rau W (1984) Röntgenfibel. Praktische Anleitung für Eingriffe in der Röntgendiagnostik. Springer, Berlin Heidelberg New York

Müller K-H G (1975) Lymphographie. Springer, Berlin Heidelberg New York

4.11 Röntgendiagnostik des Rückenmarks (Myelographie)

Anatomische Vorbesprechung

Der Wirbelkanal ist von der harten Rückenmarkshaut (Dura mater spinalis) ausgekleidet und mit Nervenwasser (Liquor) gefüllt. Im Duralsack „schwimmt" das Rückenmark. Aus dem Rückenmark gehen für jedes Wirbelsegment Nervenwurzeln ab. Sie verlassen den Spinalkanal durch die Zwischenwirbellöcher (Foramina intervertebralia). Da das Rückenmark in Höhe des 2. Lendenwirbels endet, ziehen die unteren Lendennervenwurzeln und die Kreuz- und Steißbeinnervenfaserbündel als Cauda equina (Pferdeschwanz) im Duralsack bis in Höhe des entsprechenden Wirbelsegments. Der spinale Liquorraum steht mit den Liquorräumen des Schädels in Verbindung. Bei der Myelographie handelt es sich um eine indirekte Darstellung des Rückenmarks (Myelon) und der Nervenwurzeln.

Untersuchungsmethoden

1. Lumbale Myelographie mit Röntgenkontrastmittel (positives KM).
2. Aszendierende Panmyelographie.
3. Zervikale Myelographie mit Direktpunktion und Röntgenkontrastmittel.
4. Gasmyelographie im Zervikalbereich mit Sauerstoff oder Luft (negatives KM).

Einstellung 242   Lumbale Myelographie

Indikationen

Tumoren und Bandscheibenvorfall.

Kontraindikationen

Kontrastmittelallergie.

Komplikationen

Verletzung der Nervenwurzeln mit Lähmung. Einblutungen in den Liquorraum. Verletzung der Dura mit Liquorverlust. Kontrastmittelübertritt in die zerebralen Liquorräume kann zu heftigen Kopfschmerzen und Krampfanfällen führen.

Vorbereitung des Patienten

Aufklärung des Patienten über Indikation, Risiko, Komplikationen und Durchführung der Untersuchung, möglichst 24 h vor der Untersuchung (Bedenkzeit). Schriftliche Einverständniserklärung. Patient sollte nüchtern sein.

Voruntersuchungen

Gerinnungsstatus. Nativ-Röntgenaufnahmen des zu untersuchenden Wirbelsäulenabschnitts in 2 Ebenen.

Vorbereitung der Untersuchung

Steriles Instrumentarium: Myelographienadel mit Hähnchen. Handschuhe, 10 ml Spritze. Steriles Liquorröhrchen.

Kontrastmittel: 10 ml wasserlösliches jodhaltiges Röntgenkontrastmittel für Myelographie. Die früher verwendeten öligen Kontrastmittel bleiben lebenslang im Liquorraum nachweisbar.
Venösen Zugang legen.
Notfallkoffer in Reichweite.

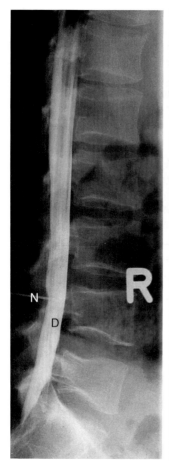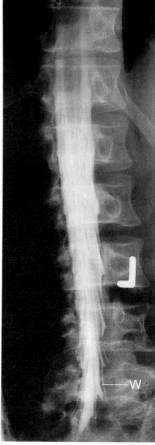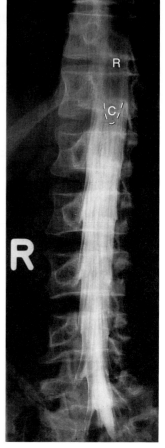

4.50 a–c Myelographie. **a** In Seitenlage mit noch liegender Nadel (*N*) im kontrastmittelgefüllten Duralsack (*D*); **b, c** Schrägprojektionen mit Darstellung der Wurzeltaschen (*W*). Die Kontrastmittelaussparungen entsprechen den Nervenwurzeln. *R* Rückenmark als Kontrastmittelaussparung erkennbar, *C* Conus medullaris (Ende des Rückenmarks)

Aufnahmetechnik

Filmformat: 35/35 cm und 24/30 cm 2- oder 3geteilt oder 100 × 100 Filme für Bildverstärkerkameratechnik.
Film-Folien-Kombination:
Empfindlichkeitsklasse (EK) 200–400.
Rastertechnik. Belichtungsautomatik: mittleres Meßfeld anwählen.
FFA: 70–100 cm.
Fokusgröße: <1,3 mm.
Aufnahmespannung: 75–85 kV.

Durchführung der Untersuchung

Die Untersuchung wird an einem kippbaren Röntgendurchleuchtungsgerät mit Ober- oder Untertischröhre evtl. mit Tomographiezusatz durchgeführt. Kassetten-Technik und/oder 100 × 100-mm-Bildverstärkerkameratechnik.
Punktion des Liquorraums: Der Patient liegt auf der Seite oder sitzt auf dem Rand des Untersuchungstischs, die Füße auf einem Stuhl und macht einen „Katzenbukkel". Die Punktion erfolgt in der Regel zwischen den Dornfortsätzen von L3/L4 oder

L4/L5. Nach Ablassen von 5 ml Liquor in ein steriles Röhrchen wird der Patient in Seitenlage gebracht und 10 ml des myelographischen Röntgenkontrastmittels werden unter Röntgenkontrolle, bei geringer Schräglage des Untersuchungstischs (ca. +20°), langsam in den Liquorraum eingegeben. Nach Entfernung der Nadel werden Aufnahmen in Seit- und Bauchlage sowie Schrägaufnahmen (30–45° angehoben) angefertigt. Zu den Standardaufnahmen gehören Funktionsaufnahmen in Hyperlordose (Hohlrücken) und Kyphose (Rundrücken). Meist sind Zielaufnahmen und Aufnahmen im Stehen erforderlich. Um einer Seitenverwechslung vorzubeugen wird auf jeder Aufnahme eine (auf einem Lineal oder Stab befestigte Seitenbezeichnung) aufbelichtet (Abb. 4.50 a–c).

Einstellung 243 Aszendierende Panmyelographie

Indikationen, Kontraindikationen, Komplikationen

Vorbereitung des Patienten

S. „lumbale Myelographie" (S. 489).

Vorbereitung der Untersuchung

S. „Lumbale Myelographie." Für die Panmyelographie werden 15–20 ml myelographisches Röntgenkontrastmittel benötigt.

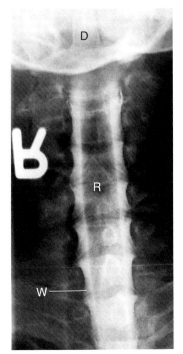
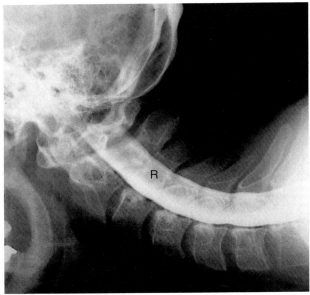

4.51 a,b Zervikale Myelographie in Bauch- und Kopftieflage. **a** p.-a. Die Kontrastmittelaussparung entspricht dem Rückenmark (*R*). Symmetrische Darstellung der Nervenwurzeln in den Wurzeltaschen (*W*); *D* Dens axis. **b** Seitlich in Bauchlage (*R* Rückenmark)

Durchführung der Untersuchung

Aufnahmetechnik

S. „Lumbale Myelographie".
Im Halswirbelsäulenbereich sind 60–70 kV ausreichend.
Der Patient wird in Kopftieflage (>30°) gebracht und mit Schulterstützen und Knöchelfesseln fixiert. Durch maximale Reklination der Halswirbelsäule kann ein Kontrastmittelübertritt in den zerebralen Liquorraum vermieden werden. Die seitliche Aufnahme der Halswirbelsäule wird mit einer zweiten Röntgenröhre mit horizontalem Strahlengang und angestellter Rasterkassette angefertigt, wenn nicht ein Spezialaufnahmegerät zur Verfügung steht (Abb. 4.51 a und b). Im Hals- und Brustwirbelsäulenbereich sind häufig zusätzlich *Tomogramme* des Wirbelkanals erforderlich.

Nach der Untersuchung hat der Patient für 24 h strenge Bettruhe einzuhalten. Das Bett wird in eine 20° Beintieflage gebracht; damit können der Abfluß des Kontrastmittels in die zerebralen Liquorräume und dadurch bedingte Kopfschmerzen vermieden werden. Der Patient soll reichlich trinken, um die Resorption des wasserlöslichen Kontrastmittels und die Ausscheidung über die Nieren zu beschleunigen.

Anmerkung

Myelo-Computertomographie: Die Durchführung einer Computertomographie ca. 3–4 h nach Myelographie (Myelo-CT) wird als ergänzende Untersuchung zur weiteren Differenzierung eines pathologischen Befunds durchgeführt.

Einstellung 244 Zervikale Myelographie

Indikationen und Kontraindikationen

S. „Lumbale Myelographie" (S. 489).

Komplikationen

Verletzungen des zervikalen Rückenmarks. Verletzung von Nervenwurzeln mit Lähmung. Einblutung in den Liquorraum, Verletzung der Rückenmarkshaut (Dura) mit Liquorverlust. Kontrastmittelübertritt in die zerebralen Liquorräume mit Kopfschmerzen oder Krampfanfällen.

Vorbereitung des Patienten und Vorbereitung der Untersuchung

S. „Lumbale Myelographie".

Durchführung der Untersuchung

Aufnahmetechnik

Filmformat: 35/35 cm und 24/30 cm, 2- oder 3geteilt oder 100 × 100-Filme für Bildverstärkerkameratechnik.
Film-Folien-Kombination:
Empfindlichkeitsklasse (EK) 200–400.
Rastertechnik. Belichtungsautomatik: mittlere Meßkammer.
FFA: 70–100 cm.
Fokusgröße: <1,3 mm.
Aufnahmespannung: 60–70 kV.
Durch eine subokzipitale Punktion wird das Röntgenkontrastmittel direkt in den zervikalen Liquorraum eingebracht und Röntgenaufnahmen der Halswirbelsäule in mehreren Ebenen (evtl. mit Tomogrammen) angefertigt.

Einstellung 245 Gasmyelographie

Indikationen, Kontraindikationen und Komplikationen

S. „Lumbale Myelographie" und „Zervikale Myelographie" (S. 489, 492).

Durchführung der Untersuchung

Aufnahmetechnik

S. „zervikale Myelographie" (S. 492).
Für die *Myelographie im Halsbereich* werden als negatives Röntgenkontrastmittel ca. 100 ml Luft lumbal oder subokzipital in den Liquorraum gegeben und bei stark rekliniertem Kopf Aufnahmen der Halswirbelsäule mit vertikalem und horizontalem Strahlengang angefertigt und durch Tomogramme ergänzt.

Alternative Untersuchungsmethoden

Computertomographie und Kernspintomographie.

Anmerkung

Pneumoenzephalographie (Luftfüllung der Hirnkammern): Pneumoenzephalographien werden seit Einführung der Computertomographie nur noch selten an neuroradiologischen Zentren durchgeführt.

Empfohlene Literatur

Kauffmann G, Rau W (1984) Röntgenfibel. Praktische Anleitung für Eingriffe in der Röntgendiagnostik. Springer, Berlin Heidelberg New York

5 Interventionelle Radiologie

Unter „interventioneller Radiologie" versteht man jede zu therapeutischen Zwecken angewandte selektive Punktions- und Kathetertechnik sowie Drainage von Gefäßen und Organen unter Röntgenkontrolle. Die Eingriffe werden in Lokalanästhesie durchgeführt.

Vorbereitung des Patienten

Wie bei allen invasiven Untersuchungsmethoden und therapeutischen Eingriffen wird der Patient vom Arzt möglichst 24 h vor dem Eingriff über Ziel und Art des Vorgehens aufgeklärt. Der Patient gibt sein Einverständnis schriftlich ab.

Einstellung 246 Perkutane transluminale Angioplastie (PTA)

Bei diesem Eingriff werden mit Hilfe spezieller Dilatations- oder Ballonkatheter Gefäße aufgedehnt.

Indikationen

Gefäßstenosen an Becken-, Bein-, Karotis-, Koronar- und Nierenarterien.

Komplikationen

Gefäßrupturen, die einen sofortigen operativen Eingriff erforderlich machen.

Kontraindikationen

Vermehrte Blutungsneigung (hämorrhagische Diathese).

Durchführung

Die Aufdehnung (Dilatation) des verengten Gefäßes erfolgt durch einen mittels Angiographietechnik eingeführten speziellen Ballonkatheter (Dotter-Technik), der in Höhe der Stenose unter Durchleuchtungskontrolle entfaltet wird. Die Stenose wird mit einem Druck von ca. 5 atü aufgedehnt.

Anmerkung

Als *perkutane transluminale Koronarangioplastie (PTCA)* wird die Dehnung von Stenosen der Herzkranzgefäße bezeichnet.

Einstellung 247 Embolisation [Verschluß eines Gefäßes (künstliche Embolie)]

Indikationen

Blutungen im Magen-Darm-Kanal. Traumatische Blutungen im Beckenbereich. Gefäßreiche blutende Tumoren (Tumorembolisation) und Angiome (Gefäßmißbildungen). Verödung von Venen (z. B. V. spermatica bei Varikozele).

Komplikationen

Embolisationen benachbarter Gefäß- und Organabschnitte mit nachfolgender Organnekrose.

Durchführung

Über einen mittels Angiographietechnik eingebrachten Katheter wird durch Einschwemmen von Gewebe- oder Kunststoffpartikeln oder einer schnell härtenden Kunststoffmasse (Ethibloc) oder durch Injektion von hochprozentigem Alkohol eine künstliche Gefäßembolisation (Gefäßokklusion) erzielt.

Einstellung 248 Selektive Thrombolyse (Auflösung eines Gefäßthrombus)

Indikationen

Nierenarterienembolie, Beinarterienembolie und frischer Herzinfarkt (selektive intrakoronare Thrombolyse), Lungenembolie.

Komplikationen: Blutungen.

Durchführung

Über einen mittels Angiographietechnik direkt an den Thrombus geführten Katheter können frische oder noch nicht organisierte Gefäßthromben durch Einbringung eines Fibrinaktivators (z. B. Streptokinase oder Urokinase) aufgelöst werden.

Einstellung 249 Perkutane transhepatische Cholangiographie (PTC) und Drainage (PTCD)

Bei dieser Untersuchung werden die Gallengänge nach Leberpunktion mit Hilfe von Röntgenkontrastmitteln dargestellt.

Indikationen

Stenose oder Verschluß der extrahepatischen Gallengänge (Ductus hepaticus und Ductus choledochus).

Kontraindikationen

Kontrastmittelallergie und erhöhte Blutungsneigung. Lebermetastasen.

Komplikationen

Innere Blutungen und gallige Peritonitis (Bauchfellentzündung).

Durchführung

Mit einer flexiblen dünnen Chiba-Nadel mit Teflonaußenkanüle und Mandrin wird die Leber punktiert, und unter Durchleuchtungskontrolle werden die intrahepatischen Gallengänge mit Röntgenkontrastmittel gefüllt = Perkutane transhepatische Cholangiographie (PTC).

Im Zuge der diagnostischen PTC kann über die Punktionskanüle in Seldinger-Technik zur Entlastung der gestauten Gallengänge eine Drainage nach außen vorgenommen werden (*äußere Drainage*) (Abb. 5.1). Als *innere Drainage* wird die intraluminale Überbrückung der Gallengangsstenose mit Hilfe einer formstabilen und starkkalibrigen Gallengangsprothese (Stent) bis in das Duodenum bezeichnet.

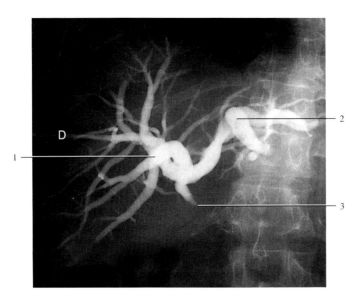

5.1 *Hinweisbezeichnungen:*
D Drainage
1 Intrahepatische Gallengänge des rechten Leberlappens
2 Gallengänge im linken Leberlappen
3 Verschluß des Ductus hepaticus

Einstellung 250 Perkutane Nephrostomie (Anlage einer Nierenfistel durch die Haut)

Indikationen

Harnstauungsniere. Nierenbeckensteine.

Durchführung

Unter Röntgendurchleuchtungskontrolle und/oder Ultraschallkontrolle wird das Nierenbecken von der Flanke perkutan punktiert und drainiert. Auf diesem Wege lassen sich auch Steine aus dem Nierenbecken mit einem entsprechenden Instrumentarium extrahieren (perkutane Nierensteinextraktion).

Einstellung 251 Abszeßdrainage

Indikationen

Abszesse, z. B. Leberabszesse, Pankreasabszesse nach Pankreatitis und Bauchabszesse. Lungen- und Pleuraabszesse.

Durchführung

Sonographisch oder computertomographisch lokalisierte Abszesse werden punktiert und der Inhalt über einen nach Seldinger-Technik eingebrachten Katheter abgeleitet. Zur Lagekontrolle der Drainage kann unter Durchleuchtung Röntgenkontrastmittel eingebracht werden.

Einstellung 252 Perkutane Nukleotomie (Absaugung von Bandscheibenmaterial)

Indikationen

Lumbale Bandscheibenvorfälle.

Kontraindikationen

Bandscheibensequester. Schwere knöcherne Veränderungen im betroffenen Bandscheibensegment mit engem Spinalkanal.

Komplikationen

Infektion.

Durchführung

In Lokalanästhesie werden unter Durchleuchtungskontrolle (2 Ebenen) über eine spezielle Hohlnadel mit einem Nukleotom Teile des gallertigen Nukleus pulposus abgeraspelt und abgesaugt.

Empfohlene Literatur

Friedmann G Von, Steinbrich W, Gross-Fengels W (1989) Angioplastie, Embolisation, Punktion, Drainagen. Interventionelle Methoden der Radiologie. Schnetztor, Konstanz.

6 Spezielle bildgebende Verfahren

6.1 Tomographie

Der Begriff *Tomographie* (Schichtuntersuchung), der heute für alle schichtgebenden Verfahren steht, wurde 1935 von Grossmann eingeführt und leitet sich von Tomos (Scheibe) ab.

Röntgenaufnahmen sind Summationsbilder, d. h. die in unterschiedlicher räumlicher Anordnung gelegenen Grenzstrukturen projizieren sich aufeinander. Dadurch ist die räumliche Zuordnung von Strukturen und Konturen erschwert, kleine Details sind überlagert und bleiben unerkannt.

Die Tomographie oder Schichtuntersuchung bewirkt, daß alle Objektdetails, die in einer Ebene des Körpers liegen, *überlagerungsfrei und scharf* abgebildet und Strukturen ober- und unterhalb der Schichtebene verwischt werden.

Das Prinzip der Schichttechnik besteht darin, daß sich Röntgenröhre und Film gekoppelt aber gegenläufig bewegen und ein Punkt (P) oder Bilddetail im Drehpunkt der Bewegungsachse konstant auf einen Punkt des Films projiziert und somit scharf abgebildet wird. Objekte außerhalb der Schichtebene ändern ihre Projektion auf dem Film und werden verwischt (Abb. 6.1). Aus der Abbildung läßt sich ableiten, daß Objekte nahe der Schichtebene weniger verwischt werden als solche in entfernten Schichtebenen und daß röhrennahe Strukturen stärker verwischt werden als filmnahe. Deshalb sollen zu schichtende Objekte filmnah und Störschatten röhrennah gelagert werden. Beispiel: Das Sternum wird in Bauchlage geschichtet, damit die Wirbelsäule stark verwischt wird.

Schichtdicke und Schichtwinkel

Um einen annähernd konstanten Fokus-Film-Abstand zu gewährleisten, läuft die Röhre auf einem Kreisbogen, während sich die Kassette gegenläufig auf einer Ebene bewegt. Der Pendel- oder Schichtwinkel, den die Röhre beschreibt, bestimmt die Schichtdicke. Je größer der Schichtwinkel, desto dünner die Schicht. Je dünner die Schicht, desto größer die Verwischung der außerhalb der Schichtebene gelegenen Strukturen und umgekehrt. Die Schichtuntersuchung mit kleinem Schichtwinkel (4–8°), geringer Verwischung und großer Schichtdicke wird als *Zonographie* bezeichnet. Die Schichtdicke

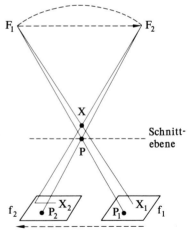

6.1 Prinzip der Tomographie: Fokus (F_1 und F_2) und Film (f_1 und f_2) sind gekoppelt und bewegen sich gegensinnig. Der Punkt P in der Schnittebene projiziert sich während des Bewegungsablaufs konstant auf dieselbe Stelle des Films (P_1 und P_2) und wird scharf abgebildet. Objekt X außerhalb der Schichtebene kommt auf dem Film (X_1 und X_2) verwischt zur Darstellung

bei der Zonographie beträgt 3–5 cm und ist für Untersuchungen der Nieren und Gallenblase geeignet. Bei einem Schichtwinkel von 30–60 Grad beträgt die Schichtdicke ca. 1–3 mm.

Verwischungsfigur

Der Verwischungseffekt ist abhängig von der Verwischungsfigur: Bei der linearen (eindimensionalen) Verwischung verursachen nahe der Schichtebene gelegene stark absorbierende Objekte (z. B. Knochen) bandförmige, die Beurteilung der Tomogramme erschwerende Störschatten. Flächenhafte, d.h. kreisförmige, elliptische, hypozykloidale oder spiralförmige (mehrdimensionale) Bewegungen des Aufnahmesystems gewährleisten eine gute Verwischung benachbarter (Knochen)-Abschnitte. Lineare Strukturen werden bei der linearen Tomographie – soweit sie in der Schichtebene liegen – scharf abgebildet; Querstrukturen unscharf. Die mehrdimensionale Verwischung erfaßt Längs- und Querstrukturen, die Längsstrukturen aber weniger scharf als bei der linearen Schichtuntersuchung. Die elliptische oder kreisförmige Verwischungsfigur findet bei der Tomographie des Skeletts Anwendung. Für die Tomographie des Felsenbeins empfiehlt sich wegen der dichten und vielfältigen Knochenstrukturen und -konturen die hypozykloidale oder spiralförmige Verwischung.

Kontrastverlust und Bildunschärfe

Je größer die Fläche ist, über die verwischt wird (hoher geometrischer Verwischungsgrad), um so mehr sinkt der Kontrast ab wegen der zunehmenden Verwischung aller Bildstrukturen außerhalb der Schichtebene. Bei der linearen Zonographie mit kleinem geometrischem Verwischungsgrad bemerkt man den Kontrastverlust kaum. Bei gleichem Winkel, jedoch kreisförmiger Röhrenbewegung, ist der Verlust an Kontrast deutlich. Innerhalb der mehrdimensionalen Verwischungsformen steigen bei gleichem Winkel die Länge des Röhrenwegs und damit der Verwischungsgrad und der Kontrastverlust weiter an. Der Kontrastverlust ist also um so größer, je dünner die Schicht und je höher der Verwischungsgrad (um umgekehrt).

Die *Bildunschärfe* entsteht durch den Vergrößerungsfaktor bei mehr oder weniger ungünstigem Abstandsverhältnis von Fokus–Objekt und Objekt–Film. Außerdem nimmt mit zunehmendem Schichtwinkel die Film-Folien-Unschärfe durch schräg auf die Folie einfallende Strahlung zu.

Eine tomographische Unschärfe ergibt sich zudem daraus, daß die aus der Schichtebene herausragenden Objektstrukturen infolge ihrer Lage oder Stellung zum Zentralstrahl vom Strahlenbündel während der Belichtungszeit nicht immer tangential getroffen werden. Die tomographische Unschärfe ist am geringsten, wenn eine Struktur so lange wie möglich tangential vom Strahlengang getroffen wird (und umgekehrt).

Je besser verwischt wird, um so mehr leiden Bildkontrast, Schärfe und um so dünner und detailärmer wird die Schicht (und umgekehrt).

Die *Strahlendosis* steigt mit dem Schichtwinkel und ist bei der mehrdimensionalen Schichtuntersuchung größer als bei der linearen. Außerdem ist durch den schrägen Strahleneinfall das durchstrahlte Volumen größer.

Bei der Tomographie kann davon ausgegangen werden, daß das mAs-Produkt bei linearer Verwischung mit einem Schichtwinkel von 40° um ⅓ höher liegt als bei der Übersichtsaufnahme. Bei der elliptischen Tomographie mit einem Schichtwinkel von 30–40° ist das mAs-Produkt dreimal so hoch.

Indikationen

Nachweis von feinen Frakturlinien. Lokalisation und Beurteilung des Ausmaßes von Frakturen. Entzündliche Knochenerkrankungen, z. B. Osteomyelitis und Knochentu-

Tabelle 6.1. Anwendung der Tomographie

Organ	Strahlengang	Schichtart	Schichtabstand [cm]
Lunge	A.-p./seitlich	Linear 30–40°	1
Hilus (mit Ausgleichsfilter)	A.-p.	Linear 30–40°	1 cm mit Zwischenschichten
Orbita	P.-a.	Spirale oder Ellipse 30°	0,5
Mittelgesicht	A.-p./seitlich	Spirale oder Ellipse 30°	0,5–1
Sella	Seitlich	Spirale oder Ellipse	0,2
Felsenbein	A.-p.	hypozykloidal oder Spirale 30°	0,2
Kiefergelenk	seitlich	Ellipse 30°	0,2
HWS/BWS } Dens axis }	A.-p./seitlich	Spirale oder Ellipse 30°	0,5
LWS	A.-p./seitlich	Ellipse oder linear 30°	0,5
Hüftgelenk	A.-p.	Ellipse oder linear 30°	0,5
Iliosakralgelenke	A.-p.	Ellipse 30°	0,5
Tibiakopf	A.-p./seitlich	Ellipse oder linear 30°	0,5
Schulter	A.-p.	Ellipse 30°	0,5
Sternum	P.-a.	Ellipse 30° oder Ellipse Zonographie 5°	0,3–0,5 1
Rippen	A.-p.	Ellipse 30° oder Ellipse Zonographie 5°	0,3–0,5 1
Handwurzel	A.-p./seitlich	Ellipse 30°	0,2
Niere	A.-p.	Linear, Zonographie 8°	1,5
Gallenblase	P.-a.	Linear, Zonographie 8°	1,5
Gallengang	P.-a.	Linear 40°	0,5

berkulose. Knochen- und Weichteiltumoren. Lungen- und Hilustumoren. Steine und Tumoren in der Gallenblase und in den Gallenwegen. Tumoröse und entzündliche Erkrankungen der Nieren. Steine und Verkalkungen in der Niere.

Vorbereitung des Patienten

Der Patient wird über die Art der Untersuchung (mehrere Röntgenaufnahmen, Röhre bewegt sich) und die Dauer der Untersuchung informiert. Die zu untersuchende Körperregion wird von Kleidungs- und Schmuckstücken befreit. Gonadenschutz anlegen.

Durchführung der Untersuchung (Tabelle 6.1)

Zur Tomographie müssen die Röntgenübersichtsaufnahmen vorliegen.
Der Patient wird so bequem wie möglich gelagert und fixiert. Dabei ist darauf zu achten, daß das zu untersuchende Organ parallel zur Schichtebene liegt. Hilustomographien werden bevorzugt im Sitzen durchgeführt (im Liegen können die vermehrt gefüllten Hilusgefäße Tumoren vortäuschen). Der große Unterschied der Strahlenabsorption zwischen Lunge und Mediastinum wird mit einem Ausgleichsfilter ausgeglichen. Ein zusätzlicher Kontrastausgleich erfolgt mit Hilfe der Hartstrahltechnik.

Die Lokalisation der zu untersuchenden Region wird anhand der Übersichtsaufnahmen vorgenommen und die Feldgröße (möglichst klein) festgelegt. Die Schichttiefe – Abstand der Schichtebene von der Tischebene – wird entweder mit Hilfe der vorliegenden Röntgenaufnahmen ermittelt oder am Patienten mit einer Meßlatte, evtl. unter Berücksichtigung der Tischauflage, auf der der Patient liegt, gemessen.

Es werden ein oder zwei Probeaufnahmen in ein oder zwei mittleren Schichtebenen bei

Tabelle 6.2. Belichtungstabelle – ausgehend von der Übersichtsaufnahme

Lineare Zonographie	4–8°	+1 BL[a]
Kreisförmige Zonographie	5°	+2 BL
Lineare Tomographie	40°	+3 BL
Kreisförmige Tomographie	30°	+3 BL
Spiralige Tomographie	30°	+4 BL
Elliptische Tomographie	30°	+5 BL
Hypozykloidale Tomographie		+6 BL

[a] Belichtungspunkt

unterschiedlicher Belichtung angefertigt. Bei Belichtungsautomatik muß nur die Spannung festgelegt werden. Die Zeit ist durch den Schichtwinkel bestimmt und das mAs-Produkt wird von der Meßkammer ermittelt. Steht keine Belichtungsautomatik zur Verfügung, kann die Belichtungstabelle 6.2 weiterhelfen (bei gleicher Film-Folien-Kombination wie für die Übersichtsaufnahme).

Beispiel

Tomographie des Mittelgesichts

Die Übersichtsaufnahme des Mittelgesichts wurde mit 65 kV und 80 mAs angefertigt. Da die Spannung nie höher als für die Übersichtsaufnahme sein soll, werden die 65 kV übernommen. Die Stromstärke läßt sich folgendermaßen errechnen:
Für einen Schichtwinkel von 40° beträgt der Röhrenlauf 3,2 s.

$$\frac{80 \text{ mAs}}{3,2 \text{ s}} = 25 \text{ mA}.$$

Bei dieser Berechnung ist zu berücksichtigen, daß je nach Art der Verwischung von einem 1–6 Belichtungspunkte (BLP) höheres mAs-Produkt im Vergleich zur Übersichtsaufnahme ausgegangen werden muß. Anhand der Probeaufnahmen werden die korrekte Belichtung und die Zahl der Schichten, Schichttiefe sowie Schichtabstand festgelegt und die Untersuchung zügig durchgeführt. In der Skelettdiagnostik sind in der Regel 2 Ebenen erforderlich.

Seitenbezeichnung und Schichttiefe in Zentimetern auf dem Film vermerken.

Alternative Untersuchungsmethoden

Computertomographie.

Weitere Schichtmethoden

Planigraphie

Bei der *Planigraphie* werden Röhre und Film auch gegenläufig, aber nicht auf Kreisbögen, sondern auf parallelen Ebenen geführt: Da sich der Fokus-Film-Abstand durch die Schrägeinstrahlung ändert, kommt es bei großen Winkeln zur Unterbelichtung am Bildrand.

Transversaltomographie

Bei der *Transversaltomographie* dreht sich der Patient um seine Längsachse und die neben ihm befindliche horizontal, vertikal oder schräg gelegte Kassette gleichsinnig und synchron um eine parallele vertikale Achse. Es entstehen Transversaltomogramme. Die Methode ist durch die Computertomographie abgelöst worden.

Pantomographie

Die Pantomographie wird zur Darstellung beider Zahnreihen, des Kiefergelenks und der Kieferhöhlen eingesetzt. Dabei beschreiben Röhre und Filmkassette hinter bzw. vor dem fixierten Kopf eine synchrone horizontale Halbkreisbewegung.

Simultantomographie

Bei der *Simultantomographie* werden in einem Belichtungsvorgang Tomogramme in mehreren Schichtebenen angefertigt (Reduktion der Strahlenbelastung): In eine Spezialkassette werden mehrere Film-Folien-Sätze eingelegt. Auf jedem Film entsteht eine andere Schichtebene. Da auf den tieferliegenden Foliensätzen entsprechend dem Abstandsquadratgesetz nur noch eine geringe Dosis einfällt, müssen röhrenfern höherverstärkende Folien eingelegt werden. Aufgrund des unterschiedlichen Verstärkungsfaktors der Folien wird nur im mittleren kV-Bereich (60–90 kV) eine annähernd identische Schwärzung erzielt. Die Bildqualität der Simultantomogramme ist wegen der relativ hohen Streustrahlenanteile und der zunehmenden Unschärfe in den tieferen Schichten den Einzeltomogrammen unterlegen.

Empfohlene Literatur

Swart B, Dingendorf W, Kappe HD (1969) Grundsätze der tomographischen Praxis. In: Der Radiologe. Springer, Berlin Heidelberg New York

6.2 Computertomographie (CT)

Die Computertomographie ist ein nichtinvasives *röntgenologisches Schichtaufnahmeverfahren*, das zum Bildaufbau einen Computer (digitale Bildverarbeitung) einsetzt.

Ein Computertomograph besteht aus einer *Aufnahmeeinheit mit Rechner*. Das Aufnahmegerät (Gantry) hat eine zentrale kreisrunde Öffnung für den Patienten. In der Gantry sind eine rotierende Hochleistungsdrehanodenröhre und ein kreisförmig angeordneter feststehender oder mitrotierender Meßfühlersatz (Detektoren) untergebracht. In den CT-Systemen sind zwei Detektorenarten gebräuchlich: 1. Kristall- oder Festkörperdetektoren, die wie beim Eingangsschirm eines Röntgenbildverstärkers die einfallenden Röntgenquanten in Licht umwandeln. Dieses Licht wird über Fotohalbleiter oder lichtempfindliche Fotomultiplier in elektrische Signale umgesetzt. 2. Edelgasdetektoren funktionieren nach dem Prinzip einer Ionisationskammer, die Röntgenstrahlung in elektrische Signale umwandelt. Der dünne, gefächerte Röntgenstrahl (Fanbeam) rotiert um den Patienten und trifft nach der Durchstrahlung des Patienten auf die Detektoren, die die durch den Patienten geschwächte Strahlung für ca. 360 Projektionen abfragen und in einem Analog-Digital-Wandler in elektrische Signale umsetzen. Durch die Rotation der Röhre werden aus jeweils leicht verändertem Winkel entsprechend der unterschiedlichen Strahlenabsorption der verschiedenen Körpergewebe Schwächungswerte ermittelt. Aus vielen Intensitäts- bzw. Schwächungsprofilen (Projektionen) rekonstruiert der Rechner ein digitales Röntgenbild, das als ein aus 512 · 512 oder 1024 · 1024 Pixeln (Bildpunkte) zusammengesetztes Körperquerschnittsbild auf dem Monitor erscheint.

Die Maßeinheit zur Bestimmung der unterschiedlichen Strahlenabsorption oder Dichte (Densität) von Organen und Gewebestrukturen wird in *Hounsfild-Einheiten* (HE) angegeben. In der Hounsfield-Skala entspricht der Schwächungswert -1000 = Luft, ± 0 = Wasser und $+1000$ = kompakter Knochen (Abb. 6.2). Aus der Schwächungsskala können diagnostisch relevante Graustufenbereiche mit Hilfe der „Fenstertechnik" herausgegriffen werden. Bei einem „engen Fenster" wird ein kleiner Dichtebereich in Graustufen wiedergegeben. Das bedeutet hohe Dichteauflösung im eingestellten Bereich. Umgekehrt wird bei einem „weiten Fenster" ein großer Bereich von Schwächungswerten abgebildet mit entsprechend geringer Dichteauflösung (Abb. 6.3 a,b).

Der *Vorteil* eines Computertomogramms besteht darin, daß es – im Gegensatz zum klassischen Tomogramm – *überlagerungsfreie* und scharfe *Bilder* liefert (Abb. 6.4), da nur die durchstrahlte Schicht zum Bildaufbau beiträgt und dort, wo ein bestimmtes Detail abgebildet ist, kein anderes sein kann. Dieses Ausschalten gegenseitiger Störungen von Objektdetails bei der Bilddarstellung ist ein wesentlicher Grund dafür, daß auch Details mit geringen Kontrastunterschieden durch

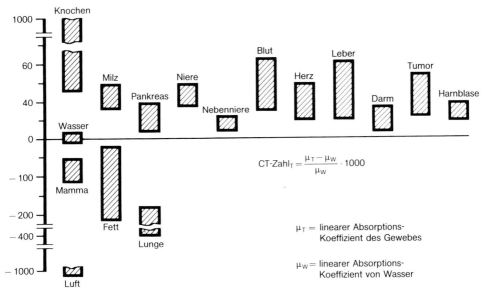

6.2 Absorptionswerte in Hounsfield-Einheiten (HE) von gesunden Organen und Tumorgewebe. Man erkennt, daß sich die Schwächungswerte (HE) häufig überschneiden. Eine Gewebedifferenzierung ist daher nicht immer möglich. (Aus Schinz 1987)

$$\text{CT-Zahl}_T = \frac{\mu_T - \mu_W}{\mu_W} \cdot 1000$$

μ_T = linearer Absorptions-Koeffizient des Gewebes

μ_W = linearer Absorptions-Koeffizient von Wasser

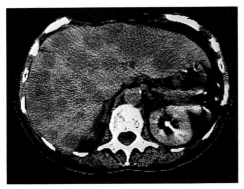
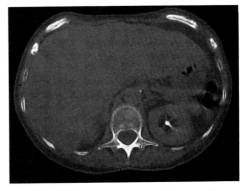

6.3 a, b Fenstertechnik. a „Enges Fenster" mit hoher Dichteauflösung im Leberbereich. Gute Erkennbarkeit der gegenüber dem Lebergewebe gering hypodensen Lebermetastasen

b „Weites Fenster" mit geringer Dichteauflösung im Bereich der Lebermetastasen. Gute Erkennbarkeit der Knochenstrukturen der Wirbelkörper und Rippen

Kontrastanhebungen, nämlich durch „Herausfenstern" kleiner Graustufenbereiche im CT-Bild sichtbar gemacht werden können.

Nachteile: Metalldichte Fremdkörper und Implantate (Gelenkendoprothesen) verursachen störende, die Diagnostik einschränkende Bildverfälschungen (Artefakte).

Indikationen

Durch die überlagerungsfreie Darstellung von Organen, Weichteilen, Gefäßen und Knochen ergibt sich ein nahezu unbegrenztes Indikationsspektrum, insbesondere für die Diagnostik entzündlicher und tumoröser Erkrankungen und ihrer Ausdehnung sowie

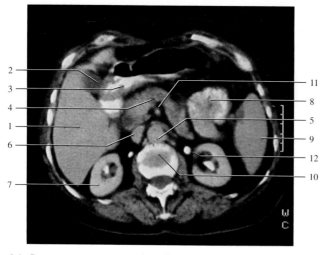

1 Leber
2 Gallenblase
3 Kontrastmittelgefüllter Magen
4 Pankreas
5 Aorta
6 V. cava superior
7 Niere
8 Kontrastmittelgefüllter Dünndarm
9 Milz
10 Wirbelkörper
11 A. mesenterica superior
12 Ureter (Harnleiter)

6.4 Computertomogramm des Oberbauchs nach oraler Kontrastmittelgabe und nach i.v.-Kontrastmittel-Injektion

für die Diagnostik von Blutungen. Dies gilt für alle Körperabschnitte. Eines der wichtigsten Einsatzgebiete für die CT ist die Schädel-Hirn-Diagnostik. Die Schädel-CT hat zahlreiche invasive und risikoreiche Untersuchungsverfahren weitgehend ersetzt (z. B. Pneumoenzephalographie). Für die Bestrahlungsplanung und für die Tumornachsorge ist die CT zur Routinemethode geworden.

Durchführung der Untersuchung

Zur CT-Geräteausstattung gehört ein Patientenlagerungstisch, der rechnergesteuert schrittweise bewegt wird, ein Bedienpult mit Auswerteeinheit und Sichtgerät (Monitor) sowie ein Bildspeicher.
Zur topographischen Orientierung und Festlegung der zu untersuchenden Körperregion werden bei feststehender Röntgenröhre und feststehendem Detektorkranz durch kontinuierlichen Vorschub des Patienten in der Gantry frontale oder sagittale, *digitale Übersichtsaufnahmen* (Topogramm, Scanogramm, Scoutview) erstellt. Die hinter dem Patienten entstehenden Röntgenstrahlenreliefs werden vom Detektor aufgenommen und im Rechner zeilenweise zu einem Röntgenbild klassischer Art zusammengesetzt (diese Art Aufnahme ist aufgrund des schmalen Primärstrahlenfächers extrem streustrahlenarm und deshalb von hohem Primärkontrast),
Softwareprogramme ermöglichen und kontrollieren den (automatischen) schrittweisen Ablauf der gewünschten Untersuchung sowie die Datenverarbeitung zur Rekonstruktion der Querschnittsbilder. Außer den *typischen transversalen oder axialen Schichten (Scan)* lassen sich aus mehreren aufeinanderfolgenden Transversalschichten von 1–12 mm Schichtdicke Tomogramme in beliebigen Ebenen rekonstruieren (z. B. Sekundärschnitte in Longitudinal-, Sagittal- und Frontalebene). Bei entsprechender Lagerung des Patienten können vom Schädel auch direkte koronale und sagittale Schnittbilder hergestellt werden.
Um die für die Schädel-CT üblichen, parallel zur kanthomeatalen Ebene [Verbindungslinie vom äußeren Augenlidwinkel (Kanthus) zur Mitte des äußeren Gehörgangs (Meatus acusticus externus)] verlaufenden Schnittbilder zu erhalten, läßt sich die Gantry – und damit der Strahleneinfallwinkel – „kippen". Ebenso wird bei Bandscheibenuntersuchungen verfahren, wenn band-

scheibenparallele Schnittebenen gewünscht werden. Die *Seitenbezeichnung* der Querschnittbilder erfolgt bei Untersuchungen des Rumpfs und der Extremitäten, als ob man den Körperquerschnitt von unten betrachtet (rechts im Bild ist die linke Körperseite). Die Schnittbilder des Schädels dagegen werden von oben betrachtet (rechts im Bild ist die rechte Schädelseite).

In den Softwareprogrammen sind weitere Funktionen enthalten, z. B. Distanz und Flächenberechnung, rekonstruktive und geometrische Vergrößerungen (Zoom), Histogramme (Verteilungskurven von Absorptionswerten), Dichteprofile, dreidimensionale Rekonstruktionen (3D-Bilder), Zwei- und Mehr-Fenstertechnik u.a.

Die *Dokumentation* von CT-Bildern erfolgt photographisch über eine Multiformatkamera oder mit Hilfe der Lasertechnik auf Blattfilme (Hardcopy). Andere Speichermedien sind Magnetbänder mit langer Zugriffszeit und Floppy-Discs mit kleiner Speicherkapität aber relativ kurzer Zugriffszeit. Über ein Sichtgerät lassen sich die gespeicherten Daten vom Magnetband oder einer Floppy-Disc abrufen und nachverarbeiten. Zukünftige Speichermöglichkeiten sind optische Speicher. Sie gewährleisten einen schnellen Zugriff und eine hohe Speicherkapazität.

Kontrastmittelanwendung

In der Abdominaldiagnostik kommt zur Markierung des Gastrointestinaltrakts mit dem Ziel der besseren Abgrenzbarkeit von Darmschlingen gegenüber tumorösen oder entzündlichen Raumforderungen oder Lymphomen die *perorale Kontrastmittelfüllung des Gastrointestinaltrakts* mit einem verdünnten, wasserlöslichen, jodhaltigen Röntgenkontrastmittel (15–30 ml Gastrografin oder Peritrast auf 1 l Wasser) zur Anwendung. Das Kontrastmittel/Wassergemisch wird ca. 30 min bei Untersuchungen des Oberbauchs, insbesondere des Pankreas und bis 2 h vor der Untersuchung für die Diagnostik des kleinen Beckens verabreicht.

Die *intravenöse* Applikation eines *nierengängigen jodhaltigen Kontrastmittels* bewirkt eine im normalen und pathologischen Gewebe unterschiedliche Dichteanhebung (Enhancement). Im Bereich des Körperstamms dient das i.v.-KM zum Nachweis der Durchblutung, zur Gefäßmarkierung oder zur Differenzierung mehr oder weniger durchbluteter Organe oder Tumoren. Manchmal wird der Nachweis pathologischer Prozesse erst durch die Kontrastmittelverabreichung ermöglicht. Am Hirn wird mit der i.v.-KM-Gabe eine Störung der Blut-Liquor-Schranke aufgezeigt.

Die *Sequenz- oder dynamische CT* (rasche Scan-Folge in *einer* definierten Schichtebene) erlaubt bei bolusartiger Kontrastmittelinjektion aus der Anflutung und Ausschwemmung des Kontrastmittels funktionelle Aussagen.

Strahlenbelastung

Bei den heutigen Computertomographen beträgt die Strahlenbelastung für die untersuchte Körperschicht 10–20 mGy (1–2 rad). Der Streustrahlenanteil ist wegen des eng gebündelten Röntgenstrahls gering, so daß bei lückenlosen Schichten eine Volumendosis von 20 mGy im Untersuchungsbereich nicht überschritten wird. Die Strahlenexposition einer CT-Untersuchung mit Erfassung eines Körperbereichs durch aneinander anschließende CT-Schichten entspricht etwa 4–8 konventionellen Aufnahmen des gleichen Körperbereichs. Die Gonadenbelastung wird durch die untersuchte Körperregion bestimmt und entspricht den oben genannten Werten, wenn die Gonaden in der untersuchten Schicht liegen. Sie wird um so geringer, je entfernter tomographiert wird. So beträgt die Gonadenbelastung bei Schädelcomputertomographien ohne Gonadenschutz nur noch 0,001–0,05 mGy (0,1–0,5 mrad).

Alternative Untersuchungsmethoden

In der Bauchdiagnostik ist die Ultraschalluntersuchung das primäre Untersuchungsverfahren. Zunehmende Bedeutung gewinnt die Kernspintomographie.

Empfohlene Literatur

Farkas M (1986) Querschnittanatomie zur Computertomographie. Springer, Berlin Heidelberg New York

Hübner K-H (1985) Computertomographie des Körperstammes. Thieme, Stuttgart

Linke G, Pfeiler M (1987) Grundlagen und Verfahren der Röntgencomputertomographie. In: Schinz HR (1987) Radiologische Diagnostik. In Klinik und Praxis. (Hrsg Frommhold W, Dihlmann W, Stender H St, Thurn P) Bd I/1: Allgemeine Grundlagen der radiologischen Diagnostik – Spezielle radiologische Diagnostik: Hals, Mediastinum, Zwerchfell, Mamma, kindlicher Thorax. 7. Aufl. Thieme, Stuttgart

6.3 Digitale Radiographie

Die digitale Bildgebung ist in der Computertomographie, digitalen Subtraktionsangiographie (DSA), modernen Sonographie, Nuklearmedizin und in der Kernspintomographie zur Selbstverständlichkeit geworden. Weil die Bildinformationen als Zahlenwert vorliegen, ist eine rechnerische Nachverarbeitung in Form von Subtraktion, Fensterung, Filter mit Kontrast- und Kantenanhebung u.a. möglich.

Der Vorteil besteht darin, das Bild optimal auf die jeweilige Fragestellung durch Nachverarbeitung anpassen zu können. Außerdem lassen sich digitale Bilder verlustfrei und beliebig oft kopieren, auf Datenträgern (Laser- oder optische Platte) mit schnellem Zugriff archivieren und über moderne Kommunikationssysteme schnell übermitteln.

Digitale Lumineszenz- oder Projektionsradiographie

Um die Vorteile der digitalen Bildgebung in der konventionellen Film-Folien-Radiographie anwenden zu können, wurde die digitale Lumineszenzradiographie oder Speicherleuchtstoffolienradiographie entwickelt. Statt einer Film-Folien-Kombination enthält die Kassette eine wiederverwendbare

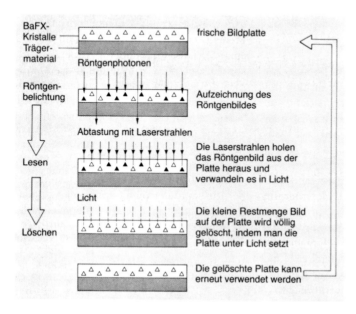

6.5 Digitale Lumineszenzradiographie: Funktionszyklus der Bildspeicherplatte. (Aus Richter 1987)

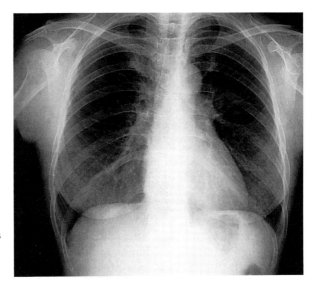

6.6a Konventionelle Aufnahme eines Thorax mit besserer Darstellung der mediastinalen Strukturen im digitalen Bild

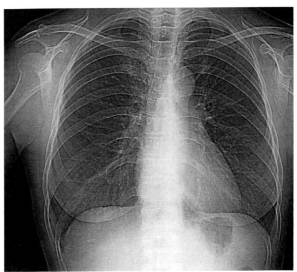

6.6b Digitale Aufnahme

Bildplatte, die sogenannte Speicherleuchtstoffolie. Die Folie ist im äußeren Aufbau einer herkömmlichen Verstärkerfolie gleich. Der Leuchtstoff besteht aus europiumdotierten Bariumsalzkristallen (BaF: Eu). Auf die Speicherleuchtstoffschicht auftreffende Röntgenstrahlen versetzen die Elektronen im Kristallgitter in einen höheren Energiezustand, in dem sie zunächst verbleiben. (Die Elektronen werden an den Elektronenhaftstellen („energy traps") im Kristallgitter festgehalten). Das auf diese Weise gespeicherte latente Bild oder Ladungsbild wird mit einem roten Laserlicht (Laser-Bild-Leseeinheit) zeilenförmig abgetastet. Der Laserstrahl bewirkt eine Freisetzung der gespeicherten Energie als blaues Lumineszenzlicht, das von einem Detektorsystem aufgenommen, digitalisiert und dem Bildprozeßrechner zugeführt wird.

Eine Laser-Bild-Aufzeichnungseinheit (Laser-Imager) schreibt die Bilddaten direkt auf

einen Blattfilm (Hardcopy), der in einer Entwicklungsmaschine verarbeitet wird. Der „laser-imager" ersetzt eine spezielle Ausführungsform der Multiformatkamera. Das Bild wird nicht von einem in das Kamerasystem integrierten Fernsehsichtgerät auf den Film übertragen, sondern von einem zeilenförmig über den Film laufenden Laserstrahl auf diesen aufbelichtet (Abb. 6.5).
Durch intensive Lichtbestrahlung wird die Halbleiterplatte regeneriert und ist wieder einsetzbar.
Ein *Vorteil* der *digitalen Lumineszenz- oder Projektionsradiographie* besteht – wie bei allen digitalen Bildverfahren einschließlich der digitalen Bildverstärkerradiographie und digitalen Subtraktionsangiographie (DSA) – darin, daß ohne Änderung der klassischen Röntgentechnik mittels geeigneter Fenster- und Filtertechniken und nachträglicher Kanten- und Kontrastanhebung („post-processing") der Bildumfang und damit der Informationsgehalt des Röntgenbilds bei hoher Bildqualität und unter Reduktion der Strahlendosis erheblich verbessert wird. So können auf Extremitätenaufnahmen sowohl Knochen als auch Weichteilstrukturen oder auf *einer* Thoraxaufnahme Lungen- und Mediastinalstrukturen gut dargestellt werden. (Abb. 6.6a, b). Ein weiterer entscheidender Vorteil ist der große Dynamikbereich des Verfahrens, d.h. seine Sicherheit gegen Über- und Unterbelichtung. Eine geringere als die von den Film-Folien-Systemen gewohnte Bilddosis führt nicht zu einem unterbelichteten, sondern zu einem Bild normaler Grauwertverteilung mit einem allerdings (der geringeren Dosis entsprechend) höheren Quantenrauschen. Bei Problemaufnahmen, z. B. Bett-Aufnahmen auf Intensivstationen, liefert das Verfahren stets, d.h. ohne Wiederholungsaufnahmen, brauchbare Bilder. Es sei jedoch darauf hingewiesen, daß auch ein solches Verfahren Verstöße gegen die Grundlagen der Aufnahmetechnik nicht kompensiert, z. B. können Abschattungseffekte durch Dezentrierung des Streustrahlenrasters nicht ausgeglichen werden.

Da sich das Röntgenbild digital-elektronisch speichern läßt, ist das System im Grundsatz mit modernen Bildarchivierungs- und Kommunikationssystemen kompatibel.

Empfohlene Literatur

Richter D (1987) Digitale Radiographie. In: Schinz HR (1987) Radiologische Diagnostik. In Klinik und Praxis. (Hrsg Frommhold W, Dihlmann W, Stender H St, Thurn P) Bd I/1: Allgemeine Grundlagen der radiologischen Diagnostik – Spezielle radiologische Diagnostik: Hals, Mediastinum, Zwerchfell, Mamma, kindlicher Thorax. 7. Aufl. Thieme, Stuttgart

6.4 Ultraschalldiagnostik

Die *Sonographie* ist ein nichtinvasives, bildgebendes Untersuchungsverfahren, das Schallwellen einsetzt.
Ein hochfrequentes elektrisches Wechselfeld bewirkt an einem sog. Piezokristall die Aussendung von Ultraschallwellen in einem Frequenzbereich zwischen 20 KHz und 1000 MHz. In der Ultraschalldiagnostik kommen Frequenzen von 1 MHz–20 MHz zur Anwendung. Die als Echos reflektierten Schallwellen werden im Schallkopf (piezoelektrischer Kristall) in Elektronenstrahlen umgewandelt, verstärkt und auf einem Monitor als Kurve oder Lichtpunkte sichtbar gemacht. Der Schallkopf dient als Schallerzeuger und Schallempfänger. Die gerichteten oder gebündelten (fokussierten) Ultraschallimpulse werden über ein Koppelungsmedium (Gel oder Öl) durch die Haut in den Körper eingestrahlt. Die Schallwellen pflanzen sich im Gewebe fort, wobei es an der Grenzfläche zwischen zwei Medien unterschiedlichen Schallwellenwiderstands (akustische Impedanz), d.h. unterschiedlicher physikalischer Dichte zu Veränderungen der Schallwellen kommt. Die *Reflexion* ist die wichtigste diagnostische Eigenschaft des Ultraschalls: Bei senkrechtem Auftreffen einer Schallwelle auf eine akustische Grenzfläche

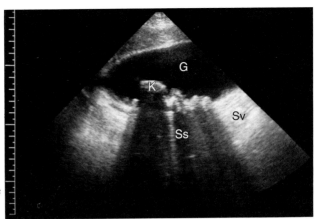

6.7 Gallenblase mit Steinen
G   Gallenblase
K   Konkremente (Gallensteine)
Ss Schallschatten hinten den Konkrementen in der Gallenblase
Sv Schallverstärkung hinter der Gallenblase

wird ein Teil der Schallintensität als Echo reflektiert, der übrige Anteil zu tiefergelegenen Grenzflächen weitergeleitet. Bei einer Schallgeschwindigkeit im menschlichen Weichteilgewebe zwischen 1400 und 1570 m/s sind die Impedanzsprünge zwischen den meisten Geweben nicht sehr hoch, so daß ausreichend Schallenergie in die tieferen Gewebsschichten dringen kann und zur Darstellung tiefergelegener Grenzflächen zur Verfügung steht. Die Reflexion ist also um so geringer, je geringer die Dichtedifferenz benachbarter Gewebe ist. Eine totale Reflexion tritt bei einem sehr hohen Impedanzsprung z. B. zwischen Wasser oder Weichteilen und Luft auf. Aus diesem Grunde sind lufthaltige oder luftüberlagerte Organe mit Ultraschall nicht untersuchbar. Deshalb muß auch der Schallkopf mit Hilfe von Kontaktgel luftfrei an die Haut angekoppelt werden.

Da die meisten akustischen Grenzflächen nicht glatt sind, tritt eine diffuse Reflexion bzw. *Streuung* auf. An den Rändern eines im Schallstrahl gelegenen Hindernisses werden die Schallwellen in den Schatten des Schallbündels *gebeugt*. Bei schrägem Auftreffen einer Schallwelle auf eine akustische Grenzfläche wird die Schallwelle z. T. reflektiert, zum anderen beim Übertritt in das neue Medium *gebrochen*. Ein Teil der Schallwellen wird von der Materie *absorbiert* und in Wärme umgewandelt. Konkremente (Gallen- und Nierensteine), Verkalkungen und Knochen bewirken eine hohe Schallabsorption, so daß dahinter keine Schallwellen mehr nachweisbar sind. Es entsteht ein *„Schallschatten"* (Abb. 6.7). Reine Flüssigkeiten werden ohne Intensitätsverlust von Schallwellen durchlaufen. Sie sind *echofrei*, da sie keine reflektierenden Grenzflächen enthalten. Grenzflächen hinter Flüssigkeit reflektieren intensiver als Grenzflächen in der Umgebung. Diese sog. dorsale *Schallverstärkung* (Abb. 6.7) wird als diagnostisches Kriterium, z. B. für Zysten, herangezogen. Organe und Gewebe werden nach ihrer akustischen Kontur und Struktur (Echogenität) beurteilt: Tumoren können im Vergleich zum umgebenden Gewebe vermehrt echogen (hyperreflexibel) oder vermindert echogen (hyporeflexibel) sein.

Das physikalische Prinzip der Schallausdehnung im Gewebe und deren Reflexion an akustischen Grenzflächen kommt in verschiedenen diagnostischen Verfahren zur Anwendung:

B-Bild

In der medizinischen Diagnostik ist das helligkeitsmodulierte *B-Bild* („brightness" = Helligkeit) *am weitesten verbreitet*. Ein Rechner ermittelt aus den Schallechos eine zweidimensionale flächenhafte Darstellung

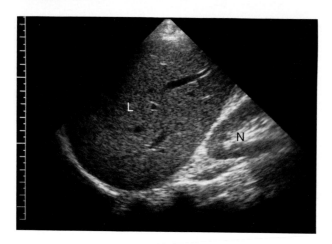

6.8 Sonographie der Leber von interkostal
L Leber mit Lebervenen
N rechte Niere

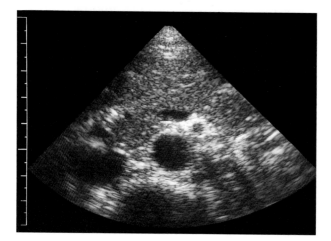

6.9a Ultraschall. Typisches Querschnittbild des Oberbauches

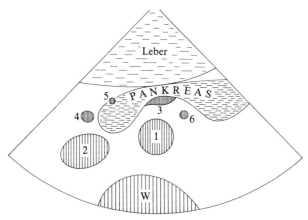

6.9b Ultraschall. Skizze
1 Aorta
2 V. cava
3 V. lienalis
4 Ductus choledochus
5 A. hepatica
6 A. mesenterica superior
W Wirbelsäule

510 Spezielle bildgebende Verfahren

der akustischen Grenzflächen. Entsprechend ihrer Echointensität erhalten die akustischen Grenzflächen Grauwerte, so daß ein grauwertabgestuftes („gray-scale") Bild entsteht, dessen Tiefenausdehnung durch die Ultraschallfrequenz gegeben ist. Moderne Geräte verfügen über zahlreiche Regler, um im Nah- und Fernfeld eine optimale Bildwiedergabe mit hohem Auflösungsvermögen zu gewährleisten (Abb. 6.8 und 6.9 a, b).

Mit Hilfe der elektronischen Datenverarbeitung lassen sich 40–50 Bilder/s herstellen, was die Beurteilung dynamischer Vorgänge wie Herzaktionen, Gefäßpulsationen und Kindesbewegungen im Uterus (Echtzeit- oder Real-time-Verfahren) erlaubt.

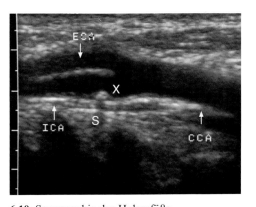

6.10 Sonographie der Halsgefäße
CCA A. carotis communis
ICA A. carotis interna
ECA A. carotis externa
X Plaquesförmige Wandverkalkung mit Schallschatten (*S*)

Dopplersonographie

Bei der Ultraschall-Doppler-Methode (benannt nach dem Doppler-Effekt, dem auch die Geschwindigkeitsmessungen von Autos mit Radarwellen zugrundeliegen) handelt es sich um Strömungsmessungen in Gefäßen und im Herzen. Die Frequenzverschiebung, die sich aufgrund der von den Erythrozyten reflektierten Echos in Abhängigkeit von der Strömungsgeschwindigkeit ergeben, werden elektronisch hörbar gemacht und als Kurven registriert.

Duplexsonographie

Als Duplexsonographie wird die akustische *und* bildmäßige Wiedergabe der Strömungskurve über dem untersuchten Gefäßabschnitt bezeichnet (Abb. 6.10).
Eine Weiterentwicklung der Duplexsonographie stellt die *Farbkodierung* des Blutstroms im Real-time-Bild dar. So läßt sich Der Blutstrom vom Schallkopf weg oder auf den Schallkopf zu mit verschiedenen Farben markieren. Verschiedene Farbintensitäten lassen rasch eine Änderung der Hämodynamik erkennen und erleichtern die Diagnostik pathologischer Gefäßprozesse.

Schallköpfe

Linearschallkopf oder Linear-array-Schallkopf

Die in Reihe (linear) nebeneinander angeordneten Schwingquarze werden zur Fokussierung des Schallbündels nacheinander oder in Gruppen mit der Hochfrequenz angesteuert. Auf diese Weise wandert das Schallbündel parallel über die Schnittfläche, ohne daß der Applikator mechanisch bewegt wird. Das Ergebnis ist ein rechteckiges Bild (Abb. 6.10).

Mechanischer Sektorscanner

Durch Rotation oder Vibration eines Schwingquarzes um die eigene Achse entsteht ein sektorförmiges, an der Körperoberfläche schmales, zur Tiefe hin breiter werdendes Bild (Abb. 6.7, 6.8 und 6.9 a, b).

Elektronischer Sektorscanner oder „phased array"

Elektronisch gesteuerter Sektorschallkopf, in dem die einzelnen Schwingquarze in linearer Anordnung phasenverschoben erregt werden. Darüber hinaus gibt es die sog. „curved array" und Trapezscanner, die ein trapezförmiges Bild ergeben.

Da die Eindringtiefe des Schalls von der Frequenz abhängig ist, kann der Körper mit einer Frequenz von 2,5–3,5 MHz bis zu einer Tiefe von maximal 24 cm ausgelotet werden. Höherfrequente Schallköpfe sind klein und für Untersuchungen von hautnahen Gewebestrukturen und Gefäßen geeignet. So werden z. B. Schilddrüse und oberflächliche Gefäße mit 3–5 cm langen linearen Schallköpfen mit einer Frequenz von 5–10 MHz untersucht. Die Eindringtiefe liegt bei den hochfrequenten Schallköpfen bei 3–5 cm.

Mit speziellen Vaginal- oder Rektalsonden lassen sich Rektum und Prostata sehr gut darstellen (endoluminale Sonographie).

Vorteil der Sonographie

Der Vorteil der Ultraschalluntersuchung, insbesondere der dynamischen Real-time-Technik – gegenüber der Computertomographie mit fast ausschließlich axialer Schnittführung – besteht darin, daß durch die dynamische Untersuchung mit beliebiger Schnittführung (Längs-, Quer- und Schrägschnitte) die topographische Zuordnung erleichtert wird. In der Unfalldiagnostik und auf Intensivstationen als Bedside-Methode ist die Sonographie als einfache, nicht belastende und zeitlich wenig aufwendige, reproduzierbare Untersuchungsmethode besonders geeignet.

Indikationen

Die Sonographie umfaßt die Untersuchung der Bauchorgane wie Leber, Gallenblase, Pankreas und Milz, Lymphknoten, Gefäße aber auch Darm, Retroperitonealraum mit Nieren, Nebennieren, Harnleiter, Harnblase, weiblichen und männlichen Geschlechtsorganen. Die Schwangerschaftsdiagnostik mit Schwangerschaftsnachweis, Bestimmung der Lage und Größe sowie des Alters des Feten und Erkennung von Mehrlingsschwangerschaften und Mißbildungen ist eine Domäne des Ultraschalls geworden. Bei Neugeborenen besteht die Möglichkeit, durch die Fontanellen Seitenventrikel und Gehirn zu untersuchen.

Am Herzen kommt die *Echokardiographie* zur Erkennung von Herzwand- und Klappenerkrankungen zur Anwendung.

Als Weichteilsonographie oder Small-parts-Sonographie wird die Sonographie der Schilddrüse und der Mamma (als ergänzende Methode zur Schilddrüsenszintigraphie und Mammographie), die Muskel- und Gelenksonographie (z. B. Früherkennung von Hüftluxationen im Säuglingsalter) und Hodensonographie bezeichnet.

Die *Duplexsonographie* wird zur Erkennung von Stenosen und Verschlüssen der Arterien und Venen im Bauch-, Bein- und Halsbereich eingesetzt.

Kontraindikationen

Kontraindikationen und Risiken sind nicht bekannt.

Vorbereitung des Patienten

Zur Abdomensonographie, insbesondere zur Untersuchung der Gallenblase und des Pankreas sollte der Patient nüchtern sein. Da die Luft im Darm die Schallwellen total reflektiert und die Untersuchungsbedingungen einschränkt, ist eine medikamentöse Vorbereitung gegen Meteorismus (Blähbauch) hilfreich. Untersuchungen im kleinen Becken werden mit gefüllter Harnblase (Patienten vor der Untersuchung ca. 1 l Tee oder Wasser trinken lassen) durchgeführt. Die volle Harnblase verdrängt zum einen den Dünndarm aus dem Becken, zum anderen dient die Flüssigkeit in der Blase als „Schallfenster".

Durchführung der Untersuchung

Der Schallkopf wird in geeigneter Schnittführung (Längs-, Quer- und Schrägschnitte) und unter Verwendung eines Kontaktgels langsam über die zu untersuchenden Organe bewegt. Diagnostisch bedeutsame Schnittbilder werden auf dem Bildschirm festgehalten und photographisch dokumentiert. Die gebräuchlichen Dokumentationsverfahren sind Multiformattechnik, Polaroid-Technik und Video-print-Verfahren. Die neuen Laserdrucker sind den bisherigen Dokumentationsverfahren zwar überlegen aber kostspielig.

Ultraschallgestützte Punktionen

Die ultraschallgesteuerte *Feinnadelpunktion* kann mit Hilfe eines speziellen *Punktionsschallkopfs* mit zentraler Bohrung oder seitlicher Führungsrinne für die Feinnadel (Durchmesser unter 1 mm) unter direkter sonographischer Kontrolle zur histo- oder zytopathologischen Diagnostik durchgeführt werden. Mit starklumigen Nadeln oder speziellen Drainagesets sind Zysten- und Abszeßpunktionen bzw. Drainagen möglich. Die meisten Punktionen lassen sich ohne speziellen Punktionskopf durchführen: Eine Person hält den Ultraschallkopf, die andere punktiert.

Alternative Untersuchungsmethoden

Als nicht invasives, kostengünstiges und beliebig wiederholbares Untersuchungsverfahren ohne Anwendung ionisierender Strahlung wird die Sonographie vor der Computertomographie und Kernspintomographie und vor invasiven Untersuchungsmethoden wie Angiographie in der Gefäßdiagnostik oder Arthrographie, Arthrocomputertomographie oder Arthroskopie in der Gelenkdiagnostik eingesetzt.

Empfohlene Literatur

Koischwitz D, Frommhold H (1987) Grundlagen und Verfahren der Sonographie. In: Schinz HR (1987) Radiologische Diagnostik. In Klinik und Praxis. (Hrsg Frommhold W, Dihlmann W, Stender H St, Thurn P) Bd I/1: Allgemeine Grundlagen der radiologischen Diagnostik – Spezielle radiologische Diagnostik: Hals, Mediastinum, Zwerchfell, Mamma, kindlicher Thorax. 7. Aufl. Thieme, Stuttgart

6.5 Kernspintomographie (KST)

Auch:
Nuclear *m*agnetic Resonance = *NMR*
*M*agnetic Resonance = *MR*
*M*agnetic Resonance Tomographie = *MRT*
*M*agnetic Resonance *I*maging = *MRI*
Kernspintomogramme sind *Protonendichtebilder*.

Das nichtinvasive Diagnoseverfahren macht sich die von Purcell und Bloch 1943 entdeckte physikalische Eigenschaft der Protonen (positiv geladene Teile im Atomkern) zunutze, die sich in einem äußeren Magnetfeld hoher Feldstärke (0,5–2 T) wie Kompaßnadeln ausrichten und dabei eine Kreiselbewegung (Kernspin) mit einer festen Frequenz (Präzessionsfrequenz) durchführen. Durch einen senkrecht zum Feldlinienverlauf eingestrahlten Hochfrequenzimpuls wird die Kreiselbewegung gestört und die Protonen zur Kernspinresonanz angeregt. Nach Abschalten des Hochfrequenzimpulses kehren die Protonen in ihre Ausgangsposition zurück und erzeugen ein elektrisches Signal, das von Empfängerspulen aufgenommen wird. Das Signal ist von der Protonendichte und den Abklingzeiten (Relaxationszeit) abhängig. Mit Hilfe eines Prozeßrechners werden *Wasserstoffdichteverteilungen* im Körper (Wasserstoffkerne sind die am häufigsten vorkommenden Protonen) sowie die Verteilung der Relaxationszeiten T_1 und T_2 ermittelt und als Bildrekonstruktion auf einem Monitor dargestellt. Durch die Anwendung zusätzlicher Verfahren

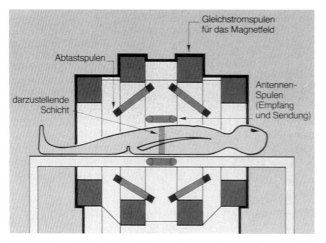

6.11 Schematische Darstellung eines Widerstandsmagneten für MR-Tomographie. Der Patient befindet sich im Zentrum der Gleichstromspulen, die ein homogenes Magnetfeld erzeugen. Mit Hilfe der Gradientenspule läßt sich das statische Magnetfeld geringfügig verformen und erlaubt Schnittbilder in verschiedenen Ebenen. Die Hochfrequenzantennenspulen dienen der Anregung und Messung der Kernspinresonanz

(„aquisition-modes") gelingt es, verschiedene Gewebestrukturen hervorzuheben und damit eine Gewebedifferenzierung zu erzielen. Ein Kernspintomograph besteht aus einem abgeschirmten röhrenförmigen Magneten mit zentraler Öffnung für den Patienten. Bei den Magneten handelt es sich um schwere Permanentmagnete, Widerstandsmagnete oder supraleitende Magnete. Mit letzteren werden magnetische Feldstärken bis 2 und mehr Tesla (1 T = 10^4 Gauss) erreicht. Im inneren dieses statischen und gleichförmigen Magnetfelds befinden sich Gradientenspulen, die zeitweise eingeschaltet werden und eine ortsabhängige Magnetfeldverteilung erzeugen und so das Kernspinresonanzverfahren zu einem bildgebenden Verfahren machen. Der Patient ist in dem tunnelartigen Magneten von ringförmigen Spulen umgeben, die als Hochfrequenzimpulssender und als Empfänger der Kernresonanzsignale dienen. Um ein möglichst hohes Auflösungsvermögen oberflächennaher Gewebe zu erzielen, werden zum Empfang der Resonanzsignale sog. Oberflächenspulen dem zu untersuchenden Körperteil dicht angelegt (Abb. 6.11).

Indikationen

Die Einsatzmöglichkeiten sind nahezu unbegrenzt und in der Diagnostik einiger Erkrankungen (z. B. entzündliche Hirnerkrankungen, multiple Sklerose und Temporallappenepilepsie) ist die Kernspintomographie der Röntgen-Computertomographie überlegen (Abb. 6.12). An der Wirbelsäule, am Wirbelkanal und am Rückenmark geben die artefaktfreien Längsschnittbilder eine klare Übersicht über Lokalisation und Ausdehnung krankhafter Prozesse (Abb. 6.13). Wegen des hohen Gewebekontrasts bei Weichteil-, Knorpel- und Kapselstrukturen und wegen der multiplanaren Bildverarbeitung bietet sich die Methode bei Gelenk- und Wirbelsäulenerkrankungen (z. B. Hüftkopfnekrose und Bandscheibenvorfall) an. In der Knochentumordiagnostik wird die Kernspintomographie ergänzend zur Computertomographie eingesetzt.
Einen hohen diagnostischen Stellenwert nimmt die Kernspintomographie in der Herzdiagnostik und bei bestimmten Gefäßerkrankungen (z. B. Dissektionen und Aortenisthmusstenose) ein. Die Einstufung einer Tumorerkrankung (Staging) der Ge-

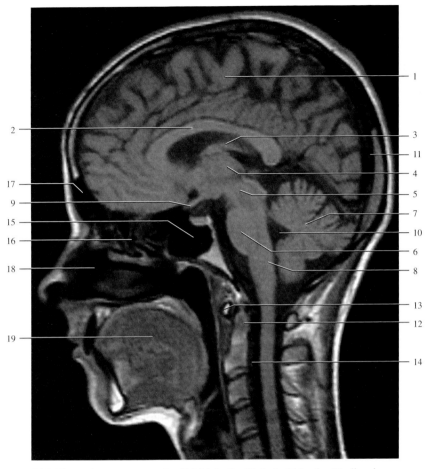

6.12 Kernspintomogramm des Schädels, Sagittalschnitt in der Medianebene

1 Großhirn
2 Balken (Corpus callosum)
3 Gewölbe (Fornix)
4 Zwischenhirn
5 Mittelhirn
6 Brücke (Pons)
7 Kleinhirn
8 Rückenmark (Medulla spinalis)
9 Hypophyse
10 4. Ventrikel
11 Harte Hirnhaut (Dura mater)
12 Dens axis
13 Atlas
14 Liquor cerebrospinalis
15 Keilbeinhöhle
16 Siebbeinzellen
17 Stirnhöhle
18 Nasenhöhle
19 Zunge

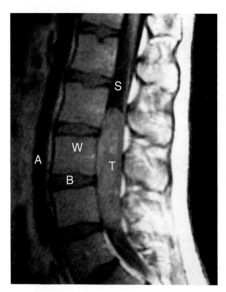

6.13 Kernspintomogramm der Lendenwirbelsäule
A Aorta
W Wirbelkörper
B Bandscheibe
S Spinalkanal mit Liquor
T Tumor im Wirbelkanal

schlechtsorgane gelingt mit der Magnetresonanzmethode sicherer als mit Computertomographie und Sonographie.

Kontraindikationen

Patienten mit Herzschrittmachern, ferromagnetischen Prothesen und metallischen Operationsclips im Körper dürfen nicht untersucht werden. Die Metallteile im Körper können Beschwerden oder Verletzungen verursachen, wenn sie in das Magnetfeld geraten. Biologische Nebenwirkungen sind bei Magnetfeldstärken bis 2 Tesla bisher nicht nachgewiesen worden.

Vorbereitung des Patienten

Metallteile und Checkkarten mit Magnetstreifen müssen unbedingt vor dem Untersuchungsraum abgelegt werden (s. „Komplikationen"). Da die Patienten in dem „Tunnel" mit Knackgeräuschen durch die pulsartigen Gradientenströme häufig Angst haben, ist eine ausführliche Information über Zweck und Art der Untersuchung erforderlich.

Durchführung der Untersuchung

Der Patient wird wie bei der Computertomographie auf einem Untersuchungstisch in den Magnettunnel gefahren. Auf den zu untersuchenden Körperteil werden Oberflächenspulen gelegt, mit denen ein hohes Auflösungsvermögen von oberflächennahen Geweben erzielt wird.

Für eine Messung werden 5–15 min benötigt. In dieser Zeit werden mehrere Dutzend Bilder bei freier Schichtwahl (multiplanare Darstellung) erstellt und wie bei der Computertomographie über Multiformatkamera oder „laser-imager" auf Blattfilme dokumentiert.

Kontrastmittelanwendung

Durch die i.v.-Verabreichung von *paramagnetischem Kontrastmittel* (Gadolinium-Komplexsalze) läßt sich die diagnostische Aussage erhöhen. Die Metallsalze verkürzen aufgrund ihres Paramagnetismus die Relaxationszeiten der Protonen und beeinflussen so die Signalintensität im Magnetresonanztomogramm, ohne selbst Signale zu senden.

Nachteile: Verkalkungen geben keine Signale ab und sind daher nicht sichtbar. Überwachung und Versorgung schwerkranker und schwerverletzter Patienten, die z.B. beatmet werden müssen, ist nur mit Hilfe einer speziellen technischen Ausstattung, die frei von magnetischen Teilen ist, möglich. Das macht die Untersuchung zeit- und kostenintensiv.

Empfohlene Literatur

Buchmann R (1987) Einführung in die MR-Tomographie. In: Schinz HR (1987) Radiologische Diagnostik. In Klinik und Praxis. (Hrsg Frommhold W, Dihlmann W, Stender H St, Thurn P) Bd I/1: Allgemeine Grundlagen der radiologischen Diagnostik – Spezielle radiologische Diagnostik: Hals, Mediastinum, Zwerchfell, Mamma, kindlicher Thorax. 7. Aufl. Thieme, Stuttgart

7 Röntgenkontrastmittel

Kontraste im Röntgenbild beruhen auf der unterschiedlichen Strahlenabsorption der durchstrahlten Materie. Knochen, lufthaltige Lunge und Herz liefern bei Thoraxaufnahmen einen ausreichenden „natürlichen" Kontrast. Andere Organe, z. B. im Abdomen, haben eine zu ähnliche Zusammensetzung (Dichte) und damit zu geringe Absorptionsunterschiede. Sie müssen durch zusätzliche Maßnahmen röntgensichtbar gemacht werden.

Substanzen mit sehr geringer Dichte (Gase), die in Organe oder umgebende Strukturen eingeführt werden und die Absorption vermindern, werden *negative Kontrastmittel* genannt. Substanzen mit großer Röntgendichte enthalten Atome mit höherer Ordnungszahl (Barium oder Jod). Derartige Präparate erhöhen die Röntgenstrahlenabsorption im Körper und werden daher als *positive Kontrastmittel* bezeichnet.

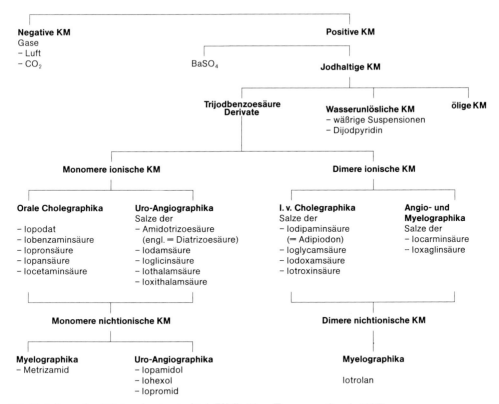

7.1 Einteilung der Röntgenkontrastmittel (KM). (Aus Taenzer u. Speck 1987)

Tabelle 7.1. Übersicht über Kontrastmittelanwendungen. (Nach Taenzer and Speck 1987)

Darstellungs-prinzip	Methode	Kontrastmittel	Dosis [ml]	Jodkonzentration [mg/ml]	Handelspräparat	Besonderheiten/Modifikationen
Lumenfüllung	1. Magen-Darmkanal	$BaSO_4$	150 (–400)	–	"high-density"-Präparate Topcontral	Hypotonie durch Buscopan (20 mg i.v. oder i.m.; Glucagon 1 mg i.v. oder i.m.
		$+CO_2$	Variabel	–	Gastrovison (CO_2-Granulat)	Passagebeschleunigung durch Paspertin,
		Nierengängiges KM	50–100	370	Gastrografin Peritrast	Bei Verdacht auf Perforation, Nahtinsuffizienz
	2. Dünndarmdoppelkontrast (*Sellink*)	$BaSO_4$ + Methylcellulosehaltiges Wasser zum Doppelkontrast	300 verdünnt mit 600 ml H_2O	–	Micropaque etc. Unibaryt	Duodenalsonde
	3. Kolonkontrast	$BaSO_4$ + Luft	200 Variabel	–	Micropaque etc. Unibaryt	Hypotonie
	4. Arthrographie	Nierengängiges KM + Luft	2–10 15–35	300		
	5. Sialographie	Nierengängiges KM	1–3	300		
	6. Fistulographie	Nierengängiges KM	Variabel	300		
	7. Hysterosalpingographie	Nierengängiges KM	5–10	300		
	8. PTC ERCP	Nierengängiges KM Nierengängiges KM	20–40 (10–40)	300	Omnipaque[1], Solutrast[1], Ultravist	Applikation über Chiba-Nadel; Applikation endoskopisch
	9. Retrograde Pyelographie (Zystographie)	Nierengängiges KM	5–10	150	Rayvist[2], Telebrix[2], Urovison R[2]	
	10. Myelographie	Nierengängiges KM	10	200–300	Isovist[1], Solutrast	Jodgehalt wahlweise 200–300 mg Jod/ml
	11. Bronchographie	Suspension			Dionosil, Hytrast	

[1] Nichtionisches Kontrastmittel.   [2] Ionisches Kontrastmittel.

Organfunktion	1. I.v.-Urographie	Nierengängiges KM	50	300	Omnipaque[1], Solutrast[1], Rayvist[2], Telebrix[2], Urovison[2], Urovist[2]	Dehydrierung bei nicht-ionischen Kontrastmitteln nicht notwendig!
	2. Inf.-Urographie	Nierengängiges KM	(250)	150–300		Zweizeitige Applikation
	3. Orale Cholegraphie	Orales Cholegraphikum	3–6 g		Biloptin, Bilibyk u.a.	Maschinelle Applikation vorziehen
	4. I.v.-Cholegraphie	Lebergängiges KM	20–30	180	Biliscopin, Endomirabil	
	5. Inf.-Cholegraphie	Lebergängiges KM	50	300		
Parenchym-anreicherung (Enhancement)	1. Bolusinjektion	Nierengängiges KM	1 ml/kg KG Ggf. mehr	300	Omnipaque[1], Solutrast[1], Ultravist[1], Angiografin[2], Rayvist[2], Telebrix[2]	*Ungezielte* Applikation unmittelbar vor Untersuchung *Gezielte* Scanserie während Bolusinjektion oder ca. 20 min nach Injektion
	2. Infusion		50–125	150–300		
Vasographie	1. Kardioangiographie	Nierengängiges KM	40–60	370	Urografin[2], Omnipaque[1], Solutrast[1], Ultravist[1]	Mischsalze oder nicht-ionische KM
	2. Koronarangiographie	Nierengängiges KM	5–8	370		
	3. Aortographie	Nierengängiges KM	50	300–370		
	4. Selektive abdominale Angiographie	Nierengängiges KM	10–50	300		Dosis nach Ausdehnung des Gefäßgebiets Dosis orientiert am Applikationsort
	5. Extremitätenangiographie	Nierengängiges KM Nichtionisch	10–70	300	Omnipaque[1], Solutrast[1], Ultravist	
	6. Zerebrale Angiographie	Nierengängiges KM Nichtionisch	5–10	300		
	7. Phlebographie	Nierengängiges KM	40–70	200–300	Rayvist[2], Omnipaque[1], Solutrast[1], Ultravist[1]	
	8. I.v.-digitale Subtraktionsangiographie	Nierengängiges Km	20–50 ml Je Bolus	300–370	Omnipaque[1], Solutrast[1], Ultravist[1], Angiografin[2], Rayvist[2], Telebrix[2], Urografin[2]	
	9. I.a.-DSA	Nierengängiges KM	Wie konventionelle Angiographie	75–300	Wie konventionelle Angiographie	Die höhere Empfindlichkeit der Methode erlaubt eine weniger selektive Injektion, weniger Volumen oder eine geringere Jodkonzentration
	10. Lymphographie direkt	Ölig	5–10/Extremität	480	Lipiodol	Intravasale Applikation

Röntgenkontrastmittel 519

Abbildung 7.1 zeigt die Einteilung der Röntgenkontrastmittel bezüglich ihrer chemischen Eigenschaften und ihrer Anwendungsgebiete. Tabelle 7.1 gibt eine Übersicht über die Kontrastmittelanwendungen.

Eigenschaften der kontrastgebenden Substanzen und ihre Anwendung

Gase

Gase sind weniger röntgendicht als Gewebe und Körperflüssigkeiten. Sie eignen sich zur Darstellung größerer Hohlräume. Luft führt zur Darstellung der Lunge und von Magen und Darm. Zur Füllung der *Liquorräume* (Gasmyelographie, Pneumoenzephalographie) wird Luft eingesetzt.
Zur *Doppelkontrastuntersuchung des Magens* wird Kohlendioxid (CO_2) bevorzugt. Es wird nach dem Schlucken eines Granulats oder einer Tablette aus dem Feststoff Natriumbikarbonat ($NaHCO_3$) und einer Säure (Zitronensäure) oder einem sauren Salz freigesetzt. Zur Auflösung von Schaumblasen enthalten die Präparate zusätzlich einen Entschäumer. (Kohlendioxid kann auch zur Vermeidung einer Luftembolie anstelle von Luft für die retrograde Füllung der Harnblase verwendet werden.)

Bariumsulfat

In Form des *unlöslichen* Sulfats kommt *Barium* für die *Magen-Darm-Diagnostik* zum Einsatz. Es ist entweder als Pulver erhältlich und vor Gebrauch frisch anzusetzen (Neobar, Unibar u.a.) oder als flüssige Suspension (z. B Micropaque, Microtrast, Unibaryt flüssig u.a.) und auch mit Kohlendioxidzusatz zur Doppelkontrastdarstellung (Topcontral) erhältlich. Für Darmuntersuchungen sind Suspensionen mit etwa 1 g Bariumsulfat/ml geeignet. Neue „high-density"-(HD)-Präparate sind mit einem Bariumsulfatgehalt von 2,5 g/ml speziellen Bedürfnissen der Doppelkontrastmethode angepaßt.

Jodierte Öle

Jodierte Öle haben als Röntgenkontrastmittel schwerwiegende Nachteile, da sie nur sehr langsam und nach chemischem Abbau ausscheidbar sind. Fremdkörperreaktionen und Embolierisiko sind fast unvermeidlich. In der *Lymphographie* zwingt die rasche Diffusion der wasserlöslichen Kontrastmittel durch die Lymphgefäße zur Verwendung von nicht mit Wasser mischbaren Substanzen. Die Kontrastdichte des Lipiodol-Ultrafluid zur *Lymphographie* ist bei einem Jodgehalt von 480 mg/ml sehr hoch.
Die früher verwendeten ölhaltigen Kontrastmittel zur Myelographie mußten aus dem Liquor wieder abgesaugt werden und haben zu entzündlichen Reaktionen an der Arachnoidea (Rückenmarkshaut) – zu Arachnoiditiden – geführt. Heute sind nur noch wasserlösliche nichtionische KM für die Myelographie im Gebrauch.

Suspensionen jodierter Kontrastmittel

Wäßrige Suspensionen werden noch in der *Bronchographie* angewandt.

Wasserlösliche Kontrastmittel

Die Basissubstanz für die wasserlöslichen Kontrastmittel zur röntgenologischen Darstellung der Gefäße, Körperhöhlen und Organe ist das *Trijodbenzol* (Abb. 7.2). Der trijodierte Benzolring gewährleistet eine hohe Kontrastdichte und geringe Toxizität. Die Positionen 1, 3 und 5 in dem Molekül verbleiben, um durch Einfügen von Seitenketten die physikochemischen und biologischen Eigenschaften in vielfältigster Weise zu beeinflussen.

7.2 Struktur der trijodierten Kontrastmittel

Physikalische und chemische Eigenschaften des wasserlöslichen Kontrastmittels

Jodgehalt: Der Jodgehalt wird in mg/ml angegeben und bestimmt die Röntgenstrahlenabsorption (Dichte).

Löslichkeit: Die *ionischen Kontrastmittel* sind nur als Salz ausreichend wasserlöslich (Meglumin- und Natriumsalze). Die Löslichkeit der Megluminsalze ist in der Regel besser als die der Natriumsalze. In der Urographie ergeben Natriumsalze die besseren Kontraste. In der Kardioangiographie sind reine Natrium- oder Megluminsalze kontraindiziert.
Die Löslichkeit *nichtionischer Kontrastmittel* wird durch hydrophile Gruppen vermittelt.

Viskosität: Die Viskosität ist ein Maß für die Fließfähigkeit der Lösungen. Sie nimmt mit steigender Konzentration und sinkender Temperatur zu. Eine höhere Viskosität erfordert einen höheren Injektionsdruck. Unterschiedliche Kontrastmittel können bei gleichem Jodgehalt und gleicher Temperatur unterschiedlch viskös sein. Damit das KM weniger viskös (zähflüssig) ist, wird es auf Körpertemperatur angewärmt.

Lipophilie und Hydrophilie: Sie bestimmen die allgemeine Verträglichkeit. Leber- bzw. gallengängige Kontrastmittel müssen lipophiler als die nierengängigen Kontrastmittel sein. Kontrastmittel für die Urographie, Angiographie, Computertomographie und Myelographie sollten möglichst wenig lipophil sein. Die elektrische Ladung (Säuregruppen) sowie Sauerstoff und Stickstoffatome in den Seitenketten vermindern die Lipophilie des Trijodbenzols.

Osmolalität: Der osmotische Druck der Kontrastmittellösung wird in mmol/kg Wasser angegeben und ist mehr konzentrations- und weniger temperaturabhängig. Fast alle Kontrastmittel sind gegenüber dem Blut hyperton (hyperosmolar). Hyperosmolare Kontrastmittel entziehen dem Gewebe Wasser.

Durch den hohen osmotischen Druck werden folgende Kontrastmittelnebenwirkungen verursacht: Gefäßschmerzen, Endothelschäden, Blut-Hirn-Schrankenstörung, Thrombose und Thrombophlebitis. Vasodilatation und Blutdruckabfall, Hypervolämie. Bradykardie in der Kardioangiographie. Anstieg des Drucks im Lungenkreislauf.

Niederosmolare, nichtionische Kontrastmittel

Als im Lauf der 60er Jahre deutlich wurde, daß ein großer Teil der Nebenwirkungen der konventionellen Kontrastmittel insbesondere in der Angiographie, weniger chemotoxisch als vielmehr durch den hohen osmotischen Druck der konzentrierten Kontrastmittellösung bedingt war, wurden niederosmolare, nichtionische Kontrastmittel entwickelt.

Der Vorteil der niederosmolaren nichtionischen Kontrastmittel ist, daß sie *seltener* sowohl allgemeine Reaktionen wie Übelkeit und Erbrechen, Urtikaria, Schleimhautschwellungen, Bronchospasmus mit Auswirkungen auf Herz und Kreislauf als auch teilweise lebensbedrohende allergieartige Reaktionen verursachen, so daß der Einsatz der kostspieligeren, nichtionischen Kontrastmittel medizinisch wünschenswert ist. Wegen der verschiedenen Nebenwirkungen ionischer Kontrastmittel sollten bei Kindern, Herzkranken, Kranken mit organischen Schädigungen des zentralen Nevensystems und der Nieren trotz höherer Kosten nichtionische Kontrastmittel geringer Osmolalität verwandt werden.

Kontrastmittel geringer Osmolalität erreichen im Urogramm eine relativ hohe Kontrastdichte und die Ausscheidungsgeschwindigkeit der nichtionischen Kontrastmittel ist deutlich höher als die der ionischen Kontrastmittel.

Die *gute Allgemeinverträglichkeit* der nichtionischen Kontrastmittel beruht auf folgenden Eigenschaften:

Die nichtionischen Kontrastmittel sind wesentlich hydrophiler, enthalten keine elektrischen Ladungen, auch keine Kationen wie Natrium oder Meglumin.

Nierengängige (nephrotrope) Kontrastmittel

Nierengängige Kontrastmittel verteilen sich nach i.v.-Gabe unter physiologischen Bedingungen im Blutplasma und im Interzellularraum und werden in der Niere überwiegend glomerulär filtriert. Die Plasmahalbwertzeit beträgt 1–3 h. Etwa 85% des Kontrastmittels werden über die Nieren ausgeschieden. Den Rest eliminiert der Organismus über das Leber-Galle-System und nur ein kleiner Teil wird über den Darm und die Speicheldrüsen ausgeschieden.

Oral verabreichte nierengängige Kontrastmittel werden nur in sehr geringem Umfang resorbiert.

Da die Kontrastmittel die intakte Blut-Hirn-Schranke nicht passieren können, ist eine Kontrastmittelanreicherung im Hirn in der Computertomographie immer ein Hinweis auf eine gestörte Blut-Hirn-Schranke.

Die nichtionischen niederosmolaren Kontrastmittel für die Myelographie werden resorbiert und über die Nieren ausgeschieden.

i.v.-gallengängige (hepatotrope) Kontrastmittel

Die lebergängigen, jodhaltigen, wasserlöslichen Kontrastmittel werden bis zu 90% an Plasmaalbumin gebunden. Die Bindung an Plasmaprotein und lebereigene Rezeptorproteine bestimmt die biliäre Ausscheidungsrate des Kontrastmittels. Die Ausscheidungsrate ist jedoch durch das Transportmaximum für die Leber, das bei ca. 0,35 mg Jod/min/kg Leber liegt, limitiert, d.h. bei einer Dosiserhöhung über das Transportmaximum hinaus wird das Kontrastmittel über die Nieren ausgeschieden. Auch bei erhöhter Serumbilirubinkonzentration und/oder einer Leberinsuffizienz wird das Kontrastmittel über die Nieren ausgeschieden (heterotrope Ausscheidung). Bei einem Leberschaden versucht man die Minderung der Transportkapazität durch eine zeitlich ausgedehnte Kontrastmittelapplikation in Form einer langsamen oder Langzeitinfusion über Stunden zu nutzen. Auch Medikamente wie orale Antibiotika können die Transportkapazität oder Ausscheidung des Kontrastmittels über die Leber durch kompetitive Eiweißbindung hemmen.

Orale Gallenkontrastmittel

Die oralen Gallenkontrastmittel werden im Dünn- und Dickdarm resorbiert. Dabei begünstigen die im Darm vorhandenen Gallensäuren die Resorption. Das Kontrastmittel wird über den Pfortaderkreislauf in die Leber transportiert, an Albumine gebunden und über das hepatobiliäre System ausgeschieden.

Orale wasserlösliche, jodhaltige Kontrastmittel (zur Untersuchung des Magen-Darm-Trakts)

Die neben den Trijodbenzolsäurederivaten noch Geschmackskorrigenzien enthaltenden oralen wasserlöslichen jodhaltigen Kontrastmittel (Gastrografin oder Peritrast), werden im Darmtrakt nur minimal resorbiert. Die hohe Osmolalität kann bei Kindern zu einem Flüssigkeitsentzug aus der Blutbahn in den Darm und damit zum Kreislaufkollaps führen.

Wasserunlösliche ölhaltige Kontrastmittel

Das zur *Lymphographie* verwendete Lipiodol gelangt über die Lymphgefäße und den Ductus thoracicus in den Blutkreislauf und führt im Lungenfilter zu klinisch stummen Mikroembolien. Lipiodol wird in den Lymphknoten gespeichert und ruft dort unspezifische Reaktionen mit Fibrosierungen hervor, die die Lymphknotenfunktion jedoch nicht beeinträchtigen. Der Abbau öliger Kontrastmittel erfolgt über Phagozytose.

Vorbereitung von intravasalen Kontrastmitteluntersuchungen

Jodhaltige Röntgenkontrastmittel sind licht- und strahlungsempfindlich, wobei die Empfindlichkeit gegenüber Röntgenstrahlung eher gering ist. Durch Lichteinflüsse kommt es zu Jodidabspaltungen. Die Kontrastmittel sollten deshalb dunkel und nicht für lange Zeit im Bereich von ionisierender Strahlung aufbewahrt werden. Braunes Glas schützt zwar vor Lichteinfluß, hat jedoch den Nachteil, daß Fremdkörperpartikel schlecht zu erkennen sind.

Auf Körpertemperatur angewärmtes Kontrastmittel wird besser vertragen, Gefäßspasmen treten seltener auf und es ist weniger viskös. Bei Hochdruckinjektionen wird die Viskosität des Kontrastmittels genutzt, um einen „Bolus" zu erhalten. Eine Anwärmung wäre hier nicht sinnvoll.

Die Kontrastmittellösung soll nicht über den unsterilen Rand des Originalbehältnisses gegossen, sondern nach vollständigem Entfernen des Stopfens durch eine weitlumige Kanüle entnommen werden.

Werden Kontrastmittellösungen aus dem Originalbehältnis in Einmalspritzen aufgezogen oder in die Spritze von Hochdruckinjektoren gefüllt, besteht wie bei allen angebrochenen Flaschen das Risiko einer mikrobiellen Kontamination und Keimvermehrung sowie die Möglichkeit, daß Bestandteile des Kunststoffmaterials oder Kolbens in die Kontrastmittellösung diffundieren. Es empfiehlt sich daher, die Kontrastmittel erst unmittelbar vor Gebrauch in die Spritze aufzuziehen.

Die Lösung sollte abgedeckt werden, um ein Antrocknen mit Kristallbildung zu verhindern.

Die Haltbarkeit in einem offenen Behältnis ist beschränkt. Auf keinen Fall dürfen Lösungen in die Originalflasche zurückgefüllt werden. Unbenutzte Lösungen sollten nach ca. 4 h verworfen werden. Über Art und Dosierung des Kontrastmittels entscheidet der Arzt.

Kontraindikationen

Die i.v.-Kontrastmittelapplikation darf bei schwerer Herzinsuffizienz, hochgradiger Funktionsstörung von Leber und Nieren, Schilddrüsenüberfunktion und bestimmten Bluterkrankungen wie monoklonaler IgM-Gammopathie (z. B. Morbus Waldenström) nicht angewendet werden. Die Indikationen sind bei Patienten mit Allergieanamnese (Heuschnupfen und Asthma) und Überempfindlichkeiten gegen jodhaltige Kontrastmittel, bei schlechtem Allgemeinzustand, Kropfleiden und Plasmozytom besonders streng zu stellen (s. Anhang: „Risikogruppen").

Nebenwirkungen und Komplikationen durch intravasale Verabreichung von wasserlöslichen Kontrastmitteln

Die jodhaltigen, wasserlöslichen Röntgenkontrastmittel gelten heute als sehr sicher bei geringer Toxizität. Ihre Anwendung ist zur Routine geworden. Dies birgt jedoch die Gefahr, daß die bestehenden Risiken teilweise unzureichend beachtet werden. Strenge Indikation zur Kontrastmitteluntersuchung und gute Kenntnisse der Richtlinien zur Zwischenfallbehandlung sind deshalb unabdingbare Voraussetzung.

Die Kontrastmittelnebenwirkungen lassen sich in 3 Schweregrade einteilen (s. Anhang):

1. Leichte Unverträglichkeitsreaktion.
2. Schwere Allgemeinreaktionen bis zum anaphylaktischen Schock.
3. Kreislaufstillstand

Die Übergänge sind fließend und aus einer anfänglich leichten Reaktion kann sich ein anaphylaktischer Schock und Kreislaufstillstand (Kontrastmittelzwischenfall) entwikkeln.

**Ursachen und Häufigkeit
der Kontrastmittelnebenwirkungen**

Es gibt dosisabhängige chemotoxische Wirkungen wie Schmerz und Hitzegefühl, Kreislaufstörungen und Nierenschäden sowie eine dosisunabhängige allergieartige Reaktion (Anaphylaxie) an Haut, Schleimhäuten und Bronchien, bis zum Schock mit Herz- und Kreislaufbeteiligung. Diese allergischen Reaktionen beruhen *nicht* auf einer Allergie gegen Jod, sondern sind Ausdruck einer Reaktion gegen das Kontrastmittelgesamtmolekül. Die Kontrastmittelreaktionen werden durch einen sehr komplexen Mechanismus ausgelöst. Dabei spielen die durch den hohen osmotischen Druck der ionischen Kontrastmittel ausgelöste Vasodilatation mit Blutdruckabfall und Hypervolämie ebenso eine Rolle wie eine Histaminfreisetzung und Kreuzreaktionen des Kontrastmittels mit Antikörpern, die nicht von Röntgenkontrastmittel gebildet wurden. Eine Beeinflussung des Blutgerinnungssystems und Wirkungen auf das zentrale Nervensystem sind ebenfalls möglich. Nicht zuletzt können Angst des Patienten und psychische Einflüsse Kontrastmittelüberempfindlichkeiten auslösen oder verstärken. Schwere Kontrastmittelreaktionen sind selten, aber gerade deshalb ist es wichtig, die Risiken genau zu kennen und auf Zwischenfälle vorbereitet zu sein. Voraussetzung ist eine entsprechende apparative und medikamentöse Ausstattung. Der Anhang enthält Vorschläge zur Behandlung von Kontrastmittelzwischenfällen. In dem Schema sind auch geeignete Medikamente aufgeführt, die stets bereitliegen sollen. Dabei sind die Verfallsdaten der Präparate zu überwachen.

Die *Häufigkeit* der Nebenwirkungen wird in großen Sammelstatistiken unterschiedlich angegeben. Sie liegt bei den ionischen Kontrastmitteln bei ca. 5%. Die Todesfallrate beträgt 0,006%, das sind 6 Todesfälle auf 100 000 Kontrastmitteluntersuchungen. Andere Statistiken sprechen von einem Todesfall auf 100 000 Urographien. Dabei ist festzustellen, daß die Nebenwirkungsrate bei der Urographie etwa doppelt so hoch ist wie bei angiographischen Untersuchungen und bei der i.v.-Cholangiographie wiederum doppelt so hoch wie bei der Urographie. Nichtionische Kontrastmittel scheinen um den Faktor 3–10 sicherer als die konventionellen ionischen Präparate zu sein, verursachen aber grundsätzlich die gleichen Probleme.

**Beeinflussung der Schilddrüsenfunktion
durch Röntgenkontrastmittel**

Die jodhaltigen Kontrastmittel beeinflussen die Schilddrüsenfunktion durch die unvermeidlich in den Kontrastmitteln vorhandenen geringen Jodidmengen und durch im Körper aus dem Kontrastmittel freigesetztem Jodid. Dieses von der Schilddrüse aufgenommene Jod kann eine schwere Hyperthyreose bis zur lebensbedrohlichen *Thyreotoxikose* auslösen. Außerdem hemmt es die Aufnahmefähigkeit des Schilddrüsengewebes für Radioisotope zur Schilddrüsendiagnostik. Die Blockierung der Schilddrüse für die Radiojodaufnahme hält bei den einzelnen Kontrastmitteln verschieden lang an.

**Blockierung der Schilddrüse
für die Radiojodaufnahme**

Nierengängige i.v.-Kontrastmittel	2–8 Wochen
Lebergängige i.v.-Kontrastmittel	6–8 Wochen
Lebergängige orale Kontrastmittel	3 Monate
Ölige Kontrastmittel zur Lymphographie	>1 Jahr

Prophylaxe des Kontrastmittelzwischenfalls

Gemäß internationaler Absprache und Empfehlung entfällt die „Testung", da sich weder durch klinische noch durch laborchemische Testungen ein Kontrastmittelzwischenfall voraussagen läßt. So werden häufig nichtionische Kontrastmittel von Patien-

ten problemlos vertragen, die auf ionische Kontrastmittel wiederholt Reaktionen gezeigt haben.
Bei Risikopatienten mit Überempfindlichkeitsanamnese ist eine medikamentöse Prophylaxe angezeigt (s. Anhang). Durch die Prophylaxe wird eine Verminderung anaphylaktoider Reaktionen erreicht.

Verhaltensmaßregeln bei Kontrastmittelanwendungen und Komplikationen

Die Röntgenkontrastmittelinjektion darf nur ein Arzt vornehmen. Sie soll am liegenden Patienten durchgeführt werden.
Verweilkanüle liegenlassen, fixieren, spülen und verschließen, so daß bei drohender Reaktion eine schnelle i.v.-Therapie möglich ist! Aus Sicherheitsgründen empfiehlt es sich, auch bei Arteriographien einen venösen Zugang mit einer Verweilkanüle anzulegen.
Der Patient soll mindestens 30 min nach der Kontrastmittelapplikation unter der Kontrolle der/des MTRA bleiben. In den ersten 5 min nach Injektion treten ca. 75% und bis 15 min nach der Injektion etwa 90% der schweren Reaktionen auf!

Bei Zeichen einer Allgemeinreaktion – Hautjucken, Niesen, heftiges Gähnen, Hustenanfall können Vorboten sein – Kontrastmittelinfusion beenden und sofort den Arzt verständigen, ohne den Patienten zu beunruhigen. Patienten nicht alleine lassen. Beengende Kleidungsstücke öffnen und für frische Luft sorgen. Kopf tief lagern.
Um im Notfall unverzüglich reagieren zu können, sollen entsprechende Medikamente, Trachealtubus und Beatmungsgerät immer griffbereit sein (s. Anhang).

Empfohlene Literatur

Taenzer V, Speck U (1987) Kontrastmittel in der Röntgendiagnostik. In: Schinz HR (1987) Radiologische Diagnostik. In Klinik und Praxis. (Hrsg Frommhold W, Dihlmann W, Stender H St, Thurn P) Bd I/1: Allgemeine Grundlagen der radiologischen Diagnostik – Spezielle radiologische Diagnostik: Hals, Mediastinum, Zwerchfell, Mamma, kindlicher Thorax. 7. Aufl. Thieme, Stuttgart

Anhang. Empfehlungen zur Prophylaxe und Behandlung von Kontrastmittelzwischenfällen *

Tabelle 1. Patientenerfassung zur medikamentösen Prophylaxe

Risikogruppen

A – Kinder

B – Schilddrüsenerkrankungen
  – Knotenstruma
  – Hyperthyreose

C – Nierenfunktionsstörung
  – Diabetes mellitus
  – Schwere Form des Hypertonus
  – Paraproteinämien (M. Waldenström, Plasmozytom)

D – Alter über 65 Jahre
  – Kardiopulmonale Erkrankungen, hepatische Insuffizienz

E – Dekompensierte Herz-Lungen-Erkrankungen

F – Erhöhte Plasma-Histaminspiegel (Lungenerkrankungen, Nahrungsmittelallergie, Zustand nach Bluttransfusion etc.)

G – Allergieanamnese, Heuschnupfen, Asthma
  – Leichte Unverträglichkeitsreaktion bei früherer i.v./i.a.-Kontrastmittel (KM)-Gabe (oder 2. KM-Gabe innerhalb der letzten 3 Monate)

H – „Hochrisikogruppe"
  – Bekannter schwerer KM-Zwischenfall

---

* Aus dem Radiologischen Institut (Ärztl. Direktor Professor Dr. I.P. Arlart) und der Abteilung für Anästhesie und operativer Intensivmedizin (Ärztlicher Direktor Professor Dr. K.H. Bräutigam) des Katherinenhospitals der Stadt Stuttgart, Akademisches Lehrkrankenhaus der Universität Tübingen. Zusammengestellt von Dr. R. Weiske und Dr. M. Rohs. Byk Gulden Pharmazeutika, Konstanz

Tabelle 2. Prophylaktische Maßnahmen für die einzelnen Risikogruppen

Gruppe A:
Obligat nichtionische KM
Möglichst gering dosieren

Gruppe B:
Wenn keine Schilddrüsendiagnostik vor KM-Gabe möglich:
1 Röhrchen Blut für In-vitro-Werte abnehmen.
Bei dringendem Verdacht auf Autonomie:
15 min vor KM-Gabe 40 Tropfen Irenat, 2 h später 20 Tropfen Irenat, danach über 1 Woche 3 × 15 Tropfen Irenat tgl.
Bei klinisch vermuteter Überfunktion zusätzlich Thiamazol 10 mg (z. B. Favistan) tgl. unter klinischer und Laborwertekontrolle.
Bei gallengängigen KM Behandlung um etwa 3 Wochen verlängern.
Bei Hyperthyreose Kontraindikation!
Falls vitale Indikation: zusätzlich zu den oben genannten Maßnahmen 20 mg Thiamazol (z. B. Favistan) tgl. unter klinischer und Laborwertekontrolle.

Gruppe C:
Ausreichende Hydrierung, nichtionisches KM

Gruppe D, F, G:
– Bei vorangegangener KM-Nebenwirkung: Präparatewechsel
– Nichtionische KM bevorzugen
– Empfehlung: H_1- und H_2-Rezeptorenantagonisten
  Wenn ionische KM oder i.v.-Cholegraphika:
– Obligat H_1- und H_2-Rezeptorantagonisten oder orale 2-Dosis-Steroidprophylaxe

Gruppe E:
KM-Gabe kontraindiziert!
Wenn unumgänglich: obligat nichtionische KM zusätzlich H_1- und H_2-Rezeptorantagonisten und i.v.-Steroide.

Gruppe H:
Wenn unumgänglich:
– Obligat nichtionische KM
  Obligat H_1- und H_2-Rezeptorantagonisten und I.v.-Steroide

Tabelle 3. Medikamentöse Prophylaxe

1. H_1/H_2-Rezeptorantagonisten

Körpergewicht (kg)	H_1-Antagonist Fenistil (1 A = 4 ml = 4 mg)	H_2-Antagonist Tagamet (1 A = 2 ml = 200 mg)
Über 90	3 A i.v.	3 A i.v.
45–90	2 A i.v.	2 A i.v.
Unter 45 sowie Kinder über 8 Jahre	1 A i.v.	1 A i.v.
Kinder 1–8 Jahre	15 Tropfen p.o.	

Applikationsform:
- I.v. Injektionsdauer der Substanzen getrennt: mindestens 2 min A Tagamet in 10 ml NaCl gelöst, mindestens 30 s/A Fenistil oder
- Kurzinfusion beider Substanzen in 50 ml 0,9%iger NaCl in 3–5 m
- KM-Applikation nach 15–20 m beginnen!
- Sedierungseffekt des H_1-Rezeptorblockers beachten!

2. I.v.-Steroide
   Volon A solubile 200 mg
   oder
   Fortecortin Mono 40 mg
   15 m vor KM-Applikation

3. Orale 2-Dosis-Steroide
   Methylprednisolon (z.B. Urbason) je 32 mg 12 h sowie 2 h vor KM-Applikation

Tabelle 4. Prophylaktische Maßnahmen

1. – Beruhigende Patientenführung
   – Orale Flüssigkeitsaufnahme i. allg. bis 4 h vor Untersuchung erlaubt.-
   – KM-Gabe
     • Nach gezielter Anamnese und Aufklärung
     • Nach gesichertem venösen Zugang (z.B. durch Verweilkanüle)
     • Am liegenden Patienten; bei anderer Technik muß Flachlagerung jederzeit möglich sein
   – Parenterale Flüssigkeitszufuhr über Verweilkanüle nach KM-Gabe bei exsikkierten Patienten, Diabetes mellitus etc.

2. Bereitstellung von Notfallmedikamenten
   a) Suprarenin (Adrenalin 1:1000) 1 ml (1 mg) mit 9 ml physiologischer Kochsalzlösung verdünnen.
   b) Physiologische Kochsalzlösung (10 ml Ampullen)
   c) Glukokortikoide, z.B. Volon A Solubile 80 mg, 200 mg, Fortecortin 40 mg, 100 mg, Urbason solubile 40 mg, solubile forte 250 mg.
   d) H_1- und H_2-Blocker (Fenistil 4 mg Ampullen, Tagamet 200 mg Ampullen).
   e) Atropin 0,5 mg Ampullen.
   f) Valium 10 mg Ampullen.
   g) Barbiturathaltige i.v. Narkotika.
   h) 8,5%ige Natriumkarbonatlösung 100 ml (100 mval).
   i) Kristalloide Lösungen, z.B. Ringer-Lactat 500 ml.
   j) Kolloidale Volumenersatzmittel, z.B. Hydroxyäthylstärke (HAES, Expafusin), Gelatinepräparate (Haemaccel).
   k) Euphyllin 0,24 mg Injektionslösung 10 ml i.v.

3. Notfallausrüstung
   a) I.v.-Verweilkanülen.
   b) Beatmungsbeutel (selbstblähend) mit Masken.
   c) Oro- und Nasopharyngealtuben.
   d) Sauerstoffinsufflationsgerät mit Absaugeinrichtung und Anschluß für Beatmungsbeutel.
   e) Intubationsbesteck mit Orotrachealtuben, Blockungsspritze und Klemme.
   f) Druckinfusionsmanschetten für Plastikinfusionsflaschen.
   g) EKG-Monitor.

Telefon-Nr. nächste Klinik: _____

Telefon-Nr. Notartzwagen: _____

Telefon-Nr. Anästhesiedienst/ Reanimationsteam: _____

Tabelle 5. Therapeutische Maßnahmen bei Unverträglichkeitsreaktionen

	Leichte Unverträglichkeitsreaktionen	**Schwere Allgemeinreaktionen, anaphylaktoider Schock**	**Kreislaufstillstand**
	(Allgemeinreaktionen, oft in Kombination mit Haut- und Schleimhautreaktionen)	(Eintritt oft ohne Vorzeichen) Sofort Hilfe anfordern: z.B. Notarzt, nächste Klinik, Anästhesieabteilung	
Symptomatik:	Unruhe, Übelkeit, Brechreiz, Hustenreiz, Niesen, Hitzegefühl, Rötung und Schwellung der Haut und Schleimhäute, Juckreiz, Lidödem und Quaddelbildung	Häufig Angstgefühl, Schweißausbruch, generalisiertes Exanthem, Blässe, Schüttelfrost, Kreuzschmerzen. Dyspnoe, spastische Atmung, Bronchospasmus, Asthmaanfall, Glottisödem, Tachykardie, Blutdruckabfall, Bewußtlosigkeit, zentral ausgelöste Krämpfe	Zentrale Pulse nicht tastbar (Differentialdiagnose von Asystolie und Kammerflimmern durch EKG)
Therapie:	1. Fortlaufende Kontrolle von Blutdruck und EKG 2. Sauerstoffgabe (4–6 l/min) 3. Evtl. Sedierung mit Valium (5–10 mg *langsam* i.v.) Bei Haut- und Schleimhautbeteiligung: 4. Fenistil 1–3 A i.v. Tagamet 1–3 A i.v. 5. Evtl. Glukokortikoide	Je nach Symptomatik, aber 1. Atemwege freimachen und freihalten, Sauerstoffgabe, ggf. Beatmung (Mund-zu-Mund oder Mund-zu-Nase, Maskenbeatmung, Intubation). 2. Schockbekämpfung: Volumensubstitution durch Druckinfusion von 1000–1500 ml kolloidaler Lösungen, eventuell zusätzlich 500–1000 ml kristalloide Lösungen. 3. Falls durch Volumenauffüllung kein ausreichender Blutdruck zustande kommt: Suprarenin, verdünnt, 1–5 ml i.v., Evtl. mehrfache Wiederholung. 4. Glukokortikoide hochdosiert. 5. H_1- und H_2-Blocker.	1. Externe Herzdruckmassage und künstliche Beatmung (Mund-zu-Mund, Mund-zu-Nase, Maskenbeatmung, Intubation). 2. Suprarenin verdünnt, 1–5 ml i.v., evtl. mehrfache Wiederholung im Abstand von 1–2 min. 3. Bei Kammerflimmern: Defibrillation. 4. Falls kardiopulmonale Reanimation über längere Zeit erfolglos: Natriumbikarbonat 8,4% (1 mval = 1 ml/kg KG). 5. Catecholamine (Dopamin, Dobutrex) Nach Kreislaufverhalten; Intensivüberwachung.

Literaturverzeichnis

Bernau A (1990) Orthopädische Röntgendiagnostik – Einstelltechnik. Urban & Schwarzenberg, München

Birkner B (1977) Das typische Röntgenbild des Skeletts. Urban & Schwarzenberg, München

Brusis T, Mödder U (1984) HNO-Röntgen. Aufnahmetechnik und Normalbefunde. Springer, Berlin Heidelberg New York

Dihlmann W (1987) Gelenke-Wirbel-Verbindungen. Thieme, Stuttgart

Felix R, Ramm B (1980) Das Röntgenbild. Thieme, Stuttgart

Frommhold W, Gajewski H, Schoen H-D (1979) Medizinische Röntgentechnik für Unterricht und Praxis, Bd 1: Physikalische und technische Grundlagen. Thieme, Stuttgart

Gekeler J (1977) Die Hüftkopfepiphysenlösung. Ferdinand Enke Verlag, Stuttgart

Janker R (1976) Röntgenaufnahmetechnik, Teil 2. Röntgenbilder. Atlas der normierten Aufnahmen. Springer, Berlin Heidelberg New York

Janker R (1977) Röntgenaufnahmetechnik, Teil 1. Allgemeine Grundlagen und Einstellungen. Springer, Berlin Heidelberg New York

Kauffmann GW, Rau WS (1984) Röntgenfibel. Springer, Berlin Heidelberg New York

Laubenberger T (1990) Technik der medizinischen Radiologie. Diagnostik, Strahlentherapie, Strahlenschutz. Deutscher Ärzteverlag, Köln

Möller T (1987) Röntgennormalbefunde. Thieme, Stuttgart

Möller TB, Klose KC (1989) Rezeptbuch der Radiologie. Springer, Berlin Heidelberg New York

Möller T, Reif E (1991) Taschenatlas der Röntgenanatomie. Thieme, Stuttgart

Stender H-S, Stieve F-E (1985) Qualitätssicherung in der Röntgendiagnostik. Kriterien – Verfahren – Ergebnisse. Thieme, Stuttgart

Wicke I (1983) Röntgendiagnostik – Einstelltechnik. Urban & Schwarzenberg, München

Wicke L (1985) Atlas der Röntgenanatomie. Urban & Schwarzenberg, München

Zimmer EA, Zimmer-Brossy M (1979) Röntgenfehleinstellungen – Erkennen und vermeiden. Springer, Berlin Heidelberg New York

Ergänzende und weiterführende Literatur ist am Ende der betreffenden röntgendiagnostischen Methoden und bildgebenden Verfahren (Kapitel 3–6) aufgeführt.

Sachverzeichnis

a.-v. Shunt   476
Abdomen   373
– akutes   374
– in Linksseitenlage, horizontaler Strahlengang   374
– in Rückenlage, vertikaler Strahlengang   374
– Übersicht im Stehen, dorsoventral   376
Abduktion   43
Ablaufaufnahme, Niere   410
Abnahmeprüfung   11
Absorbtion   22
Abstandsquadratgesetz   15
Abszeß   374
– Drainage   497
Acetabulum   257, 259, 269
Achillessehne   341, 423
Acromion   92, 94, 95
Adduktion   43, 322
Adrenalin   431
After   390
Akromioklavikulargelenk (AC-Gelenk)   92–95, 97, 109
– Streßaufnahme   115
– ventrodorsal   113
Akromion   109
Akustikusneurinom   148, 162, 170, 175
akute(s)
– Abdomen   374
– Pankreatitis   405
Akzessorium   43
Ala
– major   139
– ossis ilii   277
Altschul-Uffenorde, Aufnahme nach   149, 175
Alveolen   130
Amboß   161, 173, 174
Amnion   378
Anastomosen-(Naht)insuffizienz   382
Angiographie (s. auch Arteriographie)
– a.-v. Shunt   476
– Becken-Arterien   474
– Bein-Arterien   474
– Cholangiopankreatikographie, endoskopisch-retrograde (ERCP)   405
– Eingeweidearterien   472
– Extremitäten, obere   476

– Infusionscholangiographie   401
– Katheterangiographie   456, 461
– Kineangiographie   465
– Koronarangiographie   465, 466
– Niere, transplantierte   471
– Nierenangiographie, selektive   470
– Pharmakoangiographie   477
– Subtraktionsangiographie, digitale (DSA)   457, 458, 462, 468, 475
– Viszeralarterien   472
– zerebrale   467
Angiographiearbeitsplatz   458
Angioplastie, perkutane transluminale (PTA)   494
Angulus   381, 383
Anteflexion   222, 248
anterior   47
anterior-posterior (a.-p.)   47
Antetorsionswinkel (AT-Winkel)   280
„anthropological line"   130, 131
Antrum   173, 380
– mastoideum   174
– pyloricum   381, 383
Anulus fibrosus   436
Anus   390
– praeter   395
Aorta   354, 355, 373, 455
– abdominalis   455
– descendens   363, 365
– thoracalis   455
Aortenbogen   357, 360, 363, 365, 455
Aortenklappe   454, 455
Aortographie, translumbale   463
Apex
– patellae   289
– radicis dentis   196
Apophyse   43
Apparat für gehaltene Aufnahmen   306, 329, 331
Appendix vermiformis   373, 389, 393
Appendizitis   389, 390
Approximalflächen der Zähne   202
Äquivalentdosis   3
Arcus anterior   214
– aortae   455
– palmaris

Die Begriffe befinden sich nicht nur im Text, sondern auch in den Abbildungen und in den Bildunterschriften.

– – profunda 455
– – superfacialis 455
– plantaris 456
– posterior 214
– pulmonalis 363
– vertebralis 214
– zygomaticus 156
Artefakte 503
Arteria(e)
– axillaris 455
– basilaris 469
– brachialis 455
– carotis
– – communis 455, 467
– – externa 455, 467
– – interna 151, 152, 455, 467
– cerebri
– – anterior 468
– – media 468
– – posterior 469
– colica
– – dextra 472
– – media 472
– dorsalis pedis 456
– femoralis 455, 456
– – communis 474
– – profunda 474
– – superfacialis 455
– – superficialis 474
– femoris profunda 455
– fibularis 456
– gastrica 473
– gastroduodenalis 473
– hepatica 455, 462, 473
– ileocolica 472
– iliaca
– – communis 456, 471, 474
– – externa 456, 471, 474
– – interna 455, 471, 474
– interossa 455
– lienalis 455, 462, 473
– lumbalis 455
– meningea media 130, 151
– mesenterica
– – inferior 455, 456
– – superior 455, 456, 462, 472
– poplitea 456
– radialis 455, 476
– renalis 455, 456, 470
– subclavia 455, 467
– thoracica interna 467
– tibialis
– – anterior 456
– – posterior 456
– ulnaris 455, 476
– vertebralis 455, 467, 469
Arteriographie (s. auch Angiographie) 454, 464
– direkte 456
– indirekte 456

– Instrumentarium 459
Arthrographie 424
– Ellenbogengelenk 429
– Handgelenk 429
– Hüftgelenk 430
– Interphalangeal-(Finger-)gelenke 435
– Kiefergelenk 425
– Kniegelenk 431
– Schultergelenk 426
– Sprunggelenk, oberes 433
Arthrose 290, 293
Articulatio
– coxae 259, 269
– femoropatellaris 289
– meniscofemoralis
– – lateralis 289
– – medialis 289
– meniscotibialis
– – medialis 289
– – lateralis 289
– sacroiliaca 244, 257, 259
– subtalaris 322
– talocalcaneo naviculare 322, 341
– temporomandibularis 130, 188, 425
AT-Winkel (Antetorsionswinkel) 280
Atelektase 369
Atlas 214, 224
– ventrodorsal, transbukkal 222
Atlasbogen
– hinterer 148, 150
– vorderer 154
Atrium
– dexter 454
– sinister 454
Atropin 438
Attiksporn 173, 174
Aufbißaufnahmen 204
– Film 198
Auge, Fremdkörperlokalisation 180
Auge-Ohr-Linie 131
Augenabschnitt, vorderer, skelettfreie Aufnahme nach Vogt 180
Augendruck, erhöhter 382
Augenhöhle 130, 134, 138, 141, 145
Ausgleichsfolien 29
Außenband 328
– Ruptur 330
Außenknöchel 289, 320, 323
– Darstellung 327
Außenmeniskus 432
Außenrotation 43
axial 41, 42, 47
Axilla, Aufnahme 416
Axis 214, 224
– ventrodorsal, transbukkal 222

B-Bild 509
Babix-Hülle 361
Backenzahn; Backenzähne 196
– hintere 130

Backenzähne des Oberkiefers 207
- des Unterkiefers 211
- vordere 130
Bakerzyste 431, 432
Bandscheibe (s. auch Zwischenwirbelscheibe) 214, 516
Bandscheibenkern, Darstellung 436
Bandscheibenvorfall 489, 497
Bankart-Läsion 107
Bariumsulfat 520
Bariumsulfatsuspension 387, 392
Barson, lumbosakraler Übergang nach 245
basilare Impression 214
Basis cranii 129
Bauchfell 373
Bauchfellentzündung 385, 390
Bauchfellsack 373
Bauchhöhle, Darstellung 452
Bauchraum 373
Bauchschlagader 373
Bauchspeicheldrüse 373, 380
Bauhin-Klappe 380, 389
Becken 257
- Arterien 456
- - Angiographie 474
- Aufnahme
- - in Abduktion und Innenrotation (von Rosen) 287
- - in 90° Beugung und Abduktion (Lorenz) 287
- axial, sitzend 262
Becken-Kreuzbein-Gelenk 259
Beckenkamm 259
Beckenmessung 379
Beckenphlebographie 482
Beckenschaufel 259, 277
Beckenübersicht
- beim Kleinkind 286
- liegend, ventrodorsal 258
- beim Säugling 286
- stehend 260
Bein
- Arterien, Angiographie 474
- aszendierende Phlebographie 479
Beinlängenbestimmung, liegend 331
Belichtung 35
Belichtungsautomatik 26
Belichtungspunktesystem (BLP) 15, 31
Bending-Aufnahme 233
Bennett-Fraktur 54
Bernageau-Aufnahme 107
beruflich strahlenexponierte Personen 2, 3, 8, 10
Beuge-Aufnahme 233
Bildqualität 26
Bildschärfe 18
Bildunschärfe 499
Bißflügelzahnfilme (bite-wing-films) 198
Bizepskanal 97

Bizepssehne 427
- Ruptur 426
Bizepssehnenkanal 104, 105
Blattfilmwechsler (AOT, Puck) 458
bleibender Zahn 196
Blinddarm 389, 393
Blow-out-Fraktur 147
Bogengang 161, 173
- horizontaler 164
- oberer 164
Boxerstellung 42
Bregma 149
Brennfleck 17
Broden, Aufnahme nach 341
Bronchialarteriographie 477
Bronchiektasen 437
Bronchien 437
Bronchographie 437
Brücke (Pons) 515
Brust 413
Brustbein 109, 354, 360
- dorsoventral 120
- - dorsoventral 122
- seitlich 121
Brustbein-Schlüsselbein-Gelenk 109
Brustdrüsenentzündung 417
Brustfell 354
Brustkorb 124, 354
Brustwirbel 228
Brustwirbelsäule
- schräg
- - 45° Grad 237
- - 75° Grad 238
- seitlich 234
- ventrodorsal 232
Bulbus duodeni 380, 381, 383
Bursa 431
- subscapularis 427, 428
Buscopan 390

Calcaneus 320, 321, 336, 341
- axial
- - liegend 343
- - stehend 342
- seitlich 340
Caldwell, Aufnahme nach 141
Calices 410
- renales 407
Canaliculus lacrimalis 449
Canalis
- facialis 161
- hypoglossi 162
- mandibulae 194
- opticus 139, 151, 152, 176
- sacralis 252
- semicircularis ossei 161
- vertebralis 214
Caninus 130, 208, 212
Capitulum 43

Caput 43, 288
- femoris 259, 269
- fibulae 289
- humeri 75, 92, 94, 95
- mandibulae 130, 134, 156, 188, 191
- radii 75
- tibiae 288
Cardia 380
Carpus 45, 46, 48
Cartilago
- costalis 124
- cricoidea 437
- thyreoidea 371
Castellani, Lordoseaufnahme nach 367
Cauda equina 489
Cavum
- dentis 196
- nasi 437
- tympani 173, 174
- uteri 445, 447
CD-Winkel (Collum-Diaphysen-Winkel) 269
Cellulae ethmoidales 141, 151
Cerebrum 129
Cervix uteri 445
Chamberlain-Linie 130, 131, 134
Chausse, Aufnahme nach 172, 174
Chiasma opticum 152
Cholangiogramm 402
Cholangiographie
- intraoperative 404
- perkutane transhepatische (PTC) 496
- - und Drainage (PTCD) 496
- postoperative über T-Drainage 404
Cholangiopankreatikographie, endoskopisch-retrograde (ERCP) 405
Cholesteatom 166, 172
Cholesterinkonkrement 400
Cholezystogramm 403
Cholezystographie 401
- orale 400
Chondropathia patellae 308, 310
Chopart-Gelenk 320, 321, 346, 347
Clavicula 92, 94, 95, 109, 354, 357
- dorsoventral 110
Clementschitsch, Vergleichsaufnahme 191
Clitoris 445
Clivus 136, 152
Cochlea 161, 173, 174
Coecum 389, 393
Collodiaphysen-(CD-)winkel 269, 288
Collum 288
- anatomicum 92
- chirurgicum 92
- dentis 196
- femoris 259, 269
- mandibulae 191, 425
Colon 373
- ascendens 373, 389, 393
- descendens 373, 389, 393
- sigmoideum 363, 389

- transversum 373, 389, 393
Comberg-Spiegel 181
Computerarthrographie 107, 108
Computertomographie (CT) 502
- Strahlenbelastung 505
Concha nasalis 139
Condylus
- femoris 298
- - lateralis 296
- - medialis 296
- lateralis 288
- medialis 288
- occipitalis 152
Confluens sinuum 468
Conjugata vera 378
Conus medullaris 490
Cor 354, 357, 454
Corona dentis 196
Corpus
- mammae 413
- mandibulae 130
- pineale 134
- sterni 109
- tibiae 289
- uteri 445
- ventriculi 380, 381
- vertebrae 214
Costa(e) 124, 354
Cranium 129
Crista
- iliaca 259
- occipitalis
- - interna 151, 163, 164, 166

Dakryolithen 449
Dakryozystographie 449
Darmbein 257
Darmbeinschaufel 270
Darmblutung 385
Darmperforation 390
Darmverschluß 374, 382, 385, 390
Daumen
- dorsovolar 52
- seitlich 55
- volodorsal 54
Daumengrundgelenk, Streßaufnahmen 56
Daumensattelgelenk 52, 71
- Streßaufnahme 57
Defäkographie 396
Defile-Röntgenaufnahmen 310
Deltaband 329
Dens 196
- axis 154, 164, 220, 224
- caninus 196
- incisivus 196
- molaris 196
- permanens 196
- prämolaris 196
Densitometer 11
Dental-Strahlenschutzschürze 200

Dentalzahnfilmhalter 198
Dentes decidui 196
Detektoren 502
Deutsche Horizontale 130, 131, 153, 173
Dextrokardiographie 464
Diaphragma 354, 357
Diaphyse 43, 288
Dichte 11, 12
– optische 11
Dickdarm 373, 389, 390, 394
– Anus praeter 395
– Untersuchung 394
Didiee-Aufnahme 106
digitale Subtraktionsangiographie (DSA) 457, 458
– arterielle (i.a.) 457, 462, 468, 475
– venöse (i.v.) 457, 462, 468, 475
DIP (distales Interphalangealgelenk) 45
Discus
– articularis 425
– intervertebralis 217, 227
Diskographie 436
distal 43, 47, 199
Divertikel 390
Dominante 26
Doppelkontrastmethode 382
– mit Bariumsulfatsuspension und Methylzellulose 387
– nach Sellink 381, 386
– nach Welin 390
Dopplersonographie 511
Dornfortsatz 214
dorsal 47
Dorsalseite 43
dorsoplantar (d.-pl.) 47
dorsoventral (d.-v.) 47
dorsovolar (d.-v.) 47
Dorsum sellae 136, 152, 175
Dosismeßgerät 26
Drainage, Abszeßdrainage 497
Dreieckbein 46, 67
Drosselgrube 109, 368
Drüsengewebe 413
Drüsenkörper 413
Ductus
– choledochus 373, 380, 397, 403, 405
– cysticus 397
– deferens 444
– ejaculatorius 444
– hepaticus 403
– – communis 397
– lactiferi 413, 417
– pancreaticus 380, 397
– parotideus 448
– Wirsungianus 380, 405
Dunkelkammer 38
Dunkelkammerbeleuchtung 38
Dünndarm 373, 380, 385
Dünndarmeinlauf 386
Dünndarmpassage, fraktionierte 388

Dünndarmsonde 386
Duodenalsonde 386
Duodenographie, hypotone 388
Duodenum 373, 380, 381, 383, 384, 397
Duplexsonographie 511
Dura mater 515
Dysphagie 372
Dysplasien 278
Dyspnoe 437

E. G. Mayer, Aufnahme nach 131, 167
Eckzahn 130, 196
– des Oberkiefers 208
– des Unterkiefers 212
Eierstock 445
Eihaut 378
Eileiter 445
Einbeinstand 264, 337
„Einbeinstandaufnahme", Kniegelenk 300
Eingeweidearterien, Angiographie 472
Elle 46, 75
Ellenbogen
– axial, bei aufliegendem Oberarm 82
– seitlich, bei aufliegendem Unterarm 84
Ellenbogengelenk
– Arthrographie 429
– seitlich 81
– ventrodorsal 79
Embolisation 495
Eminentia intercondylaris 288, 296, 298, 301, 302
Empfindlichkeit 11, 34
Empfindlichkeitsklasse (EK) 30
Emulgator 392
En-defile-Röntgenaufnahmen der Patella 310
Enddarm 373
– Funktionsuntersuchung 396
Endoskopie 384
endoskopisch-retrograde Cholangiopankreatikographie (ERCP) 405
Enteroklysis 386
Entschäumer 392
Epicondylus
– lateralis 288
– medialis 75, 288
Epididymis 444
Epiglottis 370
Epikondylitis 83
Epiphyse 43
Epiphysenfuge 43
Epiphysenlösung 279
Epiphysiolyse 274
Epiphysiolysis capitis 269
Epistropheus 214
Erbsenbein 46, 68
Erguß 369
Europium 29
Expositionszeit 25
Extension 43
extraorale Röntgen-Zahnaufnahmen 205

extraperitoneal 373
Extremitäten, obere, Angiographie 476

Fabella 289
Facies
– articularis fibularis 288
– patellaris 288
Falsch-Profil-Aufnahme (s. auch Faux-Profil) 220, 278
Falschgelenk 66
Faserknorpelring 436
Faux-Profil 220, 278
Fazialiskanal 161
Fazialseite 43
FDI (Federation dentaire international)-System 196, 203
Fechterstellung 42
Fehlbildungen 385
Feinstfokus 18
Feinstfokusröhren 17
Felsenbein 129, 130, 139, 141, 147, 161, 167, 169, 170, 172, 175, 139
Felsenbeinfrakturen 170
Felsenbeinpyramide 150, 154, 161
Felsenbeinspitze 152, 164
Felsenbeinvergleichsaufnahme, transorbitale 140
Femoropatellargelenk 298, 309, 310
Femur 288, 296, 298
Fersenbein 320, 321, 336, 341
– axial
– – liegend 343
– – stehend 342
– seitlich 340
Fetus 378
Fibula 288, 289, 320, 336
Fibulaköpfchen 296, 298, 301, 314
fibular 43
Film(e) (s. Röntgenfilme)
Film-Folien
– Kombination 17
– Systeme 27
Filmdosimeter 3, 9
Filmentwicklung 36
– automatische 38
– photographische 36
Finger 45
– 2. Finger, seitlich, ulnoradial 60
– 2. – 5. Finger, dorsovolar 58
– 3. – 5. Finger, seitlich radioulnar 60
Fingergelenke, Arthrographie 435
Fissura
– orbitalis
– – inferior 139
– – superior 139, 152
Fisteldarstellung 451
Fistulographie 451
Flächendosisprodukt 10
„flake fracture" 325

Flexion 43
Flexura
– coli sinistra 389
– duodenojejunalis 373, 380, 381, 384
– lienalis 389
Flügelbißaufnahmetechnik 198, 202
Fokus, Röntgenröhre 17
Fokus-Film-Abstand (FFA) 15, 17
Folie(n) 27
– Ausgleichsfolie 29
– $CaWo_4$-Folie 30
– feinstzeichnende 28
– Film-Folien 17, 27
– hochverstärkende 29
– SE-Folien 30
– Universalfolie 28
– Verlaufsfolie 29
– Verstärkungsfaktor 28
– Verstärkungsfolie 27, 28
Folienfehler 30
Folienpflege 30
Foramen infraorbitale 139
– intervertebrale 225–227
– jugulare 151, 152, 162
– lacerum 151, 152
– magnum 148, 149
– mandibulae 193
– mentale 130, 139, 194
– obturatum 257, 259, 276
– occipitale magnum 130, 151, 152
– opticum 176
– ovale 130, 151, 152, 154
– rotundum 130, 151, 152
– spinosum 130, 151, 152, 154
– transversarium 214
– zygomaticofaciale 139
Foramen-obturatum-Aufnahme 275
Fornix 380, 381
Fornixruptur 408
Fossa
– costalis
– – inferior 228
– – superior 228
– cranii media 134
– glenoidalis 92
– intercondylaris 288, 302, 303
– mandibularis 188, 425
– olecrani 75
fraktionierte Dünndarmpassage 388
Fraktur
– des Schenkelhalses 273
– frontobasale 147
Fremdkörpergefühl 372
Fremdkörperlokalisation 22, 370, 423
– im Auge 180
– mit Comberg-Schale 181
Frontalebene 41
Fuchs, Aufnahme nach 225
Füllhalterdosimeter 9
Fundus 380

Funktionsaufnahme 222
- der Kiefergelenke 171, 189
- Lendenwirbelsäule 242
Funktionsdiagnostik, Lendenwirbelsäule 248
Fuß 320
- Ganzaufnahme (Doppelaufnahme), dorsoplantar, stehend 334
- bei Kleinkind
- - dorsoplantar 338
- - seitlich 339
- Klumpfuß 338, 339
- bei Säugling
- - dorsoplantar 338
- - seitlich 339
- Knochendiagnostik 422
- schräg, lateromedial 346
- seitlich
- - liegend 335
- - stehend 337
- Weichteildiagnostik 422
Fußgewölbe 335
Fußwurzelknochen 320

Gadolinium (Gd) 29
Galaktographie 417
Gallenblase 373, 374, 397, 403
- Röntgenaufnahme 403
Gallenblasengang 397
Gallenblase-Leeraufnahme 398
Gallengang 380, 405
- gemeinsamer 397
- großer 397
- intrahepatischer 403
Gallenkontrastmittel, oral 522
Gallenwege 373, 397
- Röntgenaufnahme 402
Gantry 502
„Ganzbeinstehaufnahme", Kniegelenk 300
Gasmyelographie 493
Gaster 380
Gastrocnemius (Muskel)-Venen 480
Gastrografin 385
Gastrointestinaltrakt 380
Gaumen, harter 129, 134, 138
Gaumenfortsatz 178
Gebärmutter 445
Gebärmutterhals 445
Gebärmutterhöhle 447
Gebärmuttermund 445
gehaltene Aufnahme, Apparat für 306, 329, 311
Gehirn 129
Gehörgang 174
- äußerer 134, 154, 174
- innerer 161, 164, 174
Gehörknöchelchen 161
Gekrösewurzel 380
Gelenk
- radio-humerales 75
- radiokarpales 73

- radioulnares 75
- talokrurales 322
Gelenkhöcker 188
Gelenkknorren (Condylus) 288
Gelenkkörper, freie 302
Gelenkmaus 297, 302
Gelenkpfanne 188
Gelenkrolle 320
Geschlechtsorgane 373, 407
Gesichtsschädel 130
- Aufnahme nach Titterington 132
- Profilaufnahme 137
- „Waters' view" 142
Gibbus 228
Gicht 350
Gingiva 196
Glandula
- lacrimalis 449
- mammaria 413
- parotis 448
- sublingualis 448
- submandibularis 380, 448
Glaukom 382
Globusgefühl 372
Glomustumor 170
Glucagon 382, 390
Gradation 35
Grimmdarm (Dickdarm) 389
Großbildverstärkertechnik 355
Großhirn 515
Großzehe
- dorsoplantar 350
- seitlich 351
- Sesambeine 352
Grundschleier 35
grüner Star 382

Hakenbein 46
Halbwinkeltechnik nach Cienszynski-Dieck 200
Hallux valgus 347
Hals-Brustwirbelsäulen-Übergang
- schräg, in der Stellung eines Fechters 231
- seitlich 228
- - bei hängenden Schultern 230
Halsweichteile 370
Halswirbel 214
Halswirbelsäule
- schräg 225
- seitlich 219
- ventrodorsal 216
Halswirbelsäulenverletzung 216
Hammer 161, 173, 174
Hämoptoe 437
Hand 45
- dorsovolar 49
- Knochendiagnostik 422
- schräg in Zitterstellung 50
- seitlich 51
- Weichteildiagnostik 422

Handgelenk 73
- Arthrographie 429
- dorsovolar 73
- seitlich 74
Handwurzel 45, 46
- axial 70
- dorsovolar 62
- schräg
- - dorsovolar 67
- - volodorsal 68
- seitlich 63
Handwurzelknochen 45
Harnblase 373, 407, 410
- Aufnahme nach Entleerung 412
Harnleiter 373, 407, 410
Harnorgane 407
Harnröhre 407
Hartstrahltechnik 22, 354
Hauptbronchus 438
- linker 357, 360
- rechter 357, 360
Haustren 390
Hemithorax, dorsoventral 124
Henkeltopfaufnahme 184
Hepar 373, 397
Hepatikographie 472
hepatotrop 522
Hermodsson, Tangentialaufnahme nach 106
Hernie 452
Herz 354, 357, 454
Herz-Lungen-Aufnahme 356
Herz-Zwerchfell-Winkel 357
Herzbeutel 354
Herzkranzgefäße 454
Hiatus canalis sacralis 252
Hiatushernie 382
„high-density" KM (Kontrastmittel) 384
Hill-Sachs-Defekt 105
- 45° kraniokaudale Aufnahme 105
- nach Schulterluxation 105
- Stryker-Aufnahme 105
Hilus 354, 357
„hintere Schublade" (s. auch Kreuzband) 305, 306
Hinterhaupt 149, 151
- bregmatika-okzipital 148
Hinterhauptaufnahme 130
Hinterhauptbein 129, 134
Hinterhaupthöcker 134, 149
Hinterhauptloch 130, 148-150, 175
Hinterhauptnaht 134
Hinterhauptschuppe 149, 150
Hirnhaut, harte 515
5. Hirnnerv 130
8. Hirnnerv 161
Hirnschädel 129
Hirschsprung-Erkrankung 394
Hochdruckinjektor 459
Hochfrequenzkinematographie 372
Hoden 444

Hodensack 444
Hohlvene 373
- obere 454, 478
- untere 360, 454
Holzknechtscher Raum 362
Horizontalebene 41
Hornhautrand 181
Hounsfild-Einheiten 502, 503
Hüftbein 257
Hüftdysplasie, angeborene 286
Hüftgelenk 257, 259, 269, 270, 279
- Arthrographie 430
- axial nach Lauenstein 274
- zur Bestimmung des Antetorsionswinkels 280
- Funktionsaufnahme in Abduktion 284
- nach Imhäuser 279
- nach Rippstein 280
- nach Schneider 281
- schräg 275, 277, 278
- ventrodorsal 269
Hüftgelenkspfanne 257
Hüftkopf 259, 270, 288
Hüftkopfnekrose 281
Hüftluxation, angeborene 286
Hüftpfanne 259, 269
Hüfttotalendoprothese 259
Humeroglenoidalgelenk 92, 93
Humerus 92, 429
Humeruskopf 92
Hydronephrose 408
Hydrophilie 521
Hyperparathyreodismus, sekundärer 423
Hypomochlion 233, 304
Hypophyse 129, 515
Hypophysensattel 129
- Profilaufnahme 135
hypotone Duodenographie 388
Hypotonie 382
Hysterosalpingographie 445

Identifikation 39
Ig-M-Gammopathie 402
Ileozökalklappe 373, 380, 389
Ileum 373, 380, 384, 393
- terminale 380
Ileus 374, 382, 385, 390
Iliosakralgelenke 254
Imhäuser, Aufnahmen nach, Hüftgelenk 279
Impressionsfraktur 105
Incisivus/Incisivi 130, 209, 213
Incisura supraorbitalis 139
Incus 161
„Indianer" 375
- infra 43
Infrarotthermographie 421
Infusionscholangiographie 401
Inklination 222
Innenknöchel 289, 320, 323
Innenmeniskus 432

Innenohr 161
Innenrotation 43
innerer Gehörgang 161, 164, 174
Insulinantagonist 382
Interlobium 364
Interphalangeal-(Finger-)gelenke, Arthrographie 435
Interphalangealgelenk
– distales (DIP) 45
– proximales (PIP) 45
interventionelle Radiologie 494
Intestinum 380
intrahepatischer Gallengang 403
intraoral(e) 200
– Röntgen-Zahnaufnahmen 198
intraperitoneal 373
Invagination 394
ionisierende Strahlen 2
Isometrieregel 202
Isthmus 249

Jejunum 373, 380, 381
– mit Kerckring-Falten 381, 384
Jochbein 130, 146
Jochbeinkörper 145
Jochbogen 138, 145, 146, 156, 184, 185
– submentobregmatikal 184
– Vergleichsaufnahme 154
Jugularvenen 478
Jugulum 109, 368
Jugum alveolare 139
Judd, Aufnahme nach 225

Kahnbein 46, 65, 320, 321, 336
– Spezialaufnahmen 65, 66
Kalziumwolframat ($CaWo_4$) 27, 29
– Folien 30
Kammer, linke 454
Kammerscheidewand 454
Kardia des Magens 373
Kardiographie 464, 465
Karpaltunnel 70
Karpometakarpalgelenk 48, 52
Katheterformen 461
Katheterangiographie 456, 461
kaudal 43, 46, 47
Kavographie
– obere 483
– untere 482
Kehldeckel 370
Kehlkopf 370, 371, 437
Keilbein 320
Keilbeinflügel, kleiner 136, 152
Keilbeinhöhle 129, 134, 136–138, 151, 154, 156, 450
Kerckring-Falten 381
– Jejunum 384
Kernspintomographie (KST) 513
Kiefergelenk 130, 188, 190, 193, 425
– Arthrographie 425

– dorsoventral 191
– Funktionsaufnahme 171, 189
Kiefergelenkluxuation 189
Kieferhöhle 130, 134, 137, 138, 141, 144–147, 154, 450
Kieferköpfchen 130, 134, 138, 145, 156, 164, 191
Kieferwinkel 138, 193
Kineangiographie 465
Kinn 130, 156
– axial (mit Bißfilm) 194
Kleinhirn 515
Kleinhirnbrückenwinkeltumor 175
Klinoidfortsatz, vorderer 151
Klumpfuß 338, 339
Kniegelenk 289, 316
– Arthrographie 431
– „Einbeinstandaufnahme" 300
– nach Frik (Tunnelaufnahme) 302
– „Ganzbeinstehaufnahmen" 300
– „gehaltene Aufnahme" 304, 305
– 45° Innenrotation und 45° Außenrotation 301
– seitlich 297, 305
– Streßaufnahme 304
– ventrodorsal 295, 302, 304
– – stehend 299
Kniescheibe 288, 289, 296, 298, 301, 309
– axial
– – kaudokranial 310
– – – in Bauchlage 308
– dorsoventral 307
– – nach Kuchendorf 312
Kniescheibengelenk 289, 298
knöcherne
– Bogengänge 161
– Schnecke 161
Kolitis 390
Kolon 389
Kolonflexur 373
– linke 393
– rechte 393
Kolonkontrasteinlauf 394
Kompressionsurographie 411
Konkremente 400
Konstanzprüfung 11
Kontaktaufnahme 17, 19
– nach Parma 188
– der Patella 308
Kontrast 22, 23, 25, 34, 35, 499
Kontrastmittel (KM) (s. auch Röntgenkontrastmittel)
– gallengängige (hepatotrope) 522
– „high-density" 384
– negatives 517
– nichtionische 521
– nierengängige (nephrotrope) 522
– orale wasserlösliche, jodhaltige 522
– paramagnetisches 516
– positive 517

– wasserlösliches 520
– – Eigenschaften
– – – chemische 521
– – – physikalische 521
– – jodhaltiges 385
– wasserunlösliches, ölhaltiges 522
Kontrastmittelanwendungen 518
Kontrastmittelnebenwirkungen 523, 524
– Schilddrüsenfunktion 524
Kontrastmitteluntersuchungen
– Komplikationen 523
– Kontraindikationen 523
– Nebenwirkungen 523
Kontrastmittelzwischenfall
– Behandlung 526–529
– Prophylaxe 524, 526
Kontrollbereich 8–10
Kopf-Hals-Übergang 222
Köpfchenbein 46
Koronarangiographie 465
– selektive 466
– semiselektive 465
Koronararterie 466
Körperdosis 9
Kortikalis 43
Kostotransversalgelenk 237
Krampfadern 479
kranial 43, 46, 47
kraniozervikaler Übergang 214, 222
Kranznaht 134
Kreuz-Darmbein-Fugen 243
Kreuz-Darmbein-Gelenk 244
– schräg 268
– ventrodorsal 266
Kreuzband 305
– hinteres 432
– vorderes 432
Kreuzbein 252, 257, 259, 431
– seitlich 255
– ventrodorsal, liegend 252
Kropf 370
Krummdarm 380
Kuchendorf-Aufnahme, Patella 312
Kurvatur
– große 381
– kleine 381
Kyphose 43, 142, 228

Labyrinth 161
Lamina cribrosa 136
Lanthan 29
LAO („left-anterior-oblique") 42
Larynx 370, 371, 437
Laser-imager 508
lateral(e) 41, 46
– Gelenkknorren 288
– Sagittalebene 41
laterobasale Schädelfrakturen 190
Lauenstein-I-Aufnahme 275
Lauenstein-II-Aufnahme 275

Lävokardiographie 465
Leber 373, 397
lebergängige Röntgenkontrastmittel 400
– jodhaltiges 401
Leerdarm 380
Le Master-Methode 206
Leibesfrucht 378
Lendenwirbel 239
Lendenwirbelsäule
– Funktionsaufnahme 242
– Funktionsdiagnostik 248
– schräg, liegend 250
– seitlich
– – liegend 246
– – im Stehen 248
– ventrodorsal 239
– – in Steinschnittlage 243
Lien 373
Ligamentum
– fibulokalkaneare 329
– fibulotalare
– – anterius 329, 330
– – posterius 329
– talofibulare anterius 330
Ligg. cruciatae 431
Limbus 181
Linea innominata 145, 147
Lingua 439
linke Kammer 454
linker Vorhof 365, 454
Lipophilie 521
Liquor 489
Lisfranc-Gelenk 321, 322, 346, 347
Lordose 43, 142, 214
Lordoseaufnahme nach Castellani 367
Luftröhre 357, 360, 370, 371, 437
Luftröhrenäste 437
lumbosakraler Übergang 248
– ventrodorsal, liegend, nach Barson 245
Lumineszenzradiographie 369
– digitale 506
Lungenfell 354
Lungenflügel 354
Lungenspitze 355, 357, 368
– a.-p. 367
– liegend, kraniocaudal 368
Lungenwurzel 354, 357
Luxationsfraktur 227
Lymphadenogramm 487
Lymphangiogramm 486
Lymphangiographie 485
Lymphgefäßsystem 485
Lymphographie 485

Magen 373, 380, 382, 384, 385
Magen-Darm-Passage (MDP) 384
Magen-Darm-Perforation 374, 382
Magenblase 380
Magenfornix 383
Magenfundus 383

Magengeschwür 382
Magenkörper 380
Magenkurvatur
- große 380
- kleine 380
Magenmund 380
Magenpförtner 380
Magenwinkel 380
Magnete, supraleitende 514
Magnetic
- Resonance (MR) 513
- - Imaging (MRI) 513
- - Tomographie (MRT) 513, 514
Mahlzahn; Mahlzähne 196
- des Oberkiefers 206
- des Unterkiefers 210
Malleolengabel 320
Malleolus
- lateralis 289, 320, 323
- medialis 289, 320, 323
Malleus 161
Mamma 413
- Pneumozystographie 419
Mammathermographie 420
Mammographie 413
- kraniokaudaler Strahlengang (axial) 414
- mediolateraler Strahlengang (seitlich) 414
Mammosonographie 420
Mandibula 129, 130, 134, 191, 196, 227, 425
Manubrium sterni 109, 357
Margo
- infraorbitalis 139
- supraorbitalis 139
„Marschfrakturen" 344
mAs-Produkt 17, 23
- Änderung 25
Massa lateralis 214
Mastdarm 390
Mastitis 417
Mastoiditis 170
Mastoidzellen 150, 166
Mayer, E. G., Aufnahme nach 131, 167
Maxilla 130, 134, 139, 196
McGregor-Linie 221
Meatus acusticus
- externus 134, 173
- internus 151, 161, 173
Meckel-Divertikel 381, 385
medial(e) 41, 46
Medianebene 41
Mediastinum 354
- oberes 363
medizinisch-technische Röntgenassistentin (MTRA) 1
medizinische Geräteverordnung (MedGV) 459
Meißelfraktur 86
Membrana tympani 161
Meniskus (Meniscus) 289, 424, 431
- Außenmeniskus 432
- Innenmeniskus 432

Meniskusschäden 431
Mentum 156
Merchant, Tangentialaufnahme nach, Patella 310
Meridianachse 183
Mesenterikographie 472
mesial 199
Meßfeld 26, 27
Meßkammer 26, 27
Metacarpus 46
Metaphyse 43
Metatarsalia 321
Methylzellulose 381, 387
Methylzelluloselösung 387
Miktionsaufnahme 412
Miktionszystourethrographie 442
Milchdrüse 413
Milchgänge 413, 417
Milchzähne 196
Milz 373
Mitralklappe 454
Mittel- und Vorfuß
- dorsoplantar 344
- plantodorsal 345
Mittelformatkamera 458
Mittelfußknochen 320, 321, 336
Mittelgesichtsfrakturen 132, 145
Mittelhand 46
Mittelhandknochen 45
Mittellappen 355, 362
Mittellappenbrochus 438
Mittelohr 161
Mittelschatten 354
Molaren 130, 206, 210
Mondbein 46
Monokontrastverfahren 394
Morbus
- Bechterew 268
- Crohn 380, 382, 385, 390
- Perthes 269, 274
- Waldenström 402
MTRA (s. medizinisch-technische Röntgenassistentin)
Mukherjee-Sivaya, Aufnahme nach 106
multiple Sklerose 514
Mundbodenaufnahme 194
Mundspeicheldrüsen 380
Musculus (M.)
- Psoas 409
- quadriceps femoris 289
Mutterkuchen 378
Myelo-Computertomographie 492
Myelographie 490
- Gasmyelographie 493
- lumbale 489
- zervikale 491, 492
Myelon 489

Nervus
- facialis 161

- mandibularis 130, 151, 193
- maxillaris 130
- opticus 176
- statoacusticus 161
- trigeminus (5. Hirnnerv) 130
- ulnaris 83
- vestibulocochlearis 161
Nagelkranz 46
Nahdistanzaufnahme 17
Nahtinsuffizienz 385
Nasenbein 178, 179
- seitlich 178
Nasengerüst 130
Nasenhöhle 145, 437
Nasennebenhöhlen 144
Nasolakrimographie 449
Nebenhoden 444
Nephrolithiasis 408
Nephrostomie, perkutane 497
nephrotrop 522
Nervenaustrittskanal 225
Neurokranium 129
Niere 373, 407
- Ablaufaufnahme 410
- transplantierte, Angiographie 471
Nierenangiographie, selektive 470
Nierenbecken 407, 410
nierengängiges, jodhaltiges Röntgenkontrastmittel 408
Niereninsuffizienz, chronische 423
Nierenkelche 407, 410
Nierenleeraufnahme 374, 408
Nierenübersichtsaufnahme 410
Nuclear Magnetic Resonance (NMR) 513
Nucleus pulposus 436
Nukleographie 436
Nukleotomie, perkutane 497

Oberarm
- seitlich
- - lateromedial 91
- - mediolateral 89
- transthorakal 90
- - stehend 101
- ventrodorsal 88
Oberarmfraktur
- perkondyläre 79
- subkapitale 92
- suprakondyläre 79
Oberarmknochen 429
Oberarmkopf 75, 94, 95
Oberarmschaft 92
oberes Sprunggelenk 320, 323
- Arthrographie 433
- schräg 327
- seitlich 324
- Streßaufnahme, seitlich 330
- ventrodorsal, Streßaufnahme 328
Oberkiefer 130, 134, 196
Oberlappen 355

Oberlappenbronchus 438
Oberschenkel 257, 288, 296
- mit Hüftgelenk
- - seitlich 291
- - ventrodorsal 290
- mit Kniegelenk
- - seitlich 294
- - ventrodorsal 293
Oberschenkelknochen 298
Oberschenkelkopf 269
Oberschenkelschaft 288
Occiput 149, 151
Oesophagus (s. Ösophagus)
Ohr, äußeres 161
Ohrspeicheldrüse 380
Okklusalaufnahmen 204
Okklusion 203
okzipitofrontal(e) 43
- Aufnahme 136
okzipitonasal 43
okzipitozervikaler Übergang 222
Okziput 43
Olecranon 75
Olekranoaufnahme 82
Opazität 34
optische Dichte 11
orale Cholezystographie 400
Orbita 130, 134, 147
- Vergleichs- oder Brillenaufnahme 147
Orbitaboden 146, 147
Orbitafrakturen 147
Orbitarand 146
orbitomeatale Linie 130, 131
Ordnungszahl 12
Organ-Phlebographie, selektive retrograde 484
orthochromatische (grünempfindliche) Filme 38
Orthoradiographie 331
Os(sa)
- capitatum 46, 48
- carpi 45
- coccygis 254, 259
- coxae 257
- cuboideum 320, 321, 336
- cuneiforme 320, 321
- cuneiformia 320
- digitorum pedis 322
- ethmoidale 129, 156
- frontale 129, 134, 139, 141
- hamatum 46, 48
- hyoideum 227, 371
- ilium 257, 259, 270
- ischii 257, 259, 270
- lacrimale 139
- lunatum 46, 48
- metacarpale 46, 48
- metacarpalia 45
- metatarsale 320, 321
- metatarsalia 336
- multangulum minus 46

Os(sa) nasale   130, 139, 178
- naviculare   46, 320, 336 - manu 65 - pedis 321
- occipitale   129, 134, 151
- parietale   129, 134, 139
- peronaeum   320, 321
- pisiforme   46, 48, 68
- pubis   257, 259, 270
- sacrum   252, 257, 259
- scaphoideum   46, 48, 65
- scaphoideum-Quartett   67
- tarsi   320
- temporale   129, 134, 139, 161
- tibiale externum   320
- trapezium   46, 48
- trapezoideum   46, 48
- trigonum   320, 321
- triquetrum   46, 48, 67
- zygomaticum   130, 139
Osmolalität   521
Ösophagus (Oesophagus)   354, 370, 371, 380, 383, 385
Osteochondrosis dissecans   297
Osteomyelitis   290, 293
Osteopathie, renale   50, 422, 423
Osteoporose   50, 422, 423
Ostium cardiacum ventriculi   381
Ottonello, Aufnahme nach   218
Ovar   445

palato-(sub)okzipitale Linie (McGregor-Linie)   130, 221
Palatum durum   129, 134
Pankreas   373, 380
Pankreasgang   397
Pankreatitis, akute   405
Panmyelographie, aszendierende   491
Panoramaaufnahme der Zähne   205
Pantomographie   205, 501
Papilla Vateri   373, 380, 383, 397
paramagnetisches Kontrastmittel   516
Parma, Kontaktaufnahme nach   188
Parodontopathie   202
Parodontose   202
Parotis   380
Pars
- ascendens duodeni   383
- descendens duodeni   383
- petrosa   129, 130
Patella   288, 289, 296, 298, 301, 309, 310
- axial
- - kaudokranial   310
- - - in Bauchlage   308
- bipartita   307, 312
- dorsoventral   307
- - nach Kuchendorf   312
- En-defile-Röntgenaufnahmen   310
- Kontaktaufnahme   308
- Tangentialaufnahme nach Merchant   310
- tripartita   307, 312

Paukenhöhle   161, 174
PEEP (positive end expiratory pressure)   369
Pelvimetrie   379
Pelvis   257
Perforation   385
Periarthritis humeroscapularis   93
Perikard   354
Periodontium   196
Periost   43
Peritoneographie   452
Peritoneum   373
Peritonitis   385, 390, 452
Peritrast   385
perkondyläre Oberarmfraktur   79
perkutane transhepatische Cholangiographie (PTC)   496
- und Drainage (PTCD)   496
perkutane transluminale Angioplastie   494
Permanentmagnet   514
Pes planus   337
Pfortader   473, 478
Phalanx, Phalanges   45, 347
Pharmakoangiographie   477
Pharynx   370, 371, 380, 437
„phased array"   512
Phlebographie   478
- Becken   482
- des Beins, aszendierende   479
- direkte   479, 483
- Organ-Phlebographie   484
- Schulter-Arm   483
Phlebolithen   409
Placenta   378
Planigraphie   501
plantar   47
Plantarflexion   322
Planum sphenoidale   136
Plasmozytom   402
Plattenthermographie   421
Plattfuß   337
Pleura   354
Pleuraerguß   366
Pleurahöhle   354
Pleuraschwarte   366
Pneumocolongerät   392
Pneumopyelographie   441
Pneumozystographie der Mamma   419
Polyarthritis, primär-chronische   50
Polypen   390
Pons (Brücke)   515
Poplitealzyste   432
Portio   445
Porus acusticus internus   152
positive end expiratory pressure (PEEP)   369
posterior   47
posterior-anterior (p.-a.)   47
Prämolar   130, 207, 211
prävertebrale Weichteile, Aufnahmen   370

Präzession 513
Processus alveolaris 196
– articularis 215
– clinoideus
– – anterior 129, 136, 151, 152
– – posterior 129, 136, 152
– condylaris 130, 188
– coracoideus 94, 95, 109, 113
– coronoideus 75, 130, 146, 191, 193, 194
– – der Ulna, schräg, lateromedial 87
– ensiformis 109, 120
– frontalis
– – maxillae 139
– – ossis zygomatici 139
– mastoideus 129, 134, 139, 141, 151, 156, 161, 166, 169
– muscularis 146
– palatinus 178
– pterygoideus 137
– spinosus 214
– styloideus 161
– – ulnae 48
– transversus 214
– uncinatus 217, 227
– xiphoideus 109, 120
– zygomaticus 161, 184
– – ossis frontalis 139
Profilaufnahme
– des Gesichtsschädels 137
– des Hypophysensattels 135
– des Schädels 135
Profilbild 41
Projektionsradiographie, digitale 506
Promontorium 378
Pronation 43, 75, 322
Pronationsstreß 329
Proscessus mastoideus 166
Prostata 407, 444
Protonen 513
Protuberantia
– mentalis 130, 139
– occipitalis externa 134, 149
proximal 43, 47
proximales Interphalangealgelenk (PIP) 45
Prozessus 43
Prüfkörper 11
Pseud(o)arthrose 66
Psoasschatten 376, 409
Pulmo 354
Pulmonalarterie
– linke 360
– rechte 357
Pulmonalarteriographie 464
Pulmonalisbogen 363
Pulpa dentis 196
Punctum lacrimale 449
Punktion, ultraschallgestützte 513
Pyelographie
– Pneumopyelographie 441
– retrograde 441

Pyelon 407, 410
Pyeloniphritis 408
Pylorus 380, 381
Pyramide(n) 130, 152
– Vergleichsaufnahme 149
Pyramidenbein 175
Pyramis 161

Qualitätskontrolle 38
Qualitätssicherung 2, 11
Quantenrauschen 508
Querfortsatz 214
Querfortsatzloch 214

Rabenschnabelfortsatz 94, 95, 109
Rachen 370, 371, 437
radial 43
radio-humerales Gelenk 75
Radiographie, digitale 506
radiokarpales Gelenk 73
Radiologie, interventionelle 494
Radioulnargelenk 48, 75
Radius 46, 48, 75
Radiushalsfraktur 86
Radiusköpfchen
– Meißelfraktur 86
– schräg, mediolateral 86
Radix
– dentis 196
– mesenterii 380
Ramus
– interventricularis anterior (RIVA) 466
– mandibulae 130, 139
RAO („right-anterior-oblique") 42
Raper, Flügelbißaufnahmen nach 202
Raster, Schachtverhältnis 26
Rasteraufnahmestativ 26
Rasterblendtisch 26
Recessus
– axillaris 427, 428
– patellaris 298
– piriformis 371
– suprapatellaris 431, 432
Rectum 373, 390
Reflexion 508, 509
„Reizmahlzeit" 400
Reklination 222
Rektum 373, 390
Relaxationszeit 513
Ren 373, 407
renale Osteopathie 50, 422, 423
Reproduzierbarkeit 39
Restharnbestimmung 412
Retroflexion 222, 248
retroperitoneal 373
Rhese-Goalwin, Aufnahme nach 176
rheumatische Erkrankung 22
Ringknorpel 437

Rippe(n)   124, 354
- dorsoventral   124
- schräg   127
- ventrodorsal   126
Rippenabschnitte
- hintere   126
- vordere   124
Rippenfell   354
Rippenknorpel   124
Rippstein, Aufnahmen nach, Hüftgelenk   280
Röhrenstrom, Strahlenqualität   23
Rollhügel
- großer   259, 269, 288
- kleiner   259, 269
Röntgen-Dentalgerät   198
Röntgenabteilung   4
Röntgenassistentin, medizinisch-technische (MTRA)   1
Röntgenbildqualität   17
Röntgenfilme   32–36
- für Aufbißaufnahmen   198
- Filmeigenschaften   34–36
- blaulichtempfindlich   27
- grünlichtempfindlich (orthochromatisch)   29, 38
Röntgengeräte, fahrbare   25
Röntgenkontrastmittel (s. auch Kontrastmittel)   460, 517
- Füllung der Milchgänge   417
- Gallenkontrastmittel, orale   522
- „high-density" KM (Kontrastmittel)   384
- lebergängiges   400
- – jodhaltiges   401
- nierengängiges, jodhaltiges   408
- paramagnetisches Kontrastmittel   516
- wasserlösliches, jodhaltiges   394
Röntgenometrie   225
Röntgenpaß   10
Röntgenstrahlen (Röntgenstrahlung)
- Absorbtion   11, 13
- Gefährlichkeit   2
- harte   12, 13, 20, 21
- – Streuung   21
- Schwächung   11, 12
- Streuung   11, 13
- weiche   12, 13, 20, 21
Röntgenuntersuchung   6, 7
- Zubehör   7
Röntgenvergrößerung, direkte   17
Röntgenverordnung (RöV)   2, 8
Rotatorenmanschette   92, 93, 426, 427
Rotatorenmanschettenruptur   426
Rückenmark   489, 515
Runström-Aufnahme
- I   171
- II   171

Sachverständigenprüfung   11
sagittal   41

Sagittalebene   41
- laterale   41
Sakroiliakalgelenk   253, 257
- schräg   268
- ventrodorsal   266
Samenblasen   444
Samenleiter   444
Sattelkassette   302
Scapula   94, 95, 103, 109, 354
- axial   118
- ventrodorsal   116
Schädel   129
- axial
- – bregmatiko-(vertiko-)submental   159
- – mit hängendem Kopf, liegend   157
- – mit intrabukkalem Film   160
- – submentobregmatikal   151
- okzipitofrontal   139
- okzipitomental   145
- okzipitonasal   142
- Profilaufnahme   135
- seitlich   132
- nach Welin, sitzend   155
Schädelaufnahme   225
Schädelbasis   129, 151, 159
Schädelbasisaufnahme   131
Schädelfrakturen, laterobasale   190
Schädelgrube
- hintere   129, 151
- mittlere   129, 134, 136, 151
- vordere   129, 136, 151, 152
Schädelnaht   129
Schädeluntersuchung, Unfalldiagnostik   130
Schallkopf   511
„Schallschatten"   509
Schallverstärkung   509
Schambein   257, 259, 270
Schamfuge   257
Schärfeindex   17
Scharniergelenk   320
Scheide   445
Scheitel   149
Scheitelbein   129, 134, 148
Schenkelhals   259, 269, 288
- Frakturen   271, 273
- seitlich
- – kaudokranial   271
- – kranokaudal mit Sattelkassette   273
Scheuermann-Krankheit   232
Schienbein   288, 320, 323, 336
Schienbeinkopf   296, 298
Schienbeinschaft   289
Schilddrüse   354
Schilddrüsenüberfunktion   402
Schildknorpel   371
Schirmbildtechnik   355
Schläfenbein   129, 134, 161
Schleimbeutel   431
Schleudertrauma   216, 222
Schluckstörungen   372

Schlund 370, 380, 437
Schlüsselbein 92, 94, 95, 109, 354, 357
– axial 111
– dorsoventral 110
Schlußbißstellung 203
Schnecke 161, 164
Schneider, Aufnahmen nach, Hüftgelenk 281
Schneidezahn; Schneidezähne 130, 196
– des Oberkiefers 209
– des Unterkiefers 213
„Schublade" (s. auch Kreuzband)
– „hintere" 305, 306
– „vordere" 305, 306
Schüller, Aufnahme nach 131, 170
Schüller-Runström II, Aufnahme nach 189, 190
Schulter, tangential 104
Schulter-Arm-Phlebographie 483
Schulterblatt 94, 95, 103, 109, 354
– axial 118
– tangential 118
– ventrodorsal 116
Schulterblattgräte 109
Schultereckgelenk 94, 95, 109
– ventrodorsal 113
Schultergelenk 92, 105, 107
– Arthrographie 426
– axial
– – liegend 98
– – sitzend 100
– „Schwedenstatus" 95
– Streßaufnahme 115
– transskapular 102
– transthorakal, stehend 101
– ventrodorsal, stehend 93
Schultergürtel 109
Schulterhöhe 92, 94, 95
Schulterluxation 95, 101
Schulterpfanne 92
Schultersteife, schmerzhafte 93
schwächende Substanz 13
Schwächung 13
Schwangerschaftsaufnahme 378
Schwärzung 25, 34, 35
Schwärzungseinheiten 35
Schwärzungskurve 35
Schwärzungsumfang 36
„Schwedenstatus" 426
Schweigepflicht 1
Schwellkörper 445
Schwertfortsatz 109
SE (s. Seltene Erden)
Sehnerv 176
Sehnervenkanal 176
Sehnervenloch 176
Sektorscanner, elektronischer 512
sekundärer Hyperparathyreodismus 423
Seldinger-Nadel 460
Seldinger-Technik 460
Sella turcica 129, 134, 135, 138, 151

Sellaboden 136
Seltene Erden (SE) 27, 29
– SE-Folien 30
– – Empfindlichkeitsklassen 30
Senkrechtstrahl 40, 77, 78, 316–318
Sensitometer 11
Septum
– interatriale 454
– interventriculare 454
– nasi 139
Sesambein(e) 43, 48, 289, 321, 336, 352
– der Großzehe 352
Shunt 476
Sialographie 448
Sialolith 204
Siebbein 129, 156
Siebbeinaufnahme 160
Siebbeinhöhle 145
Siebbeinzellen 129, 134, 138, 139, 151, 154, 450
Sievert (Äquivalentdosiseinheit) 3
Sigma 389
Sigmaschlinge 393
Simultantomographie 501
Sinus
– ethmoidales 129, 134, 151, 450
– frontalis 129, 130, 134, 151, 156, 450
– maxillaris 130, 134, 450
– phrenico-cardialis 354, 355, 357
– phrenicocostalis 354, 355, 357, 360
– rectus 468
– sagittalis superior 468
– sigmoideus 468
– sphenoidalis 129, 134, 136, 151, 156, 450
– transversus 468
Sinusitis 450
Sinusographie 450
Sitzbein 257, 259, 270
Sitzbeinknorren 259
Skoliose 43, 228, 232, 241
Skrotum 444
Soleus-(Muskel) Venen 480
Sonnenkalb, Aufnahme nach 166
Sonographie 508
Spannung 17
– Änderung 25
– Strahlenqualität 20
Spasmolytikum 382, 390
Spatium
– glotticum 370
– subglotticum 370
Speiche 46, 75
Speicheldrüsen 195, 380, 448
Speichelstein(e) 192, 194, 195, 204, 448
Speichenköpfchen (Radiusköpfchen) 75
Speiseröhre 354, 370, 380, 382
Spezialdarstellung des Trochanter minor 271
Spina
– bifida 252
– iliaca, anterior

Spina iliaca, inferior 257, 259
– – superior 257, 259, 270
– nasalis anterior 139, 178, 179
Spina scapulae 109
Spinalkanal 516
Splanchnokranium 129
Splen 373
Splenographie 472
Splenoportographie, indirekte 472, 473
Spondylolisthesis 239, 250
Spondylolyse 239, 250, 251
Spongiosa 43
Spritzkanal 444
Sprungbein 320, 321, 323, 336
Sprunggelenk 317, 320
– in Innenrotation und Außenrotation, schräg 325
– oberes 323
– – Arthrographie 433
– – schräg 327
– – seitlich 324
– – – Streßaufnahme 330
– – ventrodorsal 322
– – – Streßaufnahme 328
– unteres 322, 324, 341
Stabdosimeter 9, 10
Standardprojektionen 40
Stapes 161
statoakustisches Sinnesorgan 161
Steigbügel 161
Steine 400
– Gallenblase 374
– Harnwege 374
– Niere 374
Steißbein 254, 259
– seitlich 255
– ventrodorsal, liegend 254
Stenoni, Ductus 448
Stenose 385
Stenvers, Aufnahme nach 131, 161
Sterilität 445
Sternoklavikulargelenk (SC-Gelenk) 92, 109
– dorsoventral 122, 123
Sternum 109, 354, 360
– dorsoventral 120
– seitlich 121
Stieda-Schatten 304
Stimmfalten 370
Stimmritze 370
Stirnbein 129, 134
Stirnhöhle(n) 129, 130, 134, 137–139, 141, 145, 147, 156, 450
Stoma 395
Stoßwellenlithotrypsie 401
Strafgesetzbuch (StGB) 1
Strahlen, ionisierende 2
Strahlenbelastung, Computertomographie 505
Strahlengang 40
– a.-p. (anterior-posterior) 41

– d.-p. (dorsoplantar) 41
– d.-s. (dextrosinistral) 41
– d.-v. (dorsoventral) 41
– p.-a. (posterior-anterior) 41
– s.-d. (sinistrodextral) 41
Strahlenintensität 16
„Strahlenkranz" 375
Strahlenmenge 23, 26
– Stromstärke 23
Strahlenqualität 17
– Röhrenstrom 23
– Spannung 20
Strahlenrelief 13
Strahlenrisiko 2
– genetisches 3
– somatisches 3
Strahlenschäden 2
– genetische 2
– somatische 2
Strahlenschutz 10, 45
– Dental-Strahlenschutzschürze 200
Strahlenschutzbeauftragte(r) 2, 10
Strahlenschutzkleidung 10
Strahlenschutzverantwortliche(r) 10
Strahlungskontrast 13
Streckmuskel 289
Streßaufnahme
– Daumensattelgelenk 57
– Daumengelenk 56
– Kniegelenk
– – „gehaltene Aufnahme" 304, 305
– – seitlich 305
– – ventrodorsal 304
– oberes Sprunggelenk
– – seitlich 330
– – ventrodorsal 328
Streuung 509
– harte Röntgenstrahlen 21
– Hartstrahltechnik 22
Stromstärke 23, 25
– Strahlenmenge 23
Struma 370
Stryker-Aufnahme, Hill-Sachs-Defekt 105
Styloidsyndrom 175
sub- 43
Subtraktionsangiographie (s. digitale Subtraktionsangiographie)
Sulcus
– ethmoidalis 179
– infraorbitalis 139
– intertubercularis 92, 97, 104, 105
– nervi ulnaris 82, 85
– sinus sigmoidei 151, 162
– sinus transversi 151
– ulnaris-Aufnahme 84
Supination 43, 75, 322
Supinationsstreß 328
supra- 43
suprakondyläre Oberarmfraktur 79
supraleitender Magnet 514

Sutura; Suturen 129
- coronalis 134, 139
- frontomaxillaris 139
- frontonasalis 139
- frontozygomatica 139
- intermaxillaris 139
- internasalis 139
- lambdoidea 134
- nasomaxillaris 139
- occipitomastoidea 169
- zygomaticomaxillaris 139
Sven Johansson 271
Symphyse 259
- axial, kraniokaudal 265
- dorsoventral, stehend 264
- - Aufnahme im Einbeinstand 264
Symphysis pubica/pubis 257, 259
Synchrondrosis sternalis 120
Syndesmose, tibiofibulare 323
Synostose 322
Synovia 424

Talo-navikulargelenk 321
talokrurales Gelenk, ventrodorsal 322
Talus 320, 321, 323, 336
Talusvorschub 331
tangential 42
Tangentialaufnahme 111
- nach Hermodsson 106
- der Patella nach Merchant 310
Tarsometatarsalgelenk 322
Temporallappenepilepsie 514
Tennisarm 79, 83
Terbium 29
terminales Ileum 384, 393
Testis 444
Thermographie
- elektronische 421
- infrarot 421
Thorax 124, 354
- „Behelfsaufnahme" 369
- „Bettaufnahme" 369
- Boxerstellung 364
- im ersten schrägen Durchmesser 362
- Fechterstellung 362
- bei Kleinkindern 361
- im Liegen 369
- p.-a., im Stehen 356
- bei Säuglingen 361
- schräg 362, 364
- in Seitenlage mit horizontalem Strahlengang 366
- seitlich, im Stehen 359
- im zweiten schrägen Durchmesser 364
Thoraxapertur 124
Thrombolyse, selektive 495
Thrombose 483
Thymusdrüse 354
Thyreoidea 354

Tibia 288, 320, 323, 336
Tibiakopf 296, 298, 314
tibial 43
tibiofibulare Syndesmose 323
Titterington, Aufnahme nach
- des Gesichtsschädels 132
- überkippte 145
Tomographie 498
Towne, Aufnahme nach 149
Trachea 357, 360, 370, 371, 437
Trachealbifurkation 357
Tragus 174
Tränendrüse 449
Tränengangstein 449
Tränenkanälchen 449
Tränenpunkt 449
transbukkal 42
transorbitale Felsenbeinvergleichsaufnahme 140
Transparenz 34
Transversalebene 41
Transversaltomographie 501
Tricoire, Kontaktthermographie nach 420
Trigonum mentale 139
Trijodbenzol 520
Trikuspidalklappe 454
Trochanter
- major 259, 269, 270, 288
- minor 259, 269, 270, 288
- - Spezialdarstellung 271
Trochlea 43, 320
Trommelfell 161
Truncus 365
- brachiocephalicus 455, 467
- coeliacus 455, 462, 473
- pulmonalis 355, 360, 454, 464
Tschebull, von, Aufnahme nach 143
Tube 445, 447
Tuber 43
- calcanei 320
- ossis ischii 259
Tuberculum 43
- articulare 188, 425
- intercondylare
- - laterale 288, 296
- - mediale 288, 296
- majus 92, 94, 95
- minus 94, 95
Tuberositas
- ossis
- - metatarsalis V 320
- - navicularis 320
- tibiae 289, 298
- unguicularis 46
Türkensattel 134, 151
Tylose 387

Übersichtsarterio-(angio)graphie 462
Überwachungsbereich 9

Sachverzeichnis 547

Ulcus
- duodeni 380, 382
- ventriculi 382
Ulna 46, 75, 87
ulnar 43, 48
Ultraschalldiagnostik 508
ultraschallgestützte Punktion 513
Ultraschallwellen 508
Umstellungsosteotomie 284
Unfallverhütungsvorschrift der Berufsgenossenschaft 8
Universalfolien 28
Unkovertebralgelenk 217
Unterarm
- seitlich 77
- ventrodorsal 76
untere Hohlvene 360, 454, 478
Unterkiefer 129, 130, 134, 191, 196, 227, 425
- schräg 192
Unterkieferaufnahme, isolierte 192
Unterlappen 355
Unterlappenbronchus 438
Unterschenkel
- mit Kniegelenk
- - seitlich 316
- - ventrodorsal 315
- mit Sprunggelenk
- - seitlich 319
- - ventrodorsal 317
Unterzungendrüse 448
Ureter 373, 407, 410
Urethra 407
Urethrographie, retrograde 443
Urinom 408
Urogenitalsystem 407
Urographie 408
Uterus 445
Uterushöhle 445
Uteruskörper 445

Vagina 445
Valgusstellung 43
Valleculae 371
Valva
- aortae 454
- mitralis 454
- pulmonalis 454
- tricuspidalis 454
Varikographie 481
Varizen 479
Varusstellung 43
Varusstreß 329
Vateri, Papille 373, 380, 383, 397
Vasovesikulographie 444
Vena(e)
- axillaris 478, 483
- azygos 478
- basilica 478
- brachialis 478, 483
- brachiocephalica 478, 483
- cava
- - inferior 360, 373, 454, 478, 482
- - superior 354, 355, 454, 464, 478
- cephalica 478, 483
- cerebri
- - interna 468
- - magna 468
- epigastrica superficialis 478
- femoralis 478, 480
- fibulares 480
- iliaca
- - communis 478
- - externa 478
- - interna 478
- jugularis 478
- jugularis interna 468
- lienalis 473
- perforantes 480
- poplitea 480
- portae 473, 478
- saphena magna 478
- subclavia 478, 483
- tibiales
- - anteriores 480
- - posteriores 480
Venensteine 409
Venographie 478
ventral 43, 47
Ventriculus 373, 380
Ventrikel
- linker 355, 363
- rechter 355
- vierter (4.) 515
ventrodorsal (v.-d.) 47
Vergleichsaufnahme
- nach Altschul-Uffenorde 175
- nach Clementschitsch 191
- der Jochbögen 154
- der Pyramiden 149
Vergrößerungsmammographie, direkte 416
Verlaufsfolie 29
Verstärkungsfolie 27
- Unschärfe 28
Vertebra
- cervicalis 214
- prominens 214
Vesica 373
- fellea 373, 397
- urinaria 407, 410
Vesiculae seminales 444
vesikoureteraler Reflux (VUR) 442
Vestibulum 161, 164, 173, 174
Viskosität 521
Viszeralarterien, Angiographie 472
Viszerokranium 129
Vogt-Aufnahme, vorderer Augenabschnitt 180
volar 43, 47
volodorsal (v.-d.) 47
„vordere Schublade" 305, 306
Vorfuß, tangential 352

Vorhof 454
- (Mittelstück des Labyrinths) 161
- linker 365, 454
- rechter 355, 363, 365
Vorhofscheidewand 454
Vorsteherdrüse 407, 444

Wadenbein 288, 289, 320, 336
Wadenbeinkopf, schräg 314
Wadenbeinköpfchen 289, 296, 298, 301
Wadenmuskel 289
Wartezimmer 5
Warzenfortsatz 129, 134, 156, 161, 166, 170
„Wasserskifahrer" 228
„Waters-view" 143
Weichstrahltechnik 22, 50, 341, 355
- Achillessehne 422
- Hand 422
Weichteile, prävertebrale 370
Welin-Aufnahme
- Dickdarmdoppelkontrastmethode 390
- Schädel 155
Wharton-Gang 448
Widerstandsmagnet 514
Wirbelbogen 214
Wirbelgleiten 250
Wirbelkanal 214
Wirbelkörper 214
Wirbelsäule 214
Wirsungianus, Ductus 397
Wullstein, Aufnahme nach 166
Würfelbein 320, 336
Wurmfortsatz 389, 393
Wurzelspitzengranulom 198

Xeromammographie 420

Y-Aufnahme 102
Yttrium 29

Zahn; Zähne 196
- bleibender 196

Zahnaufnahmen
- extraorale 205
- intraorale 198
Zahnbaum 198
Zahnfach 196
Zahnfäule 198
Zahnfilme 198
Zahnfilmhalterung 203
Zahnfleisch 196
Zahnformel 196
Zahnhals 196
Zahnhöhle 196
Zahnkaries 198
Zahnkrone 196
Zahnmark 196
Zahnschema 199
Zahnstatus 203
Zahnwurzel 196
Zahnwurzelhaut 196
Zahnwurzelspitze 196
Zehen 322, 336
- dorsoplantar 347
- schräg, mediolateral, plantodorsal 349
Zehenglieder 348
Zentralstrahl 14, 40, 77, 78, 318
- Fußpunkt 45
zervikothorakaler Übergang 227, 228
Zimmer, Aufnahme nach 122, 185
Zirbeldrüse 134
Zökum 373
Zöliakie 385
Zonographie 498
Zungenbein 227, 371
Zwerchfell 354, 357, 360, 373
Zwerchfell-Rippen-Winkel 357, 360
Zwischenbronchus 438
Zwischenlappenspalt 362, 364
Zwischenwirbelscheibe 214, 217, 227, 238
Zwölffingerdarm 373, 380, 382–384, 397
Zwölffingerdarmgeschwür 380, 382
Zyste 419

T. B. Möller, Düren; K.-C. Klose, Aachen

Rezeptbuch der Radiologie

1989. XII, 251 S. 2 Abb. Brosch. DM 48,-
ISBN 3-540-50597-0

Die klare Gliederung und die prägnante, schrittweise Erklärung der Arbeitsgänge, wie sie in vielen guten Kochbüchern zu finden ist, waren das Vorbild der Autoren für das **Rezeptbuch der Radiologie.**
Es ermöglicht einen raschen Überblick über gängige Röntgenuntersuchungen und das notwendige Instrumentarium und enthält zahlreiche Tips und Tricks aus der Praxis. Sicher hat jeder Radiologe seine eigene Vorgehensweise bzw. Materialvorlieben bei den einzelnen Untersuchungen. Trotzdem sind Rezeptbücher nützlich, und sogar Erfahrene blicken von Zeit zu Zeit hinein. Denn – erst das Endergebnis beweist die Kunstfertigkeit!
Aus den Bereichen Darmuntersuchungen, Kontrastmittelorganuntersuchungen, Arthrographien, Myelographien, Computertomographien, Angiographien und interventionelle Maßnahmen werden folgende Punkte behandelt:
1. Wie muß ein Patient für eine Untersuchung vorbereitet werden?
2. Welche Materialien braucht man für die Untersuchung?
3. Wie wird die Untersuchung durchgeführt, welche Tricks und Tips gibt es dafür?
4. Ist eine Nachsorge beim Patienten notwendig und wie erfolgt sie?

**Das Ergebnis:
Radiologische Arbeitsabläufe
in Rezeptform.**

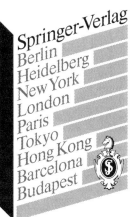

Springer-Verlag
Berlin
Heidelberg
New York
London
Paris
Tokyo
Hong Kong
Barcelona
Budapest

F. S. Weill, G. Coche, R. Costaz, D. Didier,
A. Le Mouel, P. Rohmer

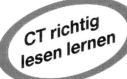

CT-Fibel

Thorax und Abdomen

Aus dem Französischen übersetzt von C. Kujat

Mit einem Geleitwort von P. E. Peters

1990. VIII, 163 S. 288 Abb. in 391 Einzeldarst.
Brosch. DM 58,- ISBN 3-540-51642-5

Dieses Buch bietet, kurzgefaßt und übersichtlich in 13 Kapitel gegliedert, eine umfassende Einführung in die Anwendung der Computertomographie im Thorakal- und Abdominalbereich; die im Text gegebenen Anleitungen werden großzügig durch didaktisch hervorragendes Bildmaterial illustriert.

Das Buch wendet sich nicht nur an Ärzte, die in der radiologischen Fortbildung stehen, sondern ist darüber hinaus auch für zuweisende Ärzte anderer Fachrichtungen (Allgemeinärzte, Internisten, Chirurgen) von ganz besonderem Interesse, da es knapp und kompetent über die Indikationen und diagnostischen Möglichkeiten der Computertomographie informiert.

„Auf 163 Seiten ist es den Autoren gelungen, ein Buch über die Computertomographie von Thorax und Abdomen anzubieten, welches dem Anfänger und dem Erfahrenen in gleicher Weise eine Reihe von wichtigen Informationen liefert. ...
Gutes and typisches Bildmaterial und nützliche Tabellen machen das Buch zum handlichen Nachschlagewerk am Arbeitsplatz. ...
Das Buch ist bestimmt seinen Preis wert."   *Der Radiologe*

Preisänderungen vorbehalten.

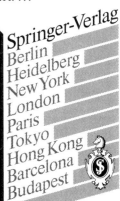